ハルペリン

病態から考える電解質異常

訳　門川俊明
慶應義塾大学医学部医学教育統轄センター 教授

5th Edition
Fluid, Electrolyte, and Acid-Base Physiology
A Problem-Based Approach

Kamel S. Kamel, MD, FRCPC

St. Michael's Hospital
University of Toronto
Toronto, Ontario, Canada

Mitchell L. Halperin, MD, FRCPC

St. Michael's Hospital
University of Toronto
Toronto, Ontario, Canada

メディカル・サイエンス・インターナショナル

ELSEVIER

ELSEVIER

Higashi-Azabu 1-chome Bldg. 3F
1-9-15, Higashi-Azabu,
Minato-ku, Tokyo 106-0044, Japan

FLUID, ELECTROLYTE, AND ACID-BASE PHYSIOLOGY: A PROBLEM-BASED APPROACH
Copyright © 2017 by Elsevier Inc. All rights reserved.
ISBN: 978-0-323-35515-5

This translation of *Fluid, Electrolyte, and Acid-Base Physiology: A Problem-Based Approach, 5th edition* by **Kamel S. Kamel and Mitchell L. Halperin** was undertaken by Medical Sciences International, Ltd. and is published by arrangement with Elsevier Inc.

本書，**Kamel S. Kamel and Mitchell L. Halperin** 著：*Fluid, Electrolyte, and Acid-Base Physiology: A Problem-Based Approach, 5th edition* は，Elsevier Inc. との契約によって出版されている．

ハルペリン 病態から考える電解質異常 by **Kamel S. Kamel and Mitchell L. Halperin**

Copyright © 2018 Elsevier Japan KK.
ISBN: 978-4-8157-0119-2

All rights reserved. No part of this publication may be reproduced or transmitted in any form or by any means, electronic or mechanical, including photocopying, recording, or any information storage and retrieval system, without permission in writing from the publisher. Details on how to seek permission, further information about the Publisher's permissions policies and our arrangements with organizations such as the Copyright Clearance Center and the Copyright Licensing Agency, can be found at our website: www.elsevier.com/permissions.

This book and the individual contributions contained in it are protected under copyright by the Publisher (other than as may be noted herein).

注　意

　本翻訳は，メディカル・サイエンス・インターナショナルがその責任において請け負ったものである．医療従事者と研究者は，ここで述べられている情報，方法，化合物，実験の評価や使用においては，常に自身の経験や知識を基盤とする必要がある．医学は急速に進歩しているため，特に，診断と薬物投与量については独自に検証を行うものとする．法律のおよぶ限り，Elsevier，出版社，著者，編集者，監訳者，翻訳者は，製造物責任，または過失の有無に関係なく人または財産に対する被害および／または損害に関する責任，もしくは本資料に含まれる方法，製品，説明，意見の使用または実施における一切の責任を負わない．

訳者序文

　水・電解質，酸塩基平衡の英語の教科書では，Burton Roseらの"Clinical Physiology of Acid-Base and Electrolyte Disorders"（Rose本）と，Halperinらの"Fluid, Electrolyte, and Acid-Base Physiology: A Problem-Based Approach"（Halperin本）が2大巨頭といってよいだろう．Rose本は2000年を最後に，改訂は止まっている．今回，Halperin本は，2016年の秋に第5版が出版され，それを日本語に翻訳したのが本書である．

　Halperin本は，非常に歯ごたえのある硬派な1冊である．水・電解質，酸塩基平衡に必要な生理学，生化学の記述をしっかりおこない，それに基づいて，診断，治療について解説をおこなっている．病態を理解することに最大の力点をおいているといったらよいだろう．また，Halperin，Kamelの哲学とも言える，一本の筋が通った本である．

　日本語の水・電解質，酸塩基平衡の本はたくさん出版されているが，このように，生理学，生化学に踏み込んで病態を徹底的に解説している本はない．水・電解質，酸塩基平衡が嫌いな方にとっては，生理学，生化学がいやだという方が多いだろうが，本当に水・電解質，酸塩基平衡を理解しようと思ったら，避けられないと考えた方がよい．実際，米国腎臓学会の水・電解質，酸塩基平衡異常の生涯教育プログラムでは，多くの時間を生理学に割いており，それが，米国の腎臓内科専門医の深い知識を裏打ちしている．

　しかし，今まで，日本語でそうした本格的な水・電解質，酸塩基平衡の勉強をしようとしても，適切な教科書がなかった．今回，訳者がHalperinの翻訳を手がけたのは，臨床マニュアルではなく，水・電解質，酸塩基平衡異常の徹底的な理解ができる骨太な教科書を日本語で届けたいと考えたからである．ぜひ，この本格的な教科書でしっかり理解をしていただければと思う．

　ただ，そうはいっても，いきなり，第1章の生理学，生化学のオンパレードの章を読んだら，挫折してしまうかもしれない．第2章から始めて，必要に応じて第1章に戻るという読み方もありだと思う．Naのセクションであれば，第10章，第11章から読み始めて，必要に応じて，第9章を読むというやり方がよいかもしれない．

　訳者は，日本語の水・電解質，酸塩基平衡異常の本も出しており，多くの教育講演もおこなっている．その分野の専門家であると自負している．今回，分担翻訳という形を取らずに，訳者1人で翻訳をおこなった．その大役を終えた感想といえば，500ページもある教科書の翻訳を1人でやるなんてことを気安く言うべきではない，ということになる．この半年間は，まるで受験生のように毎日，翻訳作業に明け暮れた．しかし，分担翻訳という形式をとらずに，1人の専門家が通して翻訳したことで，全体の訳文の統一感が出せたのではないかと思う．

今回，1人で500ページの教科書を翻訳するという無謀な試みを1年以上にわたって熱心に応援して下さったメディカル・サイエンス・インターナショナルの皆さまに，厚く御礼申し上げます。

2018年4月
門川俊明

MarylinとBrendaへ
2人の忍耐強さ，
頼もしさとゆるぎないサポートに
心から感謝したい

原著序文

"Fluid, Electrolyte, and Acid–Base Physiology" 第4版発行以来，今回の第5版が出るまでにおよそ6年経った．今版では，Kamel S. Kamel 教授が筆頭著者となり，Marc Goldstein 教授は他の仕事や時間的な制約があり，執筆に参加できなかった．

今版改訂の当初の目的は，いくつかの章の小規模なアップデートであった．しかし，最終的には本全体にわたって見直すことになり，ほとんど全面書き換えとなった．このリライトにかける労力は相当のものとなり，想定していたよりも時間がずいぶんかかったが，だからこそ，我々はなおさら今回の版が誇りに思えてくる．今回の第5版では，水・電解質および酸塩基平衡異常の診断と治療に関して，包括的かつ頼りになるガイドを提供したいと考えた．本書は基礎となる生理学から病態生理，そして実際の臨床上のガイダンスまで網羅している．水・電解質および酸塩基平衡の生理学に関する新しい知見や洞察，さらに治療の新しい選択肢も盛り込まれている．我々は，代謝性酸塩基平衡異常に対するより深い理解を促すために，代謝制御と生化学の原理を説明することに力を注いだ．また，水・電解質，酸塩基平衡異常の病態生理をよりよく理解できるよう，全身の統合生理の解明にも力を入れた．本書のスタイルは，読者に強くアピールする魅力的なものであると強く自信をもっているので，変えていない．これまでの版と同様に，今版でも知識を日常臨床に応用する方法に重点をおきながら，多くの図やフローチャート，表を活用してわかりやすい形で情報を提供するように努めた．読者を魅了し挑戦するために，各章に複数の症例と質問を設けている．

我々は，この第5版が，医学生から卒後研修をおこなう医師，さらには水・電解質や酸塩基平衡異常の領域に興味をもつ一般内科医や専門家まで，有用な情報を提供できるものであると信じている．

謝辞

友人であり同僚の Martin Schreiber 教授に深く感謝したい。
本全体にわたって批判的な目で見つつ，意見をくれた。
さらにまた，深く鋭いコメントをいくつも寄せてくれた。
Martin，君は本当にすばらしい人間だ。

単位変換表

　読者のなかには，国際単位系（International System of Unit，SI 単位）に慣れている人もいれば，米国内で使われる慣用単位を好む人もいると思う．よって，以下の変換表を提示する．単位を変換したい場合，報告されている値にそれぞれの係数をかけて変換してほしい．

パラメーター	慣用単位から SI 単位への変換	SI 単位から 慣用単位への変換
ナトリウム	$\times 1 =$ mmol/L	$\times 1 =$ mEq/L
カリウム	$\times 1 =$ mmol/L	$\times 1 =$ mEq/L
クロライド	$\times 1 =$ mmol/L	$\times 1 =$ mEq/L
重炭酸ナトリウム	$\times 1 =$ mmol/L	$\times 1 =$ mEq/L
カルシウム	$\times 0.25 =$ mmol/L	$\times 4.0 =$ mg/dL
尿素	$\times 0.36 =$ mmol/L	$\times 2.8 =$ mg/dL
クレアチニン	$\times 88.4 =$ μmol/L	$\times 0.0113 =$ mg/dL
ブドウ糖	$\times 0.055 =$ mmol/L	$\times 18 =$ mg/dL
アルブミン	$\times 10 =$ g/L	$\times 0.1 =$ mg/dL

目次

単位変換表 viii
症例一覧 x
フローチャート一覧 xii
略語表 xiv

Section 1　酸塩基平衡
1　酸塩基平衡の生理の原則 3
2　酸塩基平衡異常の診断ツール 33
3　代謝性アシドーシス：臨床アプローチ 55
4　$NaHCO_3$ 喪失による代謝性アシドーシス 69
5　ケトアシドーシス 101
6　酸増加型代謝性アシドーシス 145
7　代謝性アルカローシス 177
8　呼吸性酸塩基平衡異常 203

Section 2　ナトリウムと水
9　ナトリウムと水の生理 219
10　低 Na 血症 267
11　高 Na 血症 313
12　多尿 343

Section 3　カリウム
13　カリウムの生理 363
14　低 K 血症 395
15　高 K 血症 437

Section 4　統合生理
16　高血糖 475

症例一覧

2 酸塩基平衡異常の診断ツール
- 症例 2-1　この男性には本当に代謝性アシドーシスがあるのか？ 34
- 症例 2-2　ローラ・ケインはあなたの助けを必要としている 35

3 代謝性アシドーシス：臨床アプローチ
- 症例 3-1　粘り強く事実を追いかけろ 56

4 NaHCO₃ 喪失による代謝性アシドーシス
- 症例 4-1　4 型尿細管性アシドーシスと診断された男性 83
- 症例 4-2　この女性の病変はどこにあるか？ 84

5 ケトアシドーシス
- 症例 5-1　男性はなぜケトアシドーシスになったのか知りたくて不安である 103
- 症例 5-2　高血糖とアシデミア 115
- 症例 5-3　サムは昨日大量に飲酒した 130

6 酸増加型代謝性アシドーシス
- 症例 6-1　パトリックはショック寸前である 146
- 症例 6-2　下痢に伴う代謝性アシドーシス 147
- 症例 6-3　慢性アルコール症患者の重度のアシデミア 147

7 代謝性アルカローシス
- 症例 7-1　この男性には代謝性アルカローシスがなかったはずである 178
- 症例 7-2　なぜこの患者は代謝性アルカローシスを急激に発症したか？ 179
- 症例 7-3　ミルク・アルカリ症候群だが，ミルクは飲んでいない 179

9 ナトリウムと水の生理
- 症例 9-1　けいれん後の P_{Na} の上昇 220

10 低 Na 血症
- 症例 10-1　悲劇は回避すべきだった 268
- 症例 10-2　エクスタシーにはほど遠い 269
- 症例 10-3　茶色の色素斑のある低 Na 血症 270
- 症例 10-4　サイアザイド利尿薬を服用している患者の低 Na 血症 270

11 高 Na 血症
- 症例 11-1　目の前の危険に集中する ... 315
- 症例 11-2　部分型中枢性尿崩症の "部分型" とは？ ... 315
- 症例 11-3　水はどこに行った？ ... 315

12 多尿
- 症例 12-1　1 日尿量 4 L の乏尿 ... 344
- 症例 12-2　失っているのは塩分と水だけではない ... 344

13 カリウムの生理
- 症例 13-1　なぜ力が入らなくなったのか？ ... 365

14 低 K 血症
- 症例 14-1　麻痺のある低 K 血症 ... 397
- 症例 14-2　低 K 血症と甘み ... 398
- 症例 14-3　新生児の低 K 血症 ... 399

15 高 K 血症
- 症例 15-1　この患者は偽性高 K 血症か？ ... 439
- 症例 15-2　トリメトプリムで治療を受けている患者の高 K 血症 ... 440
- 症例 15-3　2 型糖尿病患者における慢性高 K 血症 ... 440

16 高血糖
- 症例 16-1　水は飲んでもよいと思っていた！ ... 476

フローチャート一覧

2 酸塩基平衡異常の診断ツール
フローチャート 2-1	酸塩基平衡異常の初期診断	37
フローチャート 2-2	高Cl性代謝性アシドーシス患者のNH_4^+排泄量を評価するための臨床アプローチのステップ	44

3 代謝性アシドーシス：臨床アプローチ
フローチャート 3-1	代謝性アシドーシス患者評価の最初のステップ	57
フローチャート 3-2	代謝性アシドーシスの原因を同定する	63

4 $NaHCO_3$喪失による代謝性アシドーシス
フローチャート 4-1	血漿アニオンギャップ（$P_{Anion\ gap}$）正常の代謝性アシドーシス患者へのアプローチ	74
フローチャート 4-2	高Cl性代謝性アシドーシス（HCMA）とNH_4^+の排泄低下のある患者へのアプローチ	85
フローチャート 4-3	遠位型尿細管性アシドーシス（dRTA）で尿pHが約7の患者へのアプローチ	88

7 代謝性アルカローシス
フローチャート 7-1	Cl^-塩欠乏による代謝性アルカローシスの病態	183
フローチャート 7-2	代謝性アルカローシス患者への臨床アプローチ	190

10 低Na血症
フローチャート 10-1	低Na血症患者における臨床アプローチの最初のステップ	278
フローチャート 10-2	慢性低Na血症に対する診断アプローチ	288

11 高Na血症
フローチャート 11-1	高Na血症に伴う緊急症	326
フローチャート 11-2	高Na血症：腎臓の反応の評価	328
フローチャート 11-3	尿量の多い高Na血症	328

12 多尿
フローチャート 12-1	多尿患者へのアプローチ	348
フローチャート 12-2	水利尿患者へのアプローチ	350
フローチャート 12-3	浸透圧利尿患者へのアプローチ	354

14 低K血症

フローチャート 14-1	低K血症患者のマネジメントの最初のステップ	404
フローチャート 14-2	低K血症の主な原因が急速なK^+の細胞内への移動であるかを見極める	406
フローチャート 14-3	慢性低K血症と代謝性アシドーシス	407
フローチャート 14-4	代謝性アルカローシスと$U_K/U_{Creatinine}$比高値を伴う慢性低K血症	408

15 高K血症

フローチャート 15-1	高K血症患者の最初の治療	447
フローチャート 15-2	高K血症の原因がK^+の細胞外への移動であるかを見極める	449
フローチャート 15-3	慢性高K血症の原因診断のステップ	451

16 高血糖

フローチャート 16-1	重度の高血糖患者への診断アプローチ	488

略語表

各章に登場する代表的な略語を一括して掲載

AcAc	acetoacetate anion	アセト酢酸陰イオン
ACE	angiotensin–converting enzyme	アンジオテンシン変換酵素
ACTH	adrenocorticotropic hormone	副腎皮質刺激ホルモン
ADH	antidiuretic hormone	抗利尿ホルモン
ADP	adenosine diphosphate	アデノシン二リン酸
AE	Cl^-/HCO_3^- anion exchanger	Cl^-/HCO_3^- 陰イオン交換体
AE–1	Cl^-/HCO_3^- anion exchanger 1	Cl^-/HCO_3^- 陰イオン交換体-1
AKA	alcoholic ketoacidosis	アルコール性ケトアシドーシス
AME	apparent mineralocorticoid excess syndrome	偽性ミネラルコルチコイド過剰症候群
AMP	adenosine monophosphate	アデノシン一リン酸
ANG II	angiotensin II	アンジオテンシン II
ANP	atrial natriuretic peptide	心房性 Na 利尿ペプチド
aPKC	atypical protein kinase C	非定型的プロテインキナーゼ C
AQP	aquaporin water channel	アクアポリン水チャネル
AQP2	aquaporin water channel–2	アクアポリン水チャネル 2
ARB	angiotensin II receptor blocker	アンジオテンシン II 受容体拮抗薬
ASA	acetylsalicylic acid	アセチルサリチル酸
AtL	ascending thin limb (of the loop of Henle)	（Henle ループの）細い上行脚
ATP	adenosine triphosphate	アデノシン三リン酸
BBS	bicarbonate buffer system	重炭酸緩衝系
$β–HB^-$	beta hydroxybutyrate anion	D-$β$ヒドロキシ酪酸陰イオン
BUN	blood urea nitrogen	血液尿素窒素
Ca^{2+}	calcium ions	カルシウムイオン
CA_{II}	carbonic anhydrase type II	炭酸脱水酵素 II
CA_{IV}	carbonic anhydrase type IV	炭酸脱水酵素 IV
cAMP	cyclic adenosine monophosphate	サイクリックアデノシン一リン酸
Ca–SR	calcium–sensing receptor	Ca 感受性受容体
CCD	cortical collecting duct	皮質集合管
CDN	cortical distal nephron (includes the late distal convoluted tubule, the connecting segment, and the cortical collecting duct)	皮質遠位ネフロン（遠位曲尿細管の終末部，接合尿細管，皮質集合管からなる）
Cl^-	chloride ions	塩素イオン
ClC–Kb	basolateral Cl^- ion channel	基底側膜の Cl^- チャネル
CoA–SH	coenzyme A with functional sulfhydryl group	機能的 SH 基をもつコエンザイム A
CRH	corticotropin–releasing hormone	コルチコトロピン放出ホルモン

cTAL	cortical thick ascending limb (of the loop of Henle)	（Henle ループの）太い上行脚皮質部
DCT	distal convoluted tubule	遠位曲尿細管
dDAVP	desmopressin (1–deamino 8-D-arginine vasopressin), a synthetic long acting vasopressin	デスモプレシン（1-デアミノ 8-D-アルギニンバソプレシン），合成長時間作用型バソプレシン
DI	diabetes insipidus	尿崩症
DKA	diabetic ketoacidosis	糖尿病性ケトアシドーシス
dRTA	distal renal tubular acidosis	遠位型尿細管性アシドーシス
DtL	descending thin limb (of the loop of Henle)	（Henle ループの）細い下行脚
EABV	effective arterial blood volume	有効動脈血液容量
ECF	extracellular fluid	細胞外液
EFW	electrolyte-free water	自由水（電解質を含まない水）
ENaC	epithelial Na^+ channel	上皮型 Na^+ チャネル
FAD	flavin adenine dinucleotide	フラビン・アデニン・ジヌクレオチド
$FADH_2$	hydroxyquinone form of FAD	ヒドロキノン型 FAD
FE_{HCO_3}	fractional excretion of HCO_3^- ions	HCO_3^- の分画排泄率
FMN	flavin mononucleotide	フラビンモノヌクレオチド
FPP	familial periodic paralysis	家族性周期性四肢麻痺
GDP	guanosine diphosphate	グアノシン二リン酸
GFR	glomerular filtration rate	糸球体濾過量
GLUT	glucose transporter	グルコース輸送体
GRA	glucocorticoid remediable aldosteronism	グルココルチコイド奏功性アルドステロン症
GSH	reduced from of glutathione	グルタチオンの還元型
GS-SG	oxidized form of glutathione	グルタチオンの酸化型
GTP	guanosine triphosphate	グアノシン三リン酸
H^+	hydrogen ions	水素イオン
HCMA	hyperchloremic metabolic acidosis	高 Cl 性代謝性アシドーシス
HCO_3^-	bicarbonate ions	重炭酸イオン
Hct	hematocrit	ヘマトクリット
H^+-K^+-ATPase	hydrogen/potassium ATPase	H^+-K^+-ATPase
$H \cdot PTN^+$	proteins with more bound hydrogen (H^+) ions	H^+ の結合が多いタンパク質
H·SA	undissociated salicylic acid	解離していないサリチル酸
ICF	intracellular fluid	細胞内液
K^+	potassium ions	カリウムイオン
K_{ATP}	K^+ ion channel that is gated by intracellular nucleotides	細胞内のヌクレオチドを通過する K^+ チャネル
K_{CDN}	concentration of K^+ ions in the luminal fluid in the CDN	管腔内 K^+ 濃度
K_{sp}	solubility product constant for the activity of ions in a solution	溶解度積

KS-WNK1	kidney-specific WNK1	腎臓特異的なWNK1の短いタンパク質
LDH	lactate dehydrogenase	乳酸デヒドロゲナーゼ
L-WNK1	long WNK1	腎臓特異的なWNK1の長いタンパク質
MCD	medullary collecting duct	髄質集合管
MCT	monocarboxylic acid transporter	モノカルボン酸輸送体
MDMA	3, 4-methylenedioxy-methamphetamine	3, 4-メチレンジオキシ-メタンフェタミン
Mg^{2+}	magnesium ions	マグネシウムイオン
mTAL	medullary thick ascending limb (of the loop of Henle)	(Henleループの) 太い上行脚髄質部
Na^+	sodium ions	ナトリウムイオン
NAD^+	nicotinamide adenine dinucleotide	ニコチンアミド・アデニン・ジヌクレオチド
$NADH, H^+$	reduced form of NAD^+	ニコチンアミド・アデニン・ジヌクレオチドの還元型
$NADP^+$	nicotinamide adenine dinucleotide phosphate	ニコチンアミド・アデニン・ジヌクレオチドリン酸
$NADPH, H^+$	reduced form of $NADP^+$	ニコチンアミド・アデニン・ジヌクレオチドリン酸の還元型
$NaHCO_3$	sodium bicarbonate	重炭酸ナトリウム
Na^+-K^+-ATPase	sodium/potassium ATPase	Na^+-K^+-ATPase
NBCe1	electrogenic Na^+-bicarbonate cotransporter 1	起電性Na^+-重炭酸共輸送体-1
NCC	Na^+, Cl^- cotransporter	Na^+-Cl^-共輸送体
NDCBE	sodium-dependent chloride-bicarbonate exchanger	Na^+依存性Cl^-/HCO_3^-陰イオン交換体
NH_4^+	ammonium ions	アンモニウムイオン
NHE-1	sodium hydrogen exchager-1	Na^+/H^+交換体-1
NHE-3	sodium hydrogen exchager-3	Na^+/H^+交換体-3
NKCC-1	Na^+-K^+-$2Cl^-$ cotransporter 1	Na^+-K^+-$2Cl^-$共輸送体-1
NKCC-2	Na^+-K^+-$2Cl^-$ cotransporter 2	Na^+-K^+-$2Cl^-$共輸送体-2
OA^-	organic anions	有機酸陰イオン
OSR1	oxidative stress response kinase type 1	oxidative stress response kinase type 1
$P_{Albumin}$	concentration of albumin in plasma	血漿アルブミン濃度
$P_{Aldosterone}$	concentration of aldosterone in plasma	血漿アルドステロン濃度
$P_{Anion\ gap}$	anion gap in plasma	血漿アニオンギャップ
P_{Ca}	concentration of calcium (Ca^{2+}) ions in plasma	血漿Ca^{2+}濃度
P_{Cl}	concentration of chloride (Cl^-) ions in plasma	血漿Cl^-濃度
$P_{Cortisol}$	concentration of cotisol in plasma	血漿コルチゾール濃度
$P_{Creatinine}$	concentration of creatinine in plasma	血漿クレアチニン濃度

PCT	proximal convoluted tubule	近位曲尿細管
PDH	pyruvate dehydrogenase	ピルビン酸デヒドロゲナーゼ
$P_{Effective\ osm}$	effective osmolality of plasma	有効血漿浸透圧
PGA	pyroglutamic acid	ピログルタミン酸
$P_{Glucose}$	concentration of glucose in plasma	血漿ブドウ糖濃度
PHA–I	pseudohypoaldosteronism type I	偽性低アルドステロン症 I 型
PHA–II	pseudohypoaldosteronism type II	偽性低アルドステロン症 II 型
P_{HCO_3}	concentration of bicarbonate (HCO_3^-) ions in plasma	血漿 HCO_3^- 濃度
Pi	inorganic phosphate	無機リン酸
P_K	concentration of potassium (K^+) ions in plasma	血漿 K^+ 濃度
PKA	protein kinase A	プロテインキナーゼ A
$P_{L-lactate}$	concentration of L–lactate anions in plasma	血漿 L–乳酸陰イオン濃度
P_{Na}	concentration of sodium (Na^+) ions in plasma	血漿 Na^+ 濃度
P_{Osm}	osmolality in plasma	血漿浸透圧
$P_{Osmolal\ gap}$	osmolal gap in plasma	血漿浸透圧ギャップ
P_{Renin}	mass or activity of renin in plasma	血漿レニン量または活性
pRTA	proximal renal tubular acidosis	近位型尿細管性アシドーシス
PTN^0	proteins with less bound H^+ ions	H^+ の結合が少ないタンパク質
P_{Urea}	concentration of urea in plasma	血漿尿素濃度
RMP	resting membrane potential	静止膜電位
ROMK	renal outer medullary potassium ion channel	renal outer medullary K^+ チャネル
ROS	reactive oxygen species	活性酸素種
RQ	respiratory quotient	呼吸商
RTA	renal tubular acidosis	尿細管性アシドーシス
RWP	residual water permeability	残存水透過性
SA^-	salicylate anions	サリチル酸陰イオン
SGK–1	serum and glucocorticoid–regulated kinase–1	serum and glucocorticoid–regulated kinase–1
SIADH	syndrome of inappropriate antidiuretic hormone	抗利尿ホルモン不適切分泌症候群
SLGT	sodium–linked glucose transporter	Na^+–グルコース共輸送体
SLGT1	sodium–linked glucose transporter 1	Na^+–グルコース共輸送体–1
SLGT2	sodium–linked glucose transporter 2	Na^+–グルコース共輸送体–2
SPAK	STE 20–related proline–alanine–rich–kinase	STE20–related proline–alanine–rich–kinase
TAL	thick ascending limb (of the loop of Henle)	(Henle ループの) 太い上行脚
TG	triglycerides	トリグリセリド
TPP	thyrotoxic periodic paralysis	甲状腺中毒性周期性四肢麻痺

TRPV	transient receptor potential vanilloid	transient receptor potential vanilloid
TURP	transurethral resection of prostate	経尿道的前立腺摘除術
U_{Ca}	concentration of Ca^{2+} ions in the urine	尿中 Ca^{2+} 濃度
$U_{Citrate}$	concentration of citrate in the urine	尿中クエン酸濃度
U_{Cl}	concentration of Cl^- ions in the urine	尿中 Cl^- 濃度
$U_{Creatinine}$	concentration of creatinine in the urine	尿中クレアチニン濃度
U_K	concentration of K^+ ions in the urine	尿中 K^+ 濃度
U_{Mg}	concentration of Mg^{2+} ions in the urine	尿中 Mg^{2+} 濃度
U_{Na}	concentration of Na^+ ions in the urine	尿中 Na^+ 濃度
U_{NH_4}	concentration of NH_4^+ ions in the urine	尿中 NH_4^+ 濃度
U_{Osm}	osmolality in the urine	尿浸透圧
$U_{Osmolal\ gap}$	osmolal gap in the urine	尿浸透圧ギャップ
UT	urea transporter	尿素輸送体
U_{Urea}	concentration of urea in the urine	尿中尿素濃度
WNK kinase	with–no–lysine kinase	WNK キナーゼ
11β–HSD	11β–hydroxysteroid dehydrogenase	11β–hydroxysteroid dehydrogenase

Section 1

酸塩基平衡

Section 1

酸试基平衡

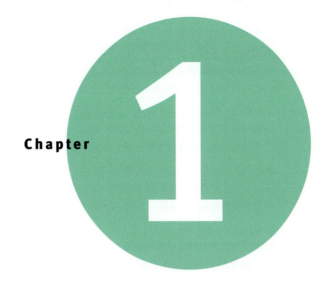

Chapter 1

酸塩基平衡の生理の原則

	イントロダクション	4
	本章のポイント	5
Part A	**H^+ の化学**	5
	H^+ と ATP の再生	5
	H^+ 濃度	6
Part B	**H^+ のバランス**	7
	H^+ の産生と除去	7
	H^+ の緩衝	11
	酸塩基平衡における腎臓の役割	15
	尿 pH と腎結石形成	25
Part C	**統合生理**	26
	正常血液の pH が 7.40 なのはなぜか？	26
	全力疾走中の H^+ 代謝による緩衝	27
	質問の解説	29

イントロダクション

本章の目的は水素イオン（H^+）の生理と，酸塩基平衡がどのように達成されているかを解説することである（*1, *2, *3）。化学的な側面をみると，H^+ は最も小さなイオン（分子量 1）で，体液の濃度は非常に少ない（主要なパートナーである HCO_3^- の 100 万倍少ない濃度である）。しかし，H^+ は非常に強力で，アデノシン三リン酸（ATP^{4-}）の再生を駆動することで，燃料の酸化からエネルギーを取り出すことに深く関わっている。この文脈では，プロトンの電荷は化学的な濃度より圧倒的に重要である。

体液中の H^+ 濃度は非常に狭い範囲に保たれている。H^+ 濃度が上昇すると，H^+ は細胞内タンパク質に結合し，電荷や形状，そして機能を変化させ，悲惨な結果をもたらす。したがって，たとえ，濃度がそれほど上昇していなくても，H^+ を除去するシステムが必要である。これは重炭酸緩衝系（BBS）によっておこなわれる。BBS が有効な緩衝作用を発揮するための特徴は，P_{CO_2} が低いと H^+ と HCO_3^- の反応が促進されることである（**式 1**）。血漿の H^+ のわずかな上昇が呼吸中枢を刺激し，過換気を誘導するので，肺胞気中の CO_2 濃度，さらには動脈血中 CO_2 濃度は低くなる。しかし，本章を通じて強調したいのは，BBS の大半が骨格筋の細胞内液と間質にあるので，H^+ を安全に除去するためには，毛細血管の P_{CO_2} が低いことが必要であるということである。

BBS による H^+ の除去は HCO_3^- の欠乏を起こす。したがって，アシデミアが持続するかぎりは，体に新しい HCO_3^- を加える別のシステムが必要である。これは腎臓が，尿中にアンモニウムイオン（NH_4^+）を排泄する代謝プロセスによっておこなわれる。

尿酸の沈殿を防ぐために，尿 pH を約 6.0 に維持するには，NH_4^+ の大量の尿中排泄が必要である。アルカリ負荷を HCO_3^- ではなく，有機酸陰イオンとして排泄することで，塩基バランスは保たれる。これによって，尿 pH が高くなり，管腔液中にリン酸 Ca 沈殿ができるリスクを避けることができる。

$$H^+ + HCO_3^- \leftrightarrow CO_2 + H_2O \quad (式1)$$

---

*1
定義
- 酸は H^+ を供与することができるものをいう。酸（HA）が分離すると，H^+ と共役している塩基または陰イオン（A^-）が生じる。
- 塩基は H^+ を受け取ることができるものをいう。
- 原子価とは化合物や元素がもつ総電荷のことをいう。

$$HA \leftrightarrow H^+ + A^-$$

*2
アシデミアとアシドーシス
- アシデミアは血漿中の H^+ 濃度が上昇している状態をいう。
- アシドーシスは体に H^+ が負荷されるプロセスをいい，アシデミアを起こすこともあるし，起こさないこともある。

*3
酸塩基用語
- H^+ 濃度：血漿の正常値は 40 ± 2 nmol/L，すなわち，0.000040 mmol/L である。
- pH は $[H^+]$mol/L の対数にマイナスをつけたものであり，血漿の正常値は 7.40 ± 0.02 である。
- HCO_3^- イオン：炭酸の共役塩基は BBS における "H^+ を除去するもの" であり，血漿の正常値は約 25 mmol/L であるが，日内変動が大きい（22〜31 mmol/L）。
- P_{CO_2}：燃料酸化の最大の炭素老廃物は二酸化炭素である。その濃度は分圧（P_{CO_2}）として表現される。正常の動脈血 P_{CO_2} は 40 ± 2 mmHg である。骨格筋から流出する血液の P_{CO_2} は安静時の動脈血 P_{CO_2} より約 6 mmHg 高い。

本章のポイント

- 酸塩基平衡にいたる主なプロセスを解説する。

酸のバランス

1. 酸の産生：代謝プロセスで H^+ が産生されるのは，産物の電荷の合計が基質の電荷の合計より負の電荷をもつときである。
2. H^+ の緩衝：これは H^+ が重要臓器（脳や心臓）のタンパク質に結合することを最小化する。そのためには，HCO_3^- と反応する必要がある。体内の HCO_3^- の大半は骨格筋の間質と細胞内に存在する。この機能を発揮するためには骨格筋の毛細血管の P_{CO_2} を低く保たなければならない。
3. 腎臓は体に新たな HCO_3^- を加える：これは主に NH_4^+ が尿中に排泄されるときに起こる。

塩基のバランス

1. アルカリの負荷：これは主にフルーツや野菜を摂取したときに起こる。フルーツや野菜には有機酸の K^+ 塩が含まれていて，代謝されて HCO_3^- となる。
2. アルカリの除去：このプロセスは2つのステップからなる。(1) アルカリ負荷は体内の有機酸の産生を刺激し（例：クエン酸），有機酸の H^+ は HCO_3^- を除去する，(2) 腎臓は有機酸陰イオン（例：クエン酸陰イオン）を K^+ とともに尿中に排泄する。

- 尿pHを約6.0に維持しながら，酸塩基平衡が達成される。尿pHが酸性側のときに尿酸の沈殿が形成されたり（pK = 5.3），尿pHがアルカリ側のときにリン酸Caの沈殿が形成される（pK = 6.8）ので，それらのリスクを最小化する。加えて，有機酸陰イオン（例：クエン酸陰イオン）の排泄を介してアルカリを除去することで，尿中のイオン化 Ca^{2+} 濃度を低下させる。

Part A
H^+ の化学

H^+ と ATP の再生

ATPの再生（共役型酸化的リン酸化と呼ばれる）の代謝プロセスには3つの重要なステップがある。これには H^+ が大きく関わっている。1つ目に，細胞質での生物学的仕事をおこなうために必要なエネルギー（例：Na^+–K^+–ATPase のポンプ作用）は ATP^{4-} の末端の高エネルギーリン酸結合の加水分解で供給される。これにより ATP^{4-} はアデノシン二リン酸（ADP^{3-}）と2価のリン酸イオン（HPO_4^{2-}）と H^+ に変換される。2つ目に，ADPはアデニンヌクレオチド輸送体を介してミトコンドリアに入り，ATPが排出される。HPO_4^{2-} と H^+ はリン酸輸送体を介してミトコンドリアに入る。3つ目に，ニコチンアミド・ア

図 1-1　H^+ とアデノシン三リン酸（ATP）の再生　水平の構造体は内外の二重膜をもつミトコンドリア内膜を表している。上部の点線はミトコンドリアの外膜を表している。ニコチンアミド・アデニン・ジヌクレオチドの還元型（NADH, H^+）は NAD^+ と 2 つの電子を生み出す。これらの電子の電子伝達系の流れはミトコンドリア内膜を通ってミトコンドリアマトリックスから H^+ をくみ出すのに使われるエネルギーを生み出す。これは再度 H^+ が入るための非常に大きな電気的化学的な駆動力を生み出す。このエネルギーは、H^+–ATP シンターゼの H^+ チャネル部分を介した H^+ の流れとして奪い返され、アデノシン二リン酸（ADP）と無機リン酸（Pi）からの ATP 再生と共役する。

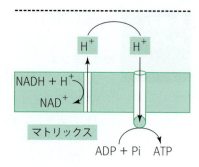

デニン・ジヌクレオチドの還元型（NADH, H^+）の酸化によってニコチンアミド・アデニン・ジヌクレオチド（NAD^+）と 2 つの電子が産生される。これは電子伝達系の最初のステップである。これらの電子はコエンザイム Q と最終的にはチトクローム C へと流れ、ミトコンドリア内膜を通ってミトコンドリアマトリックスから H^+ を排出するのに使われるエネルギーを生じる。これは、H^+ 再流入のための、非常に大きな電気的駆動力（約 150 mV）と比較的小さな化学的駆動力を生み出す。このエネルギーはミトコンドリア内膜の H^+–ATP シンターゼの H^+ チャネル部を介した H^+ の流れとして奪い返される。これは、ミトコンドリア内で ADP^{3-} と HPO_4^{2-} が利用可能なら ATP^{4-} の再生と共役する（図 1-1）。したがって、ミトコンドリア内の利用可能な ADP 量によって、共役型酸化的リン酸化の速度に上限が設定される（*4）。

酸化的リン酸化の脱共役

ATP^{4-} 再生に必要な量よりも多くの燃料を酸化することが有益なら、ADP^{3-} の利用可能な量（生物学的仕事の速度）による燃料酸化の制限を回避することもできる。これは酸化的リン酸化の脱共役によっておこなわれる。このプロセスで H^+ は、ADP^{3-} から ATP^{4-} への変換に共役していない異なる H^+ チャネルを介して、ミトコンドリアマトリックスに再度入る。

H^+ 濃度

体液のあらゆるコンパートメント中の H^+ 濃度は非常に低いレベルに維持されなければならない。H^+ はタンパク質のヒスチジン残基に強く結合するからである。H^+ がタンパク質に結合すると、より正に荷電し、形態や場合によっては機能にも変化をおよぼす。多くのタンパク質は酵素、輸送体、収縮要素、構造化合物であるので、それらの機能に変化が起こると生命にとって大きな脅威となる。しかし、H^+ がタンパク質に結合することが生物学的に重要な機能を発揮することもある（*5）。

体液中の H^+ 濃度はきわめて少なく（nmol/L 単位）、狭い範囲に維持されている。細胞外液（ECF）の H^+ 濃度は 40 ± 2 nmol/L であり、細胞内液（ICF）の H^+ 濃度は約 80 nmol/L である。パートナーである HCO_3^- の ECF での濃度（約 25 mmol/L）は H^+ 濃度の約 100 万倍である。

---

*4
ATP / ADP 代謝回転
- 細胞内の実際の ATP の濃度は低く（約 5 mmol/L）、ADP 濃度はきわめて低い（約 0.02 mmol/L）が、代謝回転は非常に速いことが重要である。
- 脳の ATP 重量は数グラムしかない（ATP 濃度は 0.005 mol/L、分子量約 700 g/mol、脳の重量は約 1.5 kg で、ATP の 80% は ICF に存在する）。
- 脳は 1 分間に 3 mmol の酸素、1 日で 4.5 mol の酸素を消費する。1 mol の酸素が消費されると約 6 mol の ATP がつくられるので、脳は 1 日に 27 mol の ATP を再生している（4.5 × 6）。したがって、脳での ATP の 1 日の代謝回転は約 20 kg（27 mol × 分子量約 700 = 18.9 kg）となる。

*5
H^+ がヘモグロビンに結合する利点
- 全身の毛細血管内で H^+ がヘモグロビンに結合すると、ヘモグロビンは高い P_{O_2} でも酸素（O_2）を解離し、O_2 が細胞内へ拡散する。
- 一方、肺の毛細血管内で H^+ がヘモグロビンから解離すると（高い P_{O_2} によって駆動される）、同じ肺胞 P_{O_2} でも肺胞気からの O_2 の取り込みが増える。

体内の H^+ 量に比べると，毎日代謝で作られ除去されている H^+ の量は膨大な量である（*6）。以下にくわしく述べる。酸は炭水化物，脂肪，タンパク質の代謝に必須の中間体である。たとえば，成人は典型的には1日約 270 g（1,500 mmol）のブドウ糖を消費して酸化するので，解糖系が働き，ATP^{4-} が ADP^{3-} に変換されると，ピルビン酸または L–乳酸として少なくとも 3,000 mmol（3,000,000,000 nmol）の H^+ が生み出される。ピルビン酸と L–乳酸の陰イオンの CO_2 と H_2O への完全酸化によって，産生された H^+ がただちに除去される。典型的な西洋食をとっている成人では，体に毎日 70 mmol（70,000,000 nmol）の H^+ が加わる。したがって，形成速度と除去速度にわずかな相違が生じ，持続すると，H^+ 濃度の大きな変化を生じる。これは，体液中の H^+ 濃度の変化を最小限にする非常に効果的な制御メカニズムがあることを示唆している。

*6
体の中の H^+ 量
ECF：15 L × 40 nmol/L = 600 nmol
ICF：30 L × 80 nmol/L = 2,400 nmol

質問

（質問の解説は Part C 参照）

1-1 体のある部位では H^+ がフリーで結合していない。そのようにフリーの H^+ 濃度が高いことの利点は何か？

1-2 次の言葉の根拠は何か？ "生物学で問題になるのは弱酸だけ"

Part B
H^+ のバランス

H^+ の産生と除去

- H^+ の産生：中性化合物が陰イオンに変換されるとき H^+ が産生される。
- H^+ の除去：陰イオンが中性化合物に変換されるとき H^+ が除去される。

代謝で H^+ が産生されるか除去されるかを決定するために，"代謝プロセス"解析を用いる。代謝プロセスは一連の特定の機能を備える代謝経路で構成されている。これらの経路は1つ以上の臓器に存在する。代謝プロセスにおける H^+ バランスを決定するには，すべての中間体を無視して，すべての基質と産物の電荷を調べるだけでよい（くわしくは第5章参照）。これらの電荷の合計が等しければ，H^+ の産生も除去も生じていない。代謝プロセスの産物が基質に比べて陰イオンが多ければ，H^+ が産生されたことになる（例：主なエネルギー燃料である炭水

化物，脂質の不完全な酸化）。逆に，代謝プロセスの産物が基質に比べ陰イオンが少なければ，H^+ が除去されたことになる。

典型的な西洋食では，消費されるカロリーの約85％は炭水化物と脂質である。ブドウ糖と中性脂肪が完全に $CO_2 + H_2O$ に酸化されるときは，基質も最終産物も中性化合物なので，H^+ の産生はない。しかし，燃料の酸化が完全でないと，H^+ の負荷が起こる。低酸素症では，解糖による L–乳酸の産生は酸化や糖新生による除去の速度よりはるかに速いので，L–乳酸が蓄積する。インスリン欠乏時に，肝臓における遊離脂肪酸（中性脂肪）の代謝からの産生速度が脳と腎臓における除去速度を上回っているなら，ケト酸が産生される。

食事中の特定の成分の代謝は H^+ の追加（例：タンパク質）や HCO_3^- の追加（例：フルーツや野菜）をもたらす。1日の H^+ 代謝回転の要素についての概要を**図1-2**に示す。全体としては，H^+ バランスの正しい評価のために酸と塩基の両方のバランスを調べる必要がある。

酸バランス

2つのカテゴリーのアミノ酸の酸化〔塩基性アミノ酸（例：リシン，アルギニン）と硫黄含有アミノ酸（例：システイン，メチオニン）〕は H^+ 負荷を生み出す（**表1-1**）。一方，酸性アミノ酸（例：グルタミン

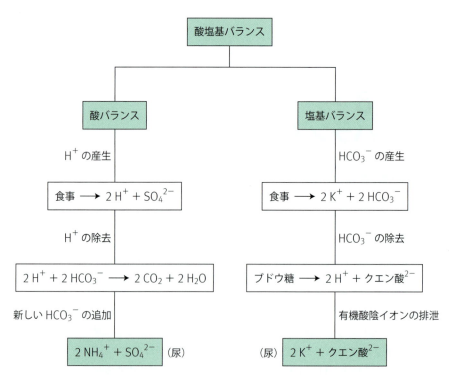

図1-2　1日の H^+ 代謝回転の概要　酸バランスは左に，塩基バランスは右に示した。酸バランスには3つの要素がある。(1) H^+ の産生，(2) HCO_3^- がこの H^+ 負荷を除去すること，(3) NH_4^+ を尿中に排泄するときに腎臓は新しい HCO_3^- を体に加えること，である。塩基バランスには3つの要素がある。(1) 食事中のアルカリは肝臓で HCO_3^- に変換されること，(2) 有機酸が肝臓で生成され，その H^+ が HCO_3^- を除去すること，(3) この新しい有機酸陰イオンは食事中の K^+ と一緒に尿中に排泄されること，である。

酸，アスパラギン酸）の酸化は，酸化産物のすべてが中性化合物（尿素，ブドウ糖，$CO_2 + H_2O$）であるので H^+ が除去される。ビーフステーキに含まれるアミノ酸のうち，酸性アミノ酸と塩基性アミノ酸の数はほぼ等しいので，HCO_3^- 欠乏を招く H^+ 負荷は，主に硫酸（H_2SO_4）を産生する硫黄含有アミノ酸による。

● **硫酸**

H^+ は SO_4^{2-} の中性最終産物への代謝では除去されないし（そのような経路はないので），H^+ は尿中に SO_4^{2-} と結合することによって排泄（H^+ に対する SO_4^{2-} の親和性は低いので）されることもない。H^+ は最初に HCO_3^- と滴定される必要があり，その結果，CO_2 が産生される。酸バランスは，SO_4^{2-} が同量の NH_4^+ とともに尿中へ排泄され，新しい HCO_3^- が産生されることによって，回復する（**図 1-3**）。

● **食事中のリン酸**

食事中のリン酸は主に細胞内有機リン酸〔ビーフステーキに含まれる ATP^{4-} やホスホクレアチニン$^{2-}$ などのエネルギー貯蔵化合物や核酸（RNA，DNA）を含む〕と主に臓物（例：肝臓）に含まれるリン脂質に由来する。両方の細胞内有機リン酸に随伴する陽イオンは主に K^+ である。有機リン酸の代謝プロセスによる酸塩基の影響は代謝によって体

表 1-1 代謝反応における H^+ の産生と除去

H^+ を産生する反応（基質より産物の陰性荷電が多い）
ブドウ糖 → L-乳酸$^-$ + H^+（新しい L-乳酸$^-$）
炭素数 16 の脂肪酸 → 4 ケト酸$^-$ + 4H^+（新しいケト酸$^-$）
システイン → 尿素 + CO_2 + H_2O + 2H^+ + SO_4^{2-}（新しい SO_4^{2-}）
リシン$^+$ → 尿素 + CO_2 + H_2O + H^+（リシンの陽性荷電の消失）
H^+ を除去する反応（基質より産物の陽性荷電が多い）
L-乳酸$^-$ + H^+ → ブドウ糖（L-乳酸$^-$ が除去された）
グルタミン酸$^-$ → 尿素 + CO_2 + H_2O
クエン酸$^{3-}$ + 3H^+ → CO_2 + H_2O（クエン酸$^{3-}$ が除去された）
以下の反応では H^+ は産生も除去もされていない
ブドウ糖 → グリコーゲン，または，CO_2 + H_2O（中性が中性へ）
中性脂肪 → CO_2 + H_2O（中性が中性へ）
アラニン → 尿素 + ブドウ糖，または，CO_2 + H_2O（中性が中性へ）

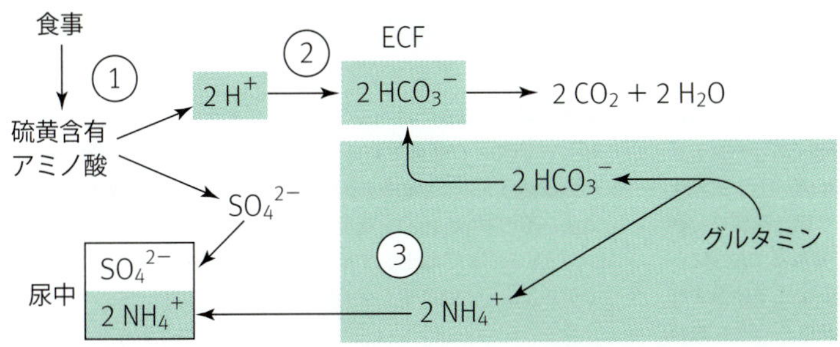

図 1-3 硫黄含有アミノ酸の代謝の際の H^+ バランス　腎臓で起こっているイベントは一番大きな網かけの中で示している。硫黄含有アミノ酸が SO_4^{2-} に変換されると H^+ が産生される（①）。H^+ は HCO_3^- と反応し，体内の HCO_3^- が減少する（②）。H^+ バランスを達成するためには新しい HCO_3^- が再生される必要がある。近位曲尿細管細胞の中でグルタミンの代謝により NH_4^+ とジカルボン酸陰イオンが生じる。この陰イオンが中性最終産物に代謝されると HCO_3^- が体に加わることになり，NH_4^+ は SO_4^{2-} とともに尿中に排泄される（③）。ECF：細胞外液。

に加えられるのが1価の無機リン酸（$H_2PO_4^-$）か2価の無機リン酸（HPO_4^{2-}）で異なる。以下にくわしく述べる。$H_2PO_4^-$として加えられると，pKが6.8なので，正常の血液pH（7.40）では$H_2PO_4^-$1つに対して，1つのH^+が体に加わる（図1-4）。このH^+はHCO_3^-と反応して，体内のHCO_3^-を減らす。H^+バランスを達成するためには新しいHCO_3^-の再生が必要である。これは2つのステップで起こる。(1) 腎臓において$CO_2 + H_2O$から$H^+ + HCO_3^-$への変換が起こる，(2) このH^+は分泌され，濾過されたHPO_4^{2-}と結合する。尿pHが正常範囲（約6）だと，$H_2PO_4^-$が排泄され，HCO_3^-が体に加えられる。したがって，有機リン酸の$H_2PO_4^-$への代謝においてH^+の除去にはNH_4^+の排泄は必要ない。このプロセスにおいてHCO_3^-の喪失も獲得もない。

一方，HPO_4^{2-}が体に加わると，尿pHが約6では，$H_2PO_4^-$として排泄される。したがって，このプロセスでは新しいHCO_3^-が生成される。酸塩基平衡を維持するための1つのメカニズムとして，このアルカリ負荷に反応して，体内での有機酸の産生が増加する。そのH^+がHCO_3^-を除去し，随伴する塩基はK^+塩として尿中に排泄される（図1-4）。

塩基バランス

ここまで強調してきたことはすべてH^+の産生と除去についてであった。しかし食事では，フルーツや野菜に含まれるさまざまな有機酸陰イオンの代謝によってアルカリ負荷が起こる（図1-5）。これらのHCO_3^-が硫黄含有アミノ酸の代謝から生じるH_2SO_4によるH^+負荷の一部を滴定するというのは帳簿の観点からは素晴らしいが，小規模にすぎない。食事からのアルカリ負荷が食事からの酸負荷を中和しないこ

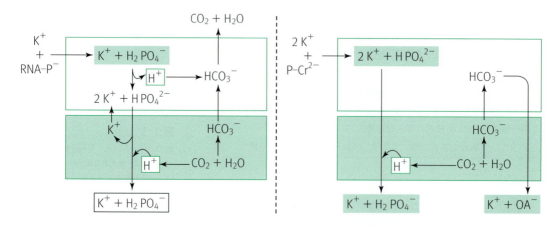

図1-4　有機リン酸の代謝におけるH^+バランス　上部の長方形は体を表し，下部の大きな網かけ長方形は腎臓でのイベントを表している。小さな長方形は尿への排泄を表している。リン酸の代謝に関する酸塩基平衡への影響はその代謝物が1価の無機リン酸（$H_2PO_4^-$）か2価の無機リン酸（HPO_4^{2-}）かで異なる。左図に示すように，$H_2PO_4^-$が体に加わり，尿中に$H_2PO_4^-$として排泄されると，HCO_3^-の獲得も除去も生じない。一方，HPO_4^{2-}が体に加わると，尿pH約6では$H_2PO_4^-$として排泄される。したがって，新しいHCO_3^-が生成される（右図）。このアルカリ負荷に反応して酸塩基バランスを維持するために，体内の有機酸の産生増加が起こる。そのH^+がHCO_3^-を除去し，随伴する塩基〔有機酸陰イオン（OA^-）〕はK^+塩として尿中に排泄される。P-Cr^{2-}：ホスホクレアチニン$^{2-}$，RNA-P：リボ核酸。

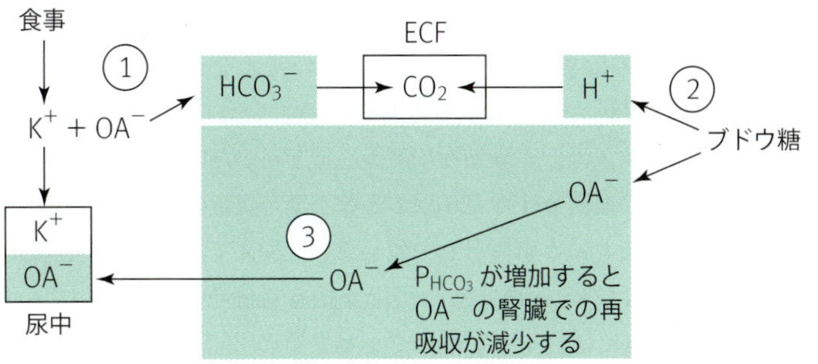

図 1-5 塩基バランスの概要 塩基バランスは 3 つのステップでおこなわれる。1 つ目は食事中の有機酸陰イオンの K^+ 塩から肝臓で HCO_3^- が産生される（①）。次に肝臓で有機酸が産生され，その H^+ が HCO_3^- を滴定する（②）。腎臓で起こるイベントについては，大きな長方形の中に示されている（③）。有機酸陰イオンは濾過され，一部のみが再吸収され，尿中に排泄されることで最終代謝産物になる。ECF：細胞外液。

とは腎結石形成のリスクを最小化するという利点がある。

　食事中の有機酸陰イオンは最初に肝臓で HCO_3^- に変換される。これは潜在的に毒物である陰イオンが体循環に入るのを防ぐ（例：血漿のイオン化 Ca^{2+} をキレートするクエン酸陰イオン）。アルカリ負荷に反応して，さまざまな有機酸（例：クエン酸）が肝臓で産生される。H^+ の運命は同じであり，HCO_3^- によって除去される。後になって HCO_3^- が合成されることを防ぐために，これらの有機酸の塩は K^+ とともに尿中に排泄される（*7）ことで最終産物に変換され，塩基バランスは達成される。後で述べるように，近位曲尿細管（PCT）細胞の pH はクエン酸塩や他の有機酸陰イオンの尿中排泄量を決定する重要な役割をもつ。事実，尿中クエン酸排泄量は PCT 細胞内の pH のウインドウとなると考えられる（*8）。

　統合生理の観点からは，有機酸陰イオンの形で食事中のアルカリを排泄することは，腎結石のリスクを最小限にする観点において多くの利点がある。HCO_3^- の排泄を避けることができ，尿 pH が高いときに形成される腎結石の可能性を避けられる（例：$CaHPO_4$）。加えて，食事中のアルカリをクエン酸陰イオンとして排泄することは，クエン酸陰イオンが尿中でイオン化 Ca^{2+} をキレートするので，Ca 含有腎結石を形成する可能性を低下させる。

***7**
有機酸陰イオンの腎臓でのハンドリング
- 毎日約 360 mEq の有機酸陰イオンが濾過される〔糸球体濾過量（GFR）180 L/日，血漿 OA^- 濃度約 2 mEq/L〕。これらの陰イオンのうち，90％が再吸収され，わずか 10％が排泄される。
- アルカリ負荷はクエン酸のような有機酸陰イオンの PCT での再吸収を減少させ，排泄量を増やし，塩基バランスが達成される。

***8**
近位曲尿細管（PCT）細胞の pH のウインドウとしての尿中クエン酸
- PCT 細胞内 pH が低いとクエン酸再吸収が増加する。尿中にはまったくクエン酸が排泄されない。
- PCT 細胞内 pH が高いとクエン酸再吸収が減少し，排泄量が増える。

> **質問**
>
> （質問の解説は Part C 参照）
>
> **1-3** 大量のクエン酸とクエン酸 K を含む柑橘系のフルーツを摂取した場合，正味の酸の負荷になるか？　それとも，正味のアルカリの負荷になるか？

H^+ の緩衝

> - 緩衝の最大の目的は，重要な臓器（例：脳と心臓）の細胞内タンパク質への H^+ の結合を最小化することである。

　代謝性アシドーシスの際の H^+ の緩衝における従来の考え方は "プロトン中心主義"（H^+ 濃度低下のみに集中すること）である。これは，

H^+ は非常に危険であるという前提にもとづく。したがって、H^+ 濃度を最小化するものはすべて有益である。この考えを支持する根拠の1つは、高濃度の H^+ が心筋の収縮を抑制するということである。しかし、このエビデンスは、実験動物や灌流心臓を用いた実験結果から得られたものである。血液 pH が 7.0 以下となる全力疾走の際に心拍出量がきわめて高くなるという事実とも一致しない。加えて、この H^+ の緩衝の考え方はこの目的を達成するために支払う対価を考慮していない。H^+ がタンパク質に結合するとそのタンパク質の"理想的または本来の電荷"(PTN^0) から正の電荷を増やす、または負の電荷を減らす (PTN^+)(**式2**)。これは、タンパク質の形状、およびおそらく機能(酵素、輸送体、収縮タンパク質、構造タンパク質として)に変化を与え、悪い作用を与える。

$$H^+ + PTN^0 \rightarrow H \cdot PTN^+ \quad \text{(式2)}$$

著者らは H^+ の緩衝を解析する別の方法を強調し、代謝性アシドーシス患者における"脳タンパク質中心的"な H^+ 緩衝の考え方をここで提案したい。この考え方は病態についての理解と、治療への重要な示唆を与える。この考えの基本となる教義は、緩衝作用の役割は単に H^+ 濃度を低下させるだけでなく、重要臓器(例:脳と心臓)の細胞内のタンパク質への H^+ の結合を最小限にすることである。

重炭酸緩衝系

- H^+ は細胞内タンパク質との結合を避けるため、BBS によって除去されなければならない。
- P_{CO_2} 低値は BBS の最適な機能のために必要である。

血漿 pH が 7.4 であっても、BBS の pK (pH 約 6.1) からはかなり離れているため、化学的には理想的な緩衝系ではないが、生理学的には最も重要な緩衝系である。なぜなら、高濃度の H^+ でなくても H^+ を除去することができるからである。式1において低い P_{CO_2} が BBS の反応を右に移動させる。その結果、H^+ 濃度は低下し、H^+ のタンパク質への結合を減らす(**図1-6**)。加えて、体内には大量の HCO_3^- があるので (70 kg の成人だと約 750 mmol)(*9)、BBS は大量の H^+ を除去することが可能である。

---

*9
体内の重炭酸量
- ECF コンパートメント:
 25 mmol/L × 15 L = 375 mmol
- ICF コンパートメント:
 12.5 mmol/L × 30 L = 375 mmol

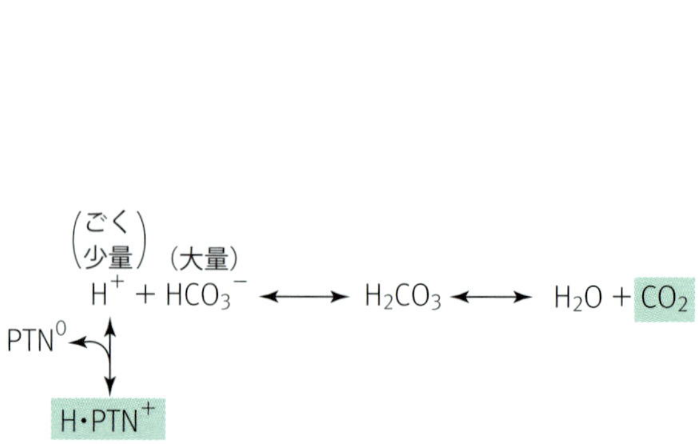

図 1-6 緩衝系 細胞内のタンパク質の理想的な電荷状態を PTN^0 で表している。これらのタンパク質への H^+ の結合は正の電荷を増加させ ($H \cdot PTN^+$)、機能に障害を与える。したがって、新しい H^+ は HCO_3^- と結合させて除去し細胞内のタンパク質 (PTN^0) に結合できる H^+ がほとんど存在しないようにすることが重要である。H^+ を HCO_3^- と結合させるために、細胞が大量の CO_2 を生み出すにもかかわらず、細胞内の P_{CO_2} は低くしなければいけない。

$$\underset{(ごく少量)}{H^+} + \underset{(大量)}{HCO_3^-} \longleftrightarrow H_2CO_3 \longleftrightarrow H_2O + \boxed{CO_2}$$

$$PTN^0 \updownarrow$$

$$\boxed{H \cdot PTN^+}$$

● 重炭酸緩衝系が適切に機能するために，どの P_{CO_2} が重要か？

- 動脈血 P_{CO_2} は脳細胞内の P_{CO_2} を反映するが，等しくはない。他のすべての臓器において，動脈血 P_{CO_2} は毛細血管 P_{CO_2} の最低値を決めている。
- BBS のほとんどは骨格筋の間質と細胞内に存在するので，骨格筋毛細血管の P_{CO_2} は BBS が H^+ 負荷を効果的に除去しているかどうかを反映している。

　P_{CO_2} が低下するプロセスは，脳の呼吸中枢の刺激から始まる。常に脳の ECF と ICF の P_{CO_2} が "理想的" であるためには，これは最も適切な反応である。以下にくわしく述べる。過換気は動脈血 P_{CO_2} を低下させる。脳の CO_2 産生速度は比較的一定（酸素消費は大きくは変化せず，血流は自動制御されている）なので，動脈血 P_{CO_2} の低下は，脳の ECF と ICF の P_{CO_2} を低下させる。代謝性アシドーシスにおいても脳の細胞内タンパク質への H^+ の結合は最小限にとどまり，脳機能への悪影響は抑制される。したがって，脳循環の自動制御ができなくなるほどの有効動脈血液容量（EABV）の著明な減少がなければ，動脈血 P_{CO_2} は脳細胞の P_{CO_2} を表している。

　しかし，ここで疑問なのは，他の臓器において，動脈血 P_{CO_2} が低いだけで BBS の適切な機能を確保するのに十分かどうかである。CO_2 は急速に拡散し，拡散距離は短く，時間は律速因子ではないので，特定の場所では毛細血管 P_{CO_2} は実質上は細胞内や ECF 間質の P_{CO_2} と等しい。したがって，毛細血管 P_{CO_2}（動脈血 P_{CO_2} ではなく）は BBS が有効に H^+ 負荷を除去しているかどうかを表している（**表 1-2**）。しかし，動脈血 P_{CO_2} は毛細血管 P_{CO_2} の最低値を決めている。

　細胞は O_2 を消費し，CO_2 を毛細血管に添加するので，毛細血管 P_{CO_2} は動脈血 P_{CO_2} よりも高い。毛細血管 P_{CO_2} は動脈血 P_{CO_2} によって影響を受け，それぞれの臓器で毛細血管に加わる CO_2 量によって決まる。たとえば，特定の領域を灌流する血流中のほとんどの O_2 が消費されると，毛細血管 P_{CO_2} は著明に上昇する。血液中の O_2 のほとんど

表 1-2　脳タンパク質中心の H^+ 緩衝における血液 P_{CO_2} とその意義

測定部位	BBS 緩衝	機能的意義
動脈血 P_{CO_2}	・血流が自動制御されているなら脳の P_{CO_2} を反映する	・肺胞換気を評価する ・毛細血管 P_{CO_2} の最低値を決める
混合静脈血 P_{CO_2}	・H^+ 緩衝の部位を同定することはできない	・H^+ が脳のタンパク質と結合しているかどうかわからない
上腕静脈血 P_{CO_2}	・骨格筋細胞内や間質の P_{CO_2} を反映する	・静脈血 P_{CO_2} の低いことが筋細胞内で H^+ が HCO_3^- によって緩衝されるために必要である ・P_{CO_2} 高値は筋細胞内の BBS が適切に機能していないことを示している。結果として，H^+ が脳のタンパク質に結合している

BBS：重炭酸緩衝系。

が消費される状況は2つある。(1) 血流量の変化なしに代謝速度が上昇する場合，(2) O_2 消費速度の変化なしに血流量が低下する場合，である。

毛細血管 P_{CO_2} は BBS が効果的に機能しているかを表しているが，直接測定することはできない。しかし，静脈血 P_{CO_2} はその配下にある毛細血管 P_{CO_2} をかなり反映している。ただし，細胞を迂回し，動脈から静脈へのシャント血流があると，静脈血 P_{CO_2} は，その配下にある細胞内や間質の P_{CO_2} を反映しなくなる。

現在の疑問は静脈血 P_{CO_2} を BBS の有効性を評価するために測定すべきかどうかである。骨格筋はその大きさゆえに，HCO_3^- の大半が骨格筋の細胞内および間質に存在する。したがって，代謝性アシドーシス患者では BBS の有効性を評価するためには，駆血しないで上腕静脈血を採血して，P_{CO_2} を測定すべきである。

重炭酸緩衝系の障害

骨格筋の BBS の障害の主な原因は血液供給の著明な低下である。つまり，EABV の低下に伴う代謝性アシドーシスの場合である。アシデミアにより呼吸中枢が刺激されることによって動脈血 P_{CO_2} が低下するが，BBS による有効な H^+ 緩衝が起きるほど十分には筋肉の細胞内液および間質液の P_{CO_2} が下がらない（**図 1-7**）。その結果，アシデミアの程度が顕著となり，より多くの H^+ が脳を含む他の臓器の細胞外液と細胞内液のタンパク質に結合する。しかし，EABV の著明な低下によって脳血流の自動制御が障害されるような事態でなければ，脳血流の自動制御により，脳毛細血管の P_{CO_2} の変化は最小限となる。したがって，脳の BBS は，大量の H^+ 負荷を滴定し続けることができる。しか

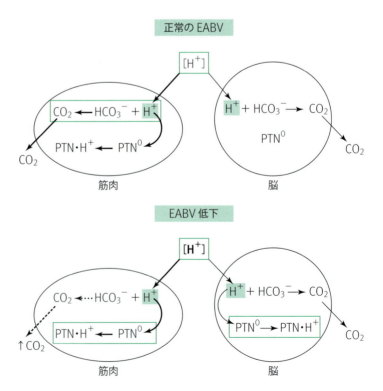

図 1-7 有効動脈血液容量（EABV）が低下した患者の脳での H^+ 緩衝 正常な EABV の患者における H^+ 緩衝と低い静脈血 P_{CO_2} が図の上部に描かれている。大部分の H^+ は骨格筋の細胞内と間質液の重炭酸緩衝系（BBS）によって除去されている。EABV が低下した患者の H^+ 緩衝と静脈血 P_{CO_2} が上昇した様子が図の下部に描かれている。高い P_{CO_2} が筋肉の BBS による H^+ の除去を阻害している。その結果，循環 H^+ 濃度が上昇し，脳への H^+ の負荷を増やしている。EABV 低下が重度で脳血流の自動制御に障害が起こるようなことがなければ，脳の BBS はこの大量の H^+ 負荷を滴定しつづけることができる。脳の HCO_3^- 量には限りがあり，血流のかなりの部分を脳は受け取っているので，より多くの H^+ が脳細胞内のタンパク質に結合するリスクがある。

し，脳の HCO_3^- 量にも限りがあり，脳は心拍出量の比較的多くを受けているので，より多くの H^+ が脳細胞のタンパク質に結合し，その機能が障害されるリスクがある。

まとめると，代謝性アシドーシスで EABV が低下している患者では，骨格筋を灌流する静脈の P_{CO_2} が上昇し，骨格筋の BBS が H^+ を緩衝することができない。したがって，脳細胞への H^+ 負荷も増大し，悪影響がでる。通常の血流量と安静時の代謝活動において，上腕静脈血 P_{CO_2} は約 46 mmHg で，動脈血 P_{CO_2} よりも約 6 mmHg 高い。EABV 低下により骨格筋への血流量が低下すると，上腕静脈血 P_{CO_2} が動脈血 P_{CO_2} よりも 6 mmHg 以上高くなる。この解析に基づけば，代謝性アシドーシス患者において，臨床医は十分な食塩液を投与して筋肉への血流量を増やし，上腕静脈血と動脈血の P_{CO_2} 差を通常の約 6 mmHg まで回復するようにすべきである。

質問

（質問の解説は Part C 参照）

1-4 $P_{L-lactate}$，動脈血 pH，P_{HCO_3} が同じでも，心原性ショックの際に起こる L−乳酸アシドーシスは全力疾走時に起こる L−乳酸アシドーシスに比べて，なぜ壊滅的となるのか？

1-5 心臓は冠動脈血の約 70% の O_2 を抽出している。心臓の H^+ 緩衝についてどのような結論を引き出せるか？ これだけ高い割合の O_2 を抽出していることの利点はどこにあるのだろうか？

酸塩基平衡における腎臓の役割

酸バランスを維持するために腎臓は 2 つの任務をこなさなければならない。1 つ目に，腎臓は糸球体で濾過された HCO_3^- をほぼ 100% 再吸収しなければならない。これは主に PCT における H^+ の分泌によって達成される。2 つ目に，腎臓は負荷された酸の緩衝で失われた HCO_3^- を補充するために新しい HCO_3^- を体に加えなければならない。これは，主に代謝プロセスでおこなわれ，尿中に NH_4^+ を排泄することによって達成される。

糸球体で濾過された HCO_3^- の再吸収

・腎臓は糸球体で濾過された大量の HCO_3^- の排泄を防がなければならない。このプロセスでは，新しい HCO_3^- は体に追加されない。

毎日糸球体で濾過され再吸収される HCO_3^- の量はきわめて大量（GFR 180 L/日 × P_{HCO_3} 25 mmol/L = 4,500 mmol）であることを認識することが重要である。糸球体で濾過された HCO_3^- の大半〔約 80%（約 3,600 mmol/日）〕（*10）が PCT で再吸収される。

*10

糸球体で濾過された HCO_3^- が PCT で再吸収される割合

- これは糸球体で濾過された HCO_3^- が PCT で再吸収される割合についての最低限の見積もりである。というのも，これはラットにおけるマイクロパンクチャー実験のデータに基づいているからである。マイクロパンクチャーでは，皮質表面からピペットが届くのは PCT の最終部位ではない。

● 近位曲尿細管における NaHCO₃ の再吸収

PCT での HCO_3^- の再吸収は H^+ の分泌という間接的な方法でおこなわれる。このプロセスにおいて，PCT は大量の濾過された HCO_3^- を回収するが，新規の HCO_3^- の生成はない。しかし，このプロセスがうまくいかないと，尿中での $NaHCO_3$ を喪失し，代謝性アシドーシスを発症する（この疾患を近位型尿細管性アシドーシスとよび，第4章で議論する）。

PCT での HCO_3^- の再吸収は4つの互いに関連したステップでおこなわれる（**図 1-8**）。

1. **H^+ の管腔液への分泌**

   これは主に PCT 細胞管腔膜の Na^+/H^+ 交換体3（NHE-3）が媒介する。Na^+ が1つ再吸収される際に1つの H^+ が管腔へ分泌されるという，電気的中性な交換である。NHE-3 による Na^+ 再吸収の駆動力は，基底側膜の Na^+-K^+-ATPase によって Na^+ が能動的にくみ出され，PCT 細胞内の Na^+ 濃度がきわめて低いことである。

2. **分泌された H^+ が HCO_3^- と結合して管腔内で H_2CO_3 が形成される**

   H_2CO_3 は CO_2 と H_2O に解離する。この解離反応は，PCT の刷子縁に結合している炭酸脱水酵素のアイソフォームの1つ，炭酸脱水酵素IV（CA_{IV}）に触媒され，H_2CO_3 が形成されるとただちに起こる。管腔で形成された CO_2 は管腔膜を通り PCT 細胞内に入る（*11）。

3. **細胞内では CO_2 と H_2O が再結合して H_2CO_3 を形成する**

   もう1つの炭酸脱水酵素のアイソフォーム，炭酸脱水酵素II（CA_{II}）が細胞内に存在する。それが，H_2CO_3 の H^+ と HCO_3^- への解離を触媒する。H^+ は管腔内液に分泌され，HCO_3^- は基底側膜を通り，HCO_3^- の間接的な再吸収のプロセスが終了する。

4. **HCO_3^- が PCT 細胞から出る**

   HCO_3^- が PCT 細胞の基底側膜を通り抜けて排出されるときには，起電性 Na^+ 重炭酸共輸送体-1（NBCe1）を介する。この輸送体は，1つの Na^+ と3つの HCO_3^- からなる2価の陰イオン

*11
PCT 細胞への CO_2 の流入
- 以前は，PCT 細胞の管腔膜の脂質二重膜を CO_2 が拡散することによって起こると考えられていた。
- CO_2 が細胞内に入る際には管腔膜の水チャネル，AQP1 を介して入ることを示唆するデータがある。AQP1 はガスチャネルとしてもふるまうことが可能である。

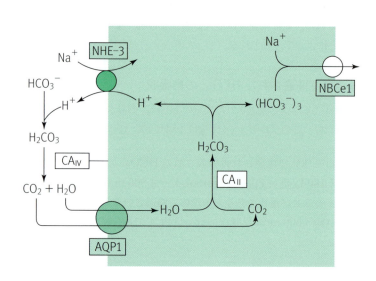

図 1-8　近位曲尿細管（PCT）における $NaHCO_3$ の再吸収　$NaHCO_3$ の間接的な再吸収のプロセスを図に示す。H^+ の分泌は主に Na^+/H^+ 交換体3（NHE-3）による。HCO_3^- は起電性 Na^+-重炭酸共輸送体-1（NBCe1）を介して細胞の外に出る。このプロセスには，管腔の炭酸脱水酵素IV（CA_{IV}）と細胞内の CA_{II} が必要である。管腔で形成された CO_2 が細胞に入るときには，管腔膜のアクアポリン水チャネル1（AQP1）を通るようである。

$Na(HCO_3)_3{}^{2-}$ の複合体を輸送する。

● 近位尿細管での重炭酸再吸収の制御

管腔内の HCO_3^- 濃度

管腔内 HCO_3^- 濃度が上昇するとともに，より多くの H^+ の受け取り手が管腔内液に存在することになるので，HCO_3^- 再吸収は増加する。逆も真なり，である。管腔内の HCO_3^- 濃度が減少すると，HCO_3^- 再吸収は低下する。

管腔内 H^+ 濃度

PCT 管腔の H^+ 濃度が高いと H^+ の分泌が阻害される。たとえば，管腔の炭酸脱水酵素を阻害するアセタゾラミドを投与された場合は，このようなことが起こる。この状況では炭酸（H_2CO_3）濃度が上昇し，管腔内の H^+ 濃度が上昇するため，H^+ の分泌が低下し，濾過された HCO_3^- の再吸収が低下する。

PCT 細胞内の H^+ 濃度

PCT 細胞内の H^+ 濃度が上昇すると，H^+ が NHE-3 の修飾部位に結合し，NHE-3 を活性化するので，H^+ の分泌が刺激される。細胞内のアシドーシスは NBCe1 活性も増加させる。しかし，この効果は代謝性アシドーシスの際には，HCO_3^- の濾過量が少ないので，あまり重要ではない。

細胞内 H^+ 濃度の変化は K^+ の PCT での HCO_3^- 再吸収を調節する効果を説明するかもしれない。低 K 血症は PCT 細胞内アシドーシスと関連しており，HCO_3^- の再吸収を増やし（一緒にアンモニア産生も刺激する），代謝性アルカローシスを発症させる。一方，高 K 血症は PCT 細胞内の H^+ 濃度の低下と関係しており，HCO_3^- の再吸収を低下させ（アンモニア産生も低下させる），高 Cl 性代謝性アシドーシスを発症させる。

尿細管周囲の HCO_3^- 濃度

尿細管周囲の HCO_3^- 濃度の増加は PCT での HCO_3^- の再吸収を低下させる。

尿細管周囲の P_{CO_2}

尿細管周囲の P_{CO_2} が高いことは PCT での $NaHCO_3$ の再吸収を刺激する(*12)。慢性呼吸性アシドーシス患者では P_{HCO_3} が上昇している。

アンジオテンシン II

EABV の低下に反応して放出されるアンジオテンシン II は PCT での $NaHCO_3$ 再吸収において最も重要な制御因子である。アンジオテンシン II はプロテインキナーゼ C を活性化し，NHE-3 をリン酸化によって活性化することで，$NaHCO_3$ の再吸収を促進する。第 10 章で述べるように，NHE-3 の活性化と PCT での $NaHCO_3$ の再吸収はこのネフロンセグメントでの NaCl 再吸収を増加させる。

副甲状腺ホルモン

アデニル酸シクラーゼの作用とサイクリックアデノシン一リン酸（cAMP）の産生を通して，副甲状腺ホルモンは PCT での HCO_3^- 再

*12
尿細管周囲の HCO_3^- 濃度と P_{CO_2} の影響
- PCT における HCO_3^- 再吸収に対する尿細管周囲の HCO_3^- 濃度と P_{CO_2} ないし pH の効果を分けて考えるために，"平衡状態をはずれた（Henderson の式にあてはまらない）" HCO_3^- 溶液を作る技術を開発した。その前提になるのは，CO_2 と H_2O が反応して H_2CO_3 が生成されるのは比較的ゆっくりであるが，H_2CO_3 が H^+ と HCO_3^- に解離する反応は速い，ということである。したがって，開発した方法では 2 つの組成の異なる溶液を迅速に混ぜ，平衡状態にいたる前に使用するのである。
- この技術を用いた研究で，HCO_3^- と P_{CO_2} を固定して，尿細管周囲の pH を変更しても PCT での HCO_3^- の再吸収に変化はないことが示された。基底側膜には尿細管周囲の HCO_3^- と CO_2 を感知して，PCT での HCO_3^- 再吸収へ影響を伝えるようなタンパク質が存在することが示唆された。

吸収をわずかに阻害する。

PCTでのHCO₃⁻再吸収に影響を与える因子の相互作用を理解するために，利尿薬を投与され低K血症となった患者を考えるとよい。最初，ECF量の減少のため，P_{HCO_3}が上昇する（体液減少性アルカローシス）。加えて，低K血症はPCT細胞内アシドーシスを起こすので，アンモニア産生が刺激され，新しいHCO₃⁻がECFに追加される。PCTでのHCO₃⁻の再吸収を促進する因子には，管腔内HCO₃⁻濃度の高値，アンジオテンシンⅡ（EABV低下に反応して放出される）のNHE-3活性化作用，細胞内アシドーシス（低K血症に伴う）によるNHE-3とNBCe1活性化作用，尿細管周囲のP_{CO_2}高値（代謝性アルカレミアが換気を抑制し，代償的に動脈血P_{CO_2}が上昇する）などがある。一方，尿細管周囲のHCO₃⁻濃度の上昇はPCT細胞のHCO₃⁻再吸収を抑制する。これらの相反する作用のバランスの結果，新しいP_{HCO_3}の定常状態に達する。

● HCO₃⁻の再吸収の腎臓の閾値

NaHCO₃再吸収の腎臓の閾値はNaHCO₃を投与された動物やヒトでの実験で示されたものであることを認識することが重要である。NaHCO₃の投与はNa⁺負荷のためEABVを増加させ，アンジオテンシンⅡレベルを低下させ，PCTにおけるさらなるNaHCO₃の再吸収を抑制する。加えて，尿細管周囲のHCO₃⁻濃度の上昇はPCTにおけるHCO₃⁻再吸収を低下させる。この実験状況は，P_{HCO_3}が増加するような生理的状況を表してはいないので，このような実験で得られたデータから，生理的にNaHCO₃の再吸収閾値があるとは決められない。事実，ラットを用いた実験においてEABVの増加なしにP_{HCO_3}を上昇させたときに，NaHCO₃の再吸収の閾値がないことが示されている（図1-9）。

EABVの増加なしにP_{HCO_3}が上昇する生理的な例は，HClが胃の中に分泌されることによるアルカリ・タイド時のP_{HCO_3}の上昇である。ECFにおいてCl⁻とHCO₃⁻が1：1で交換されるので，電気的中性が保たれる。アルカリ・タイド時にはP_{HCO_3}が30 mmol/Lまで上昇するが，尿にはわずかなHCO₃⁻しか排泄されない。これは，典型的な西洋食をとっている人のEABVは，尿細管周囲のHCO₃⁻濃度が高いにもかかわらず，PCTでのH⁺分泌を刺激してHCO₃⁻を再吸収する

図1-9 近位曲尿細管（PCT）におけるNaHCO₃再吸収のみかけの閾値

糸球体で濾過されるHCO₃⁻量〔糸球体濾過量（GFR）×P_{HCO_3}〕がx軸に，そのうち再吸収されるHCO₃⁻量がy軸に描かれている。点線はHCO₃⁻の濾過量と再吸収量が等しい状態を表している。P_{HCO_3}が正常値より低ければ，濾過されたHCO₃⁻はすべて再吸収され，重炭酸は排泄されない。左図に示すように，P_{HCO_3}が25～30 mmol/Lを超えて，有効動脈血液容量（EABV）が増加すると（例：NaHCO₃の投与），糸球体で濾過された過剰なHCO₃⁻はすべて近位曲尿細管での再吸収をまぬがれ，尿中に排泄される。一方，右図に示すように，EABVの増加なしにP_{HCO_3}が増加すると（例：HCl欠乏など），P_{HCO_3}が高いにもかかわらず，濾過された過剰なHCO₃⁻のほとんどすべてがPCTで再吸収され，重炭酸は尿中に排泄されない。したがって，近位曲尿細管でのNaHCO₃の再吸収のみかけの閾値はEABVが増加しているときにのみ存在する。

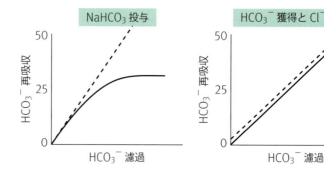

に十分なアンジオテンシンIIレベルとなるからである。アルカリ・タイド時に重炭酸利尿が起こらないことには，いくつか利点がある。尿中でHCO_3^-と対になるNa^+とK^+の喪失を防ぐこと，尿のpHのアルカリ化を防ぎ，$CaHPO_4$結石の沈殿のリスクを防ぐこと，そしておそらく，尿中に失われたHCO_3^-を置換する新たなHCO_3^-を生成するためにアンモニア産生量を増やす必要を避けること，などである。

● Henleループでの$NaHCO_3$の再吸収

Henleループの太い上行脚でどのくらいのHCO_3^-が再吸収されるのかは明らかでない。ラットを用いたマイクロパンクチャー実験のデータから推定されるように，穿刺部より上流のPCT部位で糸球体濾過されたHCO_3^-の約80%が再吸収されるとすると，1日約900 mmolのHCO_3^-が同部位での再吸収を免れる。ラットを用いたマイクロパンクチャー実験では，遠位曲尿細管に到達するHCO_3^-はごくわずかである。それゆえ，約900 mmolのHCO_3^-が近位尿細管の直部とHenleループの太い上行脚で再吸収され，約800 mmolのHCO_3^-が近位尿細管直部かHenleループの太い上行脚で除去されている。Henleループの太い上行脚におけるHCO_3^-の再吸収のメカニズムの概要は，PCTにおける場合と同じである。H^+の分泌はNHE-3を介しているが，HCO_3^-が細胞を出ていくのは基底側膜のCl^-/HCO_3^-陰イオン交換体（AE）を介している。

● 遠位ネフロンでの$NaHCO_3$の再吸収

正常状態では，少量のHCO_3^-が遠位ネフロンに到達する。HCO_3^-の再吸収はα間在細胞で起こる。H_2Oの解離で生じるH^+は管腔膜のH^+-ATPaseを介して分泌される。OH^-はCO_2と結合してHCO_3^-を形成することでただちに除去される。このプロセスは炭酸脱水酵素IIによって触媒される。HCO_3^-は基底側膜のCl^-/HCO_3^-陰イオン交換体（AE）を介して細胞から出る。

アンモニウムイオンの排泄

- NH_4^+ 1分子が尿中に排泄されると，1つの新しいHCO_3^-が体に加えられる。
- HCO_3^-の欠乏があるときには，この代謝プロセスの全体の機能は体に新しいHCO_3^-を加えることなので，慢性のH^+負荷があるときに活性化する。

酸バランスに関する代謝プロセスが**図1-10**に描かれている。タンパク質内の硫黄含有アミノ酸の酸化はH^+負荷となる。これらのH^+は体内でHCO_3^-と反応することで除去される。腎臓は，このHCO_3^-の欠乏を置換するために，新しいHCO_3^-とNH_4^+を1：1の割合で産生し，NH_4^+を尿中に排泄する。NH_4^+がこの代謝プロセスの最終産物である（**図1-11**，*13）。

NH_4^+の排泄量は1日20〜40 mmolである。しかし，慢性の酸負荷

*13
尿素の形成
- 尿素1分子は2つの窒素原子をもっている。1つはNH_4^+，もう1つはアミノ酸アスパラギン酸由来である。

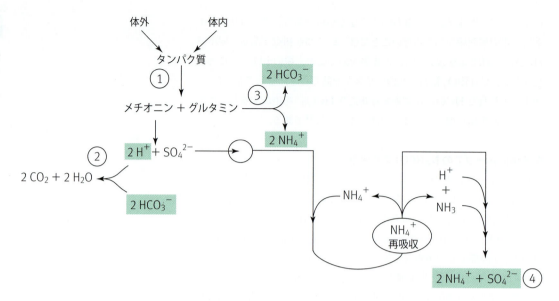

図 1-10　アンモニアを中心とした酸バランスの概要　硫黄含有アミノ酸（例：メチオニン）は H^+ と SO_4^{2-} に変換される（①）。新しい H^+ が HCO_3^- と反応したときに HCO_3^- 欠乏が生じる（②）。近位曲尿細管細胞内でグルタミンは NH_4^+ と HCO_3^- に変換され，HCO_3^- 欠乏を補充するために新しい HCO_3^- が体に加えられる（③）。NH_4^+ は尿中に同量の SO_4^{2-} とともに排泄され，NH_4^+ がこの代謝プロセスの最終産物である（④）。

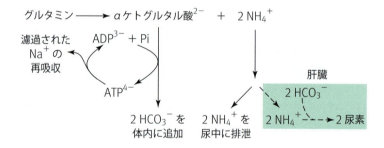

図 1-11　グルタミンが HCO_3^- と NH_4^+ に変換されるときの生化学的特徴　グルタミンの代謝は近位尿細管細胞のミトコンドリアで起こる。はじめに，グルタミンは α ケトグルタル酸$^{2-}$ と $2NH_4^+$ に変換される。α ケトグルタル酸$^{2-}$ は最終的に 2 つの HCO_3^- を生みだし，体に加える。HCO_3^- 産生のプロセスが完了するためには，NH_4^+ は尿中に捨てられなければならない。これによって NH_4^+ と HCO_3^- から尿素が肝臓で産生されるのを防ぐことができる（網かけ長方形）。ADP：アデノシンニリン酸，ATP：アデノシン三リン酸，Pi：無機リン酸。

に反応して，腎臓は小児で約 3 mmol/kg 体重/日，成人で約 200 mmol/日まで，NH_4^+ の排泄量を増やすことができる。

● NH_4^+ の産生

　NH_4^+ はアミノ酸グルタミンの代謝によって PCT 細胞内で産生される。グルタミンはタンパク質のアミノ酸の中で最も豊富であり，肝臓と骨格筋でも産生される。したがって，重篤な栄養不良患者でなければ，グルタミンが不足して腎臓のアンモニア産生が抑制されることはない。慢性代謝性アシドーシスでは，管腔からのグルタミンの取り込みに加え，PCT 細胞の基底側膜での吸収も起こり，ミトコンドリアへの流入が増える。ミトコンドリアでは，グルタミンはリン酸依存性グルタミナーゼ（PDG）によってグルタミン酸に代謝され，1 つの NH_4^+ が生じる。グルタミン酸デヒドロゲナーゼ（GDH）などの酵素反応によるグルタミン酸の代謝は α ケトグルタル酸$^{2-}$ ともう 1 つの NH_4^+ を産生する。α-ケトグルタル酸$^{2-}$ の中性最終産物，CO_2，ブドウ糖への変換

は2つの新しいHCO_3^-を形成する。PDG，GDH，糖新生において重要な酵素であるホスホエノールピルビン酸カルボキシキナーゼの酵素活性のすべては慢性代謝性アシドーシスと低K血症で亢進する（*14）。したがって，グルタミンの代謝最終産物は$2NH_4^+$と$2HCO_3^-$である。新しいHCO_3^-は腎臓の静脈血に加えられる。この新たに獲得したHCO_3^-の維持のためにNH_4^+は尿中に排泄される。尿中に排泄されないと，NH_4^+は腎静脈を介して全身循環系へ戻る。尿素を産生するために肝臓で1つのNH_4^+が代謝されると1つのHCO_3^-が消費され，正味のHCO_3^-の獲得はない（図1-11）。

　グルタミンがPCT細胞の酸化の燃料として選ばれるまでに一定の時間がかかる。したがって，一時的で急激なアシデミアではNH_4^+産生が大きく増加することはない。たとえば，全力疾走の際にL-乳酸の過剰産生により大量のH^+の負荷があるときには，L-乳酸$^-$の代謝とHCO_3^-の産生は比較的短時間でおこなわれるため，H^+負荷を除去するためにグルタミンの酸化を増加させる必要はない。したがって，この状況ではPCT細胞は炭水化物の燃料（L-乳酸$^-$）か脂肪由来（脂肪酸）の酸化を続ける。必要ないときには，アンモニア新生のための基質グルタミンの提供による，除脂肪体重の異化を避けることができるので，このラグタイムは生物学的に有利である。

> ・近位尿細管細胞での仕事が低下する（濾過されたNa^+の再吸収が低下する）と，利用可能なADP量が減少し，NH_4^+の産生が低下する。

　PCT細胞におけるNH_4^+産生の上限は，細胞でのATP^{4-}の再生速度によって決まっている。詳細は以下のとおりである。グルタミンの代謝によってCO_2かブドウ糖が産生されるとき，NAD^+はNADH，H^+に還元される。グルタミンの酸化が持続するためには，NADH，H^+がNAD^+に再変換される必要がある。これは，ADP^{3-}と無機リン酸（Pi）からATP^{4-}が再生される共役型酸化的リン酸化のプロセスで起こる。生物学的仕事がおこなわれると，今度は，ADP^{3-}はATP^{4-}の加水分解から産生される。酸化的リン酸化のプロセスにおいて，いくつかの燃料の酸化によってADP^{3-}はATP^{4-}に変換されるが，グルタミンが燃料として選ばれるのは，持続した酸負荷によってPCT細胞内のH^+濃度が増加した場合である。この場合，グルタミンの酸化が起こるのは，ほとんどPCT細胞のミトコンドリアだけである。なぜなら，このネフロンセグメントは糸球体で濾過されたNa^+の約4/5（1日約22,500 mmol）を再吸収しており，十分なADP^{3-}を生成し，必要なときにNH_4^+を大量に産生させることができるからである。GFRが低下するにつれ，Na^+の濾過量は少なくなり，PCTで再吸収されるNa^+量も少なくなる。仕事量が少なくなるので，ATP^{4-}の利用量が減少する（**図1-12**）。これが，進行した腎不全患者では，代謝性アシドーシスが存在するにもかかわらずNH_4^+排泄量が少ないことの理由である。ADP^{3-}が限られているときにグルタミン以外の利用可能な燃料が多い

*14
K代謝異常症と腎臓のアンモニア産生
- 低K血症とPCT細胞内のpH低下は関連があり，腎臓でのアンモニア産生を増加させる。
- 逆もまた，真である。高K血症はPCT内のH^+濃度の低下（高pH）と関連がある。高K血症はNH_4^+産生の低下による高Cl性代謝性アシドーシスの最も多い原因である。

図 1-12 NH_4^+ 産生量の上限を決めるもの アデノシン三リン酸（ATP^{4-}）の近位曲尿細管細胞での利用を図の上部に示す．ATP^{4-} は主に濾過された Na^+ の再吸収に利用される．これによりアデノシン二リン酸（ADP^{3-}）と無機リン酸（Pi）が生成されるが，これらによってグルタミンは酸化され NH_4^+ と新しい HCO_3^- が産生される（図の下部に示す）．ADP^{3-} の利用をめぐって複数の燃料が競合するが，慢性代謝性アシデミアがあるときにはグルタミンが選ばれ，濾過された Na^+ が十分にあり，ADP^{3-} の産生が十分に多いなら，NH_4^+ 産生が亢進する．一方，濾過されたケト酸が大量にあるときは PCT 細胞でのグルタミンの酸化は減少する．なぜなら，ケト酸は PCT 細胞で再吸収され，ケト酸の酸化はグルタミンの酸化に利用できる ADP^{3-} の量に制限を加えるからである．

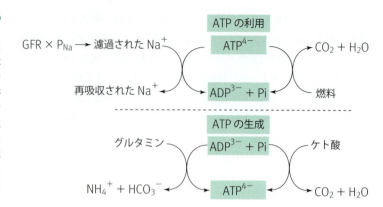

なら，NH_4^+ の産生量は予想より少なくなる．長期の飢餓の際のケトアシドーシスがこの一例である．その場合，PCT 細胞で再吸収されたケト酸陰イオンの一部が酸化されるため，グルタミンの酸化と NH_4^+ の産生が低下する．特記すべきことは，1 mmol の β ヒドロキシ酪酸と 1 mmol のグルタミンの酸化には同量の ADP^{3-} が必要なことである（図 1-12 参照）．β ヒドロキシ酪酸陰イオンが酸化される（HCO_3^- を産生する）のと NH_4^+ と一緒に尿中に排泄されるのは，酸バランスの観点からは等しい．

● NH_4^+ の輸送

近位曲尿細管

PCT 細胞で産生された NH_4^+ は主に管腔に分泌される．少量は基底側膜を通過し，腎静脈を介して腎臓から流出する．NH_4^+ が PCT の管腔に排出される主要なメカニズムは，NHE-3 において，H^+ のかわりに NH_4^+ が輸送され，Na^+/NH_4^+ 陽イオン交換体として機能することによる．

Henle ループ

Henle ループでは，Henle の太い上行脚髄質部（mTAL）で NH_4^+ が再吸収される．これは管腔膜 $Na^+-K^+-2Cl^-$ 共輸送体（NKCC-2）で，K^+ のかわりに NH_4^+ が輸送されることによる．NH_4^+ の基底側膜からの排出は，他のタイプの Na^+/H^+ 交換体，NHE-4 で，H^+ のかわりに NH_4^+ が輸送されることでおこなわれる．NH_3/NH_4^+ は，それらの濃度が高い髄質間質から，濃度の低い Henle の細い下行脚へと移動し，NH_4^+ の Henle ループの反対向きの流れができる．髄質内の NH_4^+ のリサイクリングの正味の効果は，髄質間質の深い部分の NH_4^+ の濃度を上昇させ，髄質集合管管腔内への NH_3 の輸送を促進することである（図 1-13）．

集合管

NH_4^+ 分泌のメカニズムには，集合管管腔内への NH_3 と H^+ の共役する分泌がある（*15）．

● NH_3 の分泌

MCD 管腔内への NH_3 の輸送は "diffusion trapping（拡散による捕

---

*15
集合管で NH_4^+ が排泄される場所
- 微小カテーテルを用いたラットの慢性代謝性アシドーシスの実験により，尿中に NH_4^+ のほとんどが排泄されるのは PCT と皮質遠位ネフロンの間のどこかであることが示された．
- ヒトの場合も同じかどうかはわからない．NH_4^+ の排泄に関してラットとヒトの最も大きな違いは，ラットの食事は酸の十倍のアルカリを含んでいるので，NH_4^+ を大量に排泄する必要がないことである．したがって，ラットでは酸を負荷されると，NH_4^+ の排泄を増やすのではなく尿中への有機酸陰イオンの排泄を減らすことによって酸バランスを達成する．
- 大量の NH_4^+ を皮質集合管の管腔液に排泄するためには，尿細管周囲の間質液の NH_4^+ 濃度が高い必要がある．皮質の血流は早いので，これは難しい．さらに，大量の NH_4^+ が体循環に入るというリスクがある．
- 加えて，髄質間質障害のあるヒトでは，NH_4^+ の排泄量が少なく，代謝性アシドーシスを発症する．このことから，ヒトでの NH_4^+ を排泄するのに重要な部位は髄質集合管（MCD）であることが示唆される．

捉）"によるプロセスと考えられていた。その要点は以下のとおりである。遠位でのH^+の分泌は管腔液pHを低下させ，MCDではNH_4^+として捕捉されNH_3濃度が低下するので間質液からMCD管腔へより多くのNH_3が拡散する。2つ前提条件が正しくないので，このメカニズムはほぼ否定されている（*16）。

現在有力なモデルでは，NH_3の間質液から集合管の管腔への輸送は，ガスチャネルとして機能している非赤血球Rh糖タンパク質，RhbgとRhcgを介しておこなわれる（図1-14）。NH_3は主にRhcg，一部はRhbgを介して集合管基底側膜を輸送される。NH_3の管腔膜の輸送はRhcgを介しておこなわれる。NH_4^+はこれらのチャネルの開口部の脂溶性の環境（NH_4^+のpKを低下させる）においては$NH_3 + H^+$に変

*16
diffusion trapping（拡散による捕捉）
- 生物内の液体はpKが高い（約9.15）ため，大部分のアンモニア（NH_4^+ + NH_3）がNH_4^+として存在している。したがって，腎臓の髄質間質のNH_3濃度は低すぎて，急速な拡散ができない。管腔液のpH6.5のとき，総アンモニアの0.2%がNH_3の形で存在する。総アンモニア中のNH_3の比率は，管腔液のpH6.0だと0.07%まで低下し，pH5.5では0.02%まで低下する。したがって，管腔液のpHをたとえ5.5まで下げたとしても，髄質間質と管腔液のNH_3拡散の駆動力を増やすようなNH_3の大きな濃度差は生まれない。
- NH_3は小さく，電荷を帯びていない分子なので，脂質膜を容易に通過すると当初考えられていた。しかし，NH_3は細胞膜の透過性は非常に低いというエビデンスがあるので，これは正しくない。

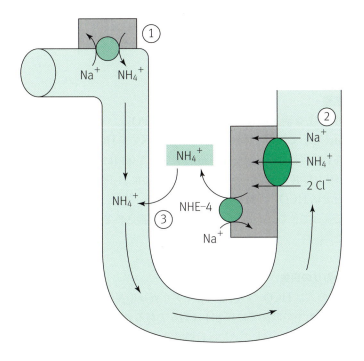

図1-13 髄質間質のNH_4^+濃度が高くなるプロセス U字の構造はHenleループである。髄質間質のNH_4^+の濃度が高くなるプロセスの最初のステップは，近位曲尿細管でのNH_4^+の産生である。NH_4^+はNa^+/H^+交換体を介して管腔に入る（①）。2つ目のステップはHenleの太い上行脚髄質部のNa^+-K^+-$2Cl^-$共輸送体（NKCC-2）を介したNH_4^+の再吸収である（②）。NH_4^+は他のタイプのNa^+/H^+交換体，NHE-4でH^+のかわりにNH_4^+が輸送されることで，基底側膜を通って排出される。3つ目のステップは，NH_4^+がHenleの細い下行脚に流入し，NH_4^+の逆向きの流れの交換が完成する（③）。

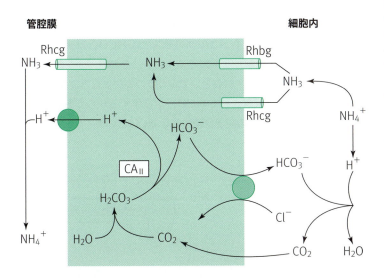

図1-14 Henleループから髄質集合管（MCD）へのNH_4^+の輸送 長方形は髄質集合管細胞を表している。NH_3は主にRh C糖タンパク質（Rhcg），一部をRh B糖タンパク質（Rhbg）を介して基底側膜を輸送される。NH_3の管腔膜の輸送はRhcgを介しておこなわれる。H^+は管腔液へH^+-ATPaseを介して分泌され，NH_3と結合してNH_4^+を形成する。細胞内では$CO_2 + H_2O$は重炭酸（H_2CO_3）を形成するが，細胞内の炭酸脱水酵素（CA_{II}）によって，きわめて迅速に，H^+とHCO_3^-に解離する。HCO_3^-は基底側膜のCl^-/HCO_3^-陰イオン交換体を介して細胞外に排出される。HCO_3^-はNH_4^+由来のH^+と結合してH_2CO_3を形成し，CO_2とH_2Oに解離する。CO_2は細胞内に入り，細胞内でH^+の産生に利用される。

*17
内髄質集合管におけるNH₄⁺輸送
- 内髄質集合管にはRh糖タンパク質はほとんど発現していない。
- NH₄⁺の取り込みの主なメカニズムとして、基底側膜のNa⁺-K⁺-ATPase上でK⁺のかわりにNH₄⁺が輸送されることを示唆するデータがある。管腔膜での輸送はNH₃と一緒の可能性が高いが、特別なメカニズムについては同定されていない。

*18
H⁺-K⁺-ATPase
- H⁺-K⁺-ATPaseの主な機能はK⁺欠乏の際にK⁺を再吸収することである。このK⁺の再吸収とH⁺の分泌には遠位ネフロンの管腔内にH⁺の受け取り手が存在することが必要である。ほとんどすべてのHPO₄²⁻はすでに上流のネフロンでH₂PO₄⁻に変換されてしまっているので、管腔内のH⁺の受け取り手はHCO₃⁻とNH₃である。

換される。これによってNH₃の局所濃度が約1,000倍になり、NH₃がチャネルを介して拡散する（**図1-15**）（*17）。

● **H⁺分泌**

H⁺ポンプはミトコンドリアが豊富なα間在細胞の管腔膜に主に発現している。このセグメントには、2つの主要なH⁺ポンプがあるが、それはH⁺-ATPaseとH⁺-K⁺-ATPaseである。前者は特に、酸塩基平衡の観点から重要である（*18）。

総酸排泄

総酸排泄（NAE）の式は、酸塩基平衡への腎臓の貢献の程度について記述していると考えられており（**式3**）、HCO₃⁻を産生するプロセスであるNH₄⁺と滴定酸の排泄から尿中に喪失するHCO₃⁻を差し引く。

$$総酸排泄（NAE）= (U_{NH_4} + U_{TA}) - U_{HCO_3} \quad (式3)$$

しかし、この計算には大きな2つの問題があることが指摘されている。

● **滴定酸**

尿中の主な滴定酸は1価のリン酸（$H_2PO_4^-$）である。しかし、$H_2PO_4^-$として尿中に排泄されるリン酸すべてがHCO_3^-の獲得を意味するわけではない（図1-4参照）。リン酸が体内に入ってくる場合、2価のリン酸塩（HPO_4^{2-}）のときのみ、尿中に$H_2PO_4^-$として排泄されたときにHCO_3^-が獲得されることになる。逆に、体内に$H_2PO_4^-$として入ってきて、$H_2PO_4^-$として尿中に排泄されても、HCO_3^-の獲得はない。

● **アルカリの喪失**

NAEの式はHCO_3^-の排泄としてアルカリの喪失を記述している。24時間の大半の時間では尿pHは約6であるので、重炭酸利尿はない。したがって、NAEの式には有機酸陰イオンの排泄を含めるべきだと当初指摘されてきた。しかし、尿中に排泄される有機酸陰イオンのすべてがHCO_3^-の喪失を表しているわけではない。体内の有機酸が生成されアルカリ負荷を中和し、その後、尿中にそれらの陰イオンがK⁺やNa⁺とともに排泄されても、このプロセスではHCO_3^-は喪失も獲得もない。一方、たとえば、ケト酸が産生され、その陰イオンが尿中にK⁺やNa⁺とともに排泄されると、アルカリの喪失になる。なぜなら、これらの陰イオンは代謝されてHCO_3^-を産生するからである。したがって、それらの尿中への排泄は潜在的なHCO_3^-の喪失を表す。

図1-15 NH₃チャネルの詳細

じょうご状の構造は、NH₃チャネルとして機能するRh糖タンパク質を表している。チャネルの開口部の親油性の環境はNH₄⁺のpKを低下させ、NH₄⁺をNH₃＋H⁺へと変換させる。これによって、局所のNH₃濃度が約1,000倍となり、NH₃がチャネルを介して拡散する。

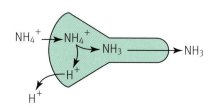

尿 pH と腎結石形成

- NH_4^+ 排泄による酸負荷の除去と有機酸陰イオン排泄によるアルカリ負荷の除去によって，尿 pH を約 6 に保つことが可能となる。

　溶質の沈殿を防ぎ腎結石形成のリスクを最小限にするような尿の理想的な組成を維持しながら，酸塩基平衡が達成されなければならない。その主要な因子は尿の pH（**図 1-16**）と溶解度の低い成分の尿中濃度である。尿 pH の安全範囲は 1 日の大半で約 6 になることである。

尿 pH の低下と尿酸結石

　尿中の尿酸の pK は約 5.3 である。したがって，尿 pH 5.3 のとき，総尿酸塩の半分は尿酸となっており，水に非常に溶けにくい（溶解度 0.6 mmol/L）。尿 pH の低下は尿酸結石形成の最も重要なリスク因子である。NH_3 の髄質シャントは尿 pH 低下の可能性を最小限にとどめる。なぜなら，アシデミアによって遠位ネフロンでの H^+ 分泌が刺激されたとき，尿 pH を約 6.0 に調整するように，H^+ の受け手である NH_3 が供給されるからである。慢性代謝性アシドーシスでは，尿 pH は約 6.0 でも，NH_4^+ の高い排泄量が達成される（**図 1-17**）。

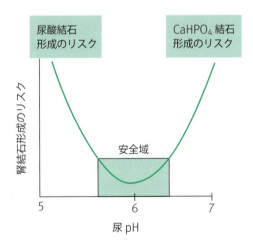

図 1-16　尿 pH と腎結石形成のリスク　尿 pH の理想の帯域（安全域）は約 6.0 である。尿 pH が明らかに 6.0 を下回ると，尿酸結石形成のリスクが増加する。尿 pH が明らかに 6.0 を上回ると，リン酸 Ca（$CaHPO_4$）結石形成のリスクが増加する。

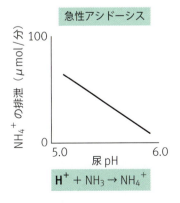
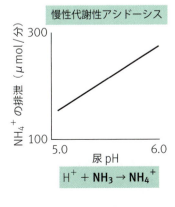

図 1-17　尿 pH と NH_4^+ の排泄　急性のアシドーシス（左に示す）では，遠位での H^+ 分泌が刺激されるが，アンモニア産生が亢進するには時間がかかる。尿 pH が一時的に低くなっても，NH_4^+ の排泄はわずかしか増えない。慢性代謝性アシドーシス（右に示す）では，H^+ 排泄量と利用可能な NH_3 量の両方が大幅に上昇する。利用可能な NH_3 量の増加は H^+ 排泄量の増加に比べて大きい。したがって，尿 pH が約 6.0 でも NH_4^+ の高い排泄量が達成される。

高い尿 pH と CaHPO₄ 腎結石

有機酸陰イオンの形で食事中のアルカリが排泄されることで，重炭酸利尿と尿 pH が 6 台後半になる可能性を最小限にとどめている。イオン化 Ca^{2+} と沈殿を作る HPO_4^{2-} の尿中濃度は，尿がよりアルカリになるにつれて増加する（pK6.8）。より重要なのは，これらの尿中有機酸陰イオンの 1 つ，クエン酸陰イオンは尿中のイオン化 Ca^{2+} をキレートし，$CaHPO_4$ の沈殿のリスクを最小限にしている点である。

Part C
統合生理

正常血液の pH が 7.40 なのはなぜか？

BBS の式には pH と P_{CO_2} と P_{HCO_3} という 3 つのパラメーターがあるので，3 つのうち 2 つが決まれば，残りの 1 つは決まる。最初に調べる 1 つを選ぶために，生存に最も重要な要素に注意を向けることにする。すなわち，ATP^{4-} の持続的な再生である。よりよい解析のために，最大のストレス環境下におけるプロセスを調べる。"戦闘や恐怖" への反応ではきわめて速い速度で ATP^{4-} は再生されなければならない。したがって，最大速度で O_2 を供給する必要性に焦点をあてる。O_2 が消費されると CO_2 が形成されるため，動脈血 P_{CO_2} から始めるのが論理的に思われる。

動脈血 P_{CO_2} はなぜ 40 mmHg なのか？

空気中に結合した O_2 はないので，空気中の O_2 含量は P_{O_2} に直接比例する。O_2 は水に溶けにくいので，血液中では結合した形で輸送される（赤血球中のヘモグロビンへの結合）。血液中の P_{O_2} が 100 mmHg のとき，血液中のヘモグロビンは完全に O_2 で飽和する。したがって，肺胞気中の P_{O_2} は常に 100 mmHg に非常に近い。加湿空気の P_{O_2} は 150 mmHg である。したがって，吸気中の各 1 L のわずか 1/3 の O_2 が抽出されている。肺で 1/3 以上の O_2 が抽出されると，肺胞気の P_{O_2} が低下し，動脈血の P_{O_2} が低下するため，動脈血が運搬する O_2 が少なくなる。したがって，O_2 消費量が多くなると，1 分間あたりの吸気量を増やして肺胞気の P_{O_2} を約 100 mmHg に保つようにする。実際，換気量は最大心拍出量を大幅に超えなければならない。

O_2 が消費されるとき，CO_2 が産生される。CO_2 産生と O_2 の消費の比率は呼吸商（RQ）と呼ばれる。典型的な西洋食をとっていると，RQ は約 0.8 となる（*19）。したがって，肺胞気の P_{CO_2} 上昇は P_{O_2} 低下の 0.8 倍となる。肺胞気中の酸素量の 1/3 が抽出されると，肺胞気

---

*19
呼吸商（RQ）
O_2 消費に対する CO_2 産生の比率を RQ と呼ぶ。
- 炭水化物が酸化されるとき，RQ は 1.0 である。
  $C_6H_{12}O_6 + 6O_2 \rightarrow 6CO_2 + 6H_2O$
- 脂肪酸が酸化されるとき，RQ は 0.7 である。
  $C_{16}H_{32}O_2 + 23O_2 \rightarrow 16CO_2 + 16H_2O$
- 典型的な西洋食をとると，食事には脂肪と炭水化物が混ざっているので，RQ は約 0.8 となる。
- 脳は主要な燃料としてブドウ糖を酸化するので，RQ は 1.0 である。

の P_{CO_2} は 40 mmHg（RQ 0.8 × 50 mmHg）まで上昇する。これは，動脈血の P_{CO_2} が 40 mmHg であることを意味する。

このことから，動脈血 P_{CO_2} を 40 mmHg に保つための制御メカニズムが必要なことが予測できる。動脈血 P_{CO_2} によって肺胞換気が制御されているので，このメカニズムが達成される。

ここまで述べたのはいかに血液 pH を制御しているのかではないので，残りの 2 つの変数を調べなければならない。BBS の 3 番目のパラメーターの値を決定するために pH と P_{HCO_3} のどちらかが制御されなければならない。確信をもってどちらの 1 つを選ぶかは決められないが，P_{HCO_3} を調べることをここでは選ぶ。

理想的な P_{HCO_3} はいくつか？

次の事項は理想的な P_{HCO_3} を決めるために重要である。激しい運動（例：旧石器時代の狩猟）後の回復期においては H^+ 負荷を除去するために P_{HCO_3} はできるだけ高くすべきである。しかし，P_{HCO_3} は高すぎない方がよい。なぜなら，CO_3^{2-} の濃度を上昇させ，ECF 中の炭酸 Ca（$CaCO_3$）の沈殿によってイオン化 Ca^{2+} の濃度を低下させるからである。適切な骨代謝のためには ECF 内のイオン化 Ca^{2+} 濃度と 2 価のリン酸塩（HPO_4^{2-}）の濃度がほぼ等しいのが望ましい。

ECF の pH 7.40 のとき，ECF の全無機リン酸の 4/5 は HPO_4^{2-} の形で存在する。pH 7.40 のとき，血漿の全無機リン酸濃度は約 1.5 mmol/L であるので，HPO_4^{2-} の濃度は 1.2 mmol/L である。したがって，イオン化 Ca^{2+} の濃度は約 1.2 mmol/L である必要がある。

したがって，P_{HCO_3} 25 mmol/L（P_{CO_2} 40 mmHg のとき，血漿 pH を 7.40 にする）はイオン化 Ca^{2+} 濃度と CO_3^{2-} 濃度の積が溶解度積（K_{sp}）を超えないので，理想の値である。

どんな結論が得られるか？

H^+ 濃度（pH），P_{CO_2}，P_{HCO_3} の正常値は 40 nmol/L（7.40），40 mmHg，25 mmol/L であり，これにはいくつかの利点がある。P_{CO_2} は O_2 輸送との関連で決定される。大量の H^+ 負荷を除去するために高い HCO_3^- 濃度をもち，$CaCO_3$ の K_{sp} を超えない ECF の理想的な HPO_4^{2-} とイオン化 Ca^{2+} 濃度を生み出す HCO_3^- 濃度達成のためには，P_{HCO_3} は約 25 mmol/L であるべきである。したがって，H^+ 濃度は 40 nmol/L（pH 7.40）となる。

全力疾走中の H^+ 代謝による緩衝

骨格筋は，全力疾走中に他の臓器，特に生存に必要な脳や心臓に障害を与えることなく，大量の H^+ のインプットとアウトプットを扱わなければならない。

全力疾走中の酸塩基変化の概要

全力疾走中には次のようなイベントが次々と起こり，骨格筋では H^+

の産生と除去に変化が起こる。

　仕事が始まるときに，ATP^{4-}（骨格筋1 kgあたり約5 mmol）が加水分解されて，$ADP^{3-} + HPO_4^{2-} + H^+$が産生され，$H^+$が最初に少量産生される。

　しかし，全力疾走の初期に2つのプロセスが起こり，大量のH^+の除去が起こる。1つ目は，ADP^{3-}がクレアチンリン酸$^{2-}$と反応してATP^{4-}に再変換されるときに，ADP^{3-}の蓄積が大量のH^+の除去につながる。この反応はクレアチンキナーゼによって触媒されるが，クレアチンキナーゼは非常に高い活性をもつ単独の酵素で，非常に速い速度で基質と産物の相互変換をおこなう。したがって，ADP^{3-}濃度が上昇するやいなや（細胞内のADP^{3-}濃度は著しく低いので上昇は非常に大きい），クレアチンリン酸$^{2-}$はATP^{4-}＋クレアチン^{0}に変換される(*20)。この反応の基質は産物より陰性電荷をもつので，H^+が消費される（**式4**と**式5**を参照）。2つ目に，クレアチンリン酸$^{2-}$の量は非常に多い（骨格筋1 kgあたり25 mmol）ので，HPO_4^{2-}の産生量は莫大になる。細胞内pHはリン酸緩衝系のpKに近いので，クレアチンリン酸$^{2-}$から生成されたHPO_4^{2-}の約半分は$H_2PO_4^-$に変換され，細胞内ではH^+の除去が起こる（アルカリの獲得）。これが起こるためには，大量のH^+が必要であるが，H^+濃度が低下したときにH^+を供与する細胞内の非重炭酸緩衝系から供給される。H^+の主な供与体はタンパク質やカルノシンのヒスチジンである(*21)。

$$ATP^{4-} \rightarrow ADP^{3-} + HPO_4^{2-} + H^+ \qquad \textbf{(式4)}$$
$$ADP^{3-} + \text{クレアチンリン酸}^{2-} + H^+ \rightarrow ATP^{4-} + \text{クレアチン}^0 \qquad \textbf{(式5)}$$

　仕事がおこなわれている間，骨格筋の既存および新規生成したATP^{4-}の加水分解が速い速度で持続する。全力疾走中にはADP^{3-}の蓄積により解糖系が亢進し，最終的には大量のH^+が産生される(*22)。

　このとき，骨格筋のBBSはたくさんのH^+を除去できない。なぜなら，骨格筋毛細血管の血液中のほとんどすべてのO_2はCO_2に変換され，骨格筋細胞および間質液のP_{CO_2}は高くなり，BBSによるH^+の除去ができないからである。したがって，骨格筋細胞内のH^+濃度が上昇するにつれ，これらのH^+はすみやかに，タンパク質とカルノシンのヒスチジンと結合し，新規に産生されたH^+の"駐車場"になる。しかし，解糖系の亢進は持続するので，最終的にはH^+濃度は急激に上昇し，H^+は細胞内タンパク質に結合し，悪影響を起こす（例：ホスホフルクトキナーゼ-1の阻害，それによる解糖系とATP^{4-}再生の阻害）。したがって，走るのをやめざるをえない。

全力疾走からの回復

　激しい運動からの回復において，クレアチンリン酸$^{2-}$は，クレアチン^{0}から再生されるので，大量のH^+負荷が起こる（式5の逆反応）。しかし，非常に重要なのは，いまや骨格筋細胞内と間質液内でBBSが効率的に機能し，これらのH^+が十分に除去され大量のH^+負荷による細胞の障害を防ぐということである。そのためには，骨格筋の毛細血管

---

*20
クレアチンリン酸の機能
- 無酸素運動では，その主な機能はエネルギーの蓄積である。骨格筋のクレアチンリン酸の濃度は非常に高い（約25 mmol/L）。
- 有酸素運動では，その主な機能は骨格筋のエネルギー転移である（質問1-6の解説参照）。

*21
カルノシン
- カルノシンはβアラニンとヒスチジンからなるジペプチドであり，特に骨格筋に豊富に存在する（約25 mmol/kg）。

*22
解糖系においてH^+が産生される部位
- 一般的に信じられていることとは逆に，解糖系はH^+の産生を伴う代謝経路ではない。
- むしろ，代謝プロセスを解析し，式6と式7で電荷数を数えるとわかるのは，最初のステップは仕事とATP^{4-}の加水分解からADP^{3-}とHPO_4^{2-}が作られてH^+が産生されるが（**式6**），ブドウ糖から2つのL-乳酸$^-$が生まれる2つ目のステップではH^+は産生されない（**式7**）。

$$\text{仕事} + 2ATP^{4-} \rightarrow 2ADP^{3-} + 2H^+ + 2HPO_4^{2-} \qquad \textbf{(式6)}$$
$$\text{ブドウ糖} + 2(ADP^{3-} + HPO_4^{2-}) \rightarrow 2(ATP^{4-} + \text{L-乳酸}^-) \qquad \textbf{(式7)}$$

内の P_{CO_2} の大幅な低下が必要である。これが起こるのは，筋肉への大量の血流が持続し，走った後にはアシデミアと持続するアドレナリンによって過換気が続いているからである。

質問

1-6 有酸素運動時のクレアチンリン酸の主な機能は何か？

質問の解説

1-1 体のある部位では H^+ がフリーで結合していない。そのようにフリーの H^+ 濃度が高いことの利点は何か？

H^+ が高濃度だと大量の H^+ がタンパク質に結合し，電荷や形を変える。タンパク質の機能に影響を与えるので，一般的に好ましくないが，生物学的な利点がある場合もある。たとえば，胃の中で食事由来のタンパク質に H^+ が結合することで形状が変わり，ペプシンがアクセスでき，タンパク質の加水分解が起こる。したがって，pHがきわめて低くなるまで Cl^- は H^+ と結合しないので，胃から H^+ とともに分泌される陰イオンは Cl^- である。水溶液中ではHClは完全に分離しており，胃液の中にはバッファーがないので，H^+ 濃度が高く，H^+ は食事中のタンパク質に積極的に結合し，変成させる。

2つ目の例では，受容体からホルモンを"剥がす"ために特定の場所で H^+ 濃度が高いことに利点がある。これが起こるのは，受容体とホルモンの結合体がエンドソーム（endo は in，some は body を表す）に集まるときである。そこでは，H^+-ATPase によって膜から H^+ が分泌され，局所で H^+ 濃度を上昇させている。結果として，受容体タンパク質とホルモンの正の電荷が増え，形が変化し，受容体のホルモンへの親和性が減少する。ホルモンはそれを分解するタンパク質分解酵素（プロテアソーム）のある場所に運ばれ，受容体は再生され細胞膜に戻る。これによって受容体タンパク質の持続的な再合成の必要性が減る（例：細胞膜での受容体のリサイクリングはインスリン受容体の寿命の中で約180回起こる）。

1-2 次の言葉の根拠は何か？ "生物学で問題になるのは弱酸だけ"

化学の教科書では，酸を解離定数（pK，50%が電離するpH）に基づいて，強酸と弱酸に分類している。強酸のpKは低い。すべての弱酸と強酸はpH 7では99%が電離しているので，生物学的にはこの違いはあまり重要ではない。また，生理学で登場するほとんどの酸は弱酸である（例：L-乳酸，ケト酸）。

1-3 大量のクエン酸とクエン酸Kを含む柑橘系のフルーツを摂取した場合，正味の酸の負荷になるか？ それとも，正味のアルカリの負荷

になるか？

　クエン酸はH^+とクエン酸陰イオンに分離するので，クエン酸の摂取は，最初，H^+負荷となる。クエン酸陰イオンが代謝され中性最終産物になるとHCO_3^-が産生されるので，H^+負荷は除去される。一方，クエン酸のK^+塩（H^+と一緒ではなく）として加えられたクエン酸陰イオンの代謝によってHCO_3^-が産生される。したがって，全体としては，柑橘系のフルーツの摂取はアルカリの負荷となる。

1-4 $P_{L-lactate}$，動脈血 pH，P_{HCO_3} が同じでも，心原性ショックの際に起こる L–乳酸アシドーシスは全力疾走時に起こる L–乳酸アシドーシスに比べて，なぜ壊滅的となるのか？

　答えるためには2つのことを考える必要がある。1つ目に，心原性ショック患者の重要臓器の細胞は酸素欠乏によりATP^{4-}が欠乏している。一方，全力疾走のとき，脳と心臓は嫌気性代謝になっておらず，骨格筋のみが仕事のためのADP^{3-}からATP^{4-}への嫌気性変換の需要が大きい。2つ目に，H^+緩衝という観点でも大きな違いがある。心機能の悪い患者では重要臓器への血流量が非常に低下する。その結果，脳細胞のP_{CO_2}が著明に上昇し，BBSによってH^+が除去されない。したがって，より多くのH^+が細胞内タンパク質に結合し，結果として，重要臓器が適切に機能できなくなる。

1-5 心臓は冠動脈血の約70%のO_2を抽出している。心臓のH^+緩衝についてどのような結論を引き出せるか？　これだけ高い割合のO_2を抽出していることの利点はどこにあるのだろうか？

　心臓に供給される血流からそれだけたくさんのO_2が抽出されるので，心筋は冠静脈洞血流に大量のCO_2を添加する。したがって，静脈血P_{O_2}が低く，静脈血P_{CO_2}が高く，それぞれが重要な機能をもっている。

● **静脈血 P_{O_2} 低値**
2つの相反する因子を考える必要がある。
・リスク
　毛細血管P_{O_2}の低値はO_2拡散速度を低下させ，心臓のミトコンドリアへの供給速度を低下させる。一方，心臓の拍動は間質液をかきまぜ，拡散を加速する。
・利点
　1つ目に，新生血管形成につながり，複雑にからみあった側副路が形成されるなら，P_{O_2}低値は利点となる。2つ目に，高いP_{CO_2}とともに，低いP_{O_2}は血管拡張環境をもたらし，心臓の仕事量を増やすような強い刺激なしに心臓の細動脈が拡張する。

● 静脈血 P_{CO_2} 高値

2つの相反する因子を考える必要がある。

・リスク

静脈血と細胞内の P_{CO_2} 高値は心臓の BBS の有効性を低下させる。心臓が好気性の環境であれば，H^+ 除去速度と産生速度が等しいので，このことは問題とはならない。

・利点

1つ目に，心臓の毛細血管 P_{CO_2} が高いと O_2/ヘモグロビン解離曲線を右方シフトさせる。これは，心筋への O_2 の拡散を改善する。2つ目に，間質 P_{CO_2} が高いと心臓の仕事量増加に反応して放出される拡張刺激（例：アデノシン）への心臓の細動脈の反応が増強される。

1-6　有酸素運動時のクレアチンリン酸の主な機能は何か？

激しい有酸素運動の最中に骨格筋のクレアチンリン酸$^{2-}$やクレアチン^0 濃度の正味の変化はない。したがって，クレアチンリン酸$^{2-}$/クレアチン^0 系にはエネルギー備蓄としての機能はないようにみえる。しかし，濃度の変化がないのはクレアチンリン酸$^{2-}$ の加水分解と再合成が等しく，しかも，非常に速いスピードで起こっていることによる。

クレアチン^0 とクレアチンリン酸$^{2-}$ は，有酸素運動時には筋肉の収縮要素とミトコンドリアの間で"エネルギーシャトル"として機能している。激しい有酸素運動のときは筋肉の収縮要素の近傍で ATP^{4-} から ADP^{3-} への変換が非常に早いスピードで起こっている。しかし，ADP^{3-} から ATP^{4-} が再生される部位はミトコンドリアで，拡散するには距離が遠すぎる。絶対的な濃度差が小さく，距離が遠いと，拡散は遅い。ADP^{3-} の濃度はきわめて低く（0.025 mmol/L），骨格筋の中の距離は遠いので，拡散が加速されるか回避されないと，激しい運動に必要な膨大な量の ATP^{4-} に対して，ATP^{4-} 合成のスピードはきわめて遅い。自然が選んだ解決策は"バイパス戦略"をとることである。つまり，ADP^{3-} と ATP^{4-} のかわりにクレアチン^0 とクレアチンリン酸$^{2-}$ を拡散させる。なぜなら，後者のペアの濃度の方が ADP^{3-} の 1,000 倍以上高いからである（**図 1-18**）。このために，2つの異なるクレアチンキナーゼ酵素がある。クレアチンリン酸$^{2-}$ の加水分解は，骨格筋細胞内の筋線維が存在する場所で起こる。クレアチンリン酸$^{2-}$ の再合成はミトコンドリアの近くで起こる。クレアチンリン酸$^{2-}$ の加水分解と再合成は非常に速い速度で起こる。このような拡散を促進する方法は激しい運動の際には絶対に必要である。実際，心臓のクレアチンキナーゼ酵素を欠損したマウスは，安静時には問題ないが，軽い運動すらもできない。

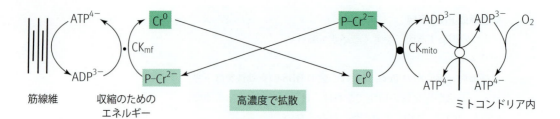

図 1-18　クレアチンリン酸のエネルギーシャトル　骨格筋（および心筋）細胞でのイベントを描いている。アデノシン二リン酸（ADP^{3-}）の拡散の必要性を克服するために，ADP^{3-} からアデノシン三リン酸（ATP^{4-}）への変換は筋肉の収縮要素の近くで起こり（左に描かれている），クレアチンリン酸$^{2-}$（$P-Cr^{2-}$）はクレアチン^0（Cr^0）へ変換される。後者の化合物の濃度は合計で約 25 mmol/L であり，ADP^{3-} のかわりに収縮要素とミトコンドリア（右に示す）の間を拡散することができる。強調のため，濃度が高いものは大きく濃い緑の長方形で示してある。CK：クレアチンキナーゼ，CK_{mf}：筋線維近くのクレアチンキナーゼ，CK_{mito}：ミトコンドリア近くのクレアチンキナーゼ。

Chapter

酸塩基平衡異常の診断ツール

	イントロダクション	34
	本章のポイント	34
	症例2-1：この男性には本当に代謝性アシドーシスがあるのか？	34
	症例2-2：ローラ・ケインはあなたの助けを必要としている	35
Part A	**診断に関すること**	**35**
	酸塩基平衡異常	35
	酸塩基平衡の診断をおこなう	38
	代謝性アシドーシス患者で用いる検査	38
Part B	**混合性酸塩基平衡異常の同定**	**47**
	一次性酸塩基平衡異常に対する予測反応	47
	どうやって混合性酸塩基平衡異常を認識するか？	48
	他の診断アプローチ：ストロング・イオン・ディファレンス	49
	症例の解説	51

イントロダクション

　一次性酸塩基平衡異常には4種類あり，そのうち2つは代謝性，2つは呼吸性である．これらの異常に対し代償性変化が起こり，H^+濃度の変化を最小化する．残念ながら，この代償反応の予測範囲は，覚えなければならない．代償反応の予測範囲から，混合性の酸塩基平衡異常を同定することができる．

　第1章で強調したように，代謝性アシドーシス患者における緩衝作用の役割は単にH^+濃度を低下させるだけでなく，より重要なのは，H^+が重要臓器（例：脳と心臓）の細胞内のタンパク質に結合することを最小化することである．このH^+の安全な除去は，重炭酸緩衝系（BBS）によっておこなわれる．BBSの大半は骨格筋の細胞内と間質に存在する．駆血しないで上腕静脈から採血した二酸化炭素分圧（P_{CO_2}）は骨格筋の毛細血管P_{CO_2}を反映するので，代謝性アシドーシス患者では，H^+を除去するBBSの有効性を評価するために測定すべきである．

　慢性代謝性アシドーシスでの腎臓の役割は，アンモニウムイオン（NH_4^+）の排泄を増やし，新しい重炭酸イオン（HCO_3^-）の産生をおこなうことである．

　代謝性アルカローシスは血漿HCO_3^-濃度（P_{HCO_3}）の上昇と血漿pHの増加を伴う電解質異常である．代謝性アルカローシス患者の大半はNaCl，KCl，HClのいずれかの欠乏があり，それによって，P_{HCO_3}が高くなる．代謝性アルカローシス患者では，代償反応として，低換気とそれによる動脈血P_{CO_2}の上昇が起こる．

　呼吸性の酸塩基平衡異常患者では疾患が急性か慢性かによってP_{HCO_3}の予測される代償反応が異なる．

　臨床経過と身体所見からの情報すべてと検査所見を統合して，酸塩基平衡診断をおこなうべきであることを強調したい．

本章のポイント

- 酸塩基平衡異常があるかどうか，その原因を同定するために必要なツールを解説する．主に代謝性アシドーシスについて解説する．
- 細胞外液（ECF）量が著明に低下している患者に代謝性アシドーシスがあるかを決定するために，ECF量を推定し，ECF内のHCO_3^-量を評価する方法を解説する．
- 代謝性アシドーシスが酸の過剰産生によるのか重炭酸ナトリウム（$NaHCO_3$）の喪失によるのかを決定する方法を解説する．
- 代謝性アシドーシス患者においてBBSによって適切にH^+が除去されているかどうかを評価する方法について解説する．
- 代謝性アシドーシス患者の尿中へのNH_4^+排泄量を評価する方法と，NH_4^+の排泄低下の原因を同定するのに役立つ尿検査について解説する．

症例2-1：この男性には本当に代謝性アシドーシスがあるのか？

　25歳男性．健康であったが，24時間前から，重度の水様性下痢が起こった．食事も水もとれていない．この数時間はほとんど尿も出ていない．血圧90/60 mmHg，脈拍110/分，頸静脈圧は低い．動脈血によ

る酸塩基測定では，pH7.39，P_{HCO_3} 24 mmol/L，そして P_{CO_2} 39 mmHg だった（*1）。$P_{Anion\ gap}$ 24 mEq/L。下痢の量は約 5 L であり，下痢液中の HCO_3^- 濃度は 40 mmol/L であった。入院時のヘマトクリット 60％，$P_{Albumin}$ 8.0 g/dL（80 g/L）であった。

Q 質問
この患者には明らかな代謝性アシドーシスがあるか？
$P_{Anion\ gap}$ が高い原因は何か？

症例 2-2：ローラ・ケインはあなたの助けを必要としている

ローラ・ケインは 18 歳女性。重度の脱力感のため救急外来へ運ばれてきた。血圧は低く（80/50 mmHg），脈拍は速い（124/分）。呼吸数は少なくない（20/分）。頸静脈圧は低い。このときに得られた検査所見は動脈血ガス測定のみで，pH6.90（[H^+] = 125 nmol/L），P_{CO_2} = 30 mmHg であった。糖尿病の既往はなく，メタノールやエチレングリコールの服用は否定している。

Q 質問
この患者の主な酸塩基平衡異常の診断は何か？

*1
血漿の酸塩基の正常値
- pH：7.40 ± 0.02
- [H^+]：40 ± 2 nmol/L
- P_{HCO_3}：25 ± 2 mmol/L
- 動脈血 P_{CO_2}：40 ± 2 mmHg
- 静脈血 P_{CO_2}：血流量が正常で安静時の代謝量だと，上腕静脈血の P_{CO_2} は約 46 mmHg（動脈血 P_{CO_2} よりも約 6 mmHg 高い）

Part A
診断に関すること

酸塩基平衡異常

それぞれの酸塩基平衡異常について解説する前に，従来の酸塩基平衡異常へのアプローチには含まれないが，強調すべき 2 つのポイントについて解説する。

P_{HCO_3} は ECF 量の変化に影響される

濃度の変化は分子または分母の変化で起こる。ECF の HCO_3^- の濃度は ECF 中の HCO_3^- 量の変化や ECF 量の変化に影響を受ける。したがって，ECF 量が非常に低下していると，代謝性アシドーシスがあっても，HCO_3^- 濃度がほぼ正常で，明らかなアシデミアがないことがある（*2）。したがって，ECF 中の HCO_3^- の量を評価し，代謝性アシドーシスの有無を決めるためには，ECF 量の評価が必要である（症例 2-1 の解説参照）。

*2
定義
- アシデミアとは血漿 pH が低い，または血漿 H^+ 濃度が高いことをいう。
- アシドーシスとは体に H^+ を加えるプロセス，または HCO_3^- を除去するプロセスをいう。

BBSによるH⁺の緩衝作用を評価するための上腕静脈血P$_{CO_2}$の測定

　第1章で，重要臓器（例：脳と心臓）の細胞内のタンパク質への結合を最小化するために，H⁺はBBSによって除去される必要があることを強調した。BBSの大半は筋細胞内と筋肉のECFの間質液に存在するが，それらのP$_{CO_2}$が低いことがH⁺が安全に除去されるのに必要である。従来の酸塩基平衡異常へのアプローチは，換気の制御によって影響される動脈血P$_{CO_2}$のみに焦点をあてている。動脈血P$_{CO_2}$が低いことは，筋細胞内や筋肉のECFの間質液のP$_{CO_2}$が低いことを意味しているわけではなく，後者のP$_{CO_2}$はCO₂産生量と筋肉への血流量の両方に影響される。代謝性アシドーシスと有効動脈血液容量（EABV）の低下を伴う患者は骨格筋の間質液と筋細胞内のP$_{CO_2}$が高く（静脈血P$_{CO_2}$が高くなる），骨格筋のBBSによるH⁺の中和ができない。結果として，アシデミアの程度がより重篤になり，より多くのH⁺が脳を含む他の臓器の細胞外液と細胞内液に存在するタンパク質に結合する。しかし，脳血流の自動制御が機能しなくなるような重度のEABV低下がなければ，脳血流の自動制御によって，脳毛細血管のP$_{CO_2}$の変化は最小限となる。したがって，脳のBBSは，この大量のH⁺負荷の中和をし続けることになる。脳のHCO₃⁻量には限りがあり，脳は心拍出量のかなりの割合を受け取っていることを考えると，多くのH⁺が脳細胞内のタンパク質に結合し，機能を障害するリスクがある。通常の血流量と安静時の代謝量において，上腕静脈血P$_{CO_2}$は約46 mmHgで動脈血P$_{CO_2}$よりも約6 mmHg高い。EABV低下により骨格筋への血流が低下すると，上腕静脈血P$_{CO_2}$は動脈血P$_{CO_2}$よりも6 mmHg以上高くなる。実験によるエビデンスはないが，この解析に基づき，著者らは代謝性アシドーシス患者では十分な食塩液を投与し，筋肉への血流を増加させ上腕静脈血P$_{CO_2}$と動脈血P$_{CO_2}$の差が通常の約6 mmHgになるようにすることを推奨する。

血漿H⁺濃度が高くなる疾患

- 2つのタイプの酸塩基平衡異常がある（**フローチャート2-1**）。
  - 代謝性酸塩基平衡異常：一次性にP$_{HCO_3}$が変化する。
  - 呼吸性酸塩基平衡異常：一次性に動脈血P$_{CO_2}$が変化する。

　血漿H⁺濃度が正常値より高くなる（pHが低くなる）と，アシデミアとなる（*3）。一次性疾患には2つあり，代謝性アシドーシスと呼吸性アシドーシスである。

● 代謝性アシドーシス

　代謝性アシドーシスは，体にH⁺を加えるか，HCO₃⁻を除去するプロセスで，ECFのHCO₃⁻量が減少する。代謝性の要因によるアシデミアに対して起こる生理的反応は，過換気であり，動脈血P$_{CO_2}$を減少させる。ECF量が著しく減少すると，P$_{HCO_3}$は正常値近くになることもあり，そのため，動脈血pHもP$_{CO_2}$にも変化がないことがある。駆

---

*3
pH対[H⁺]
- 著者らはpHよりも[H⁺]で考えることを好むが，原理は同じである。低い[H⁺]は高いpHであり，高い[H⁺]は低いpHである。

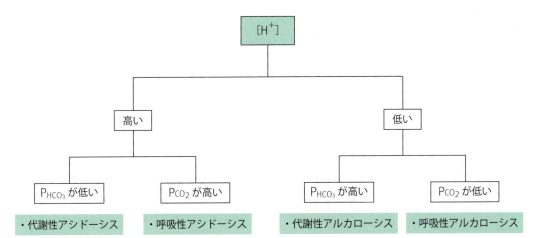

フローチャート2-1　酸塩基平衡異常の初期診断　血漿[H^+]からスタートする。最終診断は長方形の下の網かけ部分である。しかし，ECF量がかなり低下していると，P_{HCO_3}がほぼ正常な代謝性アシドーシスとなり，明らかなアシデミアがみられないことがある。

血をしないで上腕静脈から採取したP_{CO_2}は，骨格筋毛細血管のP_{CO_2}を最もよく反映し，代謝性アシドーシス患者でBBSが効果的にH^+負荷を除去しているかを評価するために測定する必要がある。

● 呼吸性アシドーシス

　換気障害による呼吸性アシドーシスは，動脈血P_{CO_2}と[H^+]が高いことによって特徴づけられる。期待される生理反応はP_{HCO_3}の増加である。急性の呼吸性アシドーシス患者では，重炭酸緩衝反応を左辺へ移動するようなP_{HCO_3}の増加はわずかである（**式1**）。慢性呼吸性アシドーシス患者では，より大きなP_{HCO_3}増加が起きる。近位曲尿細管（PCT）細胞内のアシドーシスがアンモニア産生を刺激し，体にHCO_3^-を加えることに加え，尿細管周囲のP_{CO_2}が高いことによりPCTでのHCO_3^-再吸収が促進されるからである。

$$H^+ + HCO_3^- \leftrightarrow CO_2 + H_2O \quad \text{（式1）}$$

血漿のH⁺濃度が低くなる疾患

　血漿のH^+濃度が正常値より低い（pHが高い）と，アルカレミアとなる。一次性の障害には2つあり，代謝性アルカローシスと呼吸性アルカローシスである。

● 代謝性アルカローシス

　代謝性アルカローシスはP_{HCO_3}が上昇し，ECFのH^+濃度が低下する状態である。期待される生理反応は低換気と動脈血P_{CO_2}の上昇である。しかし，結果として起こる低酸素血症が換気を刺激するため，P_{CO_2}の上昇は通常，軽微である。

● 呼吸性アルカローシス

　過換気による呼吸性アルカローシスは動脈血P_{CO_2}の低下と血漿[H^+]の低下によって特徴づけられる。期待される生理反応はP_{HCO_3}の低下である。呼吸性アシドーシスと同様に急性呼吸性アルカローシスでの，低いP_{CO_2}が重炭酸緩衝反応を右辺へ移動させるような反応はわず

かである（式1参照）。慢性呼吸性アルカローシスでは，HCO_3^-の低下は大きい。なぜなら，尿細管周囲のP_{CO_2}が低いためPCTでのHCO_3^-の再吸収が減少するからである。しかし，血漿H^+濃度が上昇する酸塩基平衡異常と同時に血漿のH^+濃度を減少させる酸塩基平衡異常があると，血漿のH^+濃度はそれほど変化しない（例：慢性閉塞性気道疾患による慢性呼吸性アシドーシスと利尿薬の投与による代謝性アルカローシス）。

酸塩基平衡の診断をおこなう

臨床像と検査データを統合して，適切な酸塩基平衡の診断をおこなう。たとえば，アシデミア，動脈血P_{CO_2}高値，P_{HCO_3}上昇が慢性の換気障害を有していない患者でみられれば，慢性呼吸性アシドーシスではなく，急性呼吸性アシドーシスを伴う代謝性アルカローシスを示唆している。

前述した酸塩基平衡診断に通常用いられるパラメーターに加えて，ECF量の推定とHCO_3^-量の計算のためにヘマトクリットと血漿タンパク質濃度を用いる。また，上腕静脈P_{CO_2}を代謝性アシドーシス患者におけるBBSの有効性を評価するために用いる。

代謝性アシドーシス患者で用いる検査

このセクションでは代謝性アシドーシス患者の臨床アプローチで用いられるいくつかの検査の原理について解説する（**表2-1**）。想定すべき質問内容を表に示す。次章以降で特定の疾患を議論するときに，それぞ

表2-1　代謝性アシドーシス患者への臨床アプローチで用いるツール

質問	評価するパラメーター	使用するツール
・ECFのHCO_3^-量は少ないか？	・ECF量	・ヘマトクリットまたは血漿総タンパク質
・代謝性アシドーシスの原因は酸の過剰産生か？	・血漿または尿中への新規陰イオンの出現	・$P_{Anion\ gap}$ ・尿アニオンギャップ
・代謝性アシドーシスの原因はアルコール摂取か？	・未測定浸透圧物質としてアルコールの検出	・$P_{Osmolal\ gap}$
・骨格筋のBBSはH^+を緩衝しているか？	・筋肉間質液と筋細胞内液のH^+のHCO_3^-による緩衝	・上腕静脈血P_{CO_2}
・慢性アシデミアに対する腎臓の反応は適切か？	・尿中NH_4^+の排泄量を調べる	・$U_{Osmolal\ gap}$
・NH_4^+の排泄が多いときに，NH_4^+と一緒に排泄される陰イオンは何か？	・消化管でのNaHCO$_3$喪失 ・酸が追加され，その陰イオンがNH_4^+とともに尿中に排泄される	・尿中Cl^- ・尿アニオンギャップ
・NH_4^+排泄が低下する原因は何か？	・遠位でのH^+分泌の低下 ・利用可能なNH_3量の減少 ・その両方	・尿pH > 7.0 ・尿pH約5.0 ・尿pH約6.0
・H^+分泌の障害部位は？	・遠位H^+分泌 ・近位H^+分泌	・アルカリ尿のP_{CO_2} ・FE_{HCO_3}，$U_{Citrate}$

れの重要性が明らかになる。

代謝性アシドーシス患者への臨床アプローチで設定すべき質問

● ECF の HCO_3^- 量は減少しているか？

ECF 量が明らかに減少しているときは ECF の HCO_3^- 量を計算すべきである（P_{HCO_3} × ECF 量）。ヘマトクリットや血漿総タンパク質濃度は ECF 量を推定するのに有用である（*4）。

● 酸の過剰産生はあるのか？

酸の過剰産生は新しい陰イオンの出現によって検知される。血漿中の新しい陰イオンの存在は $P_{Anion\ gap}$ の上昇で検知できる。尿中の新しい陰イオンの存在は尿中アニオンギャップを計算することによって検知できる（*6）。この計算における，尿中 NH_4^+ 濃度（U_{NH_4}）は尿浸透圧ギャップの計算から推定する。

● アルコール摂取による代謝性アシドーシスではないか？

これは血漿浸透圧ギャップ（$P_{Osmolal\ gap}$）を計算することで検知する。$P_{Osmolal\ gap}$ が高いことは未測定の電荷を帯びていない化合物が血漿中に存在することを示している。臨床診療において，この計算は血漿中のアルコール（例：エタノール，エチレングリコール，メタノール，イソプロピルアルコール）の存在を検知するのに役立つ。

● 骨格筋において，BBS が H^+ 負荷を緩衝しているか？

この評価をおこなうために，上腕静脈血 P_{CO_2} を測定する。動脈血 P_{CO_2} よりも 6 mmHg 以上高ければ，骨格筋の間質と細胞内の P_{CO_2} が高く，骨格筋の BBS は H^+ 負荷を効率的に除去できていないことを示している。

● 高 Cl 性代謝性アシドーシス（HCMA）患者で，NH_4^+ の排泄量が多く，腎臓以外にアシドーシスの原因がないか？

尿浸透圧ギャップ（$U_{Osmolal\ gap}$）は U_{NH_4} を評価するのに最もよい間接的なテストである。スポット尿の U_{NH_4} を 24 時間排泄量に変換するには，U_{NH_4} を尿中クレアチニン濃度（$U_{Creatinine}$）で割った U_{NH_4}/$U_{Creatinine}$ に 24 時間の推定クレアチニン排泄量（20 mg または 0.2 mmol / 体重 kg）をかける。NH_4^+ 排泄量の低下は尿細管性アシドーシスと呼ばれる疾患群の特徴である。

● NH_4^+ の排泄量が多いとき，尿中に NH_4^+ とともに排泄されている陰イオンは何か？

陰イオンが Cl^- のとき，代謝性アシドーシスの原因は通常，消化管からの $NaHCO_3$ の喪失である（例：下痢）。一方，陰イオンが Cl^- でないとき，代謝性アシドーシスの原因は有機酸の過剰産生で，それにより尿中に大量に陰イオンが排泄される（例：シンナー中毒者の馬尿酸，

---

*4
ECF 量の推定にヘマトクリットを用いる

- 成人の血液量は約 70 mL / 体重 kg である。それゆえ，70 kg の人の血液量は約 5 L で，赤血球量は 2 L，血漿量 3 L で，ヘマトクリット（赤血球量と血液量の比）は 40 % である。ヘマトクリットが 50 % で，赤血球量が変化ないと仮定すると，新しい血漿量は以下のように計算される。0.50 ＝赤血球（2 L）/ 血液量（X L）なので，血液量＝ 4 L。したがって，血漿量は血液量－赤血球量（2 L）＝ 2 L である。
- したがって，血漿量は 1/3 減少する。単純化するために，Starling 力（*5）の変化を無視すると，ECF 量は正常量の約 2/3 に減少したことになる。

*5
Starling 力

- Starling 力は ECF の血管内と血管外（間質）での分布を決める。血漿の膠質浸透圧が高いと間質液が減り，血漿量を確保する。したがって，ECF 量の低下は計算された血漿量から推定される低下量よりも大きい。

*6
尿中アニオンギャップ

- 尿中の新しい陰イオンを検知するために以下の式を用いる。

$$U_{Na} + U_K + U_{NH_4} - U_{Cl}$$

● NH_4^+ の排泄量が少ないとき，その原因は何か？

尿 pH は NH_4^+ の排泄量低下の病態を同定するのに役立つ。尿 pH が 6.5 以上であれば，NH_4^+ の排泄低下は遠位ネフロンでの H^+ 分泌の低下による。この部位での原因を同定するためには，アルカリ尿時の P_{CO_2} を測定する。尿 pH が 5 に近ければ，NH_4^+ 排泄の低下は通常，NH_4^+ 産生が低下する疾患による。一方，尿 pH が約 6 のとき，原因は遠位ネフロン管腔内での H^+ と NH_3 の利用量がともに低下することである（くわしくは第 4 章参照）。

● 近位尿細管での H^+ 分泌障害があるか？

P_{HCO_3} を 24 mmol/L 近くまで上昇させるように $NaHCO_3$ を投与したときに，HCO_3^- の分画排泄率（FE_{HCO_3}）が 15％以上増加する場合，PCT での H^+ 分泌に障害があることを示している。

この患者でのクエン酸陰イオンの排泄の亢進は PCT 細胞内 pH のアルカリ化（くわしくは第 4 章参照）や PCT 細胞の汎機能不全（Fanconi 症候群）の一部を示している。

検査
1. 血漿アニオンギャップ

> - 血漿アニオンギャップ（$P_{Anion\ gap}$）は，$P_{Na} - (P_{Cl} + P_{HCO_3})$ によって計算する。追加された酸の陰イオンの大半は血漿に残るので，酸増加型代謝性アシドーシスの検出に有用である。
> - 検査方法の違いによって，$P_{Anion\ gap}$ の正常値は検査室ごとに大きな違いがある。加えて，$P_{Anion\ gap}$ の正常と考えられる値の幅も大きい。
> - $P_{Anion\ gap}$ は血漿アルブミンの電荷に影響されるので，ベースラインの正常値は血漿アルブミン濃度（$P_{Albumin}$）で補正すべきである。

ECF での酸（$H^+ + A^-$）の蓄積は HCO_3^- の喪失と新しい陰イオン（A^-）の獲得につながる。電気的中性は維持され，血漿の陽イオンの合計と陰イオンの合計は等しいはずなので，この新しい陰イオンは，電荷の存在で検知できる。しかし，簡便のために，血漿中のすべての陽イオンと陰イオンを測定せずに，血漿中の主な陽イオンとして，Na^+，主な陰イオンとして Cl^- と HCO_3^- を測定する。この計算では残りの陽イオンと陰イオンは無視されているが，それらの濃度は比較的低い（例：Ca^{2+}，Mg^{2+}，HPO_4^{2-}，SO_4^{2-}）か変化しない（例：K^+）ので，臨床的には問題にならない。

$P_{Anion\ gap}$ という用語は血漿 Na^+ 濃度と血漿 Cl^- と HCO_3^- 濃度の差として用いられ，血漿中の未測定の陰イオンが未測定の陽イオンを上回る量を表している。この差の大部分は血漿中のタンパク質，特に，血漿アルブミンの陰性荷電による。$P_{Anion\ gap}$ が正常値よりも大きい場合は，他の陰イオンが血漿中に存在する。しかし，測定方法が多様（例：P_{Cl}

の測定）なので，検査室から報告される $P_{Anion\ gap}$ の中央値には大きな差がある。さらに，検査方法とは別に，$P_{Anion\ gap}$ の正常値自体に大きな幅がある。臨床医は自分の検査室の $P_{Anion\ gap}$ の正常値を知ることは必要だが，正常範囲が広いなかで，個別の患者の $P_{Anion\ gap}$ のベースライン値を知ることは困難である（*7）。

● 1つの例

10 mmol の L-乳酸が 1 L の ECF に加えられたという例を考えてみてほしい。L-乳酸は ECF 中で H^+ と L-乳酸陰イオン（L-乳酸$^-$）に解離し，H^+ のほとんどが HCO_3^- と反応して除去され，L-乳酸が ECF に加えられた痕跡として，L-乳酸$^-$ が残る。簡単にするために，ここでは細胞内でのイベントを無視して，ECF 量には変化がないと仮定する（図 2-1）。

*7
血漿アニオンギャップの正常値
● 理解しやすいように，著者らは $P_{Anion\ gap}$ の正常値として 12 mEq/L を用いることにする。

血漿（mEq/L）	P_{Na}	P_{Cl}	P_{HCO_3}	$P_{Anion\ gap}$
正常	140	103	25	12
L-乳酸（10 mmol/L）を添加したとき	140	103	15 (= 25 − 10)	22 (= 12 + 10)

L-乳酸を加える前のベースライン $P_{Anion\ gap}$ は 12 mEq/L［140 −（103 + 25）］と正常である。L-乳酸を ECF 1 L あたり 10 mmol 加えると，H^+ は HCO_3^- と反応し，P_{HCO_3} は 25 mmol/L から 15 mmol/L に低下する。一方，L-乳酸$^-$ 10 mmol が ECF 1 L に追加されたので，$P_{Anion\ gap}$ はベースラインの 12 mEq/L から 22 mEq/L［140 −（103 + 15）］に増加する。$P_{Anion\ gap}$ の正常のベースライン値からどれだけ増加したかを考えるのが一番よい（12 + 10 mEq/L）。なぜなら，これによって，$P_{Anion\ gap}$ の正常値を考え，ベースラインの $P_{Anion\ gap}$ が正常でない理由（例：低アルブミン血症）を考えざるをえなくなるからである。

$P_{Anion\ gap}$ の上昇が先ほどの例と同じで，血漿 L-乳酸$^-$ が 5 mmol/L

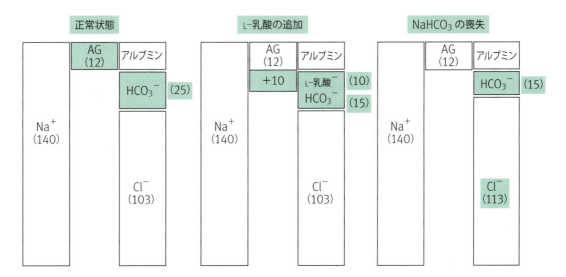

図 2-1 代謝性アシドーシス患者の $P_{Anion\ gap}$ 正常状態は図の左に示してある。$P_{Anion\ gap}$ は陽イオン（左）と陰イオン（右）の間の網かけ部分である。L-乳酸が加えられると（中央の図），P_{HCO_3} が低下し，HCO_3^- は L-乳酸陰イオン（L-乳酸$^-$）に置換され，$P_{Anion\ gap}$ の増加は P_{HCO_3} の低下に等しい。NaHCO$_3$ の喪失を図の右に表している。P_{HCO_3} が 25 mmol/L から 15 mmol/L へと低下するが，新しい陰イオンは加えられていない。P_{Cl} が 103 mmol/L から 113 mmol/L に上昇するのは電気的中性を保つためである。AG：アニオンギャップ。

であるなら，L-乳酸アシドシースが代謝性アシドーシスの単独の原因ではないと考えられる．他にも未測定の他の酸の陰イオンが蓄積しているはずである（例：ケト酸陰イオン）．

● 血漿アニオンギャップを使うときのピットフォール
$P_{Albumin}$ に関すること

$P_{Albumin}$ に関する2つのピットフォールがある．1つは，一部の臨床状況では，$P_{Albumin}$ が低下したり（例：肝硬変，栄養不良，ネフローゼ症候群），一方では，$P_{Albumin}$ が高くなることがあるので（例：ECF量が非常に低下した患者），$P_{Anion\ gap}$ のベースライン値は $P_{Albumin}$ で補正する必要があるということである．ベースライン $P_{Anion\ gap}$ の $P_{Albumin}$ による補正の大まかな方法は $P_{Albumin}$ 1.0 g/dL（10 g/L）の低下に対して，$P_{Anion\ gap}$ は 2.5 mEq/L 低下するというものである．$P_{Albumin}$ が上昇した場合も同様である．

2つ目のポイントは $P_{Albumin}$（または血漿総タンパク質）の総陰性荷電は一定ではないということである．たとえば，EABV が低下すると，$P_{Anion\ gap}$ は増加する．この $P_{Anion\ gap}$ の増加は新規の陰イオンの獲得，血漿pHの変化，$P_{Albumin}$ の変化では説明できず，$P_{Albumin}$ の電荷がより陰性になったことで説明される（*8）．

他の陽イオンと陰イオンに関すること

骨髄腫の一部の患者の血漿には陽性に荷電したタンパク質が存在し，$P_{Anion\ gap}$ が低くなる．通常は Cl^- がこれら未測定の陽イオンと電荷のバランスをとる．

ブロム中毒患者では P_{Cl} が偽性高値となり，$P_{Anion\ gap}$ が低下し，ときにマイナスの値をとる．

腎不全患者やリン酸塩を含む浣腸のあと，血漿リン濃度は一過性に高くなる．このような状況では $P_{Anion\ gap}$ が正常値より高くなる．

● Δアニオンギャップ / ΔHCO_3^-

$P_{Anion\ gap}$ から派生したものとして，$P_{Anion\ gap}$ の上昇（ΔAG）と P_{HCO_3} の低下（ΔHCO_3^-）の関係を使うというのがある．新しい陰イオン濃度の上昇は $P_{Anion\ gap}$ の増加に反映され，P_{HCO_3} の低下と等しいと考えられる．この考えにより，酸の負荷の程度を推定し，合併する代謝性酸塩基平衡異常の存在を検知することができる．$P_{Anion\ gap}$ の上昇が P_{HCO_3} の低下よりも大きければ，代謝性アシドーシスに加え，代謝性アルカローシスが存在する．一方，P_{HCO_3} の低下が $P_{Anion\ gap}$ の増加より大きければ，酸増加型の代謝性アシドーシスに加え，$NaHCO_3$ 喪失型の代謝性アシドーシスが存在する．糖尿病性ケトアシドーシス（DKA）患者の数多くの研究はΔAGの中央値と ΔHCO_3^- の中央値の比が約1：1であることを示している．

前述したピットフォールに加え，$P_{Anion\ gap}$ や P_{HCO_3} の正常値の幅が広く（22～30 mmol/L），多くの症例では個々の患者のベースライン値はわからない．酸負荷の程度を測定するために $\Delta AG/\Delta HCO_3^-$ を使うことのもう1つの注意点は，ECF量の変化に対して補正することが

*8
アルブミンの電荷の変化
● アルブミンの陰性荷電が多くなると，Gibbs-Donnan平衡（効果）によって間質液から血管内液に移動が起こるので，血管内容量を確保するのに役立っている（第9章参照）．

表 2-2 糖尿病性ケトアシドーシス（DKA）患者での P_{HCO_3} の低下と $P_{Anion\ gap}$ の増加の量的分析*

状況	ECF量	HCO_3^-		ケト酸陰イオン	
		濃度 (mmol/L)	量 (mmol)	濃度 (mmol/L)	量 (mmol)
正常	10 L	25	250	0	0
DKA	7 L	10	70	15	105
差	−3 L		−180		+105

*単純にするために，これらの計算において $P_{Albumin}$ の変化による $P_{Anion\ gap}$ の変化は無視している。

できないことである。たとえば，P_{HCO_3} 10 mmol/L，$P_{Anion\ gap}$ の増加と HCO_3^- 低下が 1:1 である DKA 患者を考えてみる（表2-2）。DKA 発症前の患者の正常 ECF 量は 10 L であるが，ブドウ糖による浸透圧利尿と Na 利尿により，ECF 量が 7 L に減少した。P_{HCO_3} の低下とケト酸陰イオン濃度の増加は等しいが，ECF での HCO_3^- の欠乏量とケト酸の増加量は等しくない。DKA 発症前の ECF 中の HCO_3^- とケト酸陰イオンの合計量は 250 mmol [(25 + 0 mmol/L) × 10 L] である。しかし，DKA 発症後には ECF 中の合計量はわずか 175 mmol [(10 + 15 mmol/L) × 7 L] である。この例での HCO_3^- の欠乏量は 180 mmol で，ECF へ加えられた新しい陰イオン量はわずか 105 mmol である。これは，ケト酸が追加され，一部のケト酸陰イオンが Na^+ と K^+ と一緒に尿中に排泄されるときに HCO_3^- 喪失が起こったからである。これは間接的な形の $NaHCO_3$ 喪失であり，$P_{Anion\ gap}$ の増加には反映されない。したがって，$P_{Anion\ gap}$ の増加はケト酸追加の実際の量を明らかにせず，P_{HCO_3} の低下は実際の HCO_3^- の欠乏の程度を反映していない。食塩液の投与により ECF 量が回復すると，$P_{Anion\ gap}$ の低下と P_{HCO_3} の増加が等しくないので，HCO_3^- の欠乏の程度が明らかとなる。

2. 血漿浸透圧ギャップ

溶液の浸透圧は溶解している溶質の濃度によって決まる。したがって，タンパク質，ブドウ糖，Na^+ の 1 分子の溶液の浸透圧への貢献は，分子量が大きく異なっても，まったく等しい。Na^+ は血漿の主な陽イオンで血漿の陽イオンと陰イオンの数は等しいので，$P_{Na} × 2$ は（2 倍にするのは，血漿には陽イオンと陰イオンがあるから），浸透圧のほぼ大半を表す。ブドウ糖と尿素は血漿中の非イオン分子の主要な 2 つで，その濃度は大きく変化する可能性がある。したがって，計算による血漿浸透圧は $2(P_{Na}) + P_{Glucose} + P_{Urea}$（$P_{Glucose}$ と P_{Urea} は mmol/L 単位）で表される（mg/dL から mmol/L への濃度の変換は表2-3を参照）。測定した血漿浸透圧と計算による血漿浸透圧の差を $P_{Osmolal\ gap}$ という。$P_{Osmolal\ gap}$ の正常値は 10 mOsm/kg H_2O 未満である(*9)。

$P_{Osmolal\ gap}$ が高いときには血漿中に未測定の，電荷を帯びていない化合物が存在することを示している。臨床の現場では，血漿中のアルコール（例：エタノール，エチレングリコール，メタノール，イソプロ

*9
血漿浸透圧ギャップの計算における補正誤差
- 計算による血漿浸透圧には K^+，Ca^{2+}，Mg^{2+} と，その随伴陰イオンの血漿濃度が含まれていないことを認識すべきである。したがって，P_{Osm} が過小評価される。
- いくつかの陰イオンは多価であることから，P_{Na} を 2 倍すると，補正誤差が生まれる（例：$P_{Albumin}$ の電荷数は約 16 mEq/L であるが，浸透圧としては，1 mOsm/L 未満である）。
- P_{Na} 測定の検査誤差があると，$P_{Osmolal\ gap}$ は過大評価される（例：Na^+ の測定に血漿の希釈が必要な方法を用いた場合の脂質異常症や高蛋白血症による偽性低 Na 血症）。したがって，計算した P_{Osm} は測定した P_{Osm} よりも低くなる。

表2-3 mg/dLとmmol/Lの単位の変換*

成分	分子量	mg/dL	mmol/L
ブドウ糖	180	90	5
尿素	60	30	5
尿素窒素	28（2×14）	14	5

*mg/dLからmmol/Lへの変換のためには，mg/dLに10をかけて，分子量で割る．

ピルアルコール）の存在を検知するのに有用である．アルコールは電荷を帯びていない化合物で，分子量が小さく，通常大量に摂取するので，アルコールの摂取によって $P_{Osmolal\ gap}$ が大幅に増加する．

3. NH_4^+ の排泄量を評価する検査

多くの検査室は U_{NH_4} を日常的には測定していないので，臨床医は代謝性アシドーシス患者の NH_4^+ の排泄量を評価するには，間接的な検査を使わなければならない．これらの検査は NH_4^+ の排泄量を半定量的に評価するものだが，代謝性アシドーシスの多くの状況では適切な検査である．なぜなら，慢性代謝性アシドーシス患者にとって必要な情報は NH_4^+ の排泄量低下がアシドーシスの唯一の原因なのか，それとも他の代謝性アシドーシスが存在することを示唆するくらい高いのか，であるからである．典型的な西洋食をとっている人は1日に30〜40 mmolの NH_4^+ を排泄するが，数日間大量の酸負荷があると，NH_4^+ の排泄を200 mmol/日以上まで増やすことができる．したがって，慢性代謝性アシドーシスで腎機能が正常な患者は NH_4^+ 排泄量は200 mmol/日を超えると考えられる．慢性の高Cl性代謝性アシドーシスで，NH_4^+ 排泄量が40 mmol/日の場合は，腎臓の NH_4^+ 排泄障害が代謝性アシドーシスの唯一の原因である可能性が高く，それは，尿細管性アシドーシス（RTA）である（**フローチャート2-2**）．一方，NH_4^+ 排泄量が100 mmol/日だと NH_4^+ の排泄量は予想より低いので，代謝性アシ

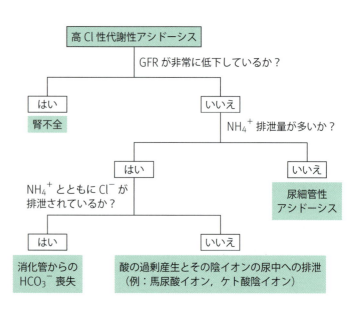

フローチャート2-2 高Cl性代謝性アシドーシス患者の NH_4^+ 排泄量を評価するための臨床アプローチのステップ　慢性高Cl性代謝性アシドーシス患者ではこのアプローチを使うことを強調する．NH_4^+ 排泄量を評価する目的は，尿細管性アシドーシスが代謝性アシドーシスの原因ではないことを示唆するほど NH_4^+ が高いかどうかを見極めることである．GFR：糸球体濾過量．

ドーシスの原因として腎臓の要素もあるが，腎障害がアシドーシスの唯一の原因ではない．消化管からの$NaHCO_3$喪失や酸の追加とその陰イオンが尿中に排泄されている（例：シンナー中毒における馬尿酸の場合には，Na^+やK^+とともに馬尿酸イオンが尿中に排泄される）などの，代謝性アシドーシスの他の原因を探さなければならない．

● 尿中総電荷数

この検査の前提は，U_{Cl}が$U_{Na}+U_K$より明らかに高いときには他の陽イオン（例：NH_4^+）の尿中濃度が高い，というものである．

尿中総電荷数を用いてNH_4^+の排泄量を推定する際に，その検査の有用性が下がる2つの問題がある．1つ目は，NH_4^+を検出するために尿中総電荷数を用いることができるのは，尿中のNH_4^+に随伴する陰イオンがCl^-のときだけであるという点である．たとえば，下痢と$NaHCO_3$喪失による高Cl性代謝性アシドーシスがある患者では，尿中でNH_4^+はCl^-とともに排泄される．2つ目は，**式2**に示すように，尿中の未測定の陰イオンと陽イオンの差が80 mEqと一定であることを仮定して計算をしているという点である．したがって，$U_{Na}+U_K$がU_{Cl}を上回ると，U_{NH_4}は80 mEq以上であり，典型的な西洋食をとっている人の通常のNH_4^+排泄量を超えるので，代謝性アシドーシスの原因は尿細管性アシドーシスではないということになる．しかし，これは次の2つの理由から必ずしも正しくない．1つ目に，この80 mEqというのは尿量が1 L/日であることを仮定している．2つ目に，これらの未測定の陰イオンの排泄量は食事からの摂取で大きく変化する．したがって，著者らはNH_4^+排泄量の信頼できる推定をするためには，尿中総電荷数は使わない．

$$U_{NH_4} = (U_{Na} + U_K) - (U_{Cl} + 80) \quad （式2）$$

● 尿浸透圧ギャップ

$U_{Osmolal\ gap}$は，一緒に排泄される陰イオンによらず尿中のNH_4^+を検出するので，NH_4^+の排泄量を評価する間接的な検査として最良のものである．この計算は代謝性アシドーシスでNH_4^+の排泄量が高くて，尿細管性アシドーシスがアシドーシスの唯一の原因でないことを示しているかを評価する目的で使うことを強調したい．$U_{Osmolal\ gap}$の計算式を**式3～式5**に示す．これらの式で，すべての値はmmol/L単位である．この計算での唯一の困難は，尿中の尿素濃度と，ときに尿中ブドウ糖濃度を測定する必要があるということである．エタノール，メタノール，エチレングリコール，マンニトールなどの他の浸透圧物質が尿中に存在するときには，この検査でNH_4^+の排泄量の評価はできない．NH_4^+濃度の推定のために，$U_{Osmolal\ gap}$を2で割るのは，NH_4^+とともに尿中に排泄される陰イオンが主に1価のイオンであるからである．NH_4^+の1日排泄量を推定するためには，$U_{NH_4}/U_{Creatinine}$を計算し，この比に患者の1日推定クレアチニン排泄量をかける（*10）．

$$U_{Osmolal\ gap} = 測定した U_{Osm} - 計算した U_{Osm} \quad （式3）$$
$$計算した U_{Osm} = 2 (U_{Na} + U_K) + U_{Glucose} + U_{Urea} \quad （式4）$$

*10
クレアチニン排泄量
- 健常人での概算は以下のとおりである．
  - 20 mg/kg 体重/日
  - 0.2 mmol/kg 体重/日
- この計算での体重は除脂肪体重である．したがって，クレアチニン排泄量の推定は肥満患者や著明な筋肉喪失の悪液質の患者では大きな誤差が出る．

$$U_{NH_4} = U_{Osmolal\ gap}/2 \qquad (式5)$$

4. NH_4^+ 排泄量の低下の原因を評価するための検査

● 尿 pH

尿 pH は NH_4^+ 排泄量の指標としては信頼できない。たとえば，尿 pH6.0 では U_{NH_4} は 20 mmol/L のことも 200 mmol/L のこともある（第 1 章，図 1-17 参照）。一方，NH_4^+ の排泄量が低下する原因を尿 pH から推定することはできる。尿 pH が約 5 ということは，NH_4^+ の排泄量の低下が主に，NH_4^+ 産生の低下により髄質間質の利用可能な NH_3 の量が低下していることによる。一方，尿 pH > 7.0 ということは遠位ネフロンにおける H^+ 分泌障害により NH_4^+ が低下していることが考えられる。両者については第 4 章で詳細を解説する。

● アルカリ尿の P_{CO_2}

アルカリ尿の P_{CO_2} は，NH_4^+ 排泄量が低下し尿 pH > 7.0 の患者において遠位ネフロンでの H^+ 分泌を評価するために使う。検査のはじめに十分な $NaHCO_3$ を投与し，2 回目の尿の pH > 7.0 になるようにする（*11）。集合管からの H^+（または HCO_3^-）の分泌によって管腔内で H_2CO_3 が形成される。遠位ネフロンには管腔膜の炭酸脱水酵素が存在しないので，H_2CO_3 は，髄質集合管と下部の尿路においてゆっくり $CO_2 + H_2O$ に変換される。その結果，尿中の P_{CO_2} は血液中の P_{CO_2} よりもかなり高くなる（図 2-2）。

集合管での H^+ 分泌が正常な患者はアルカリ尿中の P_{CO_2} が約 70 mmHg になる。しかし，1 つ注意が必要なのは腎濃縮力障害が強いと正常に H^+ が遠位ネフロンで排泄されていても尿中 P_{CO_2} は低くなることである。遠位での H^+ の分泌に障害があるとアルカリ尿中の P_{CO_2} は血液中の P_{CO_2} に近くなる。一方，遠位ネフロンで H^+ の逆流入がある場合（例：アムホテリシン B のような薬物による）や遠位ネフロンでの HCO_3^- の分泌がある患者（例：東南アジア楕円赤血球症の患者の一部，さらなる詳細は *12 と症例 4-2 を参照のこと）では，アルカリ尿中の P_{CO_2} は高くなる。

＊11
注意
- 血漿 K^+ 濃度（P_K）が低い患者では，$NaHCO_3$ を投与すると低 K 血症が重症化したり，不整脈を発症するリスクがある。したがって，この検査をおこなう前に，K^+ 欠乏は補正すべきである。

＊12
遠位での HCO_3^- 分泌による RTA 患者での尿中 P_{CO_2} の高値
- 遠位ネフロンで HCO_3^- が分泌されると，管腔内液の pH が上昇し，H^+ が $H_2PO_4^-$ から放出される。H^+ は管腔内の HCO_3^- と反応するので，CO_2 が形成され，アルカリ尿中の P_{CO_2} が高くなる。
- この病態の一例は一部の東南アジア楕円赤血球症患者であり，Cl^-/HCO_3^- 陰イオン交換体に 2 つ目の遺伝子変異があり，集合管間在細胞の管腔膜へ誤挿入される。

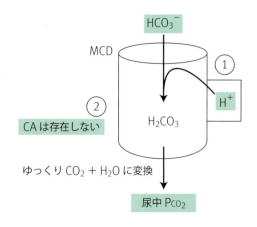

図 2-2 アルカリ尿中の P_{CO_2} が上昇する原因 $NaHCO_3$ を投与すると，遠位尿細管に大量の HCO_3^- が運ばれて，HCO_3^- は管腔内でのほとんど唯一の H^+ の受け取り手になる。管腔には炭酸脱水酵素（CA）は存在しないので，形成された H_2CO_3 は下流に運ばれて，$CO_2 + H_2O$ になる。したがって，尿中 P_{CO_2} が血漿 P_{CO_2} よりあまり高くない場合は，遠位での H^+ 分泌に障害があることを示している。遠位 H^+ 分泌の減少があっても，遠位ネフロンで H^+ の逆流入や HCO_3^- の分泌があれば，尿 P_{CO_2} は高くなる。MCD：髄質集合管。

● HCO_3^- の分画排泄率（FE_{HCO_3}）

　HCO_3^- の分画排泄率は PCT での正味の H^+ 分泌を調べるために使う．この検査では，$NaHCO_3$ を投与して P_{HCO_3} を正常値まで上げ，HCO_3^- の排泄量を測定し，それを HCO_3^- の濾過量と比較する（**式6**，*13）．濾過された HCO_3^- の 15% 以上が排泄されていれば，近位尿細管での HCO_3^- の再吸収に異常がある．この検査は通常必要ないと著者らは考える．いったん P_{HCO_3} が上昇し HCO_3^- の濾過量が PCT での再吸収量を超えると，尿中に HCO_3^- が漏れ出てくるので，この患者は大量の $NaHCO_3$ の投与にもかかわらず，代謝性アシドーシスが補正できないことで臨床的に検出できる．低 K 血症の悪化と不整脈のリスクがあるので，$NaHCO_3$ を投与する前にまず低 K 血症を補正すべきである．

$$FE_{HCO_3} = (U_{HCO_3}/P_{HCO_3})/(U_{Creatinine}/P_{Creatinine}) \times 100 \quad \text{（式6）}$$

*13
HCO_3^- の分画排泄率（FE_{HCO_3}）の計算
- この計算のために，$P_{Creatinine}$ を mg/dL または μmol/L 単位から mmol/L 単位に変換する．
- $P_{Creatinine}$ を mg/dL から μmol/L に変換するには 88 をかける．
- $P_{Creatinine}$ を μmol/L から mmol/L に変換するには 100 で割る．

● クエン酸排泄量

　クエン酸陰イオンの排泄量は PCT 細胞内の pH のマーカーである．小児と成人の通常の食事からのクエン酸陰イオンの排泄量は約 400 mg/日（約 2.1 mmol/日）である．クエン酸陰イオンの排泄量は代謝性アシドーシス患者では非常に低い．しかし，記憶すべき例外は，PCT の細胞 pH がアルカリになるような代謝性アシドーシス患者では，クエン酸陰イオンの排泄量が低くない（第 4 章参照）．

Part B
混合性酸塩基平衡異常の同定
一次性酸塩基平衡異常に対する予測反応

　4 つの一次性酸塩基平衡異常のうち 1 つがみられるとき，血漿 pH（血漿 $[H^+]$）を正常範囲に戻そうとする反応が起こる（**表 2-4**）．慢性呼吸性アルカローシスのみ，腎臓が P_{HCO_3} を低下させる結果，血漿 pH が実際に正常範囲に戻る．これらの予測値はほとんどが経験的なものであるが，患者に 1 つ以上の酸塩基平衡異常があるかを決めるのに臨床的には役立ち，診断と治療の両方に示唆を与えてくれる．たとえば，代謝性アシドーシス患者の P_{CO_2} が予想よりもかなり高い（代謝性アシドーシスと同時に呼吸性アシドーシスがある）なら，低換気の原因（例：呼吸中枢を抑制する薬物の摂取，低 K 血症による呼吸筋の疲弊）を調べなければならない．さらに，重度のアシデミアが存在すると，治療は，アルカリの投与ではなく，挿管と換気となるかもしれない．一方，代謝性アシドーシス患者の動脈血 P_{CO_2} が予想よりも低ければ（代

表 2-4 一次性酸塩基平衡異常に対する予測反応

異常	予測反応
代謝性アシドーシス	P_{HCO_3} が 25 から 1 mmol/L 減少するごとに,動脈血 P_{CO_2} は 40 から約 1 mmHg 減少する
代謝性アルカローシス	P_{HCO_3} が 25 から 1 mmol/L 増加するごとに,動脈血 P_{CO_2} は 40 から約 0.7 mmHg 増加する
呼吸性アシドーシス	
急性	動脈血 P_{CO_2} が 40 から 1 mmHg 増加するごとに,血漿 $[H^+]$ は 40 から約 0.8 mmol/L 増加する
慢性	動脈血 P_{CO_2} が 40 から 1 mmHg 増加するごとに,血漿 $[H^+]$ は 40 から約 0.3 nmol/L 増加し,P_{HCO_3} は 25 から約 0.3 mmol/L 増加する
呼吸性アルカローシス	
急性	動脈血 P_{CO_2} が 40 から 1 mmHg 減少するごとに,血漿 $[H^+]$ は 40 から約 0.8 mmol/L 減少する
慢性	動脈血 P_{CO_2} が 40 から 1 mmHg 減少するごとに,P_{HCO_3} は 25 から約 0.5 mmol/L 減少する

謝性アシドーシスと同時に呼吸性アルカローシスがある),換気刺激の原因(例:肺炎,肺梗塞,アスピリン過量摂取)を考えるべきである。そのような診断をおこなうことが,患者の治療に重要な示唆を与える。

どうやって混合性酸塩基平衡異常を認識するか?

検査データの正確性を評価する

酸塩基パラメーターの測定値の検査間違いを検出する2つの方法がある。1つは $P_{Anion\ gap}$ を計算することである。低いかマイナス値であって,骨髄腫(陽イオン性パラプロテインの存在),臭化物の摂取(臭化物は多くの検査方法では塩素イオンとして測定され,さらに,1つの臭化物イオンは3つ以上の塩素イオンとしてふるまう),サリチル酸中毒(高いサリチル酸濃度は Cl^- 測定に使われる選択的電極の透過性を亢進させ,P_{Cl} が高くなるという誤差を起こす),非常に低い $P_{Albumin}$ のいずれもがなければ,電解質の値のどれかに間違いがある可能性がある。

検査間違いを見つける2つ目の方法は動脈血 $[H^+]$,P_{CO_2},測定した静脈血 P_{HCO_3} を Henderson の式に挿入してみることである(*14)。しかし,測定した静脈血 P_{HCO_3} は動脈血 P_{HCO_3} より 5〜6 mmol/L 高い可能性がある。たとえば,心拍出量が低く,動脈血中のほとんどの酸素が臓器で抽出されてしまうような場合がこれにあたる。それゆえ毛細血管には大量の CO_2(と HCO_3^-)が加えられる。診断を変更するほどに差が大きければ,検査を繰り返しおこない,誤りを固定する。

ECF 量中の HCO_3^- 量を計算する

これには ECF 量の計算が必要である。前述したように,この目的に

*14
Henderson の式
- この式には3つのパラメーターがあり,2つがわかれば,3つ目は計算で導きだせる。3つすべてを測定すると,測定上の誤りがあるかどうか調べるうえでこの式は有用である。
 $[H^+]$ (nmol/L) =
  $24 \times P_{CO_2}$ (mmHg) / P_{HCO_3}
(計算を楽にするために,式のなかの係数として 24 か 25 を使う。)

はヘマトクリットか血漿総タンパク質濃度を用いる。

換気状態の変化による呼吸性酸塩基平衡異常を同定するために，代謝性アシドーシスまたはアルカローシス患者の動脈血 P_{CO_2} を調べる

　代謝性アシドーシスやアルカローシスの呼吸性代償の予測より，動脈血 P_{CO_2} が高ければ（表 2-4 参照），一次性呼吸性アシドーシスが共存している。一方，代謝性アシドーシスやアルカローシスの呼吸性代償で予測されるよりも，動脈血 P_{CO_2} が低ければ，一次性呼吸性アルカローシスが共存している。

P_{HCO_3} の低下と $P_{Anion\ gap}$ の増加の量的関係を調べる

　$P_{Anion\ gap}$ の増加（ΔAG）と P_{HCO_3} の低下（ΔHCO_3）の関係は，共存する代謝性アルカローシスの存在（$P_{Anion\ gap}$ の増加が P_{HCO_3} の低下より大きい）や酸過剰産生型と $NaHCO_3$ 喪失型の代謝性アシドーシスの共存（$P_{Anion\ gap}$ の増加が P_{HCO_3} の低下より小さい）を検出する際に用いられる。この関係を使うことの困難さは，正常値の幅が広いため，個々の患者において $P_{Anion\ gap}$ と P_{HCO_3} のベースライン値を知るのが難しいことにある。したがって，$P_{Anion\ gap}$ の増加と P_{HCO_3} の低下に大きな差があるときのみ臨床的には重要である。$P_{Albumin}$ 由来の総陰性荷電が補正されていなかったり，ECF 量の変化が考慮されていないという，この関係を使うことのピットフォールはすでに述べた。

呼吸性アシドーシスまたはアルカローシス患者において，代謝性酸塩基平衡異常の存在を同定するために P_{HCO_3} を調べる

　呼吸性疾患が急性か慢性かを決定するためには検査所見ではなく，臨床状況で決める。急性の呼吸性アシドーシスやアルカローシスでは，P_{HCO_3} の変化は小さく，慢性の呼吸性アシドーシスやアルカローシスでは，P_{HCO_3} の変化が大きいので，動脈血 P_{CO_2} に対する $[H^+]$ の変化は少ない（表 2-4）。

　慢性の呼吸性アシドーシスでは P_{HCO_3} の上昇が P_{CO_2} の上昇に対して予測される腎臓での代償よりも大きいとき，一次性代謝性アルカローシスが共存している。一方，慢性呼吸性アルカローシスでは P_{HCO_3} の低下が P_{CO_2} の低下に対する腎臓の代償の予測よりも大きければ，一次性代謝性アシドーシスが共存している。

他の診断アプローチ：ストロング・イオン・ディファレンス

　1981 年，Peter Stewart（ピーター・スチュワート）は生理学の概念に基づく新しい酸塩基平衡診断のアプローチを導入した。このアプローチの要は，血漿 $[H^+]$ は 3 つの独立した変数によって制御されているということである。3 つの変数とは，ストロング・イオン・ディファレンス（SID），総弱酸濃度（$[A_{TOT}]$），動脈血 P_{CO_2} である。HCO_3^- は従

属変数と考えられ，[H^+]の制御に直接は関与しない．Stewartは，溶液中の[H^+]を計算するこれらの3つの従属変数による多項式を構築した．

臨床的な観点からは，動脈血pHとP_{CO_2}を測定し，呼吸性酸塩基平衡異常がないか決定する．このアプローチが代謝性酸塩基平衡異常を検知するのにどのように用いられるか理解するには，SIDの概念を理解する必要がある．

電気的中性が保たれなければいけないので，血漿のSIDは0である．したがって，

$$(Na^+ + K^+ + Ca^{2+} + Mg^{2+}) - (Cl^- + 乳酸^- + 他の強陰イオン)$$
$$- (HCO_3^- + A^-) = 0 \quad (式7)$$

A^-は弱酸の塩基を表し，主にアルブミンであり，一部はリン酸である（**式7**）．乳酸イオンと他の強陰イオンは通常少ないので，これらは無視できる．式は次のように変更できる（**式8**）．

$$SID = (Na^+ + K^+ + Ca^{2+} + Mg^{2+}) - Cl^- = (HCO_3^- + A^-)$$
$$(式8)$$

他の陰イオンが血漿に存在すると，$(Na^+ + K^+ + Ca^{2+} + Mg^{2+}) - Cl^-$〔SID apparent($SID_a$)〕と$(HCO_3^- + A^-)$〔SID effective($SID_e$)〕にギャップが生じる．$SID_a$と$SID_e$の差がストロング・イオン・ギャップ（SIG）である．SID_eが低いと，代謝性アシドーシスがある．SID_eが低く，SIGがあると，酸過剰産生による代謝性アシドーシスである．SID_eが低く，SIGがないと，高Cl性代謝性アシドーシスである．SID_eが高いと，代謝性アルカローシスである．

その複雑さゆえ，A^-の測定が必要になることもあり，このアプローチは$P_{Anion\ gap}$を用いた従来のアプローチに比べて利点が少ない．$P_{Albumin}$に対する$P_{Anion\ gap}$のベースライン値を補正することによってほぼ克服することができる．

[H^+]制御においてP_{CO_2}は独立変数なので，Stewart法では代謝性酸塩基平衡異常患者の予測されるP_{CO_2}を代償作用としてではなく，一次性酸塩基平衡異常と考える．臨床的な視点からは，これは一次性異常ではなく，他の酸塩基平衡異常の存在を意味する．

Stewart法では，A_{TOT}の計算に基づく不揮発弱酸濃度の変化による酸塩基平衡異常の他のカテゴリーを導入している．A_{TOT}の変化の大半は$P_{Albumin}$の変化による．したがって，高い$P_{Albumin}$の患者は高アルブミン血症性アシドーシスとなり，低い$P_{Albumin}$患者は低アルブミン血症性アルカローシスとなる．これは生化学的概念であり，臨床的な視点では，酸塩基平衡異常を表しているようには思われない．たとえば，ネフローゼ症候群による低アルブミン血症で利尿薬を投与している患者が低K血症と代謝性アルカローシスになったことを考えてほしい．患者は低アルブミン血症性アルカローシスであるが，他にも多くの要素（EABV低下，低K血症など）が代謝性アルカローシスの原因となっている．さらに，低アルブミン血症性アルカローシスという名称は，そのような患者の治療にとって有益な洞察をもたらさない．

症例の解説

症例 2–1：この男性には本当に代謝性アシドーシスがあるのか？

● この患者には明らかな代謝性アシドーシスがあるか？

　代謝性アシドーシスが存在しているかを決める方法はいくつかあるが，すべての方法が正しい理由で正しい回答を得られるわけではない．

検査所見

　pH = 7.39，P_{HCO_3} = 24 mmol/L，動脈血 P_{CO_2} = 39 mmHg であるので，代謝性アシドーシスの濃度による定義を用いると，答えは"No"である．一方，$P_{Anion\ gap}$ は 24 mEq/L なので，患者は同時に 2 つの酸塩基平衡異常をもっていると結論づけられる．HCO_3^- 喪失にいたる酸の産生による代謝性アシドーシスと HCO_3^- を体に戻す代謝性アルカローシスである．そのため，P_{HCO_3} は正常範囲となっている．

臨床像

　下痢による液体の喪失量は約 5 L と推定される．下痢液の HCO_3^- 濃度は 40 mmol/L なので，HCO_3^- の喪失量は約 200 mmol である（5 L × 40 mmol/L）．したがって，アシデミアはないが，重度の代謝性アシドーシスがある．そのうえ，$NaHCO_3$ を摂取しておらず，嘔吐の既往もなく，NH_4^+ をほとんど排泄していない（尿量がほとんどない）ので，HCO_3^- を獲得しているエビデンスがない．HCO_3^- 濃度は ECF の HCO_3^- 量を ECF 量で割り算したものであることを思いだしてほしい．隠れた HCO_3^- の獲得がないか，ECF 量の大きな減少がないかを確認しなければいけない．

臨床像と検査所見の関連

　治療方針が異なるので，HCO_3^- の欠乏にいたるプロセス（病歴と下痢液への $NaHCO_3$ 喪失から示唆される）と酸の追加を起こすプロセス（$P_{Anion\ gap}$ 増加から示唆される）とを区別しなければならない．HCO_3^- の欠乏があることを確認するには，ECF の HCO_3^- 量を計算すべきである．ヘマトクリット 60％ より，少なくとも血漿量が 3.0 L から 1.3 L に低下している（50％以上）と推定できる．血漿量の低下から推定されるよりも，ECF 量の低下はおそらく大きい．それゆえ，病気になる前の ECF 量が 10 L であると，現在の ECF 量は 4 L である．そのため，ECF から大量の HCO_3^- が喪失する代謝性アシドーシスがあると結論づけられる［24 mmol/L × 4 L = 96 mmol vs 通常 240 mmol（24 mmol/L × 10 L）］．

● $P_{Anion\ gap}$ が高い原因は何か？

　高い $P_{Anion\ gap}$ は新しい酸が加えられたのではなく，$P_{Albumin}$ が非常に高い（ECF 量が大幅に減少していることによる）ことが主な原因である．これは L–乳酸，β ヒドロキシ酪酸，D–乳酸がともに 1 mmol/L であり，わずかな上昇しかないという検査結果から確認される．

症例 2-2：ローラ・ケインはあなたの助けを必要としている
● この患者の主な酸塩基平衡異常の診断は何か？
ローラの血液 pH が非常に低い（血中 $[H^+]$ が高い）理由は次のとおりである。

代謝性アシドーシス
Henderson の式（*15）で P_{HCO_3} を計算すると，P_{HCO_3} は 6 mmol/L である。したがって，ローラには重度の代謝性アシドーシスがある。

呼吸性アシドーシス
そのように低い P_{HCO_3} から，予想される P_{CO_2} は 20 mmHg 未満である。P_{CO_2} が 30 と 20 mmHg では，H^+ 濃度や血液 pH に与える影響の違いは非常に大きい（*16）。したがって，2 つ目の酸塩基平衡異常があり，それは，呼吸性アシドーシスである。上腕静脈での P_{CO_2} は 45 mmHg であった。これにより，骨格筋での BBS による H^+ の緩衝する能力が低下し，高い H^+ 濃度による危険が増す。より多くの H^+ が重要臓器（例：脳細胞）の細胞内のタンパク質に結合することになる。

● 症例 2-2 の追加情報
病歴からは，ローラには慢性呼吸器疾患がなかった。身体診察では，意識は問題なかったが，どこか反応が鈍いところがあった。EABV は著しく低下していた（血圧 = 80/50 mmHg，脈拍 124/分，頸静脈圧が低い）。重要なのは，呼吸数が 20/分であった点である。検査所見では，$P_{Anion\ gap}$ と $P_{Osmolal\ gap}$ は上昇していなかった。P_K は 1.8 mmol/L で，心電図には著明な U 波があった。U_{Osm} 400 mOsm/kg H_2O，U_{Na} 50 mmol/L，U_K 30 mmol/L，U_{Cl} 0，U_{Urea} 150 mmol/L，$U_{Creatinine}$ 3 mmol/L であった。

Q 質問
代謝性アシドーシスの原因として最も考えられるのは何か？
呼吸性アシドーシスの原因として最も考えられるのは何か？

● 代謝性アシドーシスの原因として最も考えられるのは何か？
$P_{Anion\ gap}$ と $P_{Osmolal\ gap}$ は上昇していなかったので，ケトアシドーシス，L-乳酸アシドーシス，D-乳酸アシドーシス，メタノールやエチレングリコールの摂取は，代謝性アシドーシスの原因として考えにくい。したがって，代謝性アシドーシスの原因として最も考えられるのは $NaHCO_3$ の欠乏であり，直接または間接的な形で $NaHCO_3$ が喪失したことによる（第 4 章でさらにくわしく述べる）。代謝性アシドーシスの原因をさらにくわしく特定するには，尿中 NH_4^+ 排泄量の推定が必要である。$U_{Osmolal\ gap}$ の計算から推定した NH_4^+ 排泄量は多かった（*17）。尿中に NH_4^+ と一緒に排泄される陰イオンは Cl^- ではない（$U_{Cl} = 0$）。それゆえ，代謝性アシドーシスは酸の過剰産生とその陰イオンの尿中排泄が増えたことによる。患者はシンナー中毒者であった。シンナー中毒の代謝性アシドーシスの病態については第 3 章で述べる。

---

*15
Henderson の式
pH = 6.90，$[H^+]$ = 125 nmol/L，$[H^+]$ = 25 × P_{CO_2}/P_{HCO_3} なので，
125 = 25 × 30/P_{HCO_3}
P_{HCO_3} = 6 mmol/L

*16
アシデミアの程度に対して動脈血 P_{CO_2} の違いが与える影響
- $[H^+]$ = 25 × P_{CO_2}/P_{HCO_3}
- P_{CO_2} = 30 mmHg のとき，$[H^+]$ = 25 × 30/6 = 125 nmol/L
- P_{CO_2} = 20 mmHg のとき，$[H^+]$ = 25 × 20/6 = 83 nmol/L

*17
尿浸透圧ギャップ（$U_{Osmolal\ gap}$）の計算
- 測定した U_{Osm} = 400
- 計算した U_{Osm} = 2 ($U_{Na} + U_K$) + U_{Urea} = 2 (50 + 30) + 150 = 310
- $U_{Osmolal\ gap}$ = 90
- U_{NH_4} = 90/2 = 45 mmol/L
- $U_{NH_4}/U_{Creatinine}$ = 45/3 = 15
- 患者のクレアチニン排泄量は 10 mmol/日と推定される。
- NH_4^+ 排泄量 = 150 mmol/日

● **呼吸性アシドーシスの原因として最も考えられるのは何か？**

　患者には慢性呼吸障害はない。中枢神経系の抑制を起こすような薬物も服用していないが，呼吸数が少なくないので，呼吸の深さが呼吸筋の疲弊によって浅くなっていることを疑わせる。この患者の明らかな呼吸筋の疲弊の原因は著明な低 K 血症である（$P_K = 1.8$ mmol/L，*18）。

*18
注意
- P_K が安全レベルの約 3.5 mmol/L に上昇するまでは，この患者には，ブドウ糖や $NaHCO_3$ を投与してはいけない。それらの投与は K^+ を細胞内に移動させ，低 K 血症を悪化させるリスクや不整脈の危険があるからである。

Chapter 3

代謝性アシドーシス：臨床アプローチ

	イントロダクション	56
	本章のポイント	56
	症例 3-1：粘り強く事実を追いかけろ	56
Part A	**臨床アプローチ**	**57**
	代謝性アシドーシス患者の緊急症	58
	重炭酸緩衝系の効果を評価する	62
	代謝性アシドーシスの原因を同定する	63
Part B	**症例と質問の解説**	**65**
	症例の解説	65
	質問の解説	67

イントロダクション

本章の目標は，代謝性アシドーシス患者へのベッドサイドアプローチを提供することである。このアプローチが焦点をあてるのは，代謝性アシドーシスの原因の診断だけでなく（より重要なのは）現在ある緊急症を同定し管理し，治療中に起こりうるリスクを予見し防ぐことである。

このアプローチの重要なポイントは，重要臓器（例：脳と心臓）の細胞内タンパク質へのH^+の過剰な結合のリスクがあるかどうかを推定することである。これがどのようにして起こり，どのようにして戻すかを議論する。

代謝性アシドーシスは酸の増加か重炭酸ナトリウム（$NaHCO_3$）の喪失で起こる。血中や尿中の新規陰イオンを発見することや尿中のアンモニウムイオン（NH_4^+）の排泄量を評価することによって慢性代謝性アシドーシスに対する腎臓の反応を調べ，それによって代謝性アシドーシスの原因を決定する臨床アプローチについて解説する。

> **本章のポイント**
> - 代謝性アシドーシス患者の臨床アプローチにおける以下の項目を解説する。
> 1. まず緊急症に対処する：最初のステップは患者の生命を脅かす脅威を認識して管理し，治療によって起こりうるリスクを予見し防ぐことである。
> 2. 重炭酸緩衝系（BBS）の有効性を評価する：上腕静脈血P_{CO_2}の測定は，ほとんどのBBSが存在する骨格筋においてBBSがH^+負荷を除去しているかを評価する手段となる。
> 3. 代謝性アシドーシスの原因が酸の増加なのか$NaHCO_3$の喪失なのかを決定する：血漿や尿での新規の陰イオンの存在を調べ，尿中NH_4^+排泄量を評価する。

症例3-1：粘り強く事実を追いかけろ

28歳男性。シンナー中毒の既往があり，著明な脱力と不安定な歩行が3日前より進行しているため救急外来を受診した。身体所見：臥床時の血圧100/60 mmHg，脈拍110/分。立位では，血圧80/50 mmHg，脈拍130/分となった。神経学的所見では著明な脱力のみ認めた。動脈血ガス分析では，pH7.20，P_{CO_2} 25 mmHg，P_{HCO_3} 10 mmol/Lであった。$P_{Glucose}$ 3.5 mmol/L（63 mg/dL），$P_{Albumin}$ 6.0 g/dL（60 g/L），ヘマトクリット50%。上腕静脈血と尿の検査所見は次の表のとおりである。

	静脈血	尿
pH	7.00	6.0
P_{CO_2}	60 mmHg	—
HCO_3^-	15 mmol/L	<5 mmol/L
Na^+	120 mmol/L	50 mmol/L
K^+	2.3 mmol/L	30 mmol/L
Cl^-	90 mmol/L	0 mmol/L
クレアチニン	1.7 mg/dL（150 μmol/L）	3.0 mmol/L
BUN（尿素）	14 mg/dL（5.0 mmol/L）	150 mmol/L
浸透圧	250 mOsm/kg H_2O	400 mOsm/kg H_2O

Q 質問

この時点での危険は何か？
治療中に予見される危険は何か？
代謝性アシドーシスの原因は何か？

Part A
臨床アプローチ

- 代謝性アシドーシス患者への臨床アプローチの最初のステップは現在の緊急症に対応し，治療中に起こりうる危険を予見し防ぐことである。
- 次のステップは（1）H^+ は BBS で適切に緩衝されているかを判断すること，（2）代謝性アシドーシスの原因が酸の増加によるものか $NaHCO_3$ の喪失によるものかを決めること，である。

代謝性アシドーシス患者へのアプローチの最初のステップを**フローチャート 3-1** にまとめた。代謝性アシドーシスの診断は以下の基準に基づく：（1）血漿 pH と P_{HCO_3} の低値，（2）細胞外液（ECF）量が低下している患者では ECF 中の HCO_3^- 量が明らかに低下していること。ECF 量の推定が必要である。身体診察では ECF 量の推定はできないので，ヘマトクリットまたは血漿総タンパク質濃度を使って，ECF 量の推定をする（症例 2-1 の解説参照）。

フローチャート 3-1 代謝性アシドーシス患者評価の最初のステップ

ECF 量がかなり低下している場合には，P_{HCO_3} に基づくだけでなく，ECF 内の HCO_3^- 量に基づく代謝性アシドーシスの定義を用いるべきである。最初のステップは現在患者がもっている脅威に対処し，治療中に起こりうる脅威を予見することである（フローチャートの左側）。次のステップは骨格筋細胞の間質と細胞内の重炭酸緩衝系（BBS）を評価することであり，それにより多くの H^+ が重要な臓器（例：脳と心臓）の細胞内のタンパク質に結合するか推定できる（フローチャートの右側）。DKA：糖尿病性ケトアシドーシス。

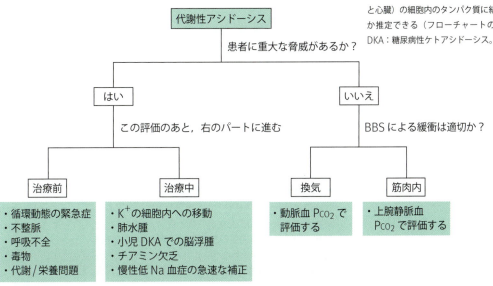

代謝性アシドーシス患者の緊急症

　通常の臨床で，代謝性アシドーシス患者の評価で強調されるのは，診断である．しかし，著者らは，異なるアプローチを用いる．著者らはまず，現在ある患者の生命におよぶ危険に対処し，治療中に起こりうる危険を予測し防ぐことに集中する（**表 3-1**）．代謝性アシドーシスの診断カテゴリーは主に 2 つである．1 つは酸の増加によって起こるものであり，もう 1 つは，$NaHCO_3$ の喪失によって起こるものである．緊急症は疾患の原因によって異なるが，診断より緊急症に対処することを優先する．

受診時の緊急症
● 循環動態の緊急症

　最も典型的な例が広範囲の心筋梗塞による心原性ショックを起こした L-乳酸アシドーシス患者である．このような状況では，心拍出量をいかに迅速に改善するかに生存がかかっている．他の酸増加型代謝性アシドーシスの多くでは，真の循環動態の緊急症は一般的でなく，例外は敗血症の一部や，ブドウ糖による浸透圧利尿と Na 利尿による有効動脈血

表 3-1　代謝性アシドーシスに関連した生命への脅威

受診時
・不安定な循環動態
・心収縮力の著明な低下（例：心原性ショック）
・血管内容量の著明な低下（例：NaCl 喪失，出血）
・末梢血管抵抗の低下（例：敗血症）
・不整脈
・よくみられるのは，高 K 血症と低 K 血症患者
・呼吸不全（例：低 K 血症による呼吸筋の疲弊）
・毒物の存在（例：メタノール，エチレングリコール）
・活性酸素種の存在（例：ピログルタミン酸アシドーシス）
・栄養不良（特にビタミン B）
治療中
・小児 DKA 患者での脳浮腫の発症
・インスリンのボーラス投与
・食塩液の急速または大量の投与
・治療中に有効血漿浸透圧の低下を防げなかった
・肺水腫（例：重症の下痢患者で，ECF 量を増加させる際に，$NaHCO_3$ を投与しないとき）
・慢性低 Na 血症でのあまりに急激な P_{Na} の上昇
・代謝性アシドーシス患者でより重篤なアシデミアの発症
・急速な細胞内への K^+ の移動（例：低 K 血症患者に $NaHCO_3$ やブドウ糖の投与，DKA と低 K 血症のある患者にインスリンの投与）
・慢性アルコール症とアルコール性ケトアシドーシスがある患者にチアミン（ビタミン B_1）を投与しなかったことによる Wernicke 脳症

液容量（EABV）の著明な低下を伴う糖尿病性ケトアシドーシス（DKA）などである。

循環動態が不安定で EABV が著明に低下した患者には大量の等張食塩液の緊急の投与が必要である．一方，循環動態が障害されていない患者では，重篤な合併症につながるため，急激な等張食塩液の投与は必要ではない．

● 不整脈

代謝性アシドーシス患者が重度の高 K 血症（例：腎不全患者）や低 K 血症〔例：遠位型尿細管性アシドーシス（RTA）の一部やシンナー中毒による代謝性アシドーシス〕があると不整脈を発症することがある．それに加え，治療開始後に低 K 血症を発症することもある（症例 3-1 の解説参照）．低 K 血症と高 K 血症の緊急治療は，それぞれ，第 14 章と，第 15 章で述べる．

● 換気の障害

重度の低 K 血症は呼吸筋の疲弊や呼吸不全を起こすことがある．代謝性アシドーシスに呼吸性アシドーシスが合併することで，より重篤なアシデミアを発症する．このような状況では，血漿 K^+ 濃度（P_K）が 3.0 mmol/L になるように，十分な KCl を投与する．人工呼吸が必要になることもある．

● 毒物による代謝性アシドーシス

代謝性アシドーシス患者で，$P_{Anion\,gap}$ が増加しているが，明らかな原因がなく，特に ECF 量が著明に低下していない場合には（第 6 章参照），メタノールやエチレングリコールの摂取を疑うべきである．この診断ができないと悲惨なことになる．これらのアルコール摂取を疑ったら，$P_{Osmolal\,gap}$ を計算する（第 2 章参照）．$P_{Osmolal\,gap}$ が 10 mOsm/kg H_2O を明らかに超えていれば，毒性のあるアルコールの摂取の診断は，血漿中のメタノールやエチレングリコールの直接測定で確認する．なぜなら，エタノールも $P_{Osmolal\,gap}$ を増やすからである．これらのアルコールの代謝産物は元のアルコールより危険であるので，事実が明らかになるまで，エタノールの投与によるアルコールデヒドロゲナーゼによる代謝の抑制（アルコールデヒドロゲナーゼへの親和性はエタノールの方がメタノールやエチレングリコールよりも高い）や，ホメピゾール（アルコールデヒドロゲナーゼの直接阻害）の投与による代謝の抑制が必要になる．

治療開始後に予見される危険

代謝性アシドーシス患者の治療中に予見されるいくつかの危険がある．

● 食塩液を過度に積極的に投与することによる危険

循環動態が不安定であるというエビデンスがあれば，十分な食塩液を

投与すべきであるが，食塩液を過度に投与することによるいくつかの合併症がある．循環動態が不安定でなければ，上腕静脈P_{CO_2}を代謝性アシドーシス患者の初期管理に投与する食塩液の量の指標として用いる（次項を参照）．ECF量の推定のためにヘマトクリットを用い，Na^+の欠乏を推定し，過剰の食塩液の投与を避けるためにP_{Na}を用いる（くわしくは第5章を参照）．

1. より重度のアシデミア

$NaHCO_3$の大量喪失と$NaCl$の大量喪失によるECF量の重度低下を伴う代謝性アシドーシス患者（例：重度の下痢）に，$NaHCO_3$を含まない大量の食塩液を投与すると，P_{HCO_3}は大幅に低下する．食塩液を非常に速いスピードで投与すると，これらの患者の一部で肺水腫が起こる．これは，ECF量が回復するほどの食塩液が投与されていなくても起こる．興味深いことに，これらの患者の肺水腫は$NaHCO_3$の投与で治療可能であり，発症が予防できる（質問3-2の解説参照）．したがって，ECF量を増加させるために患者に投与する輸液には$NaHCO_3$かHCO_3^-に代謝される陰イオンを入れるべきである（例：乳酸Ringer液）．

このような患者への食塩液の大量投与によって，より重度のアシデミアとなる3つのメカニズムがある．

i. ECFのHCO_3^-濃度の希釈

ECF量の低下が著明であるので，ECF中のHCO_3^-欠乏が大きくても，P_{HCO_3}の低下はみられない．したがって，大量の食塩液を投与するとECF中のHCO_3^-濃度が低下し（より多いECF量に対し，HCO_3^-は同量なので），より重度のアシデミアが発症する．

ii. 下痢液中により多くの$NaHCO_3$が喪失する

EABVの回復は，内臓の血流を増加させ，腸細胞へ運ばれるNa^+とCl^-が増える．それゆえ，大量のNa^+とCl^-が小腸から分泌され，大腸に運ばれる．Na^+とCl^-を含む大量の管腔液が大腸に届くと，Cl^-/HCO_3^-陰イオン交換体（AE）はNa^+/H^+交換体（NHE）より輸送活性が高いので，H^+と交換で吸収されるNa^+量よりも，HCO_3^-と交換で再吸収されるCl^-量の方が多い．したがって，下痢液中の$NaHCO_3$喪失は著明に増える（図4-3参照）．

iii. 細胞内タンパク質に結合しているH^+によるHCO_3^-の逆滴定

EABVが低下している患者では，筋肉への血流中のO_2のほとんどが消費されてしまうので，骨格筋毛細血管のP_{CO_2}が高い．したがって，骨格筋のBBSによるH^+の中和ができず，H^+が細胞内タンパク質に結合する．EABVの回復とともに骨格筋への血量が改善する．同量の酸素が消費されるとすると，それと同量のCO_2が産生され，1L中のCO_2濃度は減少する．したがって，毛細血管と筋細胞内のP_{CO_2}は低下する．これは，BBS反応を右辺に進めるので，筋細胞内のH^+濃度が低下する（**式1**）．その結果，筋細胞内のタンパク質に結合している多くのH^+が放出される．これらのH^+の一部は筋細胞からNa^+/H^+交換体-1（NHE-1）を使って細胞外へ出る．この交換体は細胞内液（ICF）内のH^+濃度の上昇により活性化される．細胞外へ出たH^+は

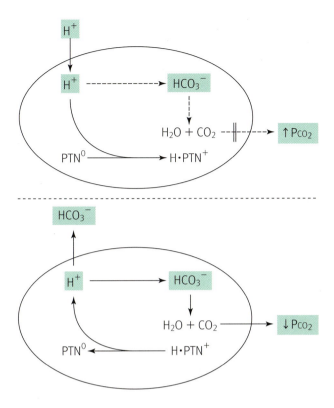

図 3-1 代謝性アシドーシス患者の筋静脈 P_{CO_2} が低下したとき P_{HCO_3} が低下する　楕円形は HCO_3^- とタンパク質の緩衝系を含む筋細胞である。上の図：有効動脈血液容量（EABV）の低下により，筋肉への血流に含まれる O_2 が消費されるので，筋毛細血管の P_{CO_2} が高くなる。骨格筋の重炭酸緩衝系（BBS）は H^+ 負荷を中和できず，H^+ が細胞内タンパク質（PTN⁰）に結合する（H・PTN⁺）。下の図：EABV が増加すると，筋肉への血流が増加する。そして，筋毛細血管と筋細胞内の P_{CO_2} が低下する。これによって BBS 反応が右辺に移動し，筋細胞の H^+ 濃度が低下する。その結果，筋細胞内のタンパク質に結合していた H^+ が放出され，ICF と ECF 内の HCO_3^- を中和する。H^+ は Na^+/H^+ 交換体-1（NHE-1）を介して筋細胞から出る（図には示されていない）。

ECF の HCO_3^- を滴定する。したがって，ECF の HCO_3^- 濃度は低下し，より重度のアシデミアを発症する（**図 3-1**）。

$$H^+ + HCO_3^- \leftrightarrow CO_2 + H_2O \qquad (式1)$$

2. 小児 DKA 患者における脳浮腫

小児 DKA は治療中に脳浮腫を発症するリスクがある（くわしくは第 5 章参照）。患者が恐ろしい合併症にかかりやすくなる 1 つの因子として，大量の食塩液の投与がある。循環動態を回復するためには十分な食塩液を投与すべきであるが，循環動態が不安定でなければ，大量の食塩液を急速に投与することは避けるべきである。この状況では，著者らは，上腕静脈 P_{CO_2} を初期治療で投与すべき食塩液の量の指標として用いる（次項を参照）。また，受診時のヘマトクリットと P_{Na} を Na^+ 欠乏の推定と食塩液を過剰に投与することを避けるために用いる。治療開始後 15 時間は血漿有効浸透圧（*1）があまり下がらないように，測定を繰り返すべきである（くわしくは第 5 章参照）。

3. 慢性低 Na 血症における急速補正

もう 1 つの治療中に起こる重要な危険は，慢性低 Na 血症患者での急速で大幅な P_{Na} 上昇であり，これは浸透圧性脱髄症候群につながる。なぜなら，EABV の回復がバソプレシン放出の刺激を取り除き，遠位到達量を増加させるにつれ，水利尿が起こるからである（第 10 章参照）。水利尿を防ぎ，悲惨な合併症のリスクを最小化するために，1-デアミノ 8-D-アルギニンバソプレシン（dDAVP）を治療開始時に投与することを検討する。循環動態の安定性が回復した後に，さらなる EABV の増加が必要であれば，患者の細胞外液と等張の食塩液を投与

*1
血漿有効浸透圧
$= 2P_{Na} + P_{Glucose}$，すべての単位は mmol/L

することを考える。

● 低K血症

治療中に突然 K^+ が細胞内に移動することがあるが，これは低K血症を起こしたり，すでに低K血症の患者の P_K をさらに下げ，不整脈発症や呼吸筋の疲弊による呼吸不全のリスクとなる。この細胞内への K^+ の移動はインスリンの投与，インスリンの放出を刺激するブドウ糖の投与〔例：5％デキストロース液（D_5W）の投与〕，α アドレナリンによるインスリン放出阻害の除去（例：食塩液の投与による EABV の回復），$NaHCO_3$ の投与，β_2 アドレナリン活性をもつ薬物（例：サルブタモール）の投与などで起こる（くわしくは第14章参照）。

● 代謝または栄養の問題

代謝性アシドーシスと栄養不良がある患者では，常に，ビタミンB類の欠乏を疑うべきである（第6章参照）。チアミン（ビタミン B_1）欠乏は慢性アルコール症の患者で，よくみられる。この患者には治療開始時に Wernicke–Korsakoff 症候群の発症を防ぐためにチアミンを投与すべきである。リボフラビン（ビタミン B_2）欠乏患者では L-乳酸アシドーシスも起こる。結核の治療にイソニアジドを服用している患者はビタミン B_6（ピリドキシン）欠乏になることがあり，けいれん発作と L-乳酸アシドーシスを発症するリスクがある。

その他の代謝の脅威は，ピログルタミン酸アシドーシスの患者でみられる（第6章参照）。この疾患では，還元型グルタチオン欠乏によって，活性酸素種の解毒作用が障害される。

重炭酸緩衝系の効果を評価する

第1章と第2章では，H^+ が BBS によって除去され重要臓器（例：脳と心臓）の細胞内タンパク質への結合を最小化することの重要性について強調した。BBS の大半が存在する筋肉の ECF の間質液と筋細胞内の P_{CO_2} が低いことが，H^+ の安全な除去のために必要である。アシデミアは呼吸中枢を刺激し，換気を増やし，動脈血 P_{CO_2} が低下する。動脈血 P_{CO_2} は低くても，細胞内と筋肉の間質の P_{CO_2} は BBS による H^+ の緩衝を効果的におこなえるほど低くない場合もある。なぜなら，細胞内と筋肉の間質の P_{CO_2} は CO_2 の産生量と筋肉への血流量の両方に影響されるからである。代謝性アシドーシスと EABV 低下のある患者では骨格筋の静脈血 P_{CO_2} が高く（筋毛細血管 P_{CO_2} が高く，骨格筋の間質液と細胞内の P_{CO_2} が高いことを反映している），骨格筋の BBS による H^+ の中和ができていない。結果として，アシデミアの程度は重度となり，より多くの H^+ が脳を含む他の臓器の細胞外液と細胞内液のタンパク質に結合し，悪影響を与える。通常の血流量と安静時の代謝量では，上腕静脈 P_{CO_2} は約 46 mmHg であり，動脈血 P_{CO_2} よりも約 6 mmHg 高い。EABV 低下により骨格筋への血流量が低下すると，上腕静脈血 P_{CO_2} は動脈血 P_{CO_2} よりも 6 mmHg 以上高くなる。この考えを支持する実験

データはないが，この解析に基づき，著者らは，代謝性アシドーシス患者では，筋肉への血流を増加させるように十分な食塩液を投与し，上腕静脈血 P_{CO_2} と動脈血 P_{CO_2} の差が通常の約 6 mmHg とし，筋肉の BBS が効果的に H^+ 負荷を除去して，重要臓器（例：脳と心臓）の細胞内タンパク質への H^+ の結合を減少させることを推奨する．

代謝性アシドーシスの原因を同定する

代謝性アシドーシスの原因は，酸の増加か $NaHCO_3$ の喪失のどちらかである（**フローチャート 3-2**）．代謝性アシドーシスの原因を同定するための臨床アプローチを改善するうえで考慮すべき 3 つのことがある．

血液と尿中の新規陰イオンを見つけることによって酸の増加を検出する

$P_{Anion\ gap}$ の増加は新しい酸の増加を検出する際に使われる．第 2 章で議論したように，検査手法の違い（例：P_{Cl} の測定）のため，異なる

フローチャート 3-2 代謝性アシドーシスの原因を同定する　代謝性アシドーシスの原因は酸の増加か $NaHCO_3$ の喪失のどちらかである．フローチャートに示すのは最初の臨床評価と検査所見を元に代謝性アシドーシスの原因を同定するための総合的なアプローチである．個々の原因については，診断を確定するのに必要な臨床データや検査データとともに，次章以降で議論する．EABV：有効動脈血液容量，GFR：糸球体濾過量，RTA：尿細管性アシドーシス．

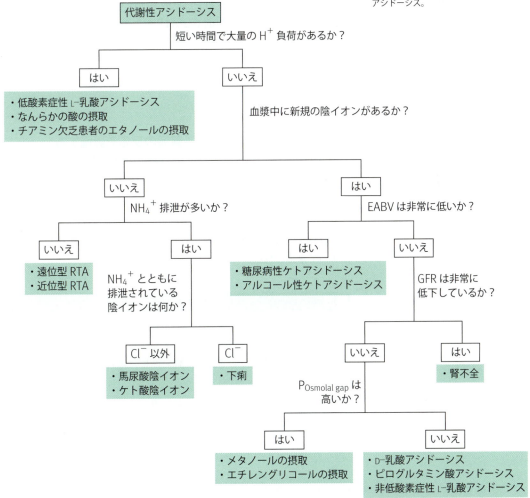

検査室から報告された正常 $P_{Anion\ gap}$ の中央値には大きな違いがある。さらに，方法の違いを別にしても，特定の検査室で $P_{Anion\ gap}$ の正常値と考えられる値にも大きな幅がある。新規陰イオンの出現を検出するために $P_{Anion\ gap}$ を用いる際，さらに 2 つのピットフォールがあることを臨床医は知っておくべきである。1 つ目に，$P_{Anion\ gap}$ のベースライン値は $P_{Albumin}$ で補正すべきである。$P_{Anion\ gap}$ のベースライン値を $P_{Albumin}$ で補正するおおよその方法は，$P_{Albumin}$ 1.0 g/dL（10 g/L）ごとに，$P_{Anion\ gap}$ は約 2.5 mEq/L 低下するというものである。$P_{Albumin}$ が増加する場合も同じである。

2 つ目に，加えた酸の陰イオンが尿中に素早く排泄される場合には，$P_{Anion\ gap}$ の上昇はわずかである（例：シンナー中毒による代謝性アシドーシス患者における馬尿酸陰イオン，症例 3-1 の解説参照）。尿中に新規陰イオンが存在することを検出するために，著者らは尿アニオンギャップ（$U_{Anion\ gap}$）を計算する（**式 2**）。尿中の NH_4^+ 濃度（U_{NH_4}）は尿浸透圧ギャップ（$U_{Osmolal\ gap}$）から推定する（第 2 章参照）。

$$U_{Anion\ gap} = (U_{Na} + U_K + U_{NH_4}) - U_{Cl} \qquad (\text{式 2})$$

急速な H^+ の追加の状況を検知する

この状況の 1 つ目は明らかで，低酸素症性 L-乳酸アシドーシスである（組織への酸素供給量が低下し ATP 再生の需要に見合わない）。他の H^+ の追加が非常に速い状況は大量の酸の摂取である（例：クエン酸摂取による代謝性アシドーシス）。H^+（L-乳酸）の急速な追加は，チアミン欠乏患者がエタノールを摂取することでも起こる。これらの状況は第 6 章で詳細に議論する。

代謝性アシドーシスに対する腎臓の反応を評価する

慢性代謝性アシドーシスに対する腎臓の予想される反応は，NH_4^+ の排泄を 1 日 200～250 mmol（成人）に増やすことである。$U_{Osmolal\ gap}$ の計算は尿中 NH_4^+ 濃度を推定する最も信頼できる間接的な方法である（第 2 章参照）。1 日の NH_4^+ 排泄量を推定するには，スポット尿の $U_{NH_4}/U_{Creatinine}$ を計算し，推定 1 日クレアチニン排泄量をかけることによって求められる。

質問

3-1 コレラによって下痢液中に $NaHCO_3$ が喪失し代謝性アシドーシスを起こした患者では，ECF 量は重度に低下するが，組織への O_2 供給は適切で，L-乳酸の産生は増加しない。この場合，$P_{Anion\ gap}$ は増加するか？

3-2 この患者で，ECF 量が完全に回復する前に肺水腫を発症するのはなぜか？

Part B
症例と質問の解説

症例の解説

症例 3-1：粘り強く事実を追いかけろ
- **この時点での危険は何か？**
◉ EABV の著明な低下

　ヘマトクリット 50％から，血漿量（ECF 量から推定される）は通常量から 1/3 減少している（ヘマトクリットから ECF 量を推定する方法は第 2 章参照）。一方，$P_{L-lactate}$ の著明な上昇がないので，重度の組織灌流の低下はない。ECF 量を急いで回復させることは，潜在的な危険があるのでおこなうべきではない（次の質問の解説を参照）。

◉ 重度の低 K 血症

　低 K 血症に伴う危険は不整脈と呼吸筋の疲弊である。心電図では著明な U 波を認めるのみだった。動脈血ガス分析では，P_{HCO_3} の低下に対して適切な動脈血 P_{CO_2} の低下があり，呼吸性アシドーシスは合併していない。したがって，積極的な K^+ 補充が必要な重度の低 K 血症はあるが，現時点では低 K 血症に伴う緊急症は存在しない。

◉ 低 Na 血症

　低 Na 血症の急性症状を示唆するような症状もなく，直近で大量の水を飲んだという既往もないので，低 Na 血症は慢性である可能性が高い。

◉ 細胞内のタンパク質への H^+ の結合

　上腕静脈血 P_{CO_2}（60 mmHg）は動脈血 P_{CO_2}（25 mmHg）に比べて著明に高いので，筋肉内での BBS による H^+ の緩衝作用は障害されており，より多くの H^+ が重要臓器（例：心臓と脳）の細胞内のタンパク質に結合する危険がある。

- **治療中に予見される危険は何か？**
◉ より重度の低 K 血症

　食塩液による EABV の回復は α アドレナリン作用の低下とそれによるインスリンの放出と K^+ の細胞内への移動を惹起する。

　$NaHCO_3$ とブドウ糖を含む溶液の投与は，P_K が安全レベルの約 3.5 mmol/L まで上昇するまでは控える。

◉ P_{Na} の急激な上昇

　EABV の回復とともに水利尿が起これば，P_{Na} は急激に増加する。K^+ を投与するにつれ，Na^+ と交換に K^+ が筋細胞内に移動し，これも P_{Na} を増加させることになる。栄養不良と低 K 血症は P_{Na} 上昇に伴う浸透圧性脱髄症候群の高いリスクである。著者らの意見では，浸透圧性脱髄症候群の高いリスクのある患者での P_{Na} の上昇速度は，最初の 24 時間で 4 mmol/L を超えないようにすべきである。

◉ P_{HCO_3} のさらなる低下

　急速な食塩液の投与により EABV が回復すると P_{HCO_3} はさらに低下

する。最初の低下は希釈効果によるものである。次に，筋肉への血流が改善し，毛細血管 P_{CO_2} が低下すると，細胞内タンパク質に結合していた H^+ が HCO_3^- によって中和される。しかし $NaHCO_3$ を投与するかどうかは，低 K 血症がより重症になるという危険とあわせて考慮しなければならない。通常の治療で血圧が改善しないような不安定な循環動態でなければ，$NaHCO_3$ は投与しない。不整脈が発生すれば，急速に十分な量の KCl を中心静脈から投与する（第 14 章参照）。

初期治療のプラン

救急外来に到着した際に，患者には，静脈ルートから 1 L の等張食塩液が投与された。低 K 血症を補正し，P_{Na} の急激な増加を防ぐために，患者の血漿の張度と等しくなるようにした 40 mEq の KCl を含む食塩液に輸液を変更した。水利尿を防ぐために，治療開始時に dDAVP が投与され，水制限がおこなわれた。循環動態，P_K，P_{Na}，動脈血 pH，動脈血 P_{CO_2}，上腕静脈血 P_{CO_2}，P_{HCO_3} が頻繁にモニターされた。

● 代謝性アシドーシスの原因は何か？

$P_{Albumin}$ が高いにもかかわらず，$P_{Anion\ gap}$ が上昇していないので，代謝性アシドーシスは酸の増加が原因ではない。事実，代謝性アシデミア，尿 pH6.0（一部は尿酸性化障害によると考えられた），低 K 血症の存在を説明する，最初の診断は遠位 RTA であった。しかし，$U_{Osmolal\ gap}$ は 90 mOsm/kg H_2O であり，尿中 NH_4^+ 濃度（45 mmol/L）は高値であることがわかった。さらに，NH_4^+ の排泄量を評価する $U_{NH_4}/U_{Creatinine}$ は 15 であった。したがって，NH_4^+ の排泄量は多いので，診断は遠位型 RTA ではない（*2）。

NH_4^+ とともに排泄される陰イオンは Cl^- ではないので，代謝性アシドーシスの原因は下痢ではない。したがって，酸増加型の代謝性アシドーシスとともに，その酸の陰イオンが尿中に大量に排泄されている。この患者の $P_{Anion\ gap}$ は上昇していないので，糸球体濾過で尿中に入る新しい陰イオンは非常に少ないはずである。したがって，パラアミノ馬尿酸陰イオンのように，新しい陰イオンは近位曲尿細管（PCT）での分泌によって尿中に入っている可能性が高いと推定する。接着剤の主な化合物はトルエンである。トルエンは肝臓のチトクローム P450 によって安息香酸に変換される。安息香酸はアミノ酸のグリシンに結合して，馬尿酸を形成する。馬尿酸が形成された後，PCT はさかんにこの馬尿酸陰イオンを分泌し，血漿の濃度は低く，尿中濃度は非常に高く保たれる。PCT で産生される NH_4^+ には限りがあるので，尿中の馬尿酸陰イオン排泄量は NH_4^+ 排泄量を超える（**図 3-2**）。残った馬尿酸陰イオンは Na^+ とともに尿中に排泄され，$NaHCO_3$ の間接的な喪失（図 4-1 参照）と EABV 低下を起こす。EABV 低下はレニン・アンジオテンシン・アルドステロン系の活性化を介して血漿アルドステロン高値をもたらす。アルドステロンは皮質遠位ネフロンでの起電性 Na^+ 再吸収量を増やし，K^+ の尿中への排泄量を増加させ，低 K 血症を発症させる（第 13 章参照）。

---

*2

NH_4^+ 排泄量の計算
- 測定した U_{Osm} = 400 mOsm/kg H_2O
- 計算した U_{Osm} = 2(U_{Na} + U_K) + U_{Urea} = 2(50 + 30) + 150 = 310 mOsm/kg H_2O
- $U_{Osmolal\ gap}$ = 測定した U_{Osm} − 計算した U_{Osm} = 90 mOsm/kg H_2O
- U_{NH_4} = $U_{Osmolal\ gap}$/2 = 90/2 = 45 mmol/L
- $U_{NH_4}/U_{Creatinine}$ = 45/3 = 15
- 患者のクレアチニン排泄量の推定値は 10 mmol/日
- NH_4^+ 排泄量 = 150 mmol/日

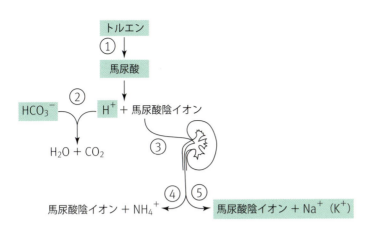

図 3-2 トルエン代謝による代謝性アシドーシス トルエンの代謝は肝臓で起こり，アルコールとアルデヒドデヒドロゲナーゼによって安息香酸が産生される。安息香酸とグリシンが結合して馬尿酸が産生される（簡単にするために，すべてを①で表した）。大半の H^+ は HCO_3^- で中和される（②）。馬尿酸陰イオンは糸球体で濾過され，近位曲尿細管（PCT）でも分泌される（③）。したがって，血中に蓄積して $P_{Anion\ gap}$ が上昇するかわりに，尿中に排泄される。一部の馬尿酸陰イオンは NH_4^+ とともに排泄される（④）が，NH_4^+ の排泄量を超えると，Na^+ や K^+ とともに排泄される（⑤）。Na^+ や K^+ とともに馬尿酸陰イオンが排泄されることで代謝性アシドーシスが悪化し，有効動脈血液容量（EABV）が低下し，低 K 血症が重度になる。

質問の解説

3-1 コレラによって下痢液中に $NaHCO_3$ が喪失し代謝性アシドーシスを起こした患者では，ECF 量は重度に低下するが，組織への O_2 供給は適切で，L-乳酸の産生は増加しない。この場合，$P_{Anion\ gap}$ は増加するか？

　　Na^+ と HCO_3^- の喪失があるときには，$P_{Anion\ gap}$ には変化がないと考えるであろう。しかし，$P_{Anion\ gap}$ はアルブミンの陰性荷電によって増加するので，血漿量が低下することによって $P_{Albumin}$ が増加すると，$P_{Anion\ gap}$ は高くなる。量的には，$P_{Albumin}$ 1.0 g/dL（10 g/L）上昇するごとに，$P_{Anion\ gap}$ のベースラインは，約 2.5 mEq/L 上昇する。そのうえ，EABV が低下するとアルブミンの陰性荷電が増加する（第 2 章参照）。したがって，この状況での $P_{Anion\ gap}$ の増加は新しい酸の追加ではなく，アルブミンの陰性荷電の増加による。

3-2 この患者で，ECF 量が完全に回復する前に肺水腫を発症するのはなぜか？

　　コレラの重症患者を治療していた臨床医は，急速な等張食塩液を投与したとき，最初の 40 人の患者のうち 5 人が肺水腫を発症したことに驚いた。実際，食塩液のバランスは ECF 量が完全に回復する必要な量を明らかに下回っていた。さらに驚いたのは，利尿薬の投与は効果がないのに，等張 $NaHCO_3$ を急速に投与すると，肺水腫が改善するということである。これら観察された事実を理解するための 1 つの推測は，等張食塩液による部分的な ECF 量の回復の際に発症する重度のアシデミアが末梢の静脈性容量血管を強く収縮し，中心血管の容積を大きく増加させるというものである。したがって，これらの患者で ECF 量を増加させるために投与する輸液には，$NaHCO_3$ または HCO_3^- に代謝される陰イオン（例：乳酸 Ringer 液）を含むべきである。低 K 血症があるときには $NaHCO_3$ の投与は低 K 血症を重症化させるので，注意が必要である。

Chapter 4

NaHCO₃ 喪失による代謝性アシドーシス

	イントロダクション	71
	本章のポイント	71
Part A	**オーバービュー**	71
	定義	71
	NaHCO₃ 喪失による代謝性アシドーシスの病因	72
Part B	**NaHCO₃ 欠乏を起こす状況**	74
	NaHCO₃ の直接の喪失	74
Part C	**NH₄⁺ の排泄量低下を伴う疾患**	78
	近位型尿細管性アシドーシス（pRTA）	79
	近位型尿細管性アシドーシスのサブタイプ	80
	遠位型尿細管性アシドーシス（dRTA）	83
	症例 4-1：4 型尿細管性アシドーシスと診断された男性	83
	症例 4-2：この女性の病変はどこにあるか？	84
	NH₄⁺ 排泄が低下する疾患	85
	不完全尿細管性アシドーシス	91
	腎不全患者の代謝性アシドーシス	93
Part D	**統合生理**	94
	尿細管性アシドーシス患者の定常状態での酸塩基平衡	94
	遠位型尿細管性アシドーシス患者の腎石灰沈着症	95

SLGT1 の化学量論 96
コレラ毒の生化学 98
症例の解説 98

イントロダクション

代謝性アシドーシスは酸の増加か重炭酸ナトリウム（$NaHCO_3$）の喪失によって起こる。本章では，$NaHCO_3$の喪失によって起こる代謝性アシドーシスについて解説する。このタイプの代謝性アシドーシスは，血漿に新規の陰イオンがほとんど存在しない。したがって，血漿アニオンギャップ（$P_{Anion\ gap}$）は増加せず，非アニオンギャップ代謝性アシドーシスと呼ばれる。血漿重炭酸イオン（HCO_3^-）濃度（P_{HCO_3}）の低下と血漿塩素イオン（Cl^-）濃度（P_{Cl}）の上昇は等しいので，このタイプの代謝性アシドーシスを高Cl性代謝性アシドーシス（HCMA）とも呼ぶ。

このタイプの代謝性アシドーシスの主な原因疾患は2つある。$NaHCO_3$の直接喪失と間接喪失である。$NaHCO_3$の直接喪失は，消化管からの喪失（例：下痢患者）と，近位型尿細管性アシドーシス（pRTA）の病初期において，尿からの喪失で起こる。$NaHCO_3$の間接的な喪失は，硫黄含有アミノ酸の代謝由来の硫酸（H_2SO_4）の産生量に対してアンモニウムイオン（NH_4^+）の排泄が少ないことによって起こる〔例：慢性腎不全患者や遠位型尿細管性アシドーシス（dRTA）〕。$NaHCO_3$の間接的な喪失は酸の過剰産生（トルエンの代謝による馬尿酸の形成）の際に，その共役塩基（馬尿酸陰イオン）がNH_4^+の排泄量を超えて尿中に排泄されるときにも起こる（第3章参照）。

尿のNH_4^+排泄量を評価することでHCMAの原因が明らかになる。典型的な西洋食をとっている成人のNH_4^+排泄量は20～40 mmol/日である。慢性代謝性アシドーシスで腎機能が正常な患者において，予想されるNH_4^+排泄量は約200 mmol/日（約200 mmol NH_4^+/g クレアチニン，または約20 mmol NH_4^+/mmol クレアチニン）である。NH_4^+の排泄量が少なく，食事中の硫黄含有アミノ酸から産生されるH^+を滴定するために失われたHCO_3^-を補充するための新規HCO_3^-の産生が不十分であれば，診断は尿細管性アシドーシス（RTA）である。逆に，NH_4^+の排泄量が多ければ，HCMAの原因は消化管からの$NaHCO_3$喪失か，酸の過剰産生によってその陰イオンが尿中に排泄されてNH_4^+の排泄量を超えることである。

本章のポイント
- $NaHCO_3$の欠乏による代謝性アシドーシスを呈する疾患の病態を解説する。
- $NaHCO_3$の欠乏による代謝性アシドーシスの診断へのアプローチを解説する。
- これらの患者に対して$NaHCO_3$を用いた治療に関する問題を議論する。

Part A
オーバービュー

定義

まず，多くの用語についてきちんと定義すべきである。
- アシデミア：アシデミアは血漿pHが低い，または，H^+濃度が高い

ことをいう。それが代謝性アシドーシスによる場合には，血液pHとP_{HCO_3}が両方低くなる。

- 代謝性アシドーシスはH^+が蓄積し体内のHCO_3^-量が減少する状態である。しかし，P_{HCO_3}が上昇する他の病態を合併していれば，アシデミアとはならず，P_{HCO_3}がほぼ正常となる。たとえば胃からのHCl喪失のように，体にHCO_3^-の新規追加を起こす病態が合併しているときである（図7-2参照）。細胞外液（ECF）のHCO_3^-濃度はHCO_3^-量をECF量で割ったものである。したがって，ECF量が低下すれば，P_{HCO_3}は上昇する（濃縮アルカローシス）。
- 高Cl性代謝性アシドーシス（HCMA）：HCMAは$NaHCO_3$の欠乏による代謝性アシドーシスのことをいう。これは，P_{HCO_3}低下の際にP_{Cl}増加が観察されることから名づけられた用語である。Cl^-によって代謝性アシドーシスが発症しているわけではない。これらの患者でP_{Cl}が増加するメカニズムは2つある。

1. Cl^-量は変化せず，ECF量が低下する：最初のステップは$NaHCO_3$の喪失である。Na^+欠乏の結果，ECF量が低下する。NaClを摂取しないと，ECF内のCl^-量は変化しないが，ECF量が低下するので，Cl^-濃度は上昇する。
2. Cl^-量が増加するが，ECF量は正常のままである：最初のステップは$NaHCO_3$の喪失である。Na^+欠乏の結果，ECF量は低下する。NaClを摂取すると，有効動脈血液容量（EABV）の低下に腎臓が反応して，Na^+とCl^-が貯留する。トータルでは，ECF量は正常で，Cl^-は正のバランスとなり，P_{Cl}が上昇する。

$NaHCO_3$喪失による代謝性アシドーシスの病因

電気的中性を保ちながら，$NaHCO_3$を喪失するには2つの方法がある（**図4-1**）。1つ目は，Na^+とHCO_3^-の両方が同一の経路（例：消化管または尿）から喪失する，$NaHCO_3$の直接喪失である。2つ目は，$NaHCO_3$を間接的に喪失することである。間接的喪失は次の2つのステップで起こる。

1. 酸の追加：追加された酸のH^+がHCO_3^-と反応して，CO_2+H_2Oを形成する。CO_2は肺で呼気から排出される。喪失したHCO_3^-と同量の新しい陰イオンがECFに追加される。
2. 陰イオンがNa^+とともに排泄：2つ目のステップでは，陰イオン

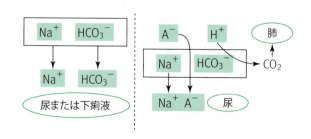

図4-1 $NaHCO_3$欠乏　長方形は細胞外液（ECF）を表している。左の図に示すように，$NaHCO_3$が直接消化管や尿中に喪失することがある。右の図に示すように，酸（$H^+ + A^-$と表示）が追加され，新しい陰イオン（A^-）の排泄量がNH_4^+の排泄量を超えると，$NaHCO_3$の間接的な喪失が起こる。間接的な喪失には，NH_4^+の排泄量に基づいて2つのサブグループがある。まず過剰酸産生があってNH_4^+の排泄量が増加するサブグループと，尿細管性アシドーシス（RTA）や腎不全のようにNH_4^+の排泄量が少ないサブグループである。

が，H^+ や NH_4^+ 以外の陽イオンとともに（Na^+ や K^+ とともに）尿中に排泄される．ステップ1とステップ2を合わせると，$NaHCO_3$ が体から喪失することになる．

　$NaHCO_3$ の間接的喪失の原因を**表4-1**に列挙した．NH_4^+ の排泄量によって，$NaHCO_3$ の間接的喪失による代謝性アシドーシスを起こす疾患は2つのサブグループに分けられる．

1. 酸の過剰産生により，その陰イオンが NH_4^+ の産生量を上回る：このサブグループの主な障害は，酸の過剰産生とともに陰イオンが大量に尿中排泄されることである．NH_4^+ の排泄量が多くても，新規陰イオンの排泄量が NH_4^+ の排泄量を上回り，一部の陰イオンは Na^+ や K^+ とともに尿中に排泄される．陰イオンの排泄が大量になるのは，近位曲尿細管（PCT）で分泌される場合（例：シンナー中毒患者でのトルエン代謝による馬尿酸陰イオン）や，糸球体で濾過されるが PCT ではほとんど再吸収されない場合（例：糖尿病性ケトアシドーシスの病初期におけるケト酸陰イオン）である．

2. 酸の産生量は正常だが，NH_4^+ の排泄量が少ない：このサブグループの患者では，酸の産生量は増えておらず，主たる障害は NH_4^+ 排泄量の低下である（"低下"の定義は，NH_4^+ の排泄量が，硫黄含有アミノ酸の代謝から1日に産生される酸を中和するに十分な量の新しい HCO_3^- を産生できない状態をいう）．このサブグループの患者の病態はさまざまであるが，RTA という診断カテゴリーでまとめられる．

表4-1　$NaHCO_3$ の間接的喪失による代謝性アシドーシス

酸の過剰産生による新しい陰イオンの排泄量が NH_4^+ の産生量を上回る場合
・シンナー中毒者（馬尿酸の過剰産生）
・糖尿病性ケトアシドーシスで，ケト酸陰イオンの排泄量が NH_4^+ の排泄量を上回る場合
酸産生は正常だが NH_4^+ の尿中排泄が少ない場合
・糸球体濾過量（GFR）低値
・尿細管性アシドーシス
・NH_3 が低いタイプ
・遠位の H^+ 分泌が低下するタイプ
・NH_3 が低く，遠位の H^+ 分泌が低下するタイプ

Part B
NaHCO₃ 欠乏を起こす状況

新しい陰イオンが血漿に蓄積しない代謝性アシドーシス（HCMA）が起こった原因を明らかにする最初のステップを**フローチャート 4-1**にまとめた。尿中 NH_4^+ 排泄量の評価が代謝性アシドーシスの病態決定の鍵になる。

NaHCO₃ の直接の喪失

この場合，同一経路から Na^+ と HCO_3^- の喪失が起こる。NaHCO₃ の喪失は消化管を通じて（例：下痢患者）か，尿中（例：近位型 RTA を起こす疾患の病初期）に起こる。

消化管からの NaHCO₃ の喪失

消化管管腔に HCO_3^- を分泌する部位は主に 2 つあり，その 2 ヶ所が喪失部位になりうる。

● 膵臓による HCO_3^- の分泌

NaHCO₃ は膵臓で分泌される。これは，胃からの H^+ 分泌に反応して十二指腸にある特別な腸細胞から放出されるセクレチンによって刺激される。胃から HCl が分泌されると（約 100 mmol/日），体に HCO_3^- が加わる。この H^+ 負荷を確実に中和するために膵臓から分泌される NaHCO₃ は 100 mmol よりやや多いので，この膵臓分泌のほとんどが失われると，わずかに NaHCO₃ の欠乏が起こる。この喪失期間が長引いたり，尿中の NH_4^+ の排泄量を低下させるような他の疾患

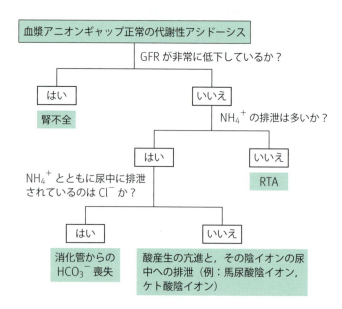

フローチャート 4-1 血漿アニオンギャップ（$P_{Anion\ gap}$）正常の代謝性アシドーシス患者へのアプローチ

$P_{Anion\ gap}$ は血漿アルブミン濃度（$P_{Albumin}$）を用いて補正するべきである。近位型尿細管性アシドーシス（pRTA）患者の酸塩基平衡が定常状態になると，NH_4^+ の排泄が低下する。これについては本章で後述する。GFR：糸球体濾過量，RTA：尿細管性アシドーシス。

を合併しなければ、代謝性アシドーシスの程度は軽度にとどまる。膵臓からの分泌による喪失が起こるのは、チューブドレナージ、膵臓瘻や上部小腸瘻、嘔吐（幽門括約筋がゆるいと小児や一部の成人に起こった場合）などである。$NaHCO_3$を豊富に含む液が小腸管腔内に貯留しても（例：イレウスによる）、代謝性アシドーシスが発症する。

● 下部小腸と大腸からの HCO_3^- の分泌

これには2つの管腔輸送のメカニズムが関与している：Na^+/H^+交換体（NHE）と Cl^-/HCO_3^- 陰イオン交換体（AE）である（**図 4-2**）。最終的に $NaHCO_3$ を喪失するかどうかは Na^+ と Cl^- の到達量とそれぞれの交換体の最大輸送能力で決まる。

1. 大腸への Na^+ と Cl^- の到達量が少ない：この状況ではほぼすべての Na^+ と Cl^- が再吸収され、H^+ と HCO_3^- が分泌され、$CO_2 + H_2O$ に変換される。したがって、この状況では $NaHCO_3$ の喪失はない。

2. 大腸への Na^+ と Cl^- の到達量が大幅に増加する：このとき、$NaHCO_3$ と HCl のどちらが喪失するかは、NHE と AE の最大輸送能力による。

    a. NaCl と $NaHCO_3$ の喪失：NHE による輸送量は大腸の管腔内液の H^+ 濃度上昇によって制限を受けるので、通常、最大輸送能力は NHE の方が AE よりも小さい。Na^+ と Cl^- の到達量が多くなると、可能なかぎり多くの NaCl を再吸収しようとするが、Cl^- と HCO_3^- の交換の方が、Na^+ と H^+ の交換よりも多いので、$NaHCO_3$ の大量の喪失と重度の下痢を生じる（**図 4-3**）。コレラ患者の下痢液の組成を ＊1 に示す。

    b. NaCl と HCl の喪失：一部の下痢患者は下痢液中への $NaHCO_3$ 喪失がなく、代謝性アシドーシスとならない。実際には、下痢液中へ HCl を喪失し、代謝性アルカローシスとなる。背景にある障害は、大腸の Cl^-/HCO_3^- 陰イオン交換体の輸送能力の低下である（**図 4-4**）。これは、一部の大腸腺腫や大腸がん患者にみられる〔したがって、この AE は downregulated in adenoma（DRA）と名付けられている〕。AE の輸送能力の低下は先天性の障害（例：遺伝性のクロール下痢症）や大腸の炎症性疾患の一部（例：一部の潰瘍性大腸炎患者）にも起こる。この状況では、下

＊1
重度下痢患者の下痢液の組成

HCO_3^-	40～50 mmol/L
Cl^-	110～115 mmol/L
K^+	15 mmol/L
Na^+	140 mmol/L

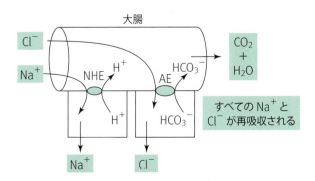

図 4-2　大腸での NaCl 吸収　筒状の構造体は大腸を、2つの長方形は大腸細胞を表している。H^+ と HCO_3^- は大腸細胞の炭酸脱水酵素によって触媒される反応によって、$CO_2 + H_2O$ から形成される。Na^+ と Cl^- が大腸へ到達すると、両者はそれぞれ電気的中性な交換体を介して再吸収される。Na^+ は H^+ と交換で、Na^+/H^+ 交換体-1（NHE）を介して吸収される。Cl^- は HCO_3^- と交換で、Cl^-/HCO_3^- 陰イオン交換体（AE）を介して吸収される。生理的状況では、ほとんどすべての Na^+ と Cl^- が吸収されて、$CO_2 + H_2O$ が産生される。

図 4-3 大腸からのNaHCO₃の喪失 筒状の構造体は大腸を，2つの長方形は大腸細胞を表している．点線よりも上にある図は大腸へのNa⁺とCl⁻の到達量が軽度上昇したときの影響を表している．管腔中のH⁺濃度の上昇がH⁺の分泌を制限するので，Cl⁻/HCO₃⁻陰イオン交換体（AE）の最大輸送活性はNa⁺/H⁺交換体（NHE）よりも大きい．したがって，到達したNa⁺のすべてがNHEで吸収されるわけではないが，到達したCl⁻のほぼすべてはAEで吸収される．そのため，下痢便液はNa⁺とHCO₃⁻を含むが，Na⁺とCl⁻の含有量は少ない．一方，点線より下にある図は，大腸へのNa⁺とCl⁻の到達量が非常に増えたときの影響を表している．下痢液中には，非常にたくさんのNa⁺とCl⁻が含まれており，Na⁺, K⁺, HCO₃⁻の大量の喪失も起こる．

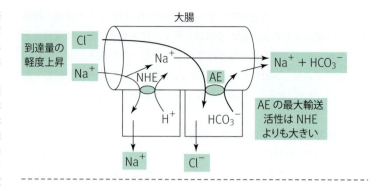

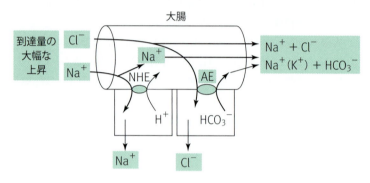

図 4-4 大腸からのH⁺とCl⁻の喪失 筒状の構造体は大腸を，2つの長方形は大腸細胞を表している．大腸へのNa⁺とCl⁻の到達量が著しく増えたとき，Cl⁻/HCO₃⁻陰イオン交換体（AE）の発現低下が起こると，下痢液に主にNaClが喪失する．下痢液にはH⁺とCl⁻の喪失も起こり，体にHCO₃⁻を加えることになる．管腔H⁺濃度が上昇するとH⁺の分泌が制限されるので，HClの喪失が起こるためには，大腸の管腔液内にH⁺の受け取り手が必要である．おそらく，大腸管腔内の細菌のタンパク質内のヒスチジンがH⁺の受け取り手になると考えられる．NHE：Na⁺/H⁺交換体．

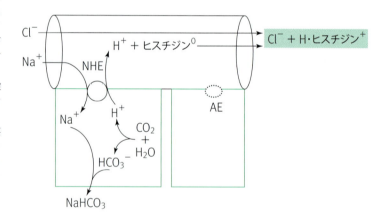

痢液中にNaClがまず失われる．下痢液中にはH⁺とCl⁻の喪失も認められ，体にHCO₃⁻が追加され，代謝性アルカローシスとなる．大腸のNHEは管腔内液のH⁺濃度を0.1 mmol/L以上（pH4以下）にすることができないので，HClの喪失が起こるには，大腸の管腔液内にH⁺の受け取り手が存在しなければならない．この状況でのH⁺の受け取り手は大腸管腔の細菌のタンパク質内のヒスチジンである．

臨床像

一部の患者は下剤の使用を否定するが，臨床経過は通常明らかである．この状況では尿中電解質が有用な手がかりを与えてくれる．有効動脈血液容量（EABV）が低下しているので，尿中のNa⁺濃度は低いが，

慢性アシデミアに反応して NH_4^+ の排泄が亢進しているので，尿中 Cl^- 濃度は高い。Na^+ 喪失が摂取量を明らかに上回れば，ECF 量は低下する。したがって，HCO_3^- の欠乏は著明であるにもかかわらず，P_{HCO_3} はほぼ正常であることもある。この状況で，代謝性アシドーシスの存在と HCO_3^- の欠乏の程度を検出するには，ECF 中の HCO_3^- 量を計算する必要がある。それには，ECF 量の推定が必要である（ヘマトクリットを用いる，第 2 章参照）。

下痢患者の代謝性アシドーシスの程度がより重度になる 2 つの理由がある。1 つは，大腸細菌による炭水化物の発酵により大腸での有機酸の過剰産生があるときである（例：酢酸，酪酸，プロピル酸，D-乳酸）。もう 1 つは，EABV が非常に低下して，糸球体濾過量（GFR）が低下するために，NH_4^+ 排泄量が低下する場合である。ECF 量が回復した後で，アシデミアが重度になる理由がいくつかある。1 つ目は，HCO_3^- または HCO_3^- に代謝される陰イオンを十分含まない輸液（例：乳酸陰イオン）を使って，ECF 量を回復したときである。2 つ目は，小腸への血流と小腸へ到達する Na^+ と Cl^- が増えることによって，EABV の回復とともに $NaHCO_3$ の喪失が増加する場合である。加えて，EABV の回復とともに筋肉への血流が増え，筋毛細血管と筋細胞内の P_{CO_2} が低下する。これによって，重炭酸緩衝系が右辺に移動し，筋細胞内の H^+ 濃度が低下する（**式 1** 参照）。結果として，筋細胞内のタンパク質に結合した H^+ が大量に放出される。この H^+ の一部は Na^+/H^+ 交換体-1（NHE-1）を介して筋細胞の外に排出される〔NHE-1 は細胞内液（ICF）の H^+ 濃度上昇によって活性化されるため〕。排出された H^+ は ECF 中の HCO_3^- を滴定するので，HCO_3^- 濃度が低下し，より重度のアシデミアとなる（図 3-1 参照）。

$$H^+ + HCO_3^- \leftrightarrow CO_2 + H_2O \quad \text{（式 1）}$$

酸の過剰産生はなくても，ECF 量の著明な低下があれば，$P_{Anion\ gap}$ は上昇する。これは，血漿アルブミン濃度（$P_{Albumin}$）の増加と，おそらくアルブミンの陰性荷電の増加によって起こる。

下痢患者は重度の K^+ 欠乏を示す。しかし，インスリンの不足（EABV の著明な低下により α アドレナリンが大幅に増加し，インスリン放出が抑制されるため）により K^+ が細胞外へ移動するので，受診時には低 K 血症が明らかでない。EABV が回復すると重度の低 K 血症を発症する。

治療

まずおこなうべきことは，受診時に存在する緊急症（例：不安定な循環動態）を同定して治療することであり，治療中に起こりうる危険（例：低 K 血症）を予見し避けることである。腸管に分泌された NaCl の再吸収が高まると，下痢液量は減少する。これは，ブドウ糖と NaCl が同モル量含まれた経口溶液による経口補液療法で達成できる（**図 4-5**）。この経口補液の組成は，Na^+-グルコース共輸送体-1（SLGT1）の化学量論を利用していて，小腸管腔からのブドウ糖の再吸収によって，下痢液量が減少する。SLGT1 では，ブドウ糖 1 mmol に対して，

図 4-5　下痢液量に対する初期経口補液療法（ORT）の効果　筒状の構造体は小腸で，2つの長方形は小腸細胞を表している。1Lの経口補液にはNa$^+$とCl$^-$とブドウ糖がそれぞれ100 mmol含まれている。Na$^+$–グルコース共輸送体-1（SLGT1）は1 mmolのブドウ糖に対して2 mmolのNa$^+$を吸収する。100 mmolのブドウ糖がSLGT1によって吸収されたとき200 mmolのNa$^+$が吸収される。そのうちのNa$^+$ 100 mmolの由来は下痢液中に分泌されたNa$^+$である。Cl$^-$再吸収の正確なメカニズムは明らかでないが，SLGT1を介したNa$^+$の起電性再吸収によって作られた，管腔内の負の電位によって駆動される傍細胞経路である可能性がある。

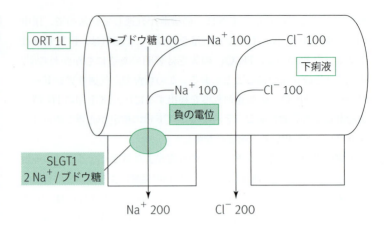

Na$^+$ 2 mmolを再吸収する。1Lの経口補液にはNa$^+$とCl$^-$とブドウ糖が100 mmolずつ含まれている。SLGT1によりブドウ糖100 mmolが再吸収されるとNa$^+$が200 mmol再吸収される。余分なNa$^+$ 100 mmolの由来は下痢液中に分泌されたNa$^+$である。正確には知られていないが，SLGT1を介したNa$^+$の起電性吸収によって作り出された管腔内の負の電位が傍細胞経路の200 mmolのCl$^-$再吸収の駆動力となる可能性がある。経口補液の最新バージョンでは，アルカリ物質が加えられている（例：25～50 mEqのCl$^-$のかわりにクエン酸陰イオンが添加されている）。

腎臓からのNaHCO$_3$の喪失

　腎臓からのNaHCO$_3$の喪失は糸球体で濾過されたNaHCO$_3$のPCTでの再吸収が低下した結果として起こる。この疾患を近位型RTA（pRTA）という。このトピックはPart Cでくわしく述べる。

Part C
NH$_4^+$の排泄量低下を伴う疾患

> ・尿細管性アシドーシス（RTA）の主な特徴は代謝性アシドーシス，P$_{Anion\ gap}$正常，NH$_4^+$排泄の低下である。
> ・RTAには2つのタイプがある（近位型と遠位型）。ともに，NH$_4^+$排泄に障害があり，pRTA患者ではPCTでのNaHCO$_3$の再吸収能力も低下する。

　腎臓由来の代謝性アシドーシス患者は，酸排泄が少ない。診断カテゴリーとしては3つのグループがあり，（1）pRTA，（2）dRTA，（3）GFRが非常に低下している疾患，である。病態としては，腎障害によ

り NH_4^+ 排泄量が低下する。pRTA は $NaHCO_3$ の再吸収能力の低下も伴う。

近位型尿細管性アシドーシス (pRTA)

pRTA による代謝性アシドーシスの病態には 2 つの要素がある。

1. PCT における重炭酸再吸収の低下

  病初期には腎臓からの HCO_3^- 喪失と重炭酸尿が認められるが, 慢性の定常状態になるとみられなくなる。以下にくわしく説明する。病初期では, PCT での H^+ 分泌量が低下し, HCO_3^- 再吸収が低下する。その結果, 遠位ネフロンへの HCO_3^- 到達量が H^+ 分泌能力を超え, HCO_3^- が尿中に排泄される。P_{HCO_3} が低下するにつれ, HCO_3^- の糸球体での濾過量は減少し, PCT と遠位ネフロンでの H^+ 分泌能力が濾過された HCO_3^- のすべてを回収できるポイントに至り, 重炭酸尿は出なくなる。実際, 選択的 pRTA 患者では尿 pH が低いのが特徴である (**表 4-2**)。しかし, アルカリ・タイドの際には, 胃の HCl 分泌によって, ECF に HCO_3^- が追加され, P_{HCO_3} が一過性に上昇するので, pH 約 7.0 の重炭酸尿がみられる。

2. NH_4^+ 排泄の低下

  慢性代謝性アシドーシスにもかかわらず, pRTA 患者では NH_4^+ 排泄が少ない。NH_4^+ 排泄が少ない原因は, 選択的 pRTA の患者では, 近位細胞 pH がアルカリ性であることで (後に述べる), Fanconi 症候群では, PCT 細胞の全般的な障害である。家族性選択的 pRTA 患者に NH_4Cl を負荷した際に, 健常人に比べて NH_4^+ の排泄量が低いことを示した研究がある。pRTA の他の患者では病気の定常状態では重炭酸尿がないので, NH_4^+ の排泄が少ないことが推測される。これらの患者の腎臓で 1 日約 200 mmol の HCO_3^- を生成できるとすると, HCO_3^- の再吸収能力を超え, 重炭酸尿が出るが, 慢性の定常状態ではみられない。

表 4-2 近位型尿細管性アシドーシス (pRTA) 患者における腎臓での HCO_3^- のハンドリング

状況	濾過された HCO_3^- (mmol/日)	近位での HCO_3^- 再吸収量 (mmol/日)	遠位への HCO_3^- 到達量 (mmol/日)	HCO_3^- 排泄量 (mmol/日)
正常	4,500	3,600	900	< 5
PCT での H^+ 分泌低下				
初期	4,500	2,700	1,800	900
定常状態	3,600	2,700	900	< 5

すべての例で, 糸球体濾過量 (GFR) は 180 L/日である。通常の糸球体で濾過される HCO_3^- は 4,500 mmol/日 (P_{HCO_3} 25 mmol/L × GFR 180 L/日) である。pRTA 患者の病態は, 近位曲尿細管 (PCT) での H^+ 分泌低下と, それによる近位での HCO_3^- 再吸収低下である。遠位ネフロンの H^+ 分泌能力はずっと低いので, わずか 900 mmol/日の HCO_3^- が遠位ネフロンで再吸収され, 遠位ネフロンに到達した HCO_3^- の過剰分はすべて尿中に排泄される。HCO_3^- の濾過量が HCO_3^- の尿細管での再吸収限界値まで低下すると, 濾過された HCO_3^- のすべてが再吸収され, 重炭酸尿は生じず, 定常状態の尿 pH は低くなる。

近位型尿細管性アシドーシスのサブタイプ

Fanconi症候群による近位型RTA（pRTA）

　Fanconi症候群患者ではNaHCO$_3$の再吸収障害に加え，PCTでのNa$^+$に共役した他の輸送機能も障害されている。したがって，尿酸，リン酸，クエン酸の排泄増加に加えて，尿糖，アミノ酸尿もみられる。この症候群は，遺伝子異常や，さまざまな疾患による後天的な原因でも起こる（**表4-3**）。小児患者で最も多い原因はシスチン症であるが，成人患者で多い原因はパラプロテイン血症と自己免疫疾患である。中国ハーブ摂取はアジア人のFanconi症候群でよくみられる原因である。中国ハーブ中の原因毒物はアリストロキア酸と考えられている。Fanconi症候群は，テノホビルやシクロホスファミドのアナログであるイホスファミドなどの薬物の使用でも起こる。

後天性選択的近位型RTA

　これは，アセタゾラミド，トピラマート，dichlorphenamideなどのPCT細胞の刷子縁の炭酸脱水酵素Ⅳを阻害する薬物の使用で起こる。これらの薬物はPCTでのNaHCO$_3$の再吸収を抑制するので，尿pHがアルカリ性になり，尿中の2価のリン酸の濃度が高まるので，リン酸Ca結石形成のリスクが増大する。加えて，低クエン酸尿（代謝性アシデミアがPCTでのクエン酸の再吸収を刺激する効果による）によって，尿中イオン化Ca^{2+}濃度が上昇する。

遺伝性選択的近位型RTA

　遺伝性選択的近位型RTA（pRTA）は常染色体優性遺伝，常染色体劣性遺伝の様式をとり，一部の患者は孤発性である。選択的pRTA患者はPCTでのHCO$_3^-$再吸収能力が低下するとともに，NH$_4^+$の排泄

表4-3　近位型尿細管性アシドーシス（pRTA）をきたす状況

Fanconi症候群の原因
・遺伝病──例：シスチン症，ガラクトース血症，遺伝性フルクトース不耐症，Wilson病，Lowe症候群，チロシン血症
・毒物による──例：アリストロキア酸を含む中国ハーブ，鉛などの重金属
・薬物による──例：テノホビル，イホスファミド
・他の疾患──例：多発性骨髄腫を含むタンパク異常血症，Sjögren症候群を含む自己免疫疾患，慢性活動性肝炎，腎移植後
選択的近位型RTA
・遺伝病──例：基底側膜の起電性Na$^+$-重炭酸共輸送体-1（NBCe1）の遺伝子変異，家族性選択的近位型RTA
・薬物による──例：炭酸脱水酵素Ⅳ阻害薬（例：アセタゾラミド，トピラマート，dichlorphenamide）
近位型と遠位型RTAの合併
・遺伝病──炭酸脱水酵素Ⅱ欠乏

が少ない（*2）。これらの障害が合併することは，PCT 細胞 pH がより
アルカリ化することで説明がつく可能性がある。これによって，これら
の患者でクエン酸の排泄量が高いことも説明できる。クエン酸の排泄量
は PCT 細胞 pH の"ウインドウ"である。PCT 細胞 pH の酸性化はク
エン酸再吸収の増加と関連しており，代謝性アシドーシス患者はクエン
酸排泄量が非常に低い。唯一の例外は，選択的 pRTA 患者は代謝性ア
シドーシスにかかわらず，クエン酸の排泄が多いことである。このこと
から，選択的 pRTA 患者の PCT 細胞 pH はアルカリ化していると考え
られる。

*2
遺伝性選択的近位型尿細管性アシドーシス（pRTA）
- これらの所見は，常染色体優性遺伝の選択的 pRTA を有する，コスタリカのある家族の研究から得られたものである。
- 分子メカニズムは同定されていない。

● 予想される分子異常

選択的 pRTA を起こす可能性のある標的分子は 3 つある。基底側膜
の起電性 Na^+-重炭酸共輸送体-1（NBCe1），細胞内の炭酸脱水酵素 II
（CA_{II}）と PCT 細胞の管腔膜の Na^+/H^+ 交換体-3（NHE-3）であ
る。これら 3 つの候補のうち，少なくとも 2 つは pRTA との関連が示
されている（**図 4-6**）。

● NBCe1 異常

再吸収された HCO_3^- は，1 つの Na^+ と 3 つの HCO_3^-（または，1
つの HCO_3^- と 1 つの CO_3^{2-}）の複合体として，NBCe1 を介して，
PCT から細胞外へ排出される。NBCe1 をコードする遺伝子の変異が，
常染色体優性遺伝の選択的 pRTA で眼の異常を有する小児で報告され
ている。これらの変異によって，最大速度（V_{max}）の低下や Na
$(HCO_3)_3^{2-}$ 複合体への親和性の低下（K_m が高い）が起こるので，再
吸収された HCO_3^- すべてを排出するには，PCT 細胞内の HCO_3^- の
濃度が高くなる（pH がアルカリ化する）ことが必要である。

● 炭酸脱水酵素 II 異常

PCT で分泌される H^+ は PCT 細胞内での H_2O の解離に由来する。
PCT 細胞内で生成された OH^- は CA_{II} によって触媒される反応によっ

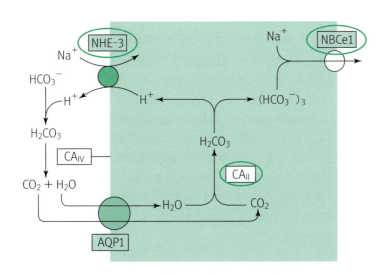

図 4-6 **近位型尿細管性アシドーシス（pRTA）を起こす可能性のある分子異常**　図に示すのは近位曲尿細管（PCT）である。pRTA を起こす分子として同定されているのは，基底側膜の起電性 Na^+-重炭酸共輸送体-1（NBCe1）と PCT 細胞の炭酸脱水酵素 II（CA_{II}）の不活化変異である。Na^+/H^+ 交換体-3（NHE-3）をコードする遺伝子の変異は遺伝性選択的 pRTA 患者では報告されていない。AQP1：アクアポリン 1。

てHCO₃⁻として除去される。OH⁻はHCO₃⁻よりも強い塩基であるので，CA_{II}の変異はPCT細胞のアルカリ化促進につながる。CA_{II}は遠位ネフロン後半の細胞にも存在するので，これらの患者ではpRTAとdRTAの両方の臨床像をもつ。CA_{II}は骨吸収にも関わる。緻密骨が脆弱（骨粗鬆症）になるので，骨折のリスクが増大する。過剰骨による脳神経圧迫により，失明，難聴，顔面神経麻痺を起こす。

● NHE-3異常

理論的にはNHE-3の分子異常はpRTAを起こすが，この輸送体の遺伝子異常による遺伝性選択的pRTA患者は報告されていない。その理由は，おそらく，NHE-3が再吸収するHCO₃⁻量（約3,600 mmol/日）がECFのHCO₃⁻量（約375 mmol）の約10倍であり，輸送体活性の比較的軽度の異常でも重度のアシデミアにつながる可能性があるからだろう。事実，マウスでNHE-3がノックアウトされると，ほとんどのマウスが生直後に死亡する。

近位型尿細管性アシドーシス患者の診断に関すること

pRTAの診断をおこなうことは通常難しくない。$P_{Anion\ gap}$が上昇しない代謝性アシドーシスで，濾過量が再吸収能力を超えると，HCO₃⁻が尿中に喪失されるので，大量のNaHCO₃でもアシデミアを補正できない。Fanconi症候群では，PCT細胞の全般的な機能不全による所見もみられる（例：尿糖）。代謝性アシドーシスにもかかわらず，低クエン酸尿が存在しないこともFanconi症候群によるpRTA診断を示唆する。

慢性定常状態では，pRTA患者には重炭酸尿はみられない。尿pHは通常6.0以下である（表4-2参照）。pRTAでNaHCO₃尿がみられたら，以下のいずれかが疑われる。

1. 最近のアルカリの摂取
2. 病気が進行中で，定常状態に達していない（例：アリストロキア酸を含む中国ハーブを最近摂取した）
3. 遠位H⁺分泌も低下する疾患（例：CA_{II}を含む遺伝子変異）
4. CA_{IV}を阻害する薬物（例：アセタゾラミド）の摂取

P_{HCO_3}が25 mmol/Lとなるまで十分なNaHCO₃を投与したあとで，HCO₃⁻の分画排泄率（FE_{HCO_3}）を測定することによって，PCTにおけるHCO₃⁻再吸収能力の低下を確認したいと思う人もいるかもしれない。pRTA患者において，FE_{HCO_3}は通常15％を超える。加えて，NaHCO₃の輸液を止めると，ただちにP_{HCO_3}が低下する。しかし，大量のアルカリ投与で代謝性アシドーシスを補正できないことはPCTに障害があることを強く示唆するので，pRTAの診断を確認するためにFE_{HCO_3}を測定する必要はないと著者らは考える。ここで注意したい点がある。低K血症がある場合にはNaHCO₃を投与することはP_Kを著しく下げるので，危険である。したがって，K⁺欠乏が補正されてからこの検査を実施すべきである。

pRTA患者では通常，遠位でのH⁺分泌の障害はない。したがって，

アルカリ尿での P_{CO_2} は低くない。アルカリ尿での P_{CO_2} の低下は CA_{II} 欠損による pRTA と dRTA の合併患者でみられる。パラプロテイン血症や自己免疫疾患でも近位と遠位ネフロンの両方が障害されることがある。

近位型 RTA 患者の治療

治療は原因疾患によって変わる。可能なら，pRTA を起こす薬物（表 4-3）を中止すべきである。一般的には $NaHCO_3$ による治療を過剰におこなうべきではない。pRTA 患者では HCO_3^- の再吸収能力を超えると重炭酸は尿中に排泄されるので，P_{HCO_3} を正常近くに保てることはまれである。重炭酸尿は低 K 血症を起こし，リン酸 Ca 結石形成のリスクを増大させる。逆に，pRTA の小児で成長障害がある場合には，$NaHCO_3$ の投与は有益だと思われる。

遠位型尿細管性アシドーシス（dRTA）

症例 4-1：4 型尿細管性アシドーシスと診断された男性

51 歳男性。コントロール不良の 2 型糖尿病と持続する高 Cl 性代謝性アシドーシスの長期におよぶ既往がある。身体診察では，血圧 160/100 mmHg，脈拍 80/分，EABV 低下のエビデンスはなかった。低 K 血症を認めた。さらにくわしく調べると，血漿レニン量が少なく，血漿アルドステロンレベルがいくぶん低かった。検査所見を**表 4-4** にまとめる。

Q 質問

代謝性アシドーシスの原因は何か？
NH_4^+ 排泄の低下の原因は何か？

表 4-4 血漿検体，スポット尿検体の値

	症例 4-1		症例 4-2	
	血漿	尿	血漿	尿
Na^+	140 mmol/L	140 mmol/L	140 mmol/L	75 mmol/L
K^+	5.5 mmol/L	60 mmol/L	3.1 mmol/L	35 mmol/L
Cl^-	112 mmol/L	130 mmol/L	113 mmol/L	95 mmol/L
HCO_3^-	16 mmol/L	—	15 mmol/L	—
pH	7.30	5.0	7.30	6.8
P_{CO_2}	30 mmHg	—	30 mmHg	—
アニオンギャップ	12 mEq/L		12 mEq/L	
ブドウ糖	180 mg/dL（10 mmol/L）	20 mmol/L	90 mg/dL（5.0 mmol/L）	0
クレアチニン	2.3 mg/dL（200 μmol/L）	6 mmol/L	0.7 mg/dL（60 μmol/L）	5 mmol/L
BUN（尿素）	28 mg/dL（10 mmol/L）	(250 mmol/L)	14 mg/dL（5.0 mmol/L）	(200 mmol/L)
浸透圧	295 mOsm/kg H_2O	700 mOsm/kg H_2O	290 mOsm/kg H_2O	450 mOsm/kg H_2O

症例 4-2：この女性の病変はどこにあるか？

23歳女性。東南アジア楕円赤血球症に罹患している。高Cl性代謝性アシドーシスと低K血症の評価のため紹介されてきた。身体診察には著変ない。検査所見を表4-4にまとめてある。

Q 質問

代謝性アシドーシスの原因は何か？
NH_4^+ 排泄低下の原因は何か？

用語

現在，NH_4^+ の排泄が低下する代謝性アシドーシス患者を表現する方法として数字付きの名前が使われている（1型RTA，2型RTA，4型RTA）。しかし，これらの用語は疾患の病態に関する情報を提供しているわけではない。NH_4^+ 排泄量の低下の原因が異なるのに，同じRTAタイプにまとめられている。遠位型，近位型という用語はそれぞれの患者の病変が存在する部位を表しているわけではない。したがって，疾患の病態に基づくRTAの分類を提案したい（**表4-5**）。

臨床アプローチ：最初のステップ

健常人に数日間大量の酸負荷をおこなうと，NH_4^+ の排泄量は200 mmol/日以上に増える。したがって，慢性代謝性アシドーシスに対して予想される腎臓の反応は NH_4^+ 排泄量の増加である。これは2つのステップに分けられる。まず，代謝性アシデミアがPCT細胞内での NH_4^+ 産生を刺激し，髄質間質の NH_4^+ 濃度が上昇する。次に，代謝性アシデミアが遠位ネフロンの H^+ 分泌を刺激し，NH_4^+ の髄質間質から髄質集合管管腔への移動を増やす。NH_4^+ の排泄の生理学の詳細については，第1章で議論した。

● NH_4^+ の排泄量を評価する

RTAは慢性代謝性アシドーシス患者での NH_4^+ 排泄量の低下で特徴づけられる。したがって，NH_4^+ 排泄量の評価が最初の診断ステップとなる。尿pHは NH_4^+ 排泄量の信頼できる指標ではない（第1章，図1-17参照）ので，尿pHを用いてRTAの診断をおこなうべきではない。NH_4^+ 排泄量を評価するには，尿浸透圧ギャップ（$U_{Osmolal\ gap}$）を計算することで，尿中の NH_4^+ 濃度を推定する（第2章参照）。アシデミアがある場合，スポット尿で $U_{NH_4}/U_{Creatinine}$ が3以下であれば，

表4-5 尿細管性アシドーシス（RTA）の分類

数字による分類より，病態による分類を提案する。

よく使われる分類	著者が提案する用語
1型RTA，または，遠位型RTA	NH_4^+ 排泄低下病
2型RTA，または，近位型RTA	HCO_3^- 喪失を伴う NH_4^+ 排泄低下病
4型RTA (*3)	高K血症に関連する NH_4^+ 排泄低下

---

*3
P_K 高値のRTAの多様性
- 一部の患者では，P_K 高値が NH_4^+ の排泄低下を起こす。
- しかし，他の患者では，P_K 高値を起こす病変と NH_4^+ 排泄低下を起こす病変は別である。

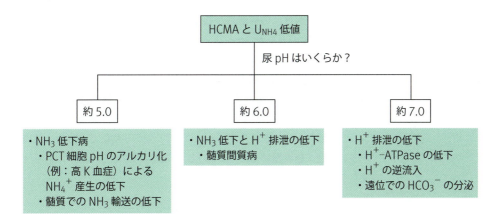

フローチャート 4-2 高 Cl 性代謝性アシドーシス（HCMA）と NH_4^+ の排泄低下のある患者へのアプローチ
HCMA と NH_4^+ の排泄低下がある患者では，次に，NH_4^+ 排泄低下の原因を同定するために，尿 pH を測定する。PCT：近位曲尿細管。

NH_4^+ 排泄量の低下が代謝性アシドーシスの唯一の原因とみなすのに十分である。

● **NH_4^+ 排泄量低下の原因を同定する**

高 Cl 性代謝性アシドーシス患者で NH_4^+ 排泄量の低下が確認できたら，NH_4^+ の排泄量低下の原因を同定するために尿 pH を調べる。遠位尿細管での H^+ 分泌があっても，その H^+ に結合する NH_3 量が少ないと，尿 pH は約 5.0 となる。逆に，十分な NH_3 があるのに，遠位ネフロンでの H^+ 分泌が少ないと，尿 pH は約 7.0 近くになる。尿 pH が約 6.0 であることは NH_3 利用量と遠位での H^+ 分泌の両方に障害があることを示唆している（**フローチャート 4-2**）。

NH_4^+ 排泄が低下する疾患

NH_3 が低下するサブタイプ

● **病態**

このサブタイプの NH_4^+ 排泄量低下の病態は，PCT 細胞内での NH_4^+ 産生の低下である。NH_4^+ 産生低下の頻度の多い原因は，高 K 血症による PCT 細胞 pH のアルカリ化や，GFR 低下による PCT 細胞での利用可能なアデノシン二リン酸（ADP）量の減少である（第 1 章参照）（**表 4-6**）。pRTA 患者では慢性代謝性アシドーシスがあるにも

表 4-6　近位曲尿細管（PCT）における NH_4^+ 産生低下の原因

近位細胞 pH のアルカリ化
・高 K 血症
・炭酸脱水酵素 II 欠乏
・pRTA の一部のサブタイプ（例：常染色体優性遺伝性選択的 pRTA）
グルタミンの酸化の低下
・GFR 低下によって PCT 細胞内の利用可能な ADP が少ない
・利用可能なグルタミンが少ない（例：栄養不良）
・酸化に対してグルタミンと競合する他の燃料があること（例：経静脈栄養患者の遊離脂肪酸）

pRTA：近位型尿細管性アシドーシス，GFR：糸球体濾過量，ADP：アデノシン二リン酸。

かかわらず，NH_4^+ の排泄量が低下する。この NH_4^+ 産生量の低下はPCT 細胞 pH のアルカリ化による。選択的 pRTA 患者（例：遺伝病による）では，PCT 細胞 pH のアルカリ化は NBCe1 の異常でも起こる。Fanconi 症候群患者（例：パラプロテイン血症や自己免疫疾患）では，PCT 細胞 pH のアルカリ化は PCT 細胞全般の機能低下によって生じる。NH_4^+ の産生低下のまれな原因には，栄養不良や，必要なアデノシン三リン酸（ATP）を再生するために PCT 細胞が酸化できる他の燃料が多い（例：経静脈栄養患者における遊離脂肪酸）などにより，利用可能なグルタミン量が減少することがある。

● 臨床像

NH_4^+ 産生の低下の主な 2 つの原因は高 K 血症と GFR 低下である。

高 K 血症

4 型 RTA という用語は，高 K 血症と NH_4^+ の排泄低下による代謝性アシドーシスをもつ患者群を指す場合に通常使われる（表 4-5）。しかし，高 K 血症と NH_4^+ 排泄低下が合併する場合には，以下の 2 つの異なるパターンがある。

1. 高 K 血症が NH_4^+ 排泄低下の原因である場合。高 K 血症が NH_4^+ 産生を阻害する（高 K 血症は PCT 細胞 pH のアルカリ化と関連している）ことによって，あるいは NH_4^+ の Henle ループへの輸送を阻害する〔K^+ と NH_4^+ は Na^+-K^+-$2Cl^-$ 共輸送体-2（NKCC-2）による輸送で競合する〕ことによって NH_4^+ 排泄量を低下させる。この場合，尿 pH は低い（約 5）。高 K 血症が NH_4^+ 排泄を低下させているなら，P_K が正常域に戻るにつれ，NH_4^+ の排泄は増加し，代謝性アシドーシスが改善するはずである。しかし，一部の患者では，他の要因によって NH_4^+ 排泄が低下していて（例：副腎不全患者での EABV の低下による GFR 低下），これも治療によって補正されるので，"原因と結果"の関係を確立することが難しい。

2. 高 K 血症が NH_4^+ 排泄低下の原因でない場合。このサブグループの患者では，高 K 血症が NH_4^+ 排泄低下の原因ではない。これは，高 K 血症が補正された後も代謝性アシドーシスが続き，NH_4^+ の排泄低下が続くことから示唆される。一般的に，このサブグループの NH_4^+ 排泄低下の原因は利用可能な NH_3 量の低下と遠位 H^+ 分泌低下の合併である。したがって，尿 pH は約 6 となる。慢性高 K 血症が持続するためには，病変が K^+ 分泌部位である皮質遠位ネフロンの後半部に及ぶ必要がある。

持続的な尿 pH 低下の影響

持続的な尿 pH の低下は，特に尿量が少ないと，尿酸結石形成のリスクを増大させる。尿中での尿酸の pK は約 5.3 であり，溶解度が約 0.6 mmol/L である。治療としては，アルカリの投与によって尿 pH を約 6.5 まで上昇させることを目標にする。

● 治療
緊急治療

患者にとっての最も大きな脅威は高K血症による不整脈である。高K血症による心電図の変化があれば，高K血症は緊急症として対処すべきである。高K血症の緊急症の治療については第15章で述べる。

酸塩基の管理

一部の患者ではP_Kを正常値まで下げると，NH_4^+の排泄量が増加し，代謝性アシドーシスが改善する。その他の患者では，慢性代謝性アシドーシスは除脂肪体重の異化を起こし，慢性腎臓病を進行させ，尿酸結石の形成を起こすので（持続的に尿pHが低いため），$NaHCO_3$による治療が必要である。しかし過剰な重炭酸尿は，尿pHを過剰に上昇させてリン酸Ca結石の形成を生じさせるため，避けるべきである。したがって，24時間にわたって尿pHが6.5以上にならないように，$NaHCO_3$量を1日にわたって分散して投与すべきである。

遠位でのH⁺分泌が低下するサブタイプ
● 病態

この患者では遠位ネフロン管腔へのH⁺分泌が低下するので，NH_4^+排泄が低下する。尿pHは約7である。この遠位H⁺分泌低下の原因を**表4-7**にまとめた。アルカリ尿中のP_{CO_2}とクエン酸の排泄量を調べることで原因を鑑別できる（**フローチャート4-3**）。

遠位ネフロンでのH⁺-ATPase数の低下

このグループには，まれなH⁺-ATPaseの先天異常をもち，感音性難聴を合併することの多い小児が含まれる。成人患者でよくある原因は自己免疫疾患と高ガンマグロブリン血症性疾患（例：Sjögren症候群）である。遠位H⁺分泌が低い患者の一部では，腎生検標本の免疫組織染色でα間在細胞の管腔膜にH⁺-ATPaseが検出できない。循環している抗体がH⁺-ATPaseを障害している可能性もあるが，持続するα間在細胞内pHのアルカリ化の2次的な影響でH⁺-ATPase量が低下し

表4-7 H⁺分泌低下によるNH_4^+排泄低下の原因

H⁺-ATPase活性の低下（アルカリ尿でのP_{CO_2}が低い）
・H⁺-ATPaseの遺伝子変異（±感音性難聴）
・炭酸脱水酵素Ⅱ欠乏または，遠位細胞pHのアルカリ化を起こす後天的疾患（例：Sjögren症候群やSLEのような自己免疫疾患と高ガンマグロブリン血症）による遠位細胞pHのアルカリ化
α間在細胞におけるHCO_3^-遠位分泌の増加（アルカリ尿でのP_{CO_2}が高い）
・東南アジア楕円赤血球症の一部の患者（AE-1をコードする遺伝子に2つの変異があり，通常の1つ目の変異は楕円赤血球の原因となり，もう1つはAE-1をα間在細胞の管腔膜に誤挿入する原因となる）
・おそらく一部の自己免疫疾患
H⁺の逆流入（アルカリ尿でのP_{CO_2}が高い）
・薬物（例：アムホテリシンB）

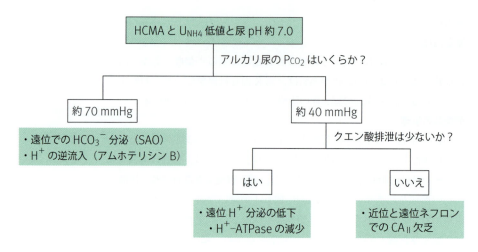

フローチャート 4-3　遠位型尿細管性アシドーシス（dRTA）で尿 pH が約 7 の患者へのアプローチ　NH_4^+ 排泄量が少ないので RTA が存在する。尿 pH が約 7 のときは，その原因は遠位ネフロンでの H^+ 分泌の低下である。原因疾患を同定するステップをフローチャートにまとめた。CA_{II}：炭酸脱水酵素 II，HCMA：高 Cl 性代謝性アシドーシス，SAO：東南アジア楕円赤血球症。

---

*4
自己免疫疾患による遠位型 RTA
- H^+-ATPase への障害を与えるために，循環する抗体がどのようにして細胞内に入り，壊れずにいられるのかを説明することは難しい。
- Sjögren 症候群患者の一部で CA_{II} に対する自己抗体価が高い症例が検出されたことがあるが，同様の疑問が浮かんでくる。
- これらの患者の抗体が α 間在細胞の基底側膜の Cl^-/HCO_3^- 陰イオン交換体を障害することは可能である。

ている可能性もある（*4）。この障害を伴う患者ではアルカリ尿中の P_{CO_2} が動脈血 P_{CO_2}（約 40 mmHg）に近い。また，アシデミアによって PCT でのクエン酸再吸収が増加するので，クエン酸排泄は少ない。

細胞内 pH のアルカリ化による H^+-ATPase の阻害（図 4-7）

このカテゴリーには 2 つのサブグループがある。1 つは，自己免疫疾患のため，α 間在細胞の基底側膜の Cl^-/HCO_3^- 陰イオン交換体-1（AE-1）に障害が起き，持続的に細胞内の pH がアルカリ化し，管腔膜の H^+-ATPase の発現が減少するサブグループである。もう 1 つは，CA_{II} 欠乏をきたす疾患のサブグループである（本章の pRTA セクションを参照のこと）。両方のサブグループとも，遠位の H^+ 分泌が低下するので，アルカリ尿の P_{CO_2} は約 40 mmHg となる。しかし，クエン酸の排泄量は前者のサブグループでは低いが，CA_{II} 欠乏患者では高い。なぜなら，CA_{II} 欠乏患者では PCT 細胞の pH がアルカリ化して，クエン酸の再吸収が低下するからである。

遠位ネフロンでの H^+ の逆流入

アムホテリシン B は遠位ネフロンの管腔膜に非選択的陽イオンチャネルを挿入すると考えられている。これによって，α 間在細胞で分泌された H^+ が逆流入するので，遠位ネフロンの正味の H^+ 分泌は減少する。H^+ の逆流入が大きいと，持続的に遠位 H^+ の分泌が多くなり，血流量が少なく，酸素の限界供給である腎臓領域のエネルギーをかなり消費することになる。このため腎髄質が低酸素障害を受けやすくなる。したがって，H^+ の分泌障害は，当初は H^+ の逆流入によるが，長期的な障害後には，主に髄質障害が原因となる。病初期の RTA の原因が H^+ の逆流入のときは，アルカリ尿の P_{CO_2} は 70 mmHg 以上である。

HCO_3^- の遠位での分泌

このタイプの疾患のよい例が東南アジア楕円赤血球症の患者で，AE-1 の 2 番目の変異によって，α 間在細胞の基底側膜ではなく，管腔膜に

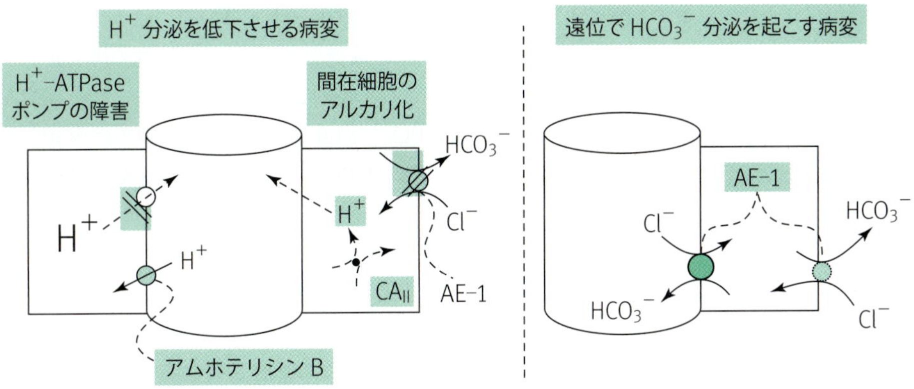

図 4-7 遠位 H⁺ 分泌が障害される原因 筒状の構造は遠位ネフロンの後半部を表している。長方形がα間在細胞である。H⁺分泌を低下させる病変を点線の左側に表しており，HCO₃⁻分泌を起こす病変を点線の右側に表している。H⁺分泌が低下する主な原因は，H⁺-ATPase ポンプの障害，H⁺の逆流入，間在細胞のアルカリ化〔CA₍ⅡR₎欠乏により OH⁻ の除去ができない，または，基底側膜の Cl⁻/HCO₃⁻ 陰イオン交換体-1（AE-1）による HCO₃⁻ を細胞外へ排出ができない〕である。HCO₃⁻ の遠位分泌が増加することが図の右側に示されている。これは，AE-1 がα間在細胞の管腔膜に間違えて挿入されることによって起こる。

間違って挿入される（図 4-7 参照）。この状況では，管腔への HCO_3^- 分泌によって管腔 pH が上昇し，$H_2PO_4^-$ から H^+ が離れ，アルカリ尿の P_{CO_2} が上昇し，70 mmHg 以上となる。PCT 細胞は HCO_3^- 排出のためにこの陰イオン交換体を発現していないので，アシデミアによって PCT の細胞内 pH は減少する。したがって，クエン酸の排泄は低下する。

● 臨床像

診断アプローチをフローチャート 4-3 にまとめ，原因疾患のリストを表 4-7 にまとめた。

● 関連する所見

低 K 血症

遠位 H^+ の分泌低下や遠位での HCO_3^- 分泌による dRTA では，しばしば低 K 血症がみられる。腎臓での K^+ の喪失は，重炭酸尿や，管腔 pH のアルカリ化（皮質遠位ネフロン後半部での起電性の Na^+ 再吸収増加や主細胞管腔膜の開口 K^+ チャネル数増加による）のため，予想以上の K^+ 分泌の増加によって起こる（第 13 章）。

低 K 血症はときに重度で，脱力をきたす。しばしば，これは病院にかかるきっかけとなる。

腎石灰沈着症

dRTA 患者で低 K 血症を伴うと，髄質間質の Ca 沈着の可能性が高まる。これを腎石灰沈着症という。髄質間質で Ca 塩が沈着する理由は，髄質間質でのイオン化 Ca^{2+} 濃度が高く，イオン化 Ca^{2+} と沈殿を作る陰イオンの濃度が高いからである。Ca が 2 価のリン酸（HPO_4^{2-}）や炭酸陰イオンと沈殿を作るには髄質のアルカリ化が必要である。詳細なメカニズムは Part D で述べる。

● 尿 pH が高いことにより起こること

リン酸 Ca（CaHPO₄）結石

CaHPO₄ 結石が形成されるには，高い濃度（活性）の尿中のイオン化 Ca^{2+} と，高い濃度（活性）の HPO_4^{2-} の 2 つの要因が必要である。

クエン酸イオンがイオン化 Ca^{2+} をキレートするので，前者のリスクを増大させるのは，クエン酸の排泄量低下である。クエン酸の排泄低下はアシデミアや低 K 血症で起こり，この2つは，このグループの dRTA 患者で起こる。管腔液の HPO_4^{2-} 濃度が高くなる主な要因は尿 pH が高いことであり，1 価のリン酸（$H_2PO_4^-$）から 2 価のリン酸（HPO_4^{2-}）に変換され，イオン化 Ca^{2+} と沈殿を作る。dRTA 患者の腎組織検査と $CaHPO_4$ 結石の分析から，リン酸 Ca 沈殿物は内髄質集合管と Bellini 管を塞ぎ，間質の炎症と線維化を起こす。これによって，進行性の腎不全が起こるので，$CaHPO_4$ 結石の予防の重要性を強調するのである。クエン酸排泄が増加しているなら，クエン酸 K によるアルカリ治療はこれらの患者で有用であるが，尿 pH をさらに上昇させることになり，$CaHPO_4$ 結石のリスクが増大する。しかし，尿 pH 上昇が HPO_4^{2-} 濃度上昇に与える影響は，尿 pH が 6.8 を超えると，かなり小さくなる（表 4-8）。

● 治療

緊急症に関すること

患者にとって最も大きな脅威は低 K 血症による不整脈である。低 K 血症は呼吸筋の疲弊も起こし，呼吸性アシドーシスの合併により重度のアシデミアを起こす。K^+ が細胞内へ移動することによる P_K の危険な減少を避けるために，$NaHCO_3$ 投与は P_K が安全域（約 3.5 mmol/L）に上昇するまで控える。低 K 血症の緊急症の治療は第 14 章で述べる。

酸塩基に関連する事項

これらの患者は十分な NH_4^+ が排泄できず，食事中の酸負荷によって消費された HCO_3^- の再生ができないので，アルカリ治療が通常必要である。しかし，大量の K^+ の腎喪失と $CaHPO_4$ 結石形成を起こすので，重炭酸尿は最小限にしなければならない。したがって，$NaHCO_3$ の量は最小限とし，1 日にわたって分割して投与すべきである。P_{HCO_3} が補正されたら，P_{HCO_3} を正常域に保つために必要な $NaHCO_3$ の量は通常，30〜40 mmol/日以下である（食事中の硫黄含有アミノ酸の代謝によって生じる毎日の酸負荷を中和するのに十分である）。

表 4-8 尿 pH の上昇が尿中 2 価のリン酸濃度に与える影響

尿 pH	$H_2PO_4^-$ (mmol/L)	HPO_4^{2-} (mmol/L)
6.8	15	15
7.1	10	20
7.3	7.5	22.5
7.4	6	24
7.5	5	25

この計算のために，24 時間の無機リン酸排泄量 30 mmol，尿量 1 L，pH6.8 を用いた。尿 pH7.1 では，尿中総リン酸の 2/3 が 2 価のリン酸（HPO_4^{2-}）で，1/3 は 1 価のリン酸（$H_2PO_4^-$）となっている。尿 pH が 7.1 から 7.5 に増加しても，HPO_4^{2-} の割合の増加はわずかである。

遠位 H^+ 分泌と利用可能な NH_3 の両方に障害のあるサブタイプ

● **病態**

腎髄質に障害を起こす疾患は集合管機能を障害し，それにより H^+-ATPase 活性が低下し，利用可能な髄質間質の NH_3 が減少する。したがって，NH_4^+ の排泄が低下し，尿 pH は通常約 6.0 となる。アシデミアが存在するので，クエン酸排泄は少ない。遠位 H^+ 分泌障害はアルカリ尿の P_{CO_2} が約 40 mmHg であることで確認できる。

● **臨床像**

腎髄質間質が障害される病気の原因はたくさんあるが，主なものとして感染，薬物，浸潤，沈殿，炎症性疾患，鎌状赤血球症などがある。髄質間質の疾患のため，これらの患者は腎濃縮力障害もある。病変が皮質遠位ネフロンの後半部に及べば，高 K 血症も起こる。しかし，P_K が正常域に戻ってもアシデミアは持続する。

● **治療**

アシデミアの補正のためにはアルカリの投与が必要である。H^+ 分泌が低下するサブグループで議論したアルカリ治療の問題が，ここにもあてはまる。

不完全尿細管性アシドーシス

"不完全 RTA" という名前は，dRTA の診断の要が HCMA 患者の高い尿 pH であった時代に由来する。したがって，特に若年で，$CaHPO_4$ 結石を繰り返す患者で，HCMA を伴わず，尿 pH が高い場合，これらの所見を示す用語として不完全 RTA という名前がつけられた。しかし，このような所見は 3 つの状況で起こりうるので，以降のパラグラフで議論する。3 番目のみが不完全 RTA である。

遠位での H^+ の分泌低下による遠位型尿細管性アシドーシス

これらの患者では通常，代謝性アシドーシスを伴うが，食事からの H^+ 負荷が少ない〔フルーツや野菜などアルカリを多く含むものを食べていたり（図 1–5），タンパク負荷が少なく H_2SO_4 の前駆体が少ない（図 1–3）〕と，アシデミアは存在しない。したがって，この状況での重要な診断ステップは，数日間の酸負荷（例：NH_4Cl）の投与によって起こる慢性アシデミア後に NH_4^+ 排泄が低下することを見つけることである。

健常人が間欠的に大量のアルカリを摂取する

これらの患者では食事からときおり，大量のアルカリ負荷がみられる（例：フルーツや野菜の大量摂取）。尿 pH は高いが，血漿 pH も P_{HCO_3} も正常である。尿 pH が高い原因がアルカリの大量摂取であることを示唆する手がかりは 2 つある。(1) mEq 単位でみたとき SO_4^{2-} の排泄に比べて NH_4^+ の排泄が少ない（食事のアルカリ負荷は H_2SO_4

からのH^+を中和する),(2)食事中のアルカリ摂取推定量が多い(例:尿中のクエン酸などの有機酸陰イオンの排泄量に反映される,*5)。このサブグループの患者がdRTA患者に似ている点は,前述したようにH^+分泌が低下していることであるが,典型的な西洋食をとっているときはアシデミアを生じないという点や数日間の酸負荷(例:NH_4Cl)の際に適切にNH_4^+の排泄量を増加させることができる点において異なっている。

真の"不完全尿細管性アシドーシス"患者

通常,これらの患者が受診するきっかけとなるのは,繰り返す$CaHPO_4$結石である。最初の診断アプローチにより1日の大半の時間で持続的に尿pHが高いことがわかる〔24時間のうち少なくとも12時間で>6.5(この定義が恣意的であることを付け加えたい)〕。この患者の診断で鍵となるのは硫黄含有アミノ酸代謝による食事からの酸負荷〔SO_4^{2-}の排泄量(mEq)に反映される〕に対してNH_4^+の排泄が亢進していることである。健常人では1日のNH_4^+とSO_4^{2-}の排泄量はほぼ等しく,dRTA患者ではNH_4^+の排泄はSO_4^{2-}の排泄よりも少ない。したがって,不完全RTAという用語は誤解を与える。なぜなら,RTAの基本的な所見はNH_4^+の排泄低下であるが,いわゆる"不完全RTA"患者は,SO_4^{2-}の排泄よりもNH_4^+の排泄の方が多いからである。これらの患者で推定されるNH_4^+排泄が多くなる2つの病態を以下に示す。

1. PCT細胞pHの酸性化:PCT細胞pHの酸性化は,$Na(HCO_3)_3^{2-}$複合体の基底側膜からの排出亢進を起こす病変による。細胞内のpH低下の結果,NH_4^+産生量が増加し,腎髄質間質のNH_4^+濃度が高くなる。これにより髄質集合管(MCD)の管腔へのNH_3流入が増えれば,尿pHは6.5よりも高くなり,NH_4^+排泄量も増加する。PCT細胞pH低下の結果,クエン酸の再吸収量は増加し,クエン酸の排泄は極度に低下する。クエン酸は尿中でイオン化Ca^{2+}をキレートするので,Ca結石形成の可能性を高める1つの要因となる。髄質における高いNH_4^+濃度は補体系を活性化し,二次的な髄質間質障害を起こす。これがNH_4^+排泄低下につながるのであれば,人生の後半にdRTAを発症する。

2. 一次性の髄質NH_3輸送の増加:NH_3は髄質間質から集合管管腔へと輸送される際に,ガスチャネルとして機能するRh糖タンパクRhbgとRhcgを通過すると,現在では考えられている(図1-14参照)。これらのチャネルを通ってMCDの管腔へ入るNH_3が増えると,SO_4^{2-}の排泄量に比べてNH_4^+の排泄量が高くなり,尿pHが上昇する可能性がある。この推測は不完全RTAの一部の患者では低クエン酸尿が存在しないという事実に基づいており,これらの患者で酸性化したPCT細胞が原因ではない可能性が高い。この患者は,Ca排泄が高まるような他の病変(例:特発性高Ca尿症)があったり,尿量が少ない(尿中のCa^{2+}とHPO_4^{2-}の濃度を高める)と,尿中のHPO_4^{2-}濃度が高くなり,$CaHPO_4$結石を形

---

*5

食事中のアルカリ摂取の計算

- クエン酸イオンなどの有機酸陰イオンの排泄亢進を疑うのは,尿中の"electorical window"が存在するときである。すなわち,$(U_{Na} + U_K + U_{NH_4} + U_{Ca} + U_{Mg})$が$(U_{Cl} + U_{HPO_4} + U_{SO_4})$より大きいときである。単位はすべてmEq/L,である。

- 尿中Na^+とCl^-の主な由来はNaClの摂取であるので,これらのイオン排泄量はmEq単位では常に等しいため,計算から除外できる。

- 多くの患者では,NH_4^+とSO_4^{2-}の排泄量はmEq単位ではほぼ等しく,これらも計算から除外できる。

- Ca^{2+}とMg^{2+}の排泄量は比較的少ないので,この計算の目的からは無視できる。したがって,24時間の有機酸陰イオンの排泄は,その間のK^+排泄量と1価のリン酸イオンの排泄量の差から推定できる(K^+の由来がタンパク質の摂取であれば,尿中に1価のリン酸イオンとともに排泄される。1価のリン酸イオンを超えたK^+排泄の由来はフルーツと野菜の摂取である。これらのK^+は有機酸陰イオンともに尿中に排泄される)。

- 典型的な西洋食をとっている人の尿中有機酸陰イオンの排泄量は通常,約40 mEq/日である。

成する。

腎不全患者の代謝性アシドーシス

GFRが著明に低下すると以下のような変化が起こる。

● $H_2PO_4^-$ 排泄

尿pHが，$HPO_4^{2-}/H_2PO_4^-$のpK値である6.8よりも十分に低ければ，$H_2PO_4^-$の排泄は$H_2PO_4^-$のインプットと釣り合う。したがって，この形での食事からのH^+負荷は腎不全患者の代謝性アシドーシス発症には関与しない（第1章参照）。

● NH_4^+ 排泄

PCT細胞での利用可能なADPが少ないため（Na^+の濾過量が少ないため，腎臓の仕事量も少ない，図1-12参照），NH_4^+排泄は著明に低下する。タンパク質をどのくらい摂取しているか，どれくらいH_2SO_4が産生されるか，どの程度NH_4^+の排泄が低下しているかによって，貯留するH^+量が決まる。食事中のタンパク量が少なくなく，NH_4^+の排泄が非常に低ければ，貯留するH^+は30〜40 mEq/日となる。

● 食事中のアルカリ

従来の酸塩基平衡の考え方は主に酸のバランスにのみ注目していたため，食事中のアルカリはしばしば無視されてきた。アルカリ負荷は主に食事中のフルーツと野菜（例：K^+＋クエン酸陰イオン）由来であり，通常尿中にK^+と有機酸陰イオンとして排泄されることで除去される（図1-5参照）。しかし，いったん代謝性アシドーシスを発症すると，アシデミアがPCTでの再吸収を刺激するので，クエン酸陰イオンなどの有機酸陰イオンの尿中排泄は低下する。したがって，食事中のアルカリは体にとどまり，硫黄含有アミノ酸の代謝によって産生されたH_2SO_4からのH^+を中和するのにこれらのHCO_3^-が使われ，結果としてNH_4^+排泄によって除去されるべきH^+負荷を減少させる。腎不全患者は通常，低K食を摂取しているので，アルカリ摂取が少なく，その結果，よりアシデミアになる。一方，フルーツや野菜の摂取を制限しなければ，アシデミアの重篤度は下がるが，高K血症という高い代償を払わなければならない。

慢性腎不全患者の$P_{Anion\ gap}$は通常GFRが＜20 mL/分となるまで明らかには上昇しない。慢性腎不全患者の$P_{Anion\ gap}$増加は著明な量の新しい酸の産生によるものではなく，むしろGFRが低いことにより，SO_4^{2-}とリン酸陰イオンが蓄積することによる（図4-8）。

ラットを用いた研究結果より，アシデミアは尿毒症の異化シグナルであることが強く示唆された。ヒトでのデータは一定していない。$NaHCO_3$補充は慢性腎臓病の進行を抑制することも示されている。現在では慢性腎臓病患者のアシデミアは補正することが推奨されている。P_{HCO_3}が正常に戻った後，P_{HCO_3}を正常に保つために必要な$NaHCO_3$

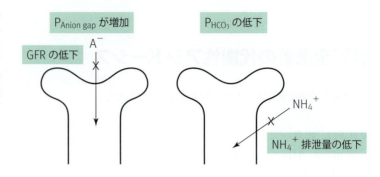

図 4-8 腎不全患者で血漿アニオンギャップ（$P_{Anion\ gap}$）が増加しアシドーシスとなる原因　$P_{Anion\ gap}$ が増加する原因は，糸球体濾過量（GFR）が低下し，リン酸イオンや硫酸イオンのような陰イオンの排泄が低下することである（左図）。アシドーシスは NH_4^+ 排泄量の低下による（右図）。

量は 30〜40 mmol/日未満である。この少量の塩の負荷は慢性腎臓病患者のほとんどで問題とならない。

Part D
統合生理

尿細管性アシドーシス患者の定常状態での酸塩基平衡

　硫黄含有アミノ酸の代謝による食事中の H^+ 負荷（尿中 SO_4^{2-} の排泄に表れる）に対して NH_4^+ の排泄が少ないにもかかわらず，RTA 患者は長い期間，酸塩基平衡の定常状態にある。したがって，酸塩基平衡を達成するための他のメカニズムがあると考えられる。考えられるメカニズムを順番に議論していく。

骨からのアルカリ塩の溶解による新規 HCO_3^- の産生

　骨からのアルカリ塩の溶解が起きると，HCO_3^- が 1 mEq 産生される際に，Ca^{2+} が約 1 mEq 排泄される（*6）。一過性で軽度の Ca^{2+} 排泄の増加はヒトの急性アシドーシスでも認められる。しかし，慢性アシドーシス患者で Ca^{2+} 排泄が上昇しているというデータはない。明らかな骨量喪失を伴わずに，このメカニズムが長期間十分な量のアルカリ源となるとは考えづらい。

尿の有機酸陰イオンの排泄量が少なくなるので食事中のアルカリが食事中の酸の一部を滴定する

　正常時では，食事中のアルカリ負荷の排泄は，有機酸陰イオンとして尿中に排泄されることでおこなわれる（図 1-5）。したがって，酸負荷があるとき，有機陰イオンの尿中排泄量は減少し，食事中のアルカリは食事中の酸の一部を滴定するのに使われる。NH_4^+ 排泄量の低下は尿

*6
骨のアルカリ塩が溶けることによって HCO_3^- が獲得される
- 骨の Ca 塩は炭酸 Ca（$CaCO_3$）とアパタイト〔$Ca_3(PO_4)_2$〕である。それらが溶けると，体に Ca と HCO_3^- が追加される。
- これが体にアルカリ負荷となるためには，Ca^{2+} が体で沈殿を形成せずに失われる必要がある（例：尿中への排泄）。骨や他の部位で，Ca^{2+} が再度 $CaCO_3$ や $Ca_3(PO_4)_2$ の形で沈殿すると，HCO_3^- の獲得はなかったことになる。

中有機酸陰イオン（潜在的 HCO_3^-）の排泄量の低下と等しく，その結果，酸塩基平衡は維持される。

遠位型尿細管性アシドーシス患者の腎石灰沈着症

dRTA で尿 pH が約 7.0 で，P_K が低いサブグループは Ca^{2+} 塩が腎髄質間質に沈着しやすい。Ca 塩の沈着が起こりやすくなる要因は，イオン化 Ca^{2+} の活性が高いことと，イオン化 Ca^{2+} とともに沈殿する HPO_4^{2-} の活性が高いこと，である。低 K 血症も重要な役割を果たしている可能性が高い。

メカニズム

● イオン化 Ca^{2+} の髄質間質内での濃度上昇

腎石灰沈着症発生の最大のリスク因子は水なしで Ca を髄質間質に加えることである。濾過された Ca^{2+} の再吸収の大部分は PCT でおこなわれるが，PCT は常にアクアポリン水チャネル 1 を発現しており，このネフロンセグメントは常に水に透過性なので，間質の石灰化のリスクは上昇しない。実際，水の再吸収が，PCT 管腔内のイオン化 Ca^{2+} 濃度を上昇させ，駆動力を生み出すので，Ca^{2+} 再吸収の最初のステップである。それに加えて，皮質遠位ネフロンの後半部では大量の水が再吸収される。一方，Henle ループの太い上行脚髄質部（mTAL）は水に不透過なので，水は再吸収されずに Ca^{2+} が再吸収される。このネフロンセグメントでの Ca^{2+} の再吸収は受動的であるが，K^+ が ROMK チャネルから管腔に再び排出される際に形成される管腔内の正の電位によって駆動される。間質 Ca^{2+} 濃度の大幅な上昇によるリスクが大きい領域は，mTAL の基底側膜に接している領域である。

血流が少ないことと直血管の対向流交換によって Ca 塩の沈殿リスクが上昇するが，そのリスクを低下させる 5 つの予防メカニズムがある。（1）イオン化 Ca^{2+} が mTAL の基底側膜の Ca 感受性受容体（Ca–SR）と結合すると，ROMK を介した K^+ の流れを抑制するシグナルが出て，管腔の正の電位が減少し，イオン化 Ca^{2+} 再吸収のための駆動力が減少する。（2）内髄質の尿素リサイクリングによって，Ca^{2+} や HPO_4^{2-} 陰イオンを伴わない水（尿素を伴う）が間質へ運ばれ，髄質間質のイオン化 Ca^{2+} の濃度と HPO_4^{2-} 陰イオンの濃度が低下する。（3）上行性直血管はフェネストラ（窓）をもち，髄質間質で形成された $CaHPO_4$ や炭酸 Ca の非常に小さな沈殿を運び出している。（4）腎髄質間質の高いイオン強度によって，イオン化 Ca^{2+} の活性が低下する。（5）濾過された Mg^{2+} の大半は mTAL で再吸収されるが，Mg^{2+} は Ca^{2+} より HPO_4^{2-} や重炭酸陰イオンへの結合力が強いので，Mg^{2+} の間質内の高い濃度が Ca 塩の沈殿を減少させる（このトピックの解説は第 9 章参照）。

● 髄質間質内の HPO_4^{2-} と CO_3^{2-} の濃度上昇

これには髄質間質のアルカリ化が必要である。低 K 血症患者では，

図 4-9　内髄質間質のアルカリ化

図は髄質集合管（MCD）を表す。MCD の H^+-K^+-ATPase によってより多くの K^+ が再吸収されると，内髄質間質には HCO_3^- が加えられる。このアルカリ化によって CO_3^{2-} と HPO_4^{2-} の濃度が上昇する。髄質間質内における炭酸 Ca の沈殿はリン酸 Ca 沈殿物の核となり，腎石灰沈着症を発症する。

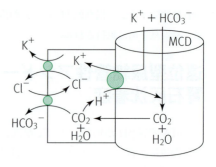

MCD の H^+-K^+-ATPase 活性が増加する。MCD 管腔への H^+ の分泌の正味の効果は K^+ と HCO_3^- を間質に加えることである（**図 4-9**）。その結果，間質の pH が上昇し，$H_2PO_4^-$ から HPO_4^{2-} への変換が起こり，イオン化 Ca^{2+} と沈殿を作る。しかし，pH の上昇は非常に小さいので HPO_4^{2-} 濃度の大幅な上昇は起こらない。炭酸の pK は非常に高い（約 10）が，炭酸イオンの前駆体である，重炭酸の巨大なプールが存在するので，炭酸 Ca 沈殿がリン酸 Ca 沈殿物の核になる。

SLGT1 の化学量論

「1 mmol の Na^+ で十分なはずなのに，なぜ，SLGT1 は 1 mmol のブドウ糖を吸収するときに 2 mmol の Na^+ を使うのか」と尋ねたくなるかもしれない。1 mmol のブドウ糖輸送のために 2 mmol の Na^+ を使うことのマイナス面は，より多くの ATP 分子が加水分解されることである（*7）。より多いエネルギーを消費するので，より多くの Na^+ を使うことの利点があるはずである。さらに，食事中のブドウ糖 1,500 mmol を毎日再吸収するには，消化管管腔に 3,000 mmol の Na^+ を追加する必要がある。この Na^+ 量は ECF 中の Na^+ 量の約 150％にあたる。この場所で SLGT1 が選択された利点として推測できるのは，以下の 2 つである。

1. **腸細胞による L-乳酸産生と肝細胞内への K^+ 移動**

　　食事中のブドウ糖吸収後，門脈中の血漿 L-乳酸濃度（$P_{L-lactate}$）が上昇することが知られている。この高い門脈 $P_{L-lactate}$ が，食事からの K^+ 吸収によって P_K 高値となった血液が肝静脈を介して心臓に送られることを防いでいると考えられる。肝細胞内へ K^+ が移動するメカニズムは，腸細胞での解糖系が亢進することで始まる。1 mmol のブドウ糖再吸収の際に 2 mmol の Na^+ が SLGT1 を介して再吸収されると，より多くの代謝の仕事がおこなわれる。腸細胞での解糖がピルビン酸の酸化よりも速ければ，L-乳酸が門脈内に放出される。肝臓では，モノカルボン酸輸送体（MCT）によって L-乳酸が取り込まれ，肝細胞の細胞膜直下の H^+ 濃度が上昇し，NHE-1 が活性化される。この電気的中性な Na^+ の肝細胞への流入と，それに引き続いて起こる起電性の Na^+-K^+-ATPase を介した流出は細胞内の負の電位を増加させ，肝細胞の中に K^+ がとどまることになる

---

*7
- Na^+-K^+-ATPase は 3 mmol の Na^+ を輸送するために，1 分子の ATP を加水分解する。
- したがって，1 mmol の Na^+ の輸送には ATP 分子の 1/3 の加水分解が必要であるのに対し，2 mmol の Na^+ 輸送には，ATP 分子の 2/3 の加水分解が必要である。

（第13章参照）。

2. 小腸絨毛の先端の浸透圧の上昇によって消化管管腔への水の移動が防がれる

1Lのフルーツジュースを飲むと，含有される炭水化物が小腸前半部のスクロース酵素によって加水分解され，約750 mmolのブドウ糖とフルクトースを摂取したことになる。小腸管腔内のこの浸透圧物質の負荷は大きな浸透圧力を生み出し（1 mOsmあたりの浸透圧は約20 mmHgなので，約15,000 mmHg），体から水を引き出す。突然の水の小腸管腔への移動は門脈のP_{Na}上昇を起こし，すぐに動脈血漿のP_{Na}も上昇する。P_{Na}上昇は口渇感を生み出し，その口渇感をたくさんのフルーツジュースを飲むことで癒やそうとすると悪循環となる。

小腸絨毛の先端の浸透圧が上昇することによって，水を管腔に移動させようとする浸透圧差を最小化する。絨毛中の毛細血管のヘアピンループが対向流交換系として機能することで，これが達成される。Na^+の活発な再吸収は対向流増幅効果を与える（**図4-10**）。小腸細胞間のタイトジャンクションのNa^+透過性は限定的であり，ブドウ糖が吸収されるとき，局所の小腸Na^+とCl^-濃度が高くなる（約400 mmol/L）。これにより，局所の浸透圧は800 mOsm/kg H_2Oとなるので，水を小腸管腔に移動させる浸透圧駆動力はもはやなくなる。したがって，SGLT1が1 mmolのブドウ糖に対して2 mmolのNa^+を輸送することのもう1つの利点は，小腸でブドウ糖が吸収されるときに，小腸絨毛の先端の浸透圧を高くできることである。

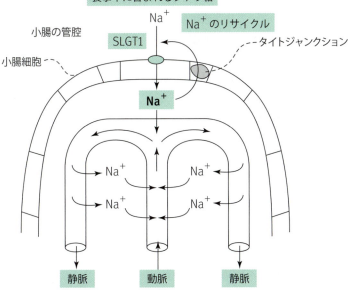

図4-10　小腸絨毛でNa^+とともにブドウ糖が吸収される　図は小腸絨毛で，小腸の管腔に面している。2分子のNa^+と1分子のブドウ糖がNa^+-グルコース共輸送体-1（SLGT1）を介して吸収される。ブドウ糖の吸収を駆動するために，ほとんどのNa^+はタイトジャンクションを通って管腔へ拡散する。一部のNa^+は上皮下毛細血管に入る。このNa^+は中心毛細血管に入ることでリサイクルされ，対向流交換系として機能する。ブドウ糖が吸収されているかぎり，絨毛先端のNa^+濃度が高く保たれる。

図 4-11 コレラ毒の作用メカニズム　筒状の構造体は小腸で，その左の長方形は腺窩細胞である。コレラ毒は，この細胞の管腔膜に不可逆的に結合し，より多くのサイクリック AMP（cAMP）が産生される。cAMP の増加は嚢胞線維症関連 Cl^- チャネル（CFTR）の管腔膜への挿入を起こし，細胞内の負の電位が Cl^- の分泌を駆動する。Na^+ は，管腔の負の電位に駆動されて，細胞の間を通って小腸管腔に入る。Na^+ は Na^+-K^+-ATPase によって，細胞から排出される（図には示されていない）。Na^+，K^+，Cl^- の由来は，細胞の基底側膜の $Na^+-K^+-2Cl^-$ 共輸送体-1（NKCC-1）を介した門脈の血液である。cAMP の増加は基底側膜の K^+ チャネルの開口確率を増加させ，細胞内の負の電位によって，基底側膜の Cl^- チャネルを介した Cl^- の流出が駆動される。

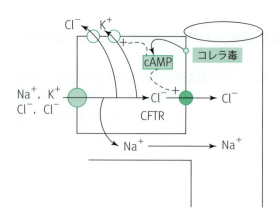

コレラ毒の生化学

　コレラ細菌は，循環系には入らず，毒を放出することで毒性を発揮する。コレラ毒の作用の最初のステップは，絨毛腺窩部の小腸細胞の外側に不可逆的に結合することである（**図 4-11**）。コレラ毒（リシン毒と志賀毒素と同種のもので，溶血性尿毒症を起こす）の 5 つの β ユニットが細胞との結合を担い，2 つの α サブユニットの一部を小腸腺窩細胞に挿入する。細胞内に挿入されると，セカンドメッセンジャー，サイクリックアデノシン一リン酸（cAMP）が産生される。cAMP はプロテインキナーゼ A（PKA）を活性化し，最終的に腺窩細胞の管腔膜の開口した Cl^- チャネル数を増加させる。この Cl^- チャネルは嚢胞性線維症患者で欠損している Cl^- チャネルと同じものである。Cl^- 分泌は細胞内の負の電位によって駆動されている。Cl^- の分泌により，細胞間のタイトジャンクションを介した Na^+ の管腔への排出を駆動する管腔内の負の電位が生成される。小腸管腔へ分泌される Na^+ と Cl^- は基底側膜の $Na^+-K^+-2Cl^-$ 共輸送体-1（NKCC-1）を介して小腸腺窩の細胞内に輸送される。電気的バランスのために，K^+ と Cl^- は特定のイオンチャネルを通って，基底側膜から排出される。cAMP は K^+ チャネルの開口確率を増加させる。細胞からの K^+ の排出は，細胞内の K^+ の高い濃度によって駆動されている。細胞内の負の電位は基底側膜 Cl^- チャネルを通る Cl^- の排出を駆動する。

症例の解説

　2 つの症例とも $P_{Anion\ gap}$ が正常の代謝性アシドーシス，つまり高 Cl 性代謝性アシドーシスである。高 Cl 性代謝性アシドーシス診断の最初のステップは NH_4^+ の排泄量が増えているかどうかを判定することである（フローチャート 4-1）。

症例 4-1：4 型尿細管性アシドーシスと診断された男性
● 代謝性アシドーシスの原因は何か？

　測定した U_{Osm}（700 mOsm/kg H_2O）は，計算した U_{Osm}（670

mOsm/kg H_2O, *8）と非常に近い。したがって，U_{NH_4} は非常に少ない。$U_{NH_4}/U_{Creatinine}$ は 2.5 であるので，NH_4^+ 排泄量は非常に少ない。GFR（内因性クレアチニンクリアランスから推定した）は非常に低いわけではないので，診断は RTA である。

● NH_4^+ 排泄低下の原因は何か？

尿 pH が 5.0 ということは，NH_4^+ 排泄低下の原因は，PCT 細胞での NH_4^+ 産生量が低下し，利用可能な NH_3 量が減少していることである。次のステップは，NH_4^+ 産生量の低下の原因を同定するために表 4-6 をチェックする。P_K 高値による PCT 細胞 pH のアルカリ化が，NH_4^+ 排泄低下の原因として最も考えられる（高 K 血症の病態は第 15 章で詳細に議論する）。高 K 血症が補正されると代謝性アシドーシスは改善するので，高 K 血症が原因である可能性が高い。

症例 4-2：この女性の病変はどこにあるか？

● 代謝性アシドーシスの原因は何か？

測定した U_{Osm}（450 mOsm/kg H_2O）は計算した U_{Osm}（420 mOsm/kg H_2O）にきわめて近いので，U_{NH_4} は低い。実際，$U_{NH_4}/U_{Creatinine}$ は 3 であり，NH_4^+ 排泄量が少ないことが確認される。GFR は非常に低いわけではないので，RTA のいずれかのタイプである。

● NH_4^+ 排泄低下の原因は何か？

尿 pH は 6.8 であるので（表 4-8 参照），NH_4^+ 排泄低下の原因は遠位ネフロンでの H^+ 分泌低下である。クエン酸の排泄量は少ないので，PCT 細胞 pH はアルカリ化していない。

低 K 血症が補正された後，アルカリ尿の P_{CO_2} を測定した。その結果 70 mmHg であったので，H^+-ATPase に大きな障害はない。したがって，障害は H^+ の逆流入か遠位ネフロンの α 間在細胞での HCO_3^- 分泌である。患者はアムホテリシン B での治療は受けていないので，東南アジア楕円赤血球症で，AE-1 が 2 番目の遺伝子異常のため α 間在細胞の管腔膜へ誤って挿入されてしまっていることが考えられる。（アルカリ尿での P_{CO_2} を測定するために）$NaHCO_3$ を投与した後も P_{HCO_3} は正常範囲であったので，pRTA は除外された。

---

*8
計算した U_{Osm}
= 2 ($U_{Na} + U_K$) + U_{Urea} + $U_{Glucose}$
= 2 (140 + 60) + 250 + 20
= 670 mOsm/kg H_2O

Chapter 5

ケトアシドーシス

	イントロダクション	103
	本章のポイント	103
	症例 5-1：男性はなぜケトアシドーシスになったのか知りたくて不安である	103
Part A	**生化学的な背景**	**104**
	代謝プロセスの分析	104
	肝臓でのケト酸の産生	106
	ケト酸の除去	112
	ケトアシドーシスの臨床面	114
Part B	**糖尿病性ケトアシドーシス**	**115**
	症例 5-2：高血糖とアシデミア	115
	糖尿病性ケトアシドーシスの診断	116
	小児糖尿病性ケトアシドーシス患者における脳浮腫	122
	糖尿病性ケトアシドーシス患者の治療	125
Part C	**アルコール性ケトアシドーシス**	**130**
	症例 5-3：サムは昨日大量に飲酒した	130
	アルコール性ケトアシドーシスの生化学	130
	アルコール性ケトアシドーシス患者でのケト酸の除去	132
	アルコール性ケトアシドーシスの診断	132
	アルコール性ケトアシドーシスの治療	135

Part D	統合生理	136
	ケト酸産生：より詳細な分析	136
	長期飢餓におけるケト酸産生の制御	138
	症例の解説	139

イントロダクション

ケトアシドーシスは酸が増加するので，代謝性アシドーシスの1つであるが，この疾患の臨床的側面を理解するために代謝と生化学の問題を強調する必要があり，本章で個別に議論する（*1）。肝臓でケト酸が速い速度で産生されるために必要な代謝状況と，ケト酸の産生に制限を加えるものを議論する。ケト酸の除去は主に脳と腎臓でおこなわれる。これら臓器でケト酸の除去速度に制限を加えるものを検討する。ケト酸の生化学と代謝面を理解することは，臨床医がこの病気をよく理解し，個々のケトアシドーシスの患者のよりよい治療デザインを計画するうえで役立つと信じている。

> **本章のポイント**
> - 肝臓でのケト酸の産生の生化学と，ケト酸の産生速度と除去速度を制御するエネルギー代謝の原理に基づいたケトアシドーシスの病態を議論する。
> - その枠組みを用いて糖尿病性ケトアシドーシス（DKA）とアルコール性ケトアシドーシス（AKA）という2つのケトアシドーシスの臨床面を理解する。

症例 5-1：男性はなぜケトアシドーシスになったのか知りたくて不安である

22歳の男性，今回も同じ症状で4回目の入院である。前回のエピソードと同様に，病気は数日続くパニック発作で始まった。その間，毎日何リットルもの甘いソフトドリンクを飲んだ（*2）。けいれん性の下腹部痛が始まり，病院に来るまでの24時間でひどくなった。アルコールの摂取（メタノールやエチレングリコールを含む）は否定した。これらのエピソードの間は元気で，軽度のうつ病の治療薬を内服しているだけである。糖尿病を示唆する病歴もない。身体所見では，呼気中にアセトン臭があるが，有効動脈血液容量（EABV）は低下していなかった。動脈血ガス分析では，血液pH7.20，動脈P_{CO_2} 22 mmHg，血漿重炭酸濃度（P_{HCO_3}）8 mmol/Lであった。血漿浸透圧ギャップ（$P_{Osmolal\ gap}$）は上昇していなかった。入院時の静脈血からの採血で得られた検査所見を以下に示す。

血糖	92 mg/dL（5.1 mmol/L）
アニオンギャップ	26 mEq/L
Na^+	140 mmol/L
K^+	4.2 mmol/L
Cl^-	110 mmol/L
クレアチニン	1.0 mg/dL（88 μmol/L）
アルブミン	4.1 g/dL（41 g/L）
$β-HB^-$	4.5 mmol/L
L-乳酸	1.0 mmol/L
浸透圧	285 mOsm/kg H_2O

---

*1
ケト酸
- ケトンはケトン基（C=O）が内部の炭素分子についている有機化合物である。
- アセトンはケトンであるが，酸ではない。
- アセト酢酸のみがケト酸である。βヒドロキシ酪酸は内部の炭素分子にヒドロキシル基（C–OH）をもつので，ヒドロキシ酸ではあるが，ケト酸ではない。

*2
- ケトアシドーシスの病態に関連することとして，患者が飲むソフトドリンクには大量のブドウ糖とフルクトースとカフェインが含まれている。

初期治療では，1Lの等張食塩液と1Lの5％デキストロース液（D_5W）が投与された。24時間ですべての検査値が正常範囲に戻った。興味深いことにHbA_{1c}は上昇しておらず（4.4％），血漿インスリンレベルは正常範囲であった。

Q 質問

診断が糖尿病性ケトアシドーシスである可能性が低いのはなぜか？
診断がアルコール性ケトアシドーシスである可能性が低いのはなぜか？
診断が飢餓や低血糖性ケトアシドーシスである可能性が低いのはなぜか？
患者が飲んだソフトドリンクがどのようにしてケトアシドーシスを起こしたか？
患者の代謝性アシドーシスの原因はケトアシドーシスだけか？

Part A
生化学的な背景

代謝プロセスの分析

- 代謝プロセスは，一連の特定の機能を実行する代謝経路から構成されており，その制御は機能を調べることで推定できる。
- 代謝プロセスの酸塩基への影響を決定するためには，すべての基質と最終産物の電荷を数える。

代謝プロセスにはしばしば1つ以上の代謝経路が含まれ，これらの経路は通常1つ以上の臓器で起こる。ケトアシドーシスが関わる代謝プロセスは脂肪組織，肝臓，脳，腎臓で起こる反応によって構成される（図5-1）。それぞれの反応は特定の臓器レベルで制御されているが，全体の代謝プロセスは全体の機能にあわせて制御されている。

ケトアシドーシスが関わる代謝プロセスの機能は脳に水溶性の脂肪由来の燃料を提供することであり，その燃料は酸化されて十分な量のアデノシン三リン酸（ATP）を再生し，食事がとれているときの主な燃料であるブドウ糖の供給が不足しているときに重要な機能を発揮する。血液脳関門は脳へ長鎖脂肪酸が入るのを制限しているが，ケト酸は，すばやく脳細胞に入れるような輸送システムがある。

食事にブドウ糖が含まれていると，肝臓でケト酸の産生を抑制するシグナルが出される。そのシグナルは主に，ブドウ糖による膵臓のβ細胞の刺激により，インスリンが放出されることである。一方，長期の飢餓においては血漿ブドウ糖濃度（$P_{Glucose}$）低下のため，インスリンが放

出されない。これにより、脂肪組織から脂肪酸が放出され、肝臓でケト酸が形成される。したがって、ケト酸の代謝プロセスの制御の中心を担っているのは、インスリンの相対的な欠乏である（*3）。

代謝プロセス制御の重要な要素は、中間体が他の経路による代謝を阻害して、希望する産物が確実に産生されることである。ケト酸産生中は、肝臓でパルミチン酸の β 酸化によって産生されるアセチル–CoA の別の代謝経路（酸化と貯蔵脂肪への変換）が阻害され、ケト酸の産生経路が刺激される（図 5-1）。

代謝プロセスにおける H^+ バランスは、基質と最終産物すべての電荷を計算することで決定できる。産物が基質よりも負の電荷が多ければ、H^+ が産生されたことになる。産物が基質よりも負の電荷が少なけれ

*3
インスリンの相対的欠乏
この用語はインスリンレベルが低いこととインスリンと逆の作用をするホルモン〔例：グルカゴン、コルチゾール、アドレナリン、下垂体ホルモン（副腎皮質刺激ホルモン、成長ホルモン）〕レベルが高いことの組み合わせを指している。

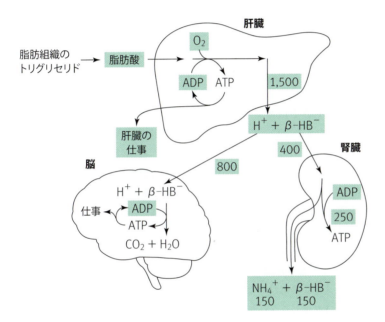

図 5-1 ケト酸の代謝プロセス この代謝プロセスの基質は脂肪組織のトリグリセリドである（*4）。通常の脳の燃料であるブドウ糖の血漿濃度が低いとき、脂肪組織から脂肪酸を放出するシグナル（インスリン作用不足）が出る。他の代謝経路（酸化と貯蔵脂肪への変換）が阻害されているとき、肝臓ではたくさんの脂肪酸が抽出され、ケト酸への変換が起こる。肝臓ミトコンドリアでの脂肪酸代謝によりアセチル CoA が産生され、ミトコンドリアのニコチンアミド・アデニン・ジヌクレオチド（NAD^+）が還元型（$NADH, H^+$）へ変換され、フラビン・アデニン・ジヌクレオチド（FAD）がヒドロキノン型（$FADH_2$）へ変換される。共役型酸化的リン酸化において、アデノシンニリン酸（ADP）がアデノシン三リン酸（ATP）に変換されるときに、$NADH, H^+$ は NAD^+ に、$FADH_2$ は FAD に再変換される。したがって、利用可能な ADP 量（生物学的な仕事によって ATP の加水分解から生じる）が、ケト酸産生のための基質、アセチル–CoA の産生量を決める。長期飢餓の際に観察されるケト酸産生量（約 1,500 mmol/日）は、肝臓の仕事による制限がなくなったというよりは、おそらく脱共役型酸化的リン酸化によってケト酸産生量が増えていることを示唆している。ケト酸は脳と腎臓での酸化で除去される。これらの臓器で生物学的仕事をするのに利用される ATP 量はケト酸除去の上限を決めている。この代謝プロセスでは、ケト酸が中性最終産物（$CO_2 + H_2O$）に代謝されるか、尿中に NH_4^+ とともに排泄されて、尿中に NH_4^+ が排泄されるときに HCO_3^- が新生されるのであれば、酸塩基平衡は維持される。

*4
トリグリセリド
● トリグリセリドは脂肪組織に貯蔵される脂肪の主要な形態である。
● トリグリセリドには、グリセロールの 3 つの水酸基に、それぞれ 1 つずつの脂肪酸がエステル結合して、3 つの脂肪酸が結合する。脂肪酸の H^+ とグリセロールの OH^- 基が除去されるとき、エステル結合が形成される。

$$H-C-O-C-脂肪酸$$
$$H-C-O-C-脂肪酸$$
$$H-C-O-C-脂肪酸$$

ば，H^+ が除去されたことになる．ケト酸の代謝プロセスでは，肝臓で産生されたケト酸が脳や腎臓で酸化されるとき，基質である脂肪組織の中性脂肪と最終産物（$CO_2 + H_2O$）の荷電は等しいので，H^+ は産生も除去もされないことになる．しかし，代謝プロセスが完全に進まないと，ケト酸の産生は除去より多くなり，H^+ が蓄積する（図 5-1 参照）．

肝臓でのケト酸の産生

ケト酸産生の生化学

肝臓でのケト酸産生の代謝プロセスは大きく 2 つのステップにわけることができる．1 つは，肝細胞ミトコンドリアでのアセチル–CoA の産生であり，もう 1 つは，アセチル–CoA からケト酸への変換である．

肝臓でケト酸産生が十分な速度で起こるような，アセチル–CoA の基質には 3 種類ある（**図 5-2**）．(1) 長鎖脂肪酸，(2) エタノール（Part C 参照），(3) 大腸の細菌による炭水化物の発酵によって産生された酢酸（症例 5-1 の解説参照），である．アセチル–CoA によるピルビン酸デヒドロゲナーゼの制御は厳重なので，ピルビン酸に変換できる燃料（例：ブドウ糖）は，ケト酸産生の基質としては重要でない．

肝臓でのケト酸産生の生理的で重要な基質は長鎖脂肪酸だけであり〔例：パルミチン酸（$C_{16}H_{32}O_2$）〕，貯蔵脂肪（脂肪組織のトリグリセリド）由来である．代謝プロセスの機能は，長期の飢餓で $P_{Glucose}$ が低いときに，脳に水溶性で脂肪由来の燃料を提供することである．このとき，インスリンの相対的欠乏状態である．DKA 患者では，インスリンの相対的欠乏もあるが，膵臓 β 細胞への障害が原因である．このインスリンの相対的欠乏は脂肪組織の中性脂肪からパルミチン酸の放出を触媒するホルモン感受性リパーゼを活性化するシグナルを出す（**式 1**）．

$$\text{脂肪組織のトリグリセリド} \rightarrow 3\text{ パルミチン酸} \quad (\textbf{式 1})$$

インスリンの相対的欠乏があるとき，ケト酸が速い速度で産生されるまでにはタイムラグがある．このタイムラグの背景となるメカニズムは

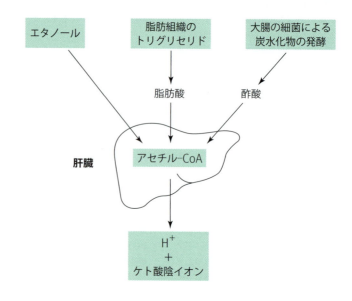

図 5-2　ケト酸産生の肝臓外の基質
肝臓で大量のアセチル–CoA を産生するための基質は 3 つあり，長鎖脂肪酸，エタノール，酢酸（大腸で炭水化物の発酵で産生される）である．しかし，それぞれの代謝経路の制御は異なっており，本文中で解説する．

完全には理解されていないが，長鎖脂肪酸が肝臓のミトコンドリアに輸送されるメカニズムが誘導されるのに時間が必要なことと関連しているかもしれない。脂肪由来の燃料の酸化はブドウ糖の酸化を阻害するので，ブドウ糖がすぐに利用可能なら，ケト酸が大量に産生されるまでにタイムラグがあることには，高血糖や浸透圧利尿を防ぐという利点がある。

肝臓でのアセチル-CoA の形成

- パルミトイル-CoA の代謝経路は肝細胞での隔てられた 2 つのコンパートメントで起こる。パルミトイル-CoA から脂肪酸の合成は細胞質で起こり，β 酸化はミトコンドリアの中で起こる（図 5-3）。
- カルニチンは β 酸化経路で重要な役割を演じる。カルニチンパルミトイルトランスフェラーゼ 1（CPT1）によって触媒されるパルミトイル-カルニチンの産生は制御の重要な部位である。

肝臓では，いったんパルミチン酸がミトコンドリアに入れるように修飾される必要がある。ミトコンドリアでは脂肪酸は β 酸化によってアセチル-CoA に変換される。最初のステップでは，CoA-SH（機能的 SH 基をもつコエンザイム A）の存在の元 ATP と反応し，長鎖脂肪酸が活性

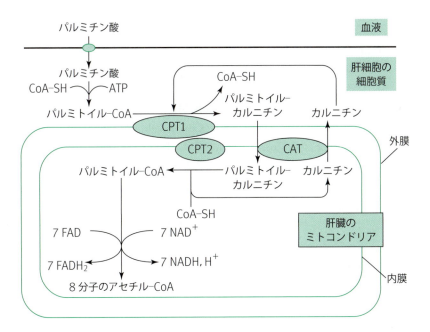

図 5-3　脂肪酸の β 酸化　脂肪酸（この例ではパルミチン酸）の β 酸化はミトコンドリアで起こる。肝臓のミトコンドリアに入れるようにパルミチン酸は修飾を受ける。最初のステップでは，機能的 SH 基をもったコエンザイム A（CoA-SH）の存在下でアデノシン三リン酸（ATP）と反応し，長鎖脂肪酸からパルミトイル-CoA が産生される。次に，パルミトイル-CoA は，ミトコンドリア外膜に存在するカルニチンパルミトイルトランスフェラーゼ（CPT1）が触媒する反応でパルミトイル-カルニチンに変換される。パルミトイル-カルニチンは，カルニチン／アシルカルニチントランスロカーゼ（CAT）を介してミトコンドリア内のカルニチンと交換することでミトコンドリア内膜を通過する。ミトコンドリアの内膜に存在し，作用面がミトコンドリアマトリックスに向いているカルニチンパルミトイルトランスフェラーゼ 2（CPT2）に触媒される反応によって，肝臓のミトコンドリア内で，パルミトイル-カルニチン＋CoA-SH は，パルミトイル-CoA＋カルニチンに変換される。パルミトイル-CoA（16 炭素）は β 酸化を受け，8 分子のアセチル-CoA を産生し，7 つの NAD^+ が 7 つの $NADH, H^+$ に，7 つの FAD が 7 つの $FADH_2$ に変換される。

化されパルミトイル–CoA が産生される。この反応によって，アデノシン―リン酸（AMP）とピロリン酸も産生される（**式 2**）。ピロリン酸は非酵素的に無機リン酸（HPO_4^{2-}）2 分子に加水分解される。

$$\text{パルミチン酸} + \text{CoA–SH} + \text{ATP} \rightarrow$$
$$\text{パルミトイル–CoA} + \text{AMP} + \text{ピロリン酸} \quad (\text{式 2})$$

次のステップはパルミトイル–CoA から，ミトコンドリア膜を通過できるパルミトイル–カルニチンへの変換である（**式 3**）。この反応はカルニチンパルミトイルトランスフェラーゼ 1（CPT1）によって触媒される。

$$\text{パルミトイル–CoA} + \text{カルニチン} \rightarrow$$
$$\text{パルミトイル–カルニチン} + \text{CoA–SH} \quad (\text{式 3})$$

制御という観点では，CPT1 がマロニル–CoA によって阻害されることが重要である。インスリンレベルが高いとき，脂肪酸が合成される際に，細胞質でマロニル–CoA が産生される。一方，インスリンレベルが低いとき，マロニル–CoA レベルが低下し，CPT1 の抑制が解除される。これによってパルミトイル–CoA はパルミトイル–カルニチンに変換され，β 酸化が起こるミトコンドリアに入ることが可能になる。したがって，脂肪酸合成と脂肪酸酸化は鏡面的に制御され，肝細胞の異なるコンパートメントで起こる。

パルミトイル–カルニチンは，カルニチン/アシルカルニチントランスロカーゼ（CAT）を介して，ミトコンドリア内カルニチンとの交換でミトコンドリア内膜を通過する。肝臓のミトコンドリア内で，パルミトイル–CoA + CoA–SH はパルミトイル–CoA + カルニチンに変換される。この反応は同じ名前の異なる酵素，カルニチンパルミトイルトランスフェラーゼ 2（CPT2）によって触媒される（**式 4**）。

$$\text{パルミトイル–カルニチン} + \text{CoA–SH} \rightarrow$$
$$\text{パルミトイル–CoA} + \text{カルニチン} \quad (\text{式 4})$$

パルミトイル–CoA は β 酸化を受け，長鎖アシル–CoA 分子はアセチル–CoA 分子に分解される。アセチル–CoA の数は酸化を受ける脂肪酸の炭素数で決まる。各 β 酸化のサイクルで，アセチル–CoA と 2 つ炭素数が少ないアシル–CoA が産生される。その間，ニコチンアミド・アデニン・ジヌクレオチド（NAD^+）は $NADH, H^+$ に還元され，フラビン・アデニン・ジヌクレオチド（FAD）はヒドロキノン型 FAD（$FADH_2$）に還元される。したがって，炭素分子が 16 あるパルミチン酸の酸化では，8 分子のアセチル–CoA，$7NADH, H^+$ と $7FADH_2$ が産生される（**式 5**）。

$$\text{パルミトイル–CoA} + 7\text{CoA–SH} + 7NAD^+ + 7FAD \rightarrow$$
$$8\text{アセチル–CoA} + 7(NADH, H^+) + 7FADH_2 \quad (\text{式 5})$$

アセチル–CoA はケト酸産生の前駆体である。しかし，重要なのは，ミトコンドリア内の NAD^+ と FAD 濃度は非常に低く，β 酸化が続くためには $NADH, H^+$ は NAD^+ に，$FADH_2$ は FAD に変換される必要がある。この変換は，ADP と無機リン酸（Pi）から ATP が再生される共役型酸化的リン酸化によって起こる。逆に生物学的仕事がおこなわれると，ATP の加水分解から ADP が形成される。したがって，生物

学的仕事量が共役型酸化的リン酸化の速度を決めている（第1章参照）。仕事とは，機械的仕事，電気的仕事（イオンポンプ），生合成（例：タンパク質合成）などである。筋肉とは違って，肝臓は機械的仕事はしない。肝臓は Na^+-K^+-ATPase を駆動して大量の Na^+ の排出もしていない。加えて，長期飢餓患者や DKA や AKA の患者では，タンパク質の摂取は少なく，利用可能なアミノ酸量は，ATP を利用するタンパク質合成を大量に肝細胞がおこなうには不十分である。したがって，肝臓は十分な ADP を産生したり，NADH, H^+ を NAD^+ に変換したり $FADH_2$ を FAD に変換するだけの十分な仕事はおこなっていない。つまり，これがケト酸の産生速度の制限を決めている。

アセチル-CoA の代謝の運命

・肝臓でのケト酸産生が起こるためにはアセチル-CoA を除去する他の2つの経路（ATP を産生する酸化と長鎖脂肪酸への変換）が阻害される必要がある（**図5-4**）。

● TCA サイクルでのアセチル-CoA の酸化の阻害

TCA サイクルでの1分子のアセチル-CoA 代謝には3分子の NAD^+ から NADH, H^+ への変換と1分子の FAD から $FADH_2$ への変換が必要である。したがって，前にくわしく述べたように，この酸化経路は肝細胞内の利用可能な ADP 量によって制限されており，生物学的仕事をおこなうための ATP の分解速度に依存している。

● アセチル-CoA から長鎖脂肪酸への変換の阻害

アセチル-CoA の他の代謝運命は脂肪酸への変換である（図5-4）。脂肪酸の合成は細胞質で起こる。アセチル-CoA はミトコンドリア膜を

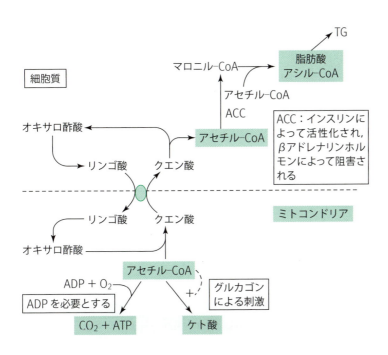

図5-4 アセチル-CoA の運命　肝臓でケト酸産生の代謝プロセスが起こるためには，アセチル-CoA を除去する他の2つの経路〔アデノシン三リン酸（ATP）を産生するための酸化と長鎖脂肪酸への変換〕を阻害する必要がある。アセチル-CoA の酸化は肝細胞で利用可能なアデノシン二リン酸（ADP）の量によって制限され，利用可能な ADP 量は生物学的仕事をするために ATP が分解される速度に依存している。もう1つのアセチル-CoA の運命は脂肪酸への変換であり，細胞質で起こる。アセチル-CoA はミトコンドリア膜を通過できないので，オキサロ酢酸とともにクエン酸を形成して，クエン酸がリンゴ酸と交換でクエン酸輸送体を介して細胞質に輸送される。アセチル-CoA カルボキシラーゼ（ACC）は脂肪合成の最初の不可逆的なステップ（アセチル-CoA からマロニル-CoA への変換）を触媒する。ACC の活性はインスリンの相対的欠乏と，高レベルのβアドレナリンホルモンによって阻害される。アセチル-CoA の酸化と長鎖脂肪酸への変換が阻害されているとき，ミトコンドリアのアセチル-CoA 濃度は上昇し，ケト酸への変換が進む。加えて，アセチル-CoA からケト酸への経路（HMG-CoA 経路）はグルカゴンで刺激される。TG：トリグリセリド。

通過できないので，1分子のアセチル–CoA（2炭素化合物）とオキサロ酢酸（4炭素化合物）からなるクエン酸（6炭素化合物）がクエン酸輸送体でリンゴ酸と交換に，ミトコンドリアから排出される。細胞質では，クエン酸がアセチル–CoAとオキサロ酢酸に再度分解される。この反応は，ATP–クエン酸分解酵素によって触媒され，1分子のATPがAMPとピロリン酸に分解される。オキサロ酢酸はリンゴ酸に変換され，クエン酸輸送体でクエン酸と交換にミトコンドリアに戻る。アセチル–CoAカルボキシラーゼ（ACC）は脂肪酸合成の最初の不可逆的なステップである，アセチル–CoAからマロニル–CoAへの変換を触媒する。ACC活性はインスリンの相対的低下とβアドレナリンホルモンの高いレベルによって阻害される。

アセチル–CoAからケト酸への変換

クエン酸回路によるアセチル–CoAの酸化と，長鎖脂肪酸への変換が阻害されていると，アセチル–CoAはケト酸に変換される（**図5-5**）。加えて，アセチル–CoAからケト酸への経路（HMG–CoA経路）がグルカゴンによって刺激されるというデータがある。以下のステップで起こる。

1. 2分子のアセチル–CoAからアセトアセチル–CoAが形成される。この反応はβ酸化の最終ステップの逆反応であり，アセトアセチル–CoAチオラーゼによって触媒される（**式6**）。

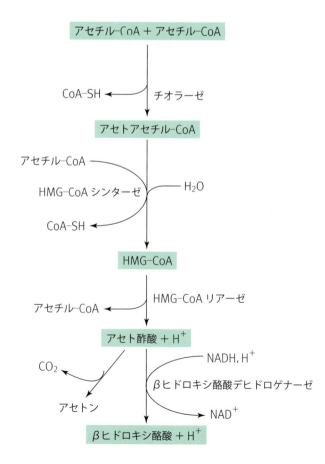

図5-5　アセチル–CoAからケト酸への変換　アセチル–CoAは3-ヒドロキシ-3-メチルグルタリル–CoA（HMG–CoA）経路によりケト酸に変換される。肝臓で産生される主要なケト酸はβヒドロキシ酪酸である。βヒドロキシ酪酸はβヒドロキシ酪酸デヒドロゲナーゼが触媒する反応で，アセト酢酸から生成され，ミトコンドリア内の$NADH, H^+ / NAD^+$比が高いことで駆動される。アセトンはアセト酢酸から脱カルボキシル化で生成される。CoA–SH：機能的SH基をもつコエンザイムA。

$$2\text{アセチル–CoA} \rightarrow \text{アセトアセチル–CoA} + \text{CoA–SH} \quad (\text{式 6})$$

2. アセトアセチル–CoA は別のアセチル–CoA 分子と水と反応して 3-ヒドロキシ-3-メチルグルタリル–CoA（HMG–CoA）と CoA–SH が形成される。この反応は HMG–CoA シンターゼによって触媒され，この酵素は肝臓のミトコンドリアに豊富に存在する。グルカゴンが HMG–CoA シンターゼ活性を増加させるというデータがある（**式 7**）。

$$\text{アセトアセチル–CoA} + \text{アセチル–CoA} + H_2O \rightarrow$$
$$\text{HMG–CoA} + \text{CoA–SH} \quad (\text{式 7})$$

3. HMG–CoA は HMG–CoA リアーゼの存在のもとに，アセト酢酸とアセチル–CoA に切断される。このプロセスで H^+ が放出される（**式 8**）。

$$\text{HMG–CoA} \rightarrow \text{アセト酢酸}^- + H^+ + \text{アセチル–CoA} \quad (\text{式 8})$$

4. これまでのステップをまとめると**式 9** で表せる。

$$2\text{アセチル–CoA} + H_2O \rightarrow$$
$$\text{アセト酢酸}^- + H^+ + 2\text{CoA–SH} \quad (\text{式 9})$$

もう 1 つ重要なステップがある。肝臓で産生される主なケト酸は β ヒドロキシ酪酸であり，先に述べたように，これは，ヒドロキシ酸であるがケト酸とは呼ばない。β ヒドロキシ酪酸は，D-βヒドロキシ酪酸（β–HB）デヒドロゲナーゼによってアセト酪酸から産生され，ミトコンドリアの $NADH, H^+/NAD^+$ 比が高いことにより産生が高まる（**式 10**）。体に運ばれるケト酸内に $NADH, H^+$ と等価なエネルギーとして蓄えるというエネルギー的な利点がある。1 mmol のアセト酢酸の酸化では 24 mmol の ATP が生成されるが，1 mmol の β–HB$^-$ の酸化で，27 mmol の ATP が生成される。より多くの ATP が生成されるので，脳や腎臓のエネルギー需要に応えるにはケト酸の産生が 10% 少なくてよい。したがって，産生の場所から酸化の場所に輸送されるべき H^+ が少なくてよいので，アシデミアの程度がより軽症となる。加えて，$NADH, H^+$ から NAD^+ への変換によって肝臓におけるケト酸産生の律速供給が再生され，必要なときにより多くのケト酸が産生できる。

$$\text{アセト酪酸} + H^+ + (NADH, H^+) \rightarrow$$
$$\beta\text{–HB}^- + H^+ + NAD^+ \quad (\text{式 10})$$

アセトンはデカルボキシル化によって産生されるが，酵素を介さない自発的なゆっくりした産生か，デカルボキシラーゼによる産生で起こる。前に述べたように，アセトンは酸ではないので，この反応では H^+ は除去される。

利用可能な ADP 量による肝臓でのケト酸産生の制限を回避する

インスリンの相対的欠乏の間は，脳や腎臓が仕事をおこなうために必要なケト酸燃料を肝臓が十分につくらなければならない。したがって利用可能な ADP 量による，$NADH, H^+$ から NAD^+ へ，$FADH_2$ から FAD への変換の速度とアセチル–CoA の産生速度（肝臓のミトコンドリアへの長鎖脂肪酸の供給が十分あれば）の制限を回避する戦略が必要である。そのような戦略の 1 つが脱共役型酸化的リン酸化であり，H^+ が H^+ チャネルを介してミトコンドリアに再度入る際に，ADP から

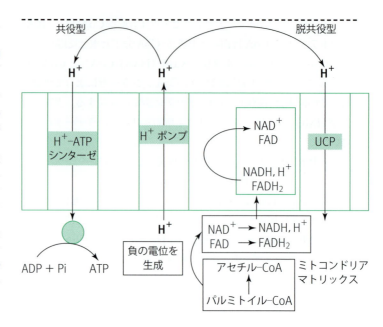

図 5-6 ミトコンドリアの共役型と脱共役型の燃料酸化　図は外層（外側）と内層（内側）のあるミトコンドリアの内膜を表している。上部の点線はミトコンドリア外膜を表している。肝臓ミトコンドリアでのパルミトイル–CoA の酸化によってアセチル–CoA が生じ，ミトコンドリアの NAD^+ が還元型の $NADH, H^+$ に，FAD がヒドロキノン型の $FADH_2$ に変換される。$NADH, H^+$ と $FADH_2$ の酸化は電子を産生する。電子伝達系による電子の流れはエネルギーを放出し，ミトコンドリア内膜を通って，ミトコンドリアマトリックスから H^+ をポンプで排出することに使われる。これは，H^+ 再流入の電気化学的な大きな駆動力となる。ミトコンドリアの H^+–アデノシン三リン酸（ATP）シンターゼの H^+ チャネル部分を H^+ が通るときに，エネルギーは再獲得される。これは，アデノシンニリン酸（ADP）と無機リン酸（Pi）が ATP に変換される反応と共役している。脱共役型酸化的リン酸化では，H^+ はミトコンドリアへ脱共役タンパク質チャネル（UCP，通常，UCP2 か UCP3）を介して再流入する。これらの H^+ チャネルは ATP の再生とは共役していないので，利用可能な ADP の量が減少したときに，$NADH, H^+$ を NAD^+ へ，$FADH_2$ を FAD に速い速度で変換できる。

*5
ケト酸産生を増やす脱共役呼吸の必要性
- 肝細胞の細胞質の ADP 濃度が増加することによって解糖系が亢進し，L-乳酸アシドーシスが起こる危険を避けなければいけないので，酸化的リン酸化の脱共役の程度は軽度でなければならない（第 6 章参照）。
- 脱共役と等価な他の反応は，$NADH, H^+$ が NAD^+ に変換されるアセト酢酸が β–HB^- に変換される反応である。
- 式 2 に示したように，細胞質でパルミトイル–CoA を産生するためにパルミチン酸が活性化されるとき，ATP が加水分解され，AMP とピロリン酸が形成される。AMP は別の ATP と反応して，2 分子の ADP を形成する。これにより，共役型酸化的リン酸化によるパルミチン酸の酸化がより起こり，脱共役型酸化的リン酸化の必要性が低下する。

ATP への変換と共役しない（*5，図 5-6）。したがって，貯蔵脂肪やエタノールからケト酸が形成される代謝プロセスでは，肝臓のケト酸産生の最大量は肝細胞での酸素消費速度によって決まり，共役と脱共役の両方の酸化的リン酸化を制限する（このトピックのさらなる解説は Part D を参照）。

ケト酸の除去

- 代謝制御の同じ原則がケト酸の除去にも適用される（つまり，酸化的リン酸化の脱共役の程度が大きくなければ，生物学的仕事をするための ATP の利用速度が燃料の酸化速度の上限を規定する）。

　ケト酸酸化の主な 2 つの部位は脳と腎臓である。酸素消費が多い他の臓器（例：骨格筋）では長期飢餓の際もケト酸の酸化はおこなわれない，これは，脳のために利用可能な燃料の適切な量を確保するためである。しかし，これに関わるメカニズムは完全には明らかでない。

　代謝制御で重要なのは代謝プロセスにおける燃料選択のヒエラルキーがあることである。利用可能な ADP を用いて酸化される燃料が競合する。脂肪由来の燃料があるときは，利用可能な ADP を最優先で使い，ブドウ糖が酸化されるのを防ぐ。この制御は主にエネルギー代謝の鍵となる重要な場面で発揮される。ピルビン酸（ブドウ糖に戻すことができる最終化合物）からアセチル–CoA（ブドウ糖に戻ることはできない代謝中間体）への変換である。この反応はピルビン酸デヒドロゲナーゼ（PDH）で触媒され，この酵素は脂肪由来の燃料の酸化の産物によって厳密に制御されている（図 5-7）。したがって，血中の β–HB^- レベルが高いと，脳はブドウ糖のかわりに β–HB^- を酸化する。これは DKA 患者に発症する高血糖が重度になることの一部を説明する。

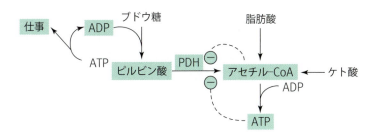

図 5-7 燃料の選択：脂肪由来の燃料の酸化がブドウ糖の酸化を防ぐ　アデノシン二リン酸（ADP）の利用量をめぐって，どの燃料が酸化されるか競合する。脂肪由来の燃料があると，ADPの利用の優先権があるので，ブドウ糖の酸化が阻害される。エネルギー代謝の制御で最も重要な場所は，ピルビン酸からアセチル-CoAへの変換である。この反応はピルビン酸デヒドロゲナーゼ（PDH）が触媒し，PDHは脂肪由来の燃料の酸化産物によって厳密に制御されている。ATP：アデノシン三リン酸。

脳でのケト酸の酸化

　脳は 1 日約 800 mmol のケト酸を酸化できる。これは，最も多いときのケト酸産生量の約半分である（図 5-1 参照）。生物学的仕事量が低下することによって脳での ADP 産生量が減少すると（例：昏睡，エタノールを含む鎮静剤の摂取，麻酔薬の効果），酸化される $\beta\text{-HB}^-$ が減少し，アシデミアの程度が悪化する。

腎臓でのケト酸の除去

　腎臓は 1 日約 400 mmol のケト酸を除去する。腎臓の仕事（大部分は濾過された Na^+ の再吸収）が通常状態だと，腎臓は 1 日約 250 mmol の $\beta\text{-HB}^-$ を酸化する。濾過量は再吸収量より多いので，長期飢餓によるケトアシドーシスの際には毎日 150 mmol の $\beta\text{-HB}^-$ が排泄される（*6）。長期飢餓では，ほとんどすべての $\beta\text{-HB}^-$ はアンモニウムイオン（NH_4^+）か H^+（Na^+ や K^+ と一緒ではなく）とともに排泄されるので，酸塩基バランスは維持される。

　DKA では，ブドウ糖による浸透圧性 Na 利尿のため尿中に Na^+ が失われて，有効動脈血液容量（EABV）の低下による糸球体濾過量（GFR）低下が起きるので，濾過される Na^+ 量が減少する。したがって，NH_4^+ の排泄量と $\beta\text{-HB}^-$ の酸化量の両方が減少するので，腎臓からの $\beta\text{-HB}^-$ の除去が減少する。エネルギーの視点から，ADP の利用に関しては $\beta\text{-HB}^-$ の酸化とグルタミンの酸化（NH_4^+ を産生する）は等価である。

他の臓器でのケト酸の酸化

　消化管は，仕事をするとき，$\beta\text{-HB}^-$ を酸化する。通常量の消化と吸収だと，消化管は 1 日に 200～300 mmol の $\beta\text{-HB}^-$ を酸化する。しかし，長期飢餓の際，そしておそらく DKA 患者のほとんどでは，消化管の仕事はきわめて少ない。骨格筋は脂肪酸レベルが高いと，$\beta\text{-HB}^-$ はほとんど酸化されない。

アセト酢酸からのアセトンの産生

　アセト酢酸のレベルが高く，$NADH, H^+/NAD^+$ 比が高くなければ，ケト酸は，デカルボキシル化によって，アセトンと CO_2 に変換される。この変換は，非酵素反応でゆっくりおこなわれるか，デカルボキシラーゼによる触媒反応でおこなわれる。上で述べたように，アセトンは酸ではないので，この反応で H^+ は除去される。

*6
長期飢餓の間に尿中に NH_4^+ とともに $\beta\text{-HB}^-$ が排泄される
- これはエネルギーの無駄としてみられるかもしれないが，実際には利点もある。
- 長期飢餓では，NaCl と尿素の排泄量が少ないので，NH_4^+ とともに排泄される $\beta\text{-HB}^-$ によって尿中に有効浸透圧物質が排泄され，乏尿や結石形成のリスクを防ぐ。

臨床へのメッセージ

1. DKA の際の酸化的リン酸化の大半が脱共役でなければ，DKA 患者におけるケト酸産生速度は長期飢餓によるケトアシドーシスの患者に比べて極端に高くなるわけではない。したがって，DKA 患者のアシデミアの程度が重篤である理由は，ケト酸の除去速度が低下しているからである。
2. ケト酸陰イオンの最終的な運命（酸化か尿中への排泄か）が代謝プロセスの酸塩基への影響を決定する。ケト酸の除去に関わる 2 大臓器（脳と腎臓）における燃料の酸化速度が低下すると，より重度のアシデミアを発症する。ケト酸陰イオンが NH_4^+（または H^+）以外の陽イオンとともに尿中に排泄されても，H^+ が蓄積する。

ケトアシドーシスの臨床面

ケトアシドーシスの鑑別疾患を**表 5-1** に，インスリンの相対的欠乏の原因を**表 5-2** にそれぞれあげた。インスリンの相対的欠乏につながる 2 つの疾患群がある。1 つは，膵臓の β 細胞は正常だが，インスリン放出を刺激するものがないか，阻害するものが存在する疾患。2 つ目は，膵臓の β 細胞に障害のある疾患（糖尿病）。糖尿病性ケトアシドーシスとアルコール性ケトアシドーシスについては，次の 2 つのセクションでくわしく議論する。

表 5-1　ケトアシドーシスの鑑別疾患

タイプ	特徴	危険
糖尿病性ケトアシドーシス（DKA）	・1 型糖尿病の小児に多く，2 型糖尿病にはまれ ・EABV の低下，$P_{Glucose}$ が非常に高い ・P_K 約 5.5 mmol/L，K^+ 欠乏	・小児の脳浮腫 ・初期は高 K 血症による，その後は治療中に生じた低 K 血症による不整脈 ・インスリン投与約 6 時間での神経低血糖症
アルコール性ケトアシドーシス（AKA）	・慢性アルコール症のアルコール多飲，消化管症状が目立つ，$P_{Glucose}$ は高くない，P_{HCO_3} が非常に低いわけではない	・K^+ 欠乏が著明，チアミン欠乏
飢餓を含む低血糖性ケトアシドーシス	・$P_{Glucose}$ < 3 mmol/L（54 mg/dL） ・既往歴または家族歴がある。ブドウ糖産生，または脂肪酸酸化を阻害する薬物を探す	・$P_{Glucose}$ 5 mmol/L（90 mg/dL）を目指して十分なブドウ糖を投与 ・背景疾患の原因を探す
他のタイプのケトアシドーシス	・消化管内の吸収の悪い炭水化物の発酵に加え，アセチル–CoA カルボキシラーゼの阻害	・吸収の悪い炭水化物摂取を中止すると通常危険はなくなる

表 5-2 インスリンの相対的欠乏の原因

膵臓のβ細胞正常
・β細胞の刺激因子の欠如（例：低血糖） ・インスリン放出の阻害因子（例：αアドレナリン作用の上昇） ・インスリンの逆作用をするホルモン（例：グルカゴン，αアドレナリンホルモン，コルチゾール，成長ホルモン，甲状腺ホルモン）
膵臓のβ細胞に障害
・膵島の障害や破壊（例：1型糖尿病，膵炎，嚢胞性線維症，ヘモクロマトーシス）

Part B
糖尿病性ケトアシドーシス

　インスリン作用の欠乏とともに，拮抗相手のないグルカゴンの作用があると糖尿病性ケトアシドーシス（DKA）を発症する。若年者の1型糖尿病の初発症状がDKAであることがある（*7）。すでに診断を受けている1型糖尿病患者がインスリンを投与しないことがDKA発症のよくある原因である。ストレス状態のために，インスリン作用に拮抗する作用のあるホルモン（例：アドレナリン，グルココルチコイド）レベルが上昇することがDKA発症の引き金になることもある。最も多い引き金は感染であり，通常，肺炎か尿路感染症である。心筋梗塞，脳卒中，膵炎などの場合もある。

*7

糖尿病（DM）
- 1型糖尿病は若年者で発症することが最も多い。DKAを発症しやすい。
- 2型糖尿病は高齢の太った人に発症しやすい。DKA発症はまれである。

症例 5-2：高血糖とアシデミア

　アンディは15歳で体重50 kgの男性。2週間前に風邪を引くまでは健康だった。この間，尿量が著明に増え，口渇感を覚えていた。甘いソフトドリンクを飲んだ。太ったと感じ，口渇感も強くなったので，36時間前から飲み物を大量の水に変えた。4 kgの体重減少があった。今朝，意識がもうろうとし，起き上がるのが難しくなり，病院に搬送された。身体診察では，呼吸が速く深く，呼気にアセトン臭があった。血圧90/60 mmHg，脈拍110/分，頸静脈は平坦であった。検査所見では，$P_{Anion\ gap}$増加の代謝性アシドーシスがあり，血漿ケトンが強陽性，ヘマトクリット50％，血漿ブドウ糖濃度（$P_{Glucose}$）は50 mmol/Lであった。血漿 β-HB^-濃度は12 mmol/L，血漿 L-乳酸濃度 2 mmol/Lであった。

　他の血液検査結果は次の表にあるとおり。尿浸透圧は400 mOsm/kg H_2O であった。

血漿	
pH	7.25
動脈血 P_{CO_2}	25 mmHg
ブドウ糖	900 mg/dL（50 mmol/L）
クレアチニン	2.1 mg/dL（190 μmol/L）
BUN	56 mg/dL（尿素 20 mmol/L）
Na^+	130 mmol/L
K^+	3.5 mmol/L
Cl^-	90 mmol/L
$P_{Anion\ gap}$	30 mEq/L
アルブミン	5 g/dL（50 g/L）
HCO_3^-	10 mmol/L
静脈血 P_{CO_2}	50 mmHg

Q 質問

アンディの命を脅かす主な脅威は何か？
$NaHCO_3$ をこの患者に投与すべきか？

糖尿病性ケトアシドーシスの診断

　糖尿病性ケトアシドーシス（DKA）が最も起こるのは，すでに診断されている1型糖尿病患者であり，しばしばインスリンが投与されていなかったり，引き金となる病気（多いのは感染症）があるときに起こる。これまでDMと診断されていなかった若年者のDMの初発症状がDKAであることもある。

　主な訴えは多尿（ブドウ糖による浸透圧利尿とNa利尿による），口渇感，多飲（高血糖とEABV低下によるアンジオテンシンⅡの放出による），疲労感，不快感である。除脂肪体重の異化によって激しい体重減少が起こる。代謝性アシデミアによって深く頻回な呼吸となる〔空気飢餓感，Kussmaul呼吸（*8）〕。アセト酢酸からアセトンへの変換によって呼気に特徴的なフルーツの匂いを与える。

　意識レベルの低下，知覚の鈍麻，そして昏睡が起こりうる。意識の状態は血漿有効浸透圧（$P_{Effective\ osm}$）と関係しているようにみえ，EABV低下の程度と，骨格筋の重炭酸緩衝系（BBS）がH^+の除去をできずに，脳細胞内のタンパク質により多くのH^+が結合していることを表している（第1章参照）。

　説明のつかないDKAの他の特徴は低体温で，感染があるときにもみられる。DKA患者で白血球増多症がよくみられるという事実を合わせると，背景に感染があるという可能性は低い。食思不振，嘔気，嘔吐，腹痛はよくある消化管症状であり，特に小児に多い。これらの症状と腹部圧痛，腸音減弱，防御，白血球増多症という所見とあわせると，腹部緊急症に似ている。しかし，反跳痛は通常みられない。腹痛の原因は完

*8
Kussmaul呼吸
これはアシデミアによって呼吸中枢が刺激されることで起こる深くて速い呼吸である。EABVが著しく低下して脳血流の自己制御が効かなくなり，脳毛細血管のP_{CO_2}が低くなるので，呼吸中枢領域のpHが低くなる。

全には明らかではないが，一部の患者では，高トリグリセリド血症による膵炎が原因である。

DKAの臨床像は，発症の引き金になった疾患の徴候と症状である。最も多い誘発因子は感染（多くは肺炎か尿路感染症）である。DKAの成人患者の誘発因子には心筋梗塞，脳卒中，外傷，膵炎，アルコール多飲，甲状腺中毒症，グルココルチコイドの服用がある。

DKAの体液組成の変化と検査所見

DKA患者の典型的な所見は，高血糖，尿糖，$P_{Anion\ gap}$の増加を伴う代謝性アシドーシス，血液と尿のアセト酢酸の定性試験の強陽性である。DKAの診断は血中$β-HB^-$濃度の測定で確認できる。

● 高血糖

高血糖の程度は患者によってかなり異なる。$P_{Glucose}$は通常250 mg/dL（14 mmol/L）を超える。高血糖の程度はEABV低下の程度とGFR低下（GFR低下によってブドウ糖の排泄が少なくなる，第16章参照）と摂取したブドウ糖/スクロースの量（通常，口渇感を癒すために飲むフルーツジュースや甘いソフトドリンク由来）の影響を受ける。

● Na^+

DKAの主要な特徴は重度のEABV低下であり，臨床像はほとんどこれだけのこともある。これはブドウ糖による浸透圧Na利尿のため，尿中へNa^+が喪失することによる。尿中Na^+濃度は40〜50 mmol/Lであることが多い。Na^+欠乏は体重あたり5〜10 mmolといわれている（**表5-3**）。しかし，Na^+欠乏の程度は浸透圧利尿による尿量によって決まり，それを決めているのは摂取したブドウ糖の量である（第16章）。

DKA患者の個々の患者でのNa^+欠乏量の推定をおこなうことが重

表5-3 糖尿病性ケトアシドーシス患者で欠乏するもの

	欠乏	コメント	危険
Na^+	5〜10 mmol/kg	循環動態の緊急症のときだけ，急速に回復させる	ECF量の急速な増加は小児患者での脳浮腫のリスク因子となる
K^+	5〜10 mmol/kg	インスリンが作用するとK^+は細胞内に移動する	受診時には高K血症 インスリンを開始して1〜2時間で低K血症
H_2O	大量のリットル	低張食塩液は投与してはいけない	$P_{Effective\ osm}$の大幅な低下は脳浮腫のリスク因子となる
HCO_3^-	さまざま	DKA患者のほとんどには$NaHCO_3$の投与は必要ない	後ろ向き研究では，$NaHCO_3$の投与は小児DKA患者の脳浮腫のリスク因子であることが示唆されている

*9
Na^+ 欠乏を推定するために体重減少量を用いる

- 一部の臨床医は ECF 量低下と Na^+ 欠乏の程度を評価するために体重減少を用いる。しかし，除脂肪体重の異化，消化管に残留した量不明の液体などの交絡因子があり，体重減少は Na^+ 欠乏の程度の評価としては信頼できない指標である。

要である（*9）。それには細胞外液（ECF）量の推定が必要であり，ヘマトクリットを使うことで可能である（第 2 章参照）。循環動態の緊急症がなければ，小児 DKA 患者では脳浮腫発症のリスク因子となるので，治療の初期で過度の食塩液の投与を避けることが重要である。

● 血漿 Na^+ 濃度（P_{Na}）

P_{Na} は ECF 中の Na^+ と水の比率である。DKA 患者は低 Na 血症であるが，高血糖のため P_{Osm} は通常高くなる。DKA 患者が低 Na 血症となる主な理由は 4 つある。

1. **Na^+ の欠乏**：主にブドウ糖による浸透圧性 Na 利尿と，一部は DKA の病初期にケト酸とともに Na^+ が尿中に排泄されることによって，Na^+ が尿中に喪失する。

2. **水の増加**：口渇感により，大量の液体を摂取する。DKA 患者では，バソプレシン（例：EABV の重度の低下，痛み，嘔気，不安感）放出の亢進があり，水の排泄が低下する。ブドウ糖による浸透圧性 Na 利尿時の尿中 Na^+ 濃度は比較的低い（約 40〜50 mmol/L）が，低張液の大量摂取により低 Na 血症が発症する。

3. **骨格筋細胞から ECF への水の移動**：高張ブドウ糖の追加は，ブドウ糖輸送にインスリンが必要な細胞から ECF へ水の移動を起こす（第 16 章参照）。細胞内液（ICF）から ECF への水の移動に基づいて，$P_{Glucose}$ 上昇に対する P_{Na} 低下を推測することが広くおこなわれている。この関係は理論的な計算に基づいており，相対的インスリン欠乏の状況における ECF 量とブドウ糖の分布体積に関する仮定に基づくさまざまな係数が提案されている。しかし，水の移動は，ECF より高浸透圧な溶液としてブドウ糖が投与されたときにだけ起こる。一方，ECF と等浸透圧か低浸透圧な溶液としてブドウ糖を投与されても，細胞からの水の移動はない。$P_{Glucose}$ の上昇が同程度になるように低張液としてブドウ糖を加えると，高張ブドウ糖溶液を加えたときより P_{Na} が低くなる（第 16 章参照）。高血糖患者の飲水量はさまざまであり，ブドウ糖による浸透圧利尿と Na 利尿による水と Na^+ の尿への喪失の程度もさまざまであるので，$P_{Glucose}$ 上昇と P_{Na} 低下の一定の関係を推定することはできない。したがって，仮定が正しくないので，水の移動に基づく $P_{Glucose}$ 上昇に対する P_{Na} 低下や $P_{Glucose}$ 低下に対する P_{Na} 上昇について計算すべきではない。より重要なこととして，$P_{Glucose}$ 低下に対する P_{Na} 上昇を予想し，治療中の高 Na 血症発症を避けるために低張食塩液を投与することは，小児 DKA 患者の脳浮腫の発症リスクを増加させるので，間違いである。著者らの考えでは，脳浮腫のほとんどの症例は治療開始後，3〜13 時間で発症しているので，治療開始後 15 時間は $P_{Effective\ osm}$ を低下させるべきではない。

4. **偽性低 Na 血症**：P_{Na} の測定に血漿の希釈を必要とする場合，脂質異常症によって偽性低 Na 血症が起こる（第 10 章参照）。

● K^+

　腎臓からの K^+ 喪失により全身の K^+ 欠乏が重度であるにもかかわらず，治療前の DKA 患者のほとんどは高 K 血症であり，P_K は通常，約 5.5 mmol/L である。高 K 血症の主な理由はインスリン欠乏による K^+ の細胞外への移動である。間質液中の有効浸透圧の上昇が細胞膜上のアクアポリン水チャネル 1 を介して水を細胞外へ移動させ，ICF 中の K^+ 濃度を上昇させ，K^+ が細胞外へ移動する化学的駆動力を生み出すので，高血糖も K^+ を細胞外に移動させる原因となる。

　K^+ の欠乏は通常，体重 1 kg あたり約 5〜10 mmol といわれているが，K^+ の欠乏の程度は K^+ 摂取量によって決まる。たとえば，一部の患者は，口渇感を癒やすために K^+ を大量に含む（1 L あたり約 50 mmol の K^+）大量のフルーツジュースを飲む。

　しかし，一部の DKA 患者の P_K は正常範囲であったり低 K 血症である。このようなことが起こるのは，事前に大量の K^+ 喪失があったり（嘔吐や持続する浸透圧利尿），口渇感を癒やすために飲む液体がほとんど水だったり，K^+ をほとんど含まない液体だったりするときである。後者の患者では，アルカリである有機酸陰イオンの摂取が少ないので，P_{HCO_3} も非常に低い。これらの患者はインスリンや $NaHCO_3$ の投与時に，より重度の低 K 血症を発症し，不整脈を起こす危険がある。

　一部の DKA 患者では，K^+ を投与しているにもかかわらず，インスリンを経静脈的に長時間投与されたときに，低 K 血症を発症したことが観察されている。これは尿中への K^+ 排泄速度が大幅に増加したからである（約 30〜40 mmol K^+/mmol クレアチニン）。これは，インスリンが，アルドステロン作用と同じ serum and glucocorticoid-regulated kinase-1（SGK-1）を活性化するという事実を反映している（くわしくは第 13 章参照）。

● P_{HCO_3}

　通常，代謝性アシデミアの重症度は，P_{HCO_3} の低下で判定される。しかし，ECF 量の低下が大きい状況では，HCO_3^- の大幅な欠乏があっても，P_{HCO_3} の低下が軽度にとどまることもある。このような HCO_3^- の欠乏はヘマトクリットを用いた ECF 量の推定によって検出される（第 2 章参照）。

　ECF 中のケト酸の蓄積によって，HCO_3^- の喪失とケト酸陰イオンの増加が起こる。DKA の病初期では Na^+ と HCO_3^- の間接的な喪失も起こる。これは，尿中 NH_4^+ 排泄量の大幅の増加には時間がかかり，その間に，ケト酸陰イオンが Na^+ や K^+ とともに尿中に排泄されてしまうからである。ケト酸陰イオンが NH_4^+ とともに排泄されると，HCO_3^- が体に追加される。一方，Na^+ や K^+ とともに排泄されると，HCO_3^- の追加はない。したがって，アシデミアの程度はより重篤になる。患者が代謝によって HCO_3^- を産生する有機陰イオン（例：オレンジジュース中のクエン酸陰イオン）を含むフルーツジュースを大量に飲むとアシデミアの程度は軽くなる。

● $P_{Anion\ gap}$

新しい陰イオンは $P_{Anion\ gap}$ の増加で検出可能である（くわしくは第2章参照）。$P_{Anion\ gap}$ を使うときのピットフォールは，アルブミンのもつ負の電荷が血漿アルブミン濃度（$P_{Albumin}$）によって補正されていないことである。この補正は $P_{Albumin}$ の減少だけでなく，増加に対してもおこなうべきである。DKA 患者では，著明な ECF 量の低下のため，通常 $P_{Albumin}$ は増加している。$P_{Albumin}$ 10 g/L の減少（または増加）に対して $P_{Anion\ gap}$ は 2.5 mEq/L 減少（または増加）する。この補正以外にも，EABV が著明に減少するとアルブミンの負の電荷そのものが増加するというメカニズムもある（第3章参照）。

$P_{Anion\ gap}$ の増加と P_{HCO_3} の低下の関係（Δアニオンギャップ/ΔHCO_3^-）は酸負荷の程度の評価や合併する代謝性酸塩基平衡異常の検出に使われる。DKA 患者では，$P_{Anion\ gap}$ の増加と P_{HCO_3} の低下の比率は約1であることがいくつかの研究で示されている。酸負荷の程度を評価するためにこの関係を使うときの注意は，それが量ではなく濃度に基づいたものであるということである。このポイントを説明するために，定常状態の ECF 量 10 L，P_{HCO_3} 25 mmol/L，$P_{Anion\ gap}$ 12 mEq/L の1型糖尿病で 50 kg の女性を考えてみる（**表 5-4**）。DKA を発症後，P_{HCO_3} は 10 mmol/L に低下し，$P_{Anion\ gap}$ は 27 mEq/L に増加した。高血糖による浸透圧利尿と Na 利尿のため，ECF 量はわずか 7 L になった。$P_{Anion\ gap}$ の増加と P_{HCO_3} の低下の比は 1：1 と予想されるが，ECF の HCO_3^- の欠乏量とケト酸陰イオンの増加量は等しくない。HCO_3^- の減少は 180 mmol（25 mmol/L × 10 L － 10 mmol/L × 7 L）であるが，ケト酸陰イオンの増加はわずか 105 mmol（0 mmol/L × 10 L + 15 mmol/L × 7 L）である。したがって，ケト酸が増加したときの HCO_3^- の欠乏の別の重要な面がある。ケト酸陰イオンの一部は Na^+ や K^+ とともに尿中に排泄される（$P_{Anion\ gap}$ の増加に反映されない $NaHCO_3$ の間接的喪失，**図 5-8**）。したがって，$P_{Anion\ gap}$ の増加は DKA の際に加えられた H^+ の実際の量を表していないし，P_{HCO_3} の低下は HCO_3^- 欠乏の実際の程度を反映していない。しかし，食塩液によって ECF 量が回復すると，HCO_3^- 欠乏の程度が明らかになる。加えて，$P_{Anion\ gap}$ の低下は P_{HCO_3} の増加と一致しなくなる。

● Pco_2

動脈血のアシデミアは呼吸中枢を刺激し，動脈血 Pco_2 が低下する

簡単にするためにこの例では尿中への進行中の β-HB^- の喪失を無視している。さらに，すべてのケト酸陰イオンが β-HB^- で，その濃度は $P_{Anion\ gap}$ の増加にほぼ等しい（$P_{Albumin}$ が高いことによる $P_{Anion\ gap}$ の上昇は無視している）と仮定している。

表 5-4 糖尿病性ケトアシドーシスにおける P_{HCO_3} と β-HB^- の濃度変化と量変化

状況	ECF 量 (L)	HCO_3^- (mmol/L)	(mmol)	β-HB^- (mmol/L)	(mmol)	$HCO_3^- + \beta$-HB^- (mmol)
正常	10	25	250	0	0	250
DKA	7	10	70	15	105	175
差	－3	－15	－180	＋15	＋105	－75

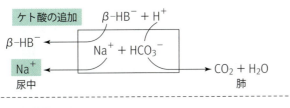
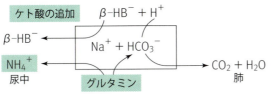

図 5-8 ケト酸陰イオンの排泄による酸塩基への影響 肝臓は H^+ と $β$-HB^- を産生する。H^+ は HCO_3^- と反応して除去され，$CO_2 + H_2O$ が形成されるので，その結果，ECF 中では HCO_3^- が減少し，$β$-HB^- が増加する。ケトアシドーシスの初期では，腎臓の NH_4^+ 排泄量が増加していないので，$β$-HB^- は Na^+ とともに排泄され（上図），HCO_3^- 欠乏が進行する。HCO_3^- の喪失と Na^+ の喪失は 2 つの異なる経路から起こるので，このプロセスを $NaHCO_3$ の間接喪失と呼ぶ。腎臓による NH_4^+ の産生が増加すると，$β$-HB^- は NH_4^+ とともに尿中に排泄され，HCO_3^- が体に加えられ，H^+ を加えられたときに失われた HCO_3^- を補充する（下図）。したがって，NH_4^+ とともに $β$-HB^- が排泄されると H^+ と HCO_3^- の総計はゼロバランスである。

(P_{HCO_3} が 1 mmol/L 低下するごとに動脈血 P_{CO_2} は約 1.2 mmHg 低下する）。第 1 章で述べたように，動脈血 P_{CO_2} は毛細血管の P_{CO_2} の下限値を決めているが，ICF と間質液の P_{CO_2} を反映する骨格筋毛細血管の P_{CO_2} とは一致しない。骨格筋毛細血管の P_{CO_2} が低ければ，重炭酸緩衝系（BBS）による H^+ が有効に緩衝していることを示している。DKA 患者のほとんどでは EABV が著明に低下しているので，筋肉への血流が低下し，毛細血管 P_{CO_2} が高く，骨格筋の BBS による H^+ の除去の有効性が低下している。結果として，アシデミアの程度が重症となり，脳を含む他の臓器の ECF と ICF のタンパク質に多くの H^+ が結合する。しかし，脳血流の自己制御により，EABV の低下が重度でないかぎりは脳毛細血管の P_{CO_2} の変化は最小限となり，脳の BBS は H^+ 負荷を滴定し続ける。しかし，脳の BBS 量にも限りがあり，脳は血流のかなりの割合を受け取っているので，脳の細胞内のタンパク質に多くの H^+ が結合する危険がある。EABV の重度の低下によって脳の自動制御がきかなくなると脳の毛細血管の P_{CO_2} が上昇し，BBS が機能しなくなり，大量の H^+ が脳細胞のタンパク質に結合する。

● ケト酸

臨床現場で使われるケト酸のスクリーニングのニトロプルシド検査（Acetest）では，DKA 患者は，1/8 希釈でも通常強陽性である。しかし，この検査で陽性反応を示すのはアセト酢酸とアセトンだけである。前に述べたように，肝臓で産生される主なケト酸は $β$ ヒドロキシ酪酸であり，Acetest では検出されない。さらに，低酸素血症や，エタノールの代謝によって，肝臓での $NADH, H^+/NAD^+$ 比の増加があれば，ほとんどのケト酸は $β$-HB^- になる。ケトアシドーシスの診断には Acetest のかわりに $β$ ヒドロキシ酪酸の直接測定が使われる。

● GFR

DKA 患者はしばしば EABV が非常に低下しているので，GFR が低下して，血漿クレアチニン濃度（$P_{Creatinine}$）が上昇する。測定方法によって，$P_{Creatinine}$ の測定間違いが起こりうる。血漿アセト酢酸レベルが高いと，ピクリン酸による測定では $P_{Creatinine}$ が高くなることが報告

されており，Kodak analyzer によってクレアチンを酵素測定法で測った場合は，重度の高血糖があると $P_{Creatinine}$ が低くなる。血液尿素窒素（BUN）や血漿尿素濃度（P_{Urea}）の上昇と $P_{Creatinine}$ 上昇が解離するのは，EABV の著明な増加によって尿素が腎臓で再吸収されていることを示している。DKA 患者では組織異化があるが，タンパク質の摂取が通常著明に低下するので，尿素の産生速度は著明には増加しない。

自然経過

1 型糖尿病患者がインスリン投与を止めると，数日から数週間は具合が悪いが，特異的な症状はない。DKA による症状の進行は非常にゆっくりで何日ものタイムラグがある。高血糖とアシデミアが著明になると，悪循環が起こる。患者の意識が昏迷し始めるにつれ，ケト酸の脳の代謝が低下し，突然アシデミアの程度が重篤になる。GFR も低下するので，濾過される Na^+ 量が減少する結果，腎臓の仕事も減少し，腎臓でのケト酸の酸化速度と NH_4^+ 排泄速度の両方が減少するので，重篤なアシデミアの発生につながる。

小児糖尿病性ケトアシドーシス患者における脳浮腫

小児 DKA 患者の治療中に発症する主な合併症は脳浮腫である。脳浮腫の病態を理解することが治療のデザインに役立つので，DKA 治療の話に進む前に脳浮腫の病態について議論する。

脳浮腫は小児 DKA 患者の主な合併症で主な死亡の原因である。臨床的に明らかな脳浮腫は DKA 症例の 0.5〜1％に起こる。小児 DKA の初めてのエピソードの際に起こることが多く，しばしば重篤になるのは診断が下されるまでに時間がかかるからであろう。脳浮腫のほとんどは治療開始後 3〜13 時間で起こり，警戒が足りていないことが多い。脳浮腫を疑うのは，頭痛，嘔吐，神経状態の悪化，明らかな原因のない昏睡状態の持続，想定されない血圧上昇と徐脈であり，頭蓋内圧の亢進を示唆する徴候である。小児 DKA では，永続する脳障害の危険を最小化するために遅滞なく治療を開始しなければならないので，厳重に観察できる治療ユニットに入院させる必要がある。

脳浮腫は主に臨床的に診断をおこなう。脳浮腫の推定診断は 3％食塩液または高張マンニトール液の静脈投与に反応して神経状態が急速に改善されることで確認される。臨床診断をおこない緊急治療することを，CT や MRI などで診断をおこなうことよりも優先すべきである。なぜなら，持続監視が理想とはいえない病院の場所に患者が運ばれる場合，ケアの提供が低下するからである。

病態

水は圧縮できず，頭蓋もまた固い箱であるので，脳のコンパートメントの 1 つ（ECF か ICF）の容積が拡張したときに，他方の容積が同程度に減少しなければ，頭蓋内圧が亢進する。したがって，脳浮腫発症の

リスク因子は脳細胞のICF増加につながるものと脳のECF量の増加につながるものである。

● 細胞内液（ICF）に関すること

水はアクアポリン水チャネルを介して細胞膜をすばやく通過して，ICFとECFの有効浸透圧物質濃度が等しくなる。有効浸透圧物質とは，ICFまたはECFのどちらかに存在が制限される浸透圧物質である。ICF量が増加する原因は2つある。ICFの有効浸透圧物質数の増加とECFの有効浸透圧物質数の減少，である。後者は血漿有効浸透圧（$P_{Effective\ osm}$）の低下に反映される。DKA患者の$P_{Effective\ osm}$は**式11**のように計算される。尿素分子は細胞膜を通過し，ECFとICFの濃度が等しくなるので，尿素は有効浸透圧物質ではなく，P_{Urea}は$P_{Effective\ osm}$の計算には含めない。

$$P_{Effective\ osm} = 2(P_{Na}) + (P_{Glucose}),（すべてmmol/L）（式11）$$

● 細胞外液（ECF）に関すること

毛細血管の静水圧の増加，血漿膠質浸透圧の低下，毛細血管の透過性の亢進がみられてアルブミンの移動が制限されない，などの場合，ECFの間質コンパートメントは増加する。

これらを考慮すると，脳浮腫発症のリスク因子は以下のようになる。

● 脳細胞内の有効浸透圧物質数の増加

Na^+/H^+交換体-1（NHE-1）は通常細胞膜上で不活性化されている。NHE-1はICFのH^+濃度の上昇や血漿インスリン濃度の上昇によって活性化される。モノカルボン酸輸送体（MCT）を介したβヒドロキシ酪酸の細胞内への流入とそれに続くβ-HB^-とH^+への解離によって，NHE-1が発現している場所の細胞膜下でのH^+濃度の大幅な上昇を招く。重度のアシデミアの際にインスリンのボーラス静脈投与によって，脳細胞膜のNHE-1が活性化する。これによりICFのNa^+は増加し，H^+は減少する。細胞から排出されるH^+の大半はICFタンパク質に結合していて，有効浸透圧物質ではなかったので，細胞内の有効浸透圧物質数は増加する。NHE-1を介して細胞に入ってくるNa^+が起電性Na^+-K^+-ATPase（インスリン作用によっても活性化される）によって排出される程度に応じて，細胞内負の電位が増加してK^+が細胞内にとどまる。したがって，このプロセスがK^+を増やすかNa^+を増やすかどちらであっても，脳細胞の有効浸透圧物質数の増加となる（**図5-9**）。

● $P_{Effective\ osm}$の低下

$P_{Glucose}$の急激な低下か自由水（EFW）の増加によって起こる。

$P_{Glucose}$の急激な低下

$P_{Glucose}$の急激な低下を起こす主な要因はEABVの回復後にGFRが増加する結果，尿糖が生じることである。ブドウ糖の代謝が増加しても$P_{Glucose}$は低下する。血漿のケト酸濃度が低下すると，ブドウ糖が脳の

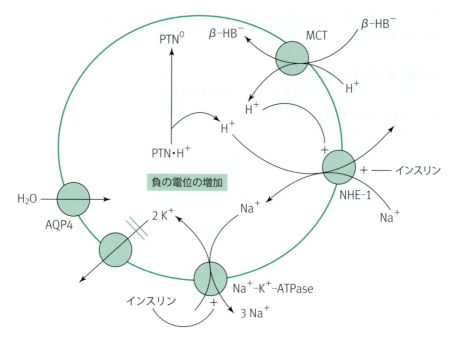

図 5-9　脳細胞の有効浸透圧物質数の増加につながる NHE-1 の交換量の増加　βヒドロキシ酪酸がモノカルボン酸輸送体（MCT）を介して細胞内に流入し，引き続いて β-HB⁻ と H⁺ に解離することによって，Na^+/H^+ 交換体-1（NHE-1）近傍の細胞膜下領域での H⁺ 濃度が大幅に上昇する。細胞内の H⁺ 濃度の上昇と間質液のインスリン濃度の上昇によって NHE-1 が活性化される。NHE-1 を介した交換は，有効浸透圧物質数の増加になる。Na^+ は細胞内へ流入し，一方ほとんどの H⁺ は細胞内タンパク質に結合していて，細胞から流出する H⁺ の大半は有効浸透圧物質ではなかったからである。インスリンがボーラス投与されると，NHE-1 を介して細胞内に入る Na^+ は，インスリンで活性化される起電性の Na^+-K^+-ATPase から排出される。細胞内の負の電位の増加が細胞内に K^+ をとどめる。このプロセスが K^+，Na^+，または両方の増加のいずれであっても，全体の効果としては，脳細胞内の有効浸透圧物質数の増加となり，細胞膜のアクアポリン水チャネル（AQP4）を介した水の流入を促す。

主要な燃料になる。さらに，インスリンが脂肪細胞のホルモン感受性リパーゼを阻害するので循環する遊離脂肪酸が少なくなり，骨格筋でより多くのブドウ糖が酸化される。さらに，数時間のタイムラグの後で，インスリンは筋肉や肝臓でグリコーゲン合成に必要な酵素を誘導する。

EFW の増加

DKA での EFW の由来にはいくつかあり，低張食塩液や 5％ デキストロース液（D_5W）の投与も含まれる。$P_{Glucose}$ が低下したときには，神経低血糖症を防ぐためにブドウ糖投与が必要であるが，1 L の D_5W に含まれるブドウ糖は酸化やグリコーゲン合成のために除去され，1 L の溶質フリーの水が生成され，P_{Na} が低下する原因になることを認識しておく必要がある。EFW の由来は他にも，胃からの排出と投与した食塩液の desalination の 2 つがある。

胃からの排出：DKA 患者はしばしば口渇感を癒すために大量の水分をとる。高血糖は胃からの排出を遅らせるので，液体は胃に停滞する。しかし，水を飲んだか，フルーツジュースか甘いソフトドリンクを飲んだ後にブドウ糖が代謝されたとすれば，吸収されたときに水が負荷されることになる。大量の水の急速な吸収によって動脈血 $P_{Effective\ osm}$ がかなり低下する。動脈血 $P_{Effective\ osm}$ は脳に接するが，静脈血の測定では検出できない（第 11 章参照）。

臨床医は液体摂取の詳細な既往を聞き出し，最近胃からの排出が起こったことを示す徴候を探すべきである．そのような徴候には，尿中へのブドウ糖排泄亢進にもかかわらず $P_{Glucose}$ の大きな低下がないことや，糖分の含まれない水を飲んだときに起こる突然の $P_{Effective\ osm}$ の低下が含まれる．

　脳浮腫を起こす DKA 患者の 5％は治療前に発症する．高血糖は胃からの排出を遅くするが，治療前に脳浮腫を起こす患者では排出は遅くなく，大量の水を飲むと，小腸から急速に吸収され，動脈血 $P_{Effective\ osm}$ の大きな低下を起こすのだろう．

　投与した食塩液の desalination：通常の臨床では DKA 患者に大量の食塩液を投与する．バソプレシンが放出されると（DKA での多くの非浸透圧刺激による），皮質および髄質の集合管での水再吸収が増える．ブドウ糖排泄が低下し，尿中濃度が低下するにつれ，尿中 Na^+ 濃度は上昇する．投与した過剰な食塩液は尿中に（患者に対して）低張液として排泄され，それゆえ，体に EFW が生じる（第 10 章参照）．

● 脳の ECF 量の増加

　大量の食塩液のボーラス投与は，すべての ECF と混合される前に，血液脳関門に届く血漿にまず分布する．これにより，毛細血管静水圧を上昇させ，膠質浸透圧を低下させるので，脳の ECF の間質液量を増加させ，脳浮腫を起こす．DKA 患者の血液脳関門はいくぶん緩いという報告がある．これは，病院を受診したときの DKA 患者の一部の CT で脳がむくんでいるという事実に基づく．そのとき，脳の ECF と ICF の両方の容積が減少していたはずである．

臨床との関連

　これまでの解析に基づいて，小児 DKA の管理を次のように変更することを提案したい．

1. インスリンの静脈内へのボーラス投与はおこなわない．
2. $P_{Effective\ osm}$ の低下を防ぐ．治療開始から 15 時間は $P_{Effective\ osm}$ が低下しないようにする．輸液治療の目標としては $P_{Glucose}$（mmol/L）の低下の半分，P_{Na} を上昇させる．
3. D_5W のかわりに 10％デキストロースを含む 0.9％食塩液を使い，ブドウ糖が代謝された後の EFW 生成量を最小化する．
4. 胃からの排出の徴候をモニターする．
5. 過剰な食塩液の投与は避ける．

糖尿病性ケトアシドーシス患者の治療

　DKA 患者の治療デザインで考えるべき 9 つの事項
1. 循環動態を安定させるために EABV を回復させる．
2. 脳浮腫発症のリスクを最小化する：インスリンのボーラス投与はおこなわない．$P_{Effective\ osm}$ の大幅な低下は避ける．食塩液の過剰な投与は避ける．

3. ケト酸産生を止める。
4. K^+ 欠乏を補充する。
5. Na^+ 欠乏を補充する。
6. $NaHCO_3$ 治療を検討する。
7. リン酸治療を検討する。
8. DKA の引き金となった背景疾患を同定し，対処する。
9. 治療中に起こりうる合併症を予想し予防する。

存在すれば，循環動態の緊急症を治療する

循環動態の緊急症があるときだけ，大量の食塩液の投与をおこなう。これは，大量の食塩液の静脈内へのボーラス投与が脳浮腫発症のリスク因子となるからである。一般的には，著者らは，治療開始から 120 分で投与する Na^+ 量を約 3 mmol/kg 体重に制限する（*10）。

循環動態の緊急症がなければ，著者らは食塩液の投与速度の指標として，上腕静脈血 P_{CO_2} を用いる。十分な食塩液を投与して，上腕静脈血 P_{CO_2} が動脈血 P_{CO_2} よりも 6 mmHg 以上高くならないようにする。これによって，筋肉での BBS による H^+ の中和が有効に起こり，重要な臓器の細胞内タンパク質への H^+ の結合を減少させることができる（例：脳と心臓，第 1 章と図 1-7 参照）。

$P_{Effective\ osm}$ の大幅な低下を避ける

治療初期に，EABV の回復と，それによる GFR 増加とともに尿糖が出ることにより，$P_{Glucose}$ が低下し，$P_{Effective\ osm}$ の大幅な低下が起こる。したがって，治療デザインは $P_{Glucose}$ の低下の半分，P_{Na} を増加させるようにする（Na^+ と随伴する陰イオンの両方が $P_{Effective\ osm}$ に貢献するから，図 5-10）。前に述べたように臨床医は高血糖の程度に応じて P_{Na} を補正すべきでない。

$P_{Effective\ osm}$ の低下を防ぐために，輸液の有効浸透圧は，この多尿期における尿の有効浸透圧以上にすべきである。K^+ 輸液が必要なときは，0.9% 食塩液 1 L あたり 30〜40 mmol の KCl を追加することで，この目標が達成できる。この輸液はそのときの小児 DKA 患者の尿と同じ有効浸透圧をもつ（約 400 mOsm/kg H_2O）。小児 DKA 患者はしばしば，ほぼ正常の P_{Na} であるので，そのような輸液では，いくぶんの高 Na 血症を発症する可能性があるが，$P_{Effective\ osm}$ の低下を防ぐこ

---

*10
投与する食塩液の量を kg 体重あたりで表現する

- DKA 患者の体の大きさは異なるので，投与する輸液量は絶対量ではなく，kg 体重あたりの量で表現した方がよい。
- 等張食塩液として kg 体重あたり 3 mmol の Na^+ を投与することは，正常の ECF 量の 10% に相当する量を投与することになる。
- たとえば，50 kg の患者で正常 ECF 量が 10 L であると，kg 体重あたり 3 mmol の Na^+ は 150 mmol の Na^+ であり，1 L 等張食塩液に相当する。

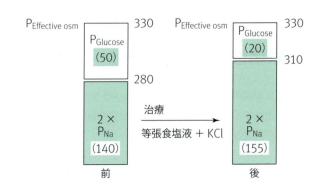

図 5-10　血漿有効浸透圧の防御

$P_{Glucose}$ が低下するとき，$P_{Effective\ osm}$ の低下を防ぐために P_{Na} の上昇が必要である。入院時の P_{Na} が約 140 mmol/L であるなら，$P_{Glucose}$ が 50 mmol/L から 20 mmol/L に低下するとき，$P_{Effective\ osm}$ を一定に保つためには，P_{Na} を 155 mmol/L まで上昇させるべきである。

との方が重要である。

$P_{Glucose}$ が低下するにつれて神経低血糖症を防ぐためにブドウ糖の投与が必要になるが，そのときは，D_5W のかわりに 10％デキストロースを含む 0.9％食塩液を用いて，ブドウ糖が代謝された後の EFW 生成量を最小化する。

臨床医は液体摂取の詳細な経過を聞き，最近の胃からの排出を示す徴候を探すべきである。大量の水を飲んだ経過があれば，動脈血 $P_{Effective\ osm}$ をモニターすべきである。動脈血 $P_{Effective\ osm}$ の大きな低下があれば，高張食塩液の輸液が必要である。先に述べたように，体液の desalination によっても EFW が生成される。したがって，尿浸透圧と組成の経過を追うべきである。大量の低張尿が排泄されたら，投与する輸液の張度を尿の張度に合わせて，$P_{Effective\ osm}$ の低下を防ぐべきである。

Na^+ 欠乏を補充する

投与する輸液の速度と張度を決めたら，次に投与する食塩液の総量を決める。循環動態の安定性を回復するために初期に十分な食塩液を投与する。

受診時の Na^+ 欠乏の程度は P_{Na} とヘマトクリットから推定した ECF 量から評価できる（*11）。これによって，過度の食塩液の投与を避け，DKA 患者の治療中によく起こる ECF 量の過度な増加を避けることができる。一般的には，循環動態が安定している患者では，最初の 4～6 時間で Na^+ 欠乏の約 30％を補充することを目標とする。上腕静脈血 P_{CO_2} と動脈血 P_{CO_2} をモニターして，上腕静脈血 P_{CO_2} が動脈血 P_{CO_2} よりも 6 mmHg 以上高くならないように輸液速度を調整する。24 時間の残りで Na^+ 欠乏の残りを補充する。

受診時の Na^+ 欠乏を計算することに加えて，尿中への進行中の Na^+ 喪失を補充すべきである。インスリンの相対的欠乏があるときには，ブドウ糖は ECF 中の有効浸透圧物質であるので，ECF に蓄積するブドウ糖分子は ICF から ECF への水の移動を起こすことによって EABV の維持に役立つ。したがって，このブドウ糖の量は等モルの NaCl 量によって治療中に補充すべきである（*12）。

ケト酸産生を止める

インスリンがケト酸産生を抑制するための中心的な役割を演じる。しかし，ケト酸産生量が十分に抑制されるまでに数時間のタイムラグがある。飢餓によるケトーシスの成人のデータから判断するに，肝臓によるケト酸の産生最大速度は約 1 mmol/分であるので，通常，緊急治療は必要ない。したがって，DKA 患者で最初の P_K が 4 mmol/L 未満である場合には，インスリン投与は遅らせることができる（この後の議論を参照）。著者らの考えでは，DKA 患者で緊急にインスリンを投与しなければいけない状況は，ECG 変化を伴う高 K 血症が存在する場合（細胞内への K^+ の移動を起こすので）だけである。高血糖を治療するインスリンの効果は治療初期では少ない。むしろ，$P_{Glucose}$ が治療初期に低

*11
ECF 量の評価にヘマトクリットを使う

- 血液量は 1 kg 体重あたり約 70 mL である。したがって，70 kg の成人では，血液量は約 5 L である。ヘマトクリット 40％の場合，赤血球（RBC）量は 2 L で，血漿量は 3 L である。
- ヘマトクリット 50％で，RBC 量が 2 L のままだと，新しい血液量（X）は，次のように計算できる：ヘマトクリット＝RBC 量／血液量なので 0.50 ＝ 2 L/X L。したがって，X ＝ 4 L
- RBC 量が 2 L なので，血漿量は 2 L となる（33％減少した）。
- 次の表はヘマトクリット値と ECF 量との関係である。特に，Starling 力の変化（$P_{Albumin}$ が増加するとき血漿静水圧は低下し膠質浸透圧が増加する）により，DKA 患者の ECF 量の％低下は血漿量の％低下よりも大きく，間質液量とひきかえに血漿量を増加させる。

ヘマトクリット	ECF 量の低下（％）
40	0
50	33
60	57

*12
ECF 中のブドウ糖量の計算

- $P_{Glucose}$ が 50 mmol/L で ECF 量が 10 L から 7 L まで低下した患者では，現在の ECF 中のブドウ糖量は 350 mmol（50 mmol/L × 7 L）である。DKA 発症前の ECF 中のブドウ糖量は 50 mmol（5 mmol/L × 10 L）であった。したがって，300 mmol のブドウ糖が ECF に加えられ，ECF の有効浸透圧物質数の低下を予防して容積を維持するためには，150 mmol の NaCl で置換されるべきである。

下するのは，ECF量の回復（希釈）とGFR増加による尿糖の効果である。治療開始して6〜8時間すると，インスリンは競合する脂肪由来の燃料は利用できなくなっているので，ブドウ糖の酸化速度を増加させること，およびグリコーゲン合成が促進されることによって$P_{Glucose}$を低下させる。

脳浮腫を誘発するので，小児DKA患者にはインスリンのボーラス投与はおこなわない（図5-9）。インスリン治療には，予測し避けなければいけない悪い副作用が伴う。主なものは低K血症と低血糖である。$P_{Glucose}$が約250 mg/dL（約14 mmol/L）まで低下したときには，ブドウ糖の投与をおこなうことで，低血糖のリスクを最小限にできる。

K^+の欠乏

治療前のDKA患者の多くでは，尿中へのK^+喪失により全身のK^+が大量に欠乏しているにもかかわらず，P_Kは通常約5.5 mmol/Lである。高K血症はインスリン欠乏により，K^+が細胞外へ移動することによって起こる。DKA患者のK^+欠乏は体重kgあたり5〜10 mmolであるといわれているが，欠乏の程度はK^+摂取によって大きく変わる。たとえば，一部の患者はK^+を大量に含む大量のフルーツジュース（K^+濃度約50 mmol/L）を飲んで，喉の渇きを癒やしている。

P_Kが5 mmol/Lであれば，インスリンが投与されたら輸液製剤にKClを加えるべきである。患者によってK^+欠乏の程度は異なるので，P_Kは頻繁にモニターすべきである。

米国糖尿病学会のガイドラインと，カナダ糖尿病学会のガイドラインではDKAの治療でP_K < 3.3 mmol/L未満のときはインスリンの投与を控えることを勧めている。これらの患者ではK^+欠乏が重度であり，インスリン投与によってK^+が細胞内に移動し，重度の低K血症を起こすと，不整脈のリスクが高くなる。著者らはインスリン投与を控える閾値としてP_K < 3.3 mmol/Lというのは低すぎると考えている。インスリンの投与はP_Kを約1 mmol/L低下させる。さらに，アシデミアがあるときには，細胞内のH^+濃度の上昇はNHEI-1を活性化し，細胞内へのNa^+の電気的中性な流入を増やすので，インスリンによるK^+の細胞内への移動はより大きい（第13章参照）。P_K < 4 mmol/Lのときにはインスリンの投与は控えるべきである，というのが著者らの意見である。インスリン投与前に速やかにP_Kを4 mmol/Lまで上昇させるために，経静脈的に積極的にKClの投与を開始すべきである。

$NaHCO_3$治療

インスリン投与がケト酸産生速度を低下させ，ケト酸陰イオンが酸化されるときHCO_3^-が産生されるので，DKA患者のほとんどは$NaHCO_3$投与を必要としない。

DKA患者に対する$NaHCO_3$の効果を調べたランダム化試験は3つ（n = 73患者）だけある。重篤な疾患（例：急性心筋梗塞，消化管出血，慢性腎不全，腹腔内敗血症）を合併している患者は除外された。動脈血pHやP_{HCO_3}の変化，測定した代謝産物の変化などのアウトカム

測定から判断して，NaHCO₃の投与は利益がないことがわかった。血圧へのNaHCO₃の影響を報告した論文は1つだけであった。血漿pHが6.90でなければ，DKA患者にNaHCO₃の投与はおこなわないというコンセンサスがあるが，判断は個別患者によって異なり，きまぐれな血液pHのみで判断すべきではないと著者らは考える。初期治療でNaHCO₃の投与を考えるべきなのは，中等度のアシデミア患者（血漿pH＜7.20，P_{HCO_3}＜12 mmol/L），循環動態が不安定な患者，血漿pHが危険なほど低下する前に重度のアシデミアを発症する危険がある患者である。P_{HCO_3}が非常に低い患者に少量のH^+を追加すると，P_{HCO_3}と血漿pHの低下が割合として大きいことを覚えておくべきである。インスリンを投与してもケト酸産生が明らかに低下するにはかなりの時間がかかる。その間，脳での仕事量が低下したり（例：昏睡，エタノールを含む鎮静作用のある物質の服用），腎臓での仕事量が低下したり（例：推定GFR＜30 mL/分未満の進行した腎機能障害患者）すると，ケト酸の酸化とHCO_3^-の産生量が低下する。これらの患者でのNaHCO₃治療目標は少なくともP_{HCO_3}が著明に低下することを避けることである。この目標を達成するために，NaHCO₃の投与速度は，予測される肝臓でのケト酸の産生速度と合わせるべきである。飢餓によるケトーシス患者のデータに基づくと，約60 mmol/時である。この速度で治療を開始することが理にかなっており，その後，複数回のP_{HCO_3}の測定によって再評価する。計算した$P_{Effective\ osm}$と等張な輸液製剤としてNaHCO₃を投与する。循環動態の回復，急性腎症，心筋梗塞，脳卒中などの合併症の発症率などをアウトカムとして，このアプローチについて評価した臨床研究はない。

小児DKA患者の多施設症例対照後ろ向き研究において，NaHCO₃治療を受けた患者には脳浮腫発症が有意に多いということがわかった。因果関係は不明で，他の交絡因子も除外できていない（*13）。しかし，有害である可能性が否定できないので，アシデミアが非常に重篤であったり，通常の昇圧治療に反応しないような不安定な循環動態でなければ小児DKAにはNaHCO₃を投与すべきでないと著者らは考える。

リン酸治療

DKA患者は異化状態であり，大量のリン酸イオン欠乏がある。加えて，インスリンが作用すると血漿リン酸レベルが著明に低下するので，DKA患者にリン酸を投与する論理的根拠があるようにみえる。一方，リン酸の投与によって回復過程が変わったという説得力のあるデータはない。低P血症が重度〔血清リン酸濃度＜1 mg/dL（0.32 mmol/L）〕で，特に心不全，呼吸筋の疲弊，溶血性貧血があるときには，低P血症の治療をおこなうことを推奨する。しかし，リン酸を投与する場合，リン酸とCa^{2+}の沈殿による低Ca血症発症の危険を避けるために，最大投与は6 mmol/時とする。

*13
NaHCO₃と脳浮腫のリスク
● 交絡因子として考えられるのは，重篤なアシデミアによる循環動態の不安定性に対して大量の食塩液を投与したことや，インスリンのボーラス投与などである。

DKAの引き金となる背景イベントを同定して対処する

この代謝緊急症を起こした背景疾患（例：感染，通常，肺炎か尿路感染量）を常に探さなければいけない。

治療中に起こりうる合併症を予想して防ぐ

深部静脈血栓症や誤嚥性肺炎など治療中に起こりうる合併症に注意する。

Part C
アルコール性ケトアシドーシス

症例 5-3：サムは昨日大量に飲酒した

サムは慢性アルコール症である。糖尿病の既往はない。店で買ってきたアルコールを大量飲酒した後，数回嘔吐した。友人に救急外来に連れてこられた。身体診察では，痛み刺激のみに反応した。血圧は低く，頻脈であった。呼気にはアセトン臭はなかった。動脈血 pH7.30，動脈血 P_{CO_2} 30 mmHg。ヘマトクリット 50％。静脈血から得られた検査所見を表にまとめる。

ブドウ糖	45mg/dL（2.5mmol/L）
Na^+	116 mmol/L
K^+	3.5 mmol/L
Cl^-	76 mmol/L
HCO_3^-	18 mmol/L
アニオンギャップ	24 mEq/L
クレアチニン	2.0 mg/dL（175 μmol/L）
浸透圧	290 mOsm/kg H_2O
アルブミン	4.5 g/dL（45 g/L）
β-HB⁻	6 mmol/L
L-乳酸	2 mmol/L

Q 質問

サムの酸塩基平衡異常は何か？
治療上の問題は何か？

アルコール性ケトアシドーシスの生化学

エタノールからのケト酸産生の生化学の特徴は，アセチル-CoA 産生

の基質が異なることを除けば，長期飢餓のときのケト酸産生とよく似ている。肝臓でのエタノールの代謝は細胞質で起こり，酢酸を形成する。酢酸はミトコンドリアに入り，そこでケト酸合成の前駆体であるアセチル–CoA へ代謝される。しかし，脂肪酸が基質であるときとエタノールが基質であるときでは，ケト酸産生のプロセスに大きな違いがある。最も大きな違いはそれぞれの経路がどのように制御されているかである。それぞれの代謝プロセスの制御を理解するには，代謝プロセスの機能に注目する。長期飢餓では，ケトン酸産生の基質は長鎖脂肪酸であり，代謝プロセスの機能は，脳や腎臓でのケト酸除去に見合う，水溶性の脂肪由来の脳の燃料（ケト酸）を供給することである。逆に，エタノールが基質のときのケト酸産生の機能は，中枢神経を抑制する効果を避けるために，肝臓でのアルコールデヒドロゲナーゼによって，できるだけ多くのエタノールを除去することである。したがって，長鎖脂肪酸が基質のときは，ケト酸が大量に産生するまでにタイムラグがあるが，エタノールが基質のときはタイムラグがない。簡単にいうと，脂肪酸が基質のときにはアセチル–CoA の産生速度は制御されているが，エタノールが基質のときにはされていない。アルコール性ケトアシドーシス（AKA）では，エタノールの酸化速度は，ミトコンドリアで $NADH, H^+$ が NAD^+ へ酸化されて除去される速度によって制御されているが，それ以外には血中エタノールレベルが上昇したときの制御機構はない（*14）。$NADH, H^+$ の NAD^+ への酸化は酸素の消費に加え，共役型酸化的リン酸化（生物学的仕事をしたときに ATP の加水分解で生じる）における ADP またはその制限を回避できる酸化的リン酸化の脱共役を必要とする（*15）。より多くのエタノールを除去するにはケト酸産生の最終産物は β ヒドロキシ酪酸である必要がある。

エタノールからのケト酸産生のステップ

1. 肝臓で大量のエタノールを除去する代謝プロセスの最初のステップは NAD^+ に共役する酵素，アルコールデヒドロゲナーゼによって触媒される。この反応の産物はアセトアルデヒド＋ $NADH, H^+$ である（**式 12**）。

    エタノール＋ NAD^+ → アセトアルデヒド＋ $NADH, H^+$ （**式 12**）

2. アルデヒドはタンパク質に結合しやすく，体にとって毒であるので，アセトアルデヒドは安全な産物に変換されなければいけない。この変換は，NAD^+ に共役した別の酵素，アセトアルデヒドデヒドロゲナーゼによって触媒される。この反応の産物は酢酸で，体内の pH では酢酸イオンと H^+ に完全に乖離する（**式 13**）。

    アセトアルデヒド＋ NAD^+ → 酢酸＋ $NADH, H^+$ （**式 13**）

3. 酢酸はモノカルボン酸輸送体を介して，ミトコンドリアに入る。そこで，アセチル–CoA に変換される。このステップは酢酸チオキナーゼによって触媒され，CoA–SH と ATP の存在が必要である。ATP は加水分解されて AMP とピロリン酸を形成する（**式 14**）。

    酢酸＋ CoA–SH ＋ ATP →
    　　アセチル–CoA ＋ AMP ＋ピロリン酸　　（**式 14**）

*14
細胞質 $NADH, H^+$ の NAD^+ への変換
- ミトコンドリア内膜には $NADH, H^+$ 輸送タンパク質がない。
- 細胞質 $NADH, H^+$ からの電子はリンゴ酸アスパラギン酸シャトルによってミトコンドリアに輸送される。

*15
エタノールと脱共役型酸化的リン酸化
- ラットに大量のエタノールを与えると，初期にすぐさまエタノールの代謝が起こる。これにはエタノールが除去された後も長期間続く酸素消費の増加を伴う。これは肝臓での脱共役型酸化的リン酸化と一致する（詳細は Part D 参照）。代謝速度を速めるきっかけについては明らかでない。
- 脱共役型酸化的リン酸化と等価な他の反応はアセト酢酸から β ヒドロキシ酪酸への変換であり，この反応では $NADH, H^+$ が NAD^+ に変換される。

4. 大量のエタノールを摂取し，急速に大量のアセチル–CoA が産生されると，アセチル–CoA の酸化は肝臓が仕事をする際の ADP の再生速度によって制限を受ける。アセチル–CoA が蓄積するにつれ，2 分子のアセチル–CoA からアセトアセチル–CoA が産生される。アセトアセチル–CoA は HMG–CoA 経路によってアセト酢酸に代謝される。エタノール代謝によって NADH, H^+/NAD^+ 比がミトコンドリア内で高くなるので，アセト酢酸は β ヒドロキシ酪酸に変換される。

アルコール性ケトアシドーシス患者でのケト酸の除去

ケト酸の除去速度の低下は AKA 患者におけるアシデミアの程度を決定する重要な因子である。ケト酸は主に脳と腎臓で酸化される。これらの臓器での酸化速度を高めるためには，酸素消費の増加が必要である。

・脳：脳での酸素消費はエタノールの鎮静効果によって低下する。加えて，肝臓でのエタノール代謝によるケト酸の大量産生前にタイムラグはないが，血液脳関門でのケト酸の輸送にはタイムラグがあるので，脳でのケト酸の除去が低下する。

・腎臓：EABV 低下により GFR が低下し，濾過された Na^+ が減少すると，腎臓でのケト酸の酸化が減少する。

・アセトン：ケトアシドーシスの際の H^+ 除去のマイナーな経路としてアセト酢酸からアセトンへの変換がある。エタノールの酸化により肝臓での NADH, H^+/NAD^+ 比が高くなるので，産生されたアセト酢酸のうち β ヒドロキシ酪酸へ変換されるものが増え，アセトンへ変換される割合は少なくなる。

アルコール性ケトアシドーシスの診断

AKA 患者は通常，慢性アルコール症の既往をもっており，来院する直前に大量にエタノールを飲んでいる。血中のエタノールの存在は血漿 $P_{Osmolal\ gap}$ による浸透圧ギャップの増加で示唆され，血中エタノールの直接測定で確認される。エタノールの大量摂取に加えて，ケトアシドーシス発症の重要な因子は EABV の低下や繰り返す嘔吐，アルコール性胃炎による痛みなどによる大量のカテコラミンの放出である。アドレナリンの急上昇を起こす他の因子もある（例：大量のカフェイン摂取）。このアドレナリンの急上昇はケトアシドーシス発症に関する重要な代謝効果であり，インスリン放出の抑制，脂肪分解の増加，アセチル–CoA カルボキシラーゼ（脂肪酸合成の最初の不可逆的なステップを触媒する）の阻害を含む（図 5-4 参照）。

EABV の低下

AKA 患者はしばしば重度の EABV 低下を伴う。これは先行する NaCl 欠乏による。胃液には Na^+ は少量しか含まれていないが，嘔吐で喪失する胃の内容液には，飲み込んだ唾液由来の Na^+ や，幽門括約

筋が緩くNaHCO₃を多く含む腸液由来のNa⁺が含まれている。嘔吐によるアルカレミアによって腎臓でのNaHCO₃や有機酸のNa⁺塩の排泄が増加するため，尿中へのNa⁺のある程度の喪失が起こりうる。加えてアルコール性急性膵炎や麻痺性イレウス，容量静脈への血液の貯留などによるECF量の再分布によってEABVが低下する。EABVの低下はアルコール性心筋症による場合もある。

P$_{Glucose}$

エタノール代謝の間，肝臓での糖新生は低下する。なぜなら，高いNADH, H⁺/NAD⁺比がピルビン酸からL-乳酸への変換を駆動するからである。この反応はピルビン酸とL-乳酸を相互に変換する強い触媒作用をもつ乳酸デヒドロゲナーゼが触媒する（図5-11）。これによりピルビン酸からブドウ糖の産生が低下する。AKA患者の多くではP$_{Glucose}$は正常範囲である。しかし，特に栄養不良で肝臓のグリコーゲン貯蔵が少ない患者では低血糖がみられる。一部の患者では高血糖がみられるが，通常，P$_{Glucose}$の上昇は軽度にとどまり，270 mg/dL（15 mmol/L）以下であることが多い。

βヒドロキシ酪酸によるアシドーシス

エタノール代謝により肝臓でのNADH, H⁺/NAD⁺比が高いので，アセト酢酸の大部分はβヒドロキシ酪酸に変換される。ADP（生物学的仕事）を必要とせず酸素消費も必要とせずにNAD⁺の再生ができる経路となるので，大量のエタノールが除去される。そのかわり，より重度のアシデミアが起こり，特にケト酸の除去速度が低下しているとき（前述）に起こる。

P$_K$

ICFとECF間のK⁺分布に影響するアドレナリン作動性ホルモンが高いことによって，P$_K$には2つの反対の力が働く。1つは，β₂アドレナリン作用がNa⁺-K⁺-ATPaseを活性化し，細胞内の負の電位を増加させることによって，K⁺を細胞内に移動させる。もう1つは，αアドレナリン作用の亢進によって，インスリン放出の抑制が起こる。その結果，細胞内の負の電位が減少するためK⁺を細胞外に移動させる（くわ

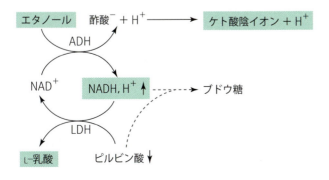

図5-11　肝臓のエタノール代謝の生化学的結果　エタノールの代謝は，肝臓にグリコーゲン貯蔵が少ない患者で，ブドウ糖の産生阻害とP$_{Glucose}$の低下を起こす。この代謝パターンの鍵は肝臓の細胞質の還元型ニコチンアミド・アデニン・ジヌクレオチド（NADH, H⁺）が多く，ブドウ糖産生のかわりにピルビン酸からL-乳酸への変換が駆動されることにある。ADH：アルコールとアルデヒドデヒドロゲナーゼ，LDH：L-乳酸デヒドロゲナーゼ，NAD⁺：ニコチンアミド・アデニン・ジヌクレオチド。

しくは第13章参照)。したがって，患者のP_Kは，どちらの作用が優位かによって，低くなったり，正常であったり，高くなったりする。

嘔吐を繰り返す患者では大量のK利尿のため，K^+欠乏がある（くわしくは第7章参照）。慢性アルコール症患者では低Mg血症もよくみられ，K^+欠乏につながる。一方，横紋筋融解症を合併すると，高K血症がみられる。

栄養障害

慢性アルコール症患者ではビタミンBの成分を含む多くの栄養障害がみられる。Wernicke脳症発症を避けるために治療開始時にチアミン（ビタミンB_1）を投与すべきである（第6章参照）。

酸塩基平衡異常
● 代謝性アシドーシスと代謝性アルカローシスの合併

ケトアシドーシス（P_{HCO_3}を低下させる）が存在しても，代謝性アルカローシス（P_{HCO_3}を増加させる）を合併するために，アシデミアがみられないこともある。代謝性アルカローシスは嘔吐によっても起こり，HCO_3^-が増加する。P_{HCO_3}の増加はECF量の減少によるcontraction alkalosisによっても起こる。この混合性酸塩基平衡異常の診断の鍵は$P_{Anion\ gap}$の増加がP_{HCO_3}の低下よりも大きいことである。次の注意点が重要である。$P_{Albumin}$の低値は$P_{Anion\ gap}$の増加をマスクすることがある。したがって，$P_{Anion\ gap}$のベースライン値は$P_{Albumin}$によって補正すべきである〔$P_{Albumin}$ 1.0 g/dL（10 g/L）低下に対して，$P_{Anion\ gap}$は2.5 mEq/L低下する〕。ECFのHCO_3^-量はP_{HCO_3}とヘマトクリットから推定したECF量から計算できる。しかし，アルコール性ケトアシドーシスの多くの患者は先行する貧血を伴う。しかし，一部の患者では胃HClの分泌が低下する（例：胸焼けのためにプロトンポンプ阻害薬のような薬物を服用している，胃炎によって消化不良があるため）。したがって，嘔吐の際の体へのHCO_3^-追加が少ない。一部の患者では幽門括約筋が緩いために，嘔吐の際に重炭酸を失い，HCO_3^-を多く含む膵液を喪失する（第7章参照）。

● L-乳酸アシドーシス

AKA患者では軽度のL-乳酸アシドーシスが存在する。なぜなら，エタノールの代謝によって肝細胞の細胞質の$NADH, H^+/NAD^+$比が増加し，ピルビン酸からL-乳酸に変換されるからである。より重度のL-乳酸アシドーシス（血漿乳酸濃度＞10 mmol/L）が存在すると，エタノール代謝以外の理由を疑うべきである。L-乳酸アシドーシスを起こす原因として，よくあるのは2つである。1つはEABVが非常に低下することによる組織低酸素症である。もう1つは，筋肉の収縮（例：振戦せん妄における振戦，最近のけいれん）である。しかし，最も重要な重度のL-乳酸アシドーシスの原因はチアミン欠乏であり（第6章参照），気づかず適切に治療されないと，永続的な脳の障害（Wernicke脳症）の原因になる。他のビタミンB欠乏〔例：ビタミンB_2（リボフ

ラビン)〕も L-乳酸アシドーシスを起こす(第6章参照)。

● 呼吸性アルカローシス

AKA 患者に呼吸性アルカローシスを合併する理由は多くある。誤嚥性肺炎，アルコール離脱症状によるアドレナリン上昇による過換気，慢性肝疾患などがあげられる。

アルコール性ケトアシドーシスの治療

低血糖

AKA ではブドウ糖代謝速度が低下しているので，通常，少量のブドウ糖の投与で低血糖は改善され，通常の $P_{Glucose}$ を維持できる(*16)。インスリンレベルが高いと K^+ を細胞内に移動させ，突然 P_K が低下するので，高血糖は避けるべきである。加えて，EABV が回復すると，α アドレナリン作用によるインスリン放出の阻害がなくなる。

EABV 低下

EABV 低下患者では，循環動態回復のために急速に等張食塩液を投与する。しかし，一部の患者ではアルコール性心筋症があり，急速で大量の食塩液の投与に耐えられない可能性があることに注意しなければならない。循環動態の不安定性がない場合には，上腕静脈 P_{CO_2} が動脈血 P_{CO_2} よりも 6 mmHg 以上高くならないことを食塩液投与の指標として，十分な食塩液を投与する。これにより重要臓器の細胞（例：脳細胞）内のタンパク質に H^+ が結合しないように，筋肉の間質と ICF の BBS による中和が起こる。一部の患者は開始時のヘマトクリットやアルブミン値が正常でない可能性があるので，全 Na^+ 欠乏を評価するために ECF 量を計算してヘマトクリットや総血漿タンパク質濃度を使うことができないかもしれない。しかし，治療によるヘマトクリットや総血漿タンパク質濃度の変化は ECF 量の回復の程度のおおよその指標になる。

非常に重要なのは，患者が慢性低 Na 血症で栄養不良であると，浸透圧性脱髄症候群発症のリスクが高いので，P_{Na} の急速な上昇は避けるべきである，ということである。EABV が回復したときに起こる大量の水利尿を予防するために，1-デアミノ 8-D-アルギニンバソプレシン（dDAVP）の投与を検討すべきである（くわしくは第 10 章参照）。dDAVP を投与するときは飲水を制限すべきである。

K^+ 欠乏

EABV 回復に伴い，α アドレナリン作用が消失し，インスリンが放出される（$P_{Glucose}$ が低くなければ）。これによって K^+ が細胞内に移動し，低 K 血症となる。低 K 血症の発症を待たずに，KCl を投与すべきである。実際に投与する KCl の量は治療中の P_K によって決まる。慢性アルコール症の患者では欠乏が数百 mmol になることもある。KCl 投与が急速で過剰な P_{Na} の増加を起こし，それゆえ，慢性低 Na 血症患者で浸透圧性脱髄症候群のリスクになる理由も多くある（この状況に

*16
$P_{Glucose}$ を 5 mmol/L 上昇させるために必要なブドウ糖の量
- 70 kg の人で，インスリン欠乏状態時のブドウ糖の分布容積は約 20 L〔ECF 量（15 L）＋ 5 L の ICF〕なので，トータル 100 mmol のブドウ糖（18 g）（＝ 0.4 L の D_5W または 30 mL の $D_{50}W$）を投与する。血中のケト酸が減少すると，脳でのブドウ糖の通常の速度での酸化が起こるために，のちにはより多くのブドウ糖が必要になる。

おける低 K 血症の管理については症例 5-3 の解説参照）。

チアミン

慢性アルコール症患者の治療の初期にチアミン（おそらくリボフラビンも）を投与することは重要である。これによりケト酸が消失したときの脳のブドウ糖の有酸素酸化を促進し，Wernicke 脳症の発症を防ぐ（くわしくは第 6 章参照）。

リン酸

リン酸欠乏は著しいが，インスリン作用に続く同化反応が起こるには時間がかかる。したがって，DKA と同じように，リン酸欠乏（K^+ を伴う）のほとんどを補充するのは待つべきである。リン酸を投与する場合は，時間あたり 6 mmol を超えないようにし，低 Ca 血症のリスクがあるので，ボーラス投与はおこなうべきでない。

ケトアシドーシス

ケトアシドーシスに対する特別な治療は通常必要ない。なぜなら，過剰のケト酸の産生はエタノールが消失して EABV が回復すると（インスリンが膵臓の β 細胞から放出される）消えるからである。そのうえ，EABV の回復により GFR が増加し，脳が通常の機能を発揮するほどエタノール値が下がれば，ケト酸の利用は改善する。$NaHCO_3$ 治療は多くの患者で必要ない。

Part D
統合生理

ケト酸産生：より詳細な分析

ホルモン環境としてケト酸産生が可能なとき（インスリン作用の低下），肝臓でのケト酸産生の最大速度は肝臓内外の基質の供給によって上限が決められる。この Part では長期飢餓と DKA 患者において利用可能な基質量がケト酸産生の上限を決めるかどうかを量的に解析する。

肝臓への脂肪酸供給による制御

1 L の血液に含まれる脂肪酸量の控えめな推測は約 1 mmol である。肝臓への血流は約 1 L/分であり，1 mmol のパルミチン酸（炭素数 16，式 15 参照）あたり 4 mmol のケト酸が産生されるので，肝臓は 1 分あたり 4 mmol のケト酸を産生できる。しかし，一部の脂肪酸はアルブミンに強固に結合している。たとえ 1 分あたり 0.5 mmol のパ

ルミチン酸しか肝臓に取り込まれなくとも，長期間の飢餓の際に観察されるケト酸産生量（約1 mmol/分）を説明するには十分である。

$$\text{パルミチン酸}(C_{16}H_{32}O_2) + 6O_2 \rightarrow$$
$$4\text{ケト酸}(C_4H_7O_3) + 2H_2O \quad \text{（式15）}$$

DKA患者ではEABV低下のために肝臓への血流が少なくなっており，肝臓への脂肪酸の到達が減少し，ケト酸産生速度が低下する。$P_{Albumin}$が高いので，DKA患者の血漿1 Lあたりの脂肪酸量は高いかもしれないが，DKA患者のケト酸産生速度は脂肪酸の供給によって制限を受ける可能性がある。

肝臓内基質の供給による制御

長鎖脂肪酸（例：パルミチン酸）の肝臓ミトコンドリアでの酸化はアセチル-CoAを産生し，NAD^+をNADH, H^+に，FADを$FADH_2$に変換する。これらの基質は細胞内にはごく少量しか存在しないので，肝臓でのケト酸産生速度を制限する因子は利用可能なミトコンドリアのNAD^+とFAD量である。ADPとPiをATPに変換する，共役型酸化的リン酸化によってNADH, H^+はNAD^+に，$FADH_2$はFADに変換される。利用可能なADP量は生物学的仕事をおこなうためのATP利用速度によって決まる。

肝臓の主な仕事には，生合成，Na^+-K^+-ATPaseを介した流入などがある。しかし，インスリン作用が低いときには，肝臓がおこなう生合成やイオンポンプ作用などは非常に少ない。タンパク質摂取が少ないDKA患者では，ATPを利用するプロセスであるタンパク質合成を亢進させるために必要な，利用可能なアミノ酸が少ない。したがって，肝臓は十分な仕事をおこなわず，ATPの加水分解によるADPとPiへの変換速度は遅い（ATPの加水分解は，ミトコンドリアでのNADH, H^+からNAD^+，$FADH_2$からFADへ変換する共役型酸化的リン酸化を起こす）。

したがって，ブドウ糖が利用できないときに，脳が他の燃料を必要とするときや，腎臓が乏尿や尿中の沈殿形成を避けるために十分な有効浸透圧物質を排泄するために，ケト酸産生の増加が必要となるので，この問題を乗り越えなければいけない。長期飢餓のときに観察されるケト酸産生速度は約1,500 mmol/日で，十分なADPがないという制限を肝臓が回避する他の方法があることを示唆している。この方法として，最も可能性が高いのは，脱共役型酸化的リン酸化である。

脱共役型酸化的リン酸化

共役型酸化的リン酸化では，燃料酸化からのエネルギーを使って，H^+はミトコンドリアから排出される。このH^+は，ADP + PiからATPの変換に共役した特別なH^+チャネルを介して，再びミトコンドリア内に再流入する（図5-6）。一方，ADP + PiからATPの変換に共役していない他のH^+チャネルを介してH^+がミトコンドリア内に再流入すると，脱共役型酸化的リン酸化となる。この脱共役の効果は酸素の存在において燃料の酸化速度を増加させることである。なぜなら，こ

のプロセスでは，燃料酸化の際に NADH, H$^+$ から NAD$^+$，FADH$_2$ から FAD への変換を起こすための ADP がまったく必要ないからである．これらの H$^+$ チャネルは脱共役タンパク質（UCP）と呼ばれ，主に UCP2 と UCP3 である．

　ADP＋Pi から ATP への変換なしで H$^+$ がミトコンドリアへ流入するもう1つのメカニズムがある．これは，弱酸がミトコンドリアに入り（H$^+$ 流入），H$^+$ を伴わずに陰イオンがミトコンドリアから流出することによって起こる．この弱酸はリサイクルすることになる．このタイプの脱共役型酸化的リン酸化の2つの例はメトホルミン（第6章でくわしく述べる）とサリチル酸（第8章でくわしく述べる）である．したがって，アセチルサリチル酸の摂取は DKA 患者の肝臓におけるケト酸産生速度を増加させる．

肝臓への酸素供給による制御

　動脈血1Lには約8 mmol の酸素が含まれている（*17）．肝臓は1分あたり1Lの血液を受け取るが，ほとんどの血流は門脈から届き，門脈血は小腸で 1/3〜1/4 の酸素が抽出される．結果として，肝臓が受け取る酸素は1Lの血流あたり約6 mmol である．肝臓が酸素6 mmol のすべてを抽出するとしたら，共役型，脱共役型の酸化的リン酸化を介して，1 mmol のパルミチン酸をケト酸に変換できる（式15参照）．肝臓が受け取るのは1Lの血液中の1 mmol のパルミチン酸なので，肝臓でのケト酸産生速度に制限をかけているのは酸素供給である．

長期飢餓におけるケト酸産生の制御

　長期飢餓におけるアセト酢酸陰イオン（AcAc）と β–HB$^-$ の血漿濃度にはほとんど変化がない．加えて，これらの中間体の代謝回転はかなり安定している．量を調べれば，ケト酸産生の制御メカニズムが存在していることが明らかである．まず，長期飢餓では，1日約 1,500 mmol のケト酸が産生される（約1 mmol/分）．次に，体重 50 kg の人の ECF のケト酸量はわずか 50 mmol である（ECF 10 L，血漿の AcAc と β–HB$^-$ の総濃度は約 5 mmol/L）．ケト酸陰イオンが体液すべてに分布すると，総量は 150 mmol（5 mmol/L×総体液 30 L）である．産生速度は約 1,500 mmol/24 時間なので，その 1/10 の時間（2.4 時間）で，150 mmol が産生され，除去がなければ，ケト酸陰イオン量は2倍になる．量的に考えれば，ケト酸産生のフィードバック制御が必ず存在すると考えられる．

　肝臓でのケト酸産生速度が血漿 pH と P$_{HCO_3}$ の変化によって制御されているというデータがある．長期飢餓の肥満者に酸負荷（NH$_4$Cl）をおこなうと，血漿ケト酸濃度とケト酸排泄量が著明に低下した．逆に同じ被験者に，NaHCO$_3$ を投与すると，血漿ケト酸濃度とケト酸の排泄が著明に増加した．これらをあわせて考えると，長期飢餓では血漿 pH と P$_{HCO_3}$ の変化が肝臓でのケト酸産生の制御に重要な役割をもっ

---

*17
血液中の酸素量
- 血液のヘモグロビン濃度は 140 g/L である．ヘモグロビンの分子量は約 70,000 であるので，血中ヘモグロビン濃度は 2 mmol/L である．
- 4 mmol の酸素が 1 mmol のヘモグロビンに結合する．
- したがって，動脈血1Lの酸素量は 8 mmol である．

ている可能性がある．そのメカニズムはよくわからないが，たとえば，脱共役型 H^+ チャネルの開口の変化を介して脱共役型酸化的リン酸化の速度を変化させるということは合理的な仮説であろう．

症例の解説

症例 5–1：男性はなぜケトアシドーシスになったのか知りたくて不安である

● **診断が糖尿病性ケトアシドーシスである可能性が低いのはなぜか？**

糖分を大量に摂取しているにもかかわらず，$P_{Glucose}$ は正常範囲で，糖尿病の既往もなく，EABV も低下しておらず，前回の 2 回のケトアシドーシスのエピソード時もインスリンの投与なしで軽快しているので，DKA である可能性は低い．さらに，入院中に測定した血漿インスリンレベルは $P_{Glucose}$ に対して予想範囲内であった．

● **診断がアルコール性ケトアシドーシスである可能性が低いのはなぜか？**

患者はアルコール摂取を否定しており，$P_{Osmolal\ gap}$ が上昇していない（受診したときまでにアルコールが代謝された可能性はあるが）ので，アルコール性ケトアシドーシスの可能性は低い．

● **診断が飢餓や低血糖性ケトアシドーシスである可能性が低いのはなぜか？**

$P_{Glucose}$ は低くなく，大量の糖分を摂取しているので，飢餓や低血糖性ケトアシドーシスは除外される．

● **患者が飲んだソフトドリンクがどのようにしてケトアシドーシスを起こしたか？**

ケトアシドーシスが発症するためには，CO_2 ＋ ATP への酸化による除去を上回る速度で肝臓のミトコンドリアでアセチル–CoA が合成されるための炭素源が必要であり，アセチル–CoA から長鎖脂肪酸の合成を阻害するメカニズムが必要である．

この患者の肝臓でのアセチル–CoA 産生の源は脂肪酸ではない（インスリンの欠乏がない）．アセチル–CoA の源はエタノールでもない．アセチル–CoA の源は患者が飲んだ大量の甘いソフトドリンク中のフルクトースと考える．以下，詳細に述べる．小腸にはフルクトースの特異的な輸送体は発現していない．グルコース輸送体の 1 つを介してフルクトースの吸収も一部起こるが，ほとんどは大腸に移動し，大腸管腔内の細菌の主な燃料となる．細菌によるフルクトースの発酵産物の主なものは酢酸である．実際，吸収の悪い炭水化物の大腸の細菌による発酵によって，約 200 mmol/日の酢酸が吸収される．

この酢酸代謝の主な運命は，肝細胞のミトコンドリアで変換されてアセチル–CoA となる．肝臓のミトコンドリアでの長鎖脂肪酸からアセチル–CoA への産生は，カルニチン依存性輸送ステップによるミトコンドリアへパルミトイル–CoA が入るところで制御されている．酢酸がミト

コンドリアに入るためにはこのステップは必要ない（おそらくモノカルボン酸輸送体を介する）ので，アセチル–CoA が速い速度で産生される。アセチル–CoA 代謝の他の経路，脂肪酸合成が阻害されていて，アセチル–CoA 産生速度が酸化による除去の速度を超える（肝臓での生物学的仕事をおこなうために ATP が使われる量によって決まる）と，ケトン産生が起こる。（細胞質で起こる）脂肪酸合成の律速酵素はアセチル–CoA カルボキシラーゼであり，β_2 アドレナリン作用によって阻害される（図 5–5）。この患者はパニック発作があることを思いだしてほしい。さらに，大量のカフェインを含むソフトドリンクをたくさん飲んでおり，アドレナリンの急上昇を起こしている（*18）。

*18
カフェインとカテコラミン放出
- 炭酸飲料 1 L は約 100 mg のカフェインを含んでおり，患者は 1 日に何リットルもの炭酸飲料を飲んでいた。カフェインの作用の 1 つは，アデノシン受容体を阻害し，アドレナリンの急上昇を起こすことである（第 14 章参照）。

● **患者の代謝性アシドーシスの原因はケトアシドーシスだけか？**

代謝性アシドーシスの原因はケトアシドーシスだけではない。なぜなら，血漿 β ヒドロキシ酪酸は 4.5 mmol/L であるが，$P_{Anion\,gap}$ は約 18 mEq/L 上昇している。おそらく，AcAc の濃度が異常に高いのであろう。もしくは，大腸の細菌の発酵によって産生された他の短鎖脂肪酸が血漿の未測定陰イオンなのかもしれない。

症例 5–2：高血糖とアシデミア

DKA の診断は明らかであるが，血漿 β–HB$^-$ の測定により確認された。アンディは糖尿病の既往がなく，これが 1 型糖尿病の初発症状であった。

● **アンディの命を脅かす主な脅威は何か？**

ただちにアンディの命を脅かす主な脅威は不整脈を起こす低 K 血症である。DKA 患者のほとんどは K^+ が重度に欠乏していて，体重あたり 5〜10 mmol の K^+ が欠乏しているが，受診時の P_K は通常約 5.5 mmol/L であり，主にインスリン作用の欠乏により，K^+ が細胞外へ移動している。アンディの P_K がわずか 3.5 mmol/L である事実は，K^+ が重度に欠乏していることを示している。インスリンを投与して K^+ が細胞内に入ると，不整脈のリスクがある重度の低 K 血症となる。したがって，インスリンは当初は控えるべきで，KCl を積極的に静脈から投与し，P_K を約 4 mmol/L まで上昇させるべきである。著者らは，1 L の 0.9％食塩液に 30〜40 mmol の KCl を加え，2 時間かけて投与する。0.45％食塩液を使うことを勧める人もいるが，この輸液の浸透圧は $P_{Effective\,osm}$ よりもかなり低く，脳浮腫の可能性があるため，著者らは危険であると考える。K^+ 濃度の高い輸液の急速投与は静脈炎のリスクがあるので，太い末梢静脈を使うのがよい。投与した K^+ のどの程度が細胞内に移動したかは P_K ではわからないので，P_K を頻繁に測定することを強くは勧めない。

アンディは EABV がかなり低下している。アンディの具合が悪くなる前の体重は 50 kg で，体重の 60％が体液であるので 30 L であり，ECF 量は 10 L，ICF 量は 20 L である。血液量は 3,500 mL であった（体重 50 kg × 体重 1 kg あたりの血液量 70 mL）。病気になる前のヘマ

トクリットは40％, RBC量は1,400 mL, 血漿量は2,100 mLであった。受診時のヘマトクリットは50％, 血漿量は1,400 mLまで減少し, 33％減少した。Starling力を無視すれば, ECF量は33％減少する（10 Lから6.6 L）。初期に投与する食塩液量は循環動態の安定を確保し, 骨格筋のBBSによってH^+の中和が効果的におこなわれるように, 上腕静脈P_{CO_2}と動脈血P_{CO_2}の差が6 mmHg以内となるようにすべきである。

　アンディの命を脅かす他の主な脅威は脳浮腫の発症である。これは非常におそろしい合併症であり, 小児で初めてのDKAのエピソードが生じた際の初期治療後3～14時間で起こることが多い。アンディは口渇感を癒すために大量の水を飲んでいたので, 特に心配である。低血糖は消化管の運動を抑制するので, 胃の中に大量の水がある可能性がある。胃から腸へ水が移動すると, 小腸からの大量の水の吸収によって, 動脈血（脳がさらされている）の$P_{Effective\ osm}$がかなり低下する。この低下は静脈血の測定では検知できない可能性がある。著者らは, 動脈ラインを挿入して, 動脈血と静脈血の両方の$P_{Effective\ osm}$を測定した。脳浮腫のリスクを最小限にするために, 次の治療をおこなった。

・インスリンのボーラス投与はおこなわなかった。

・過度の食塩液の投与は避けた。

・$P_{Effective\ osm}$の低下を防ぐために, 輸液製剤の有効浸透圧を多尿患者の尿と同じにした。0.9％食塩液1 LにKCl 40 mmol/Lを加えると, 380 mOsm/kg H_2Oであり, アンディの尿の浸透圧400 mOsm/kg H_2Oとかなり近い。

・初期治療の8時間後, 動脈血の$P_{Effective\ osm}$は上腕静脈の$P_{Effective\ osm}$よりも15 mOsm/kg H_2O低い値にまで低下した。$P_{Effective\ osm}$を回復させるために, 現在のECF量が約8 L（現在のヘマトクリット45％より推定した）であるなら, 約120 mmolの有効浸透圧物質（15 mOsm/L × ECF量8 L）の投与が必要である。3％高張食塩液の浸透圧は約1,000 mOsm/kg H_2Oであるので, 100 mLの3％食塩液をゆっくり投与して, 動脈血と静脈血の$P_{Effective\ osm}$をモニターするという決断を下した。

　Na^+欠乏は数時間かけて補充された。DKA患者の治療中によくみられる, ECF量の過剰増加を避けるために, Na^+欠乏の量的推定が必要である。病気前のECF量10 L, P_{Na} 140 mmol/L, ECF中のNa^+量1,400 mmolであった。受診時のヘマトクリット50％から計算したECF量は6.6 L, P_{Na} 130 mmol/LであるのでECF中のNa^+量は860 mmolである。したがって, Na^+欠乏は約540 mmolである。その後も尿中へのNa^+喪失が続いているが, それは, 尿量と尿中Na^+濃度から計算できる。さらに, $P_{Glucose}$ 50 mmol/Lで受診時の推定ECF量が約6.6 Lであるので, ECF中のブドウ糖量は330 mmolであった。これは病気の前のECF中のブドウ糖量より280 mmol多い（ECF量10 L × $P_{Glucose}$ 5 mmol/L）。280 mmolのブドウ糖はECF量を維持するための有効浸透圧物質なので, その尿への喪失は150 mmolのNaClで補充すべきである。

$P_{Glucose}$ が約 250 mg/dL（約 14 mmol/L）まで低下したとき，神経低血糖を防ぐために，D_5W のかわりに 1 L の NaCl に 50 g のブドウ糖を加えた輸液を少量（100 mL $D_{50}W$）使って，ブドウ糖を静脈から投与した。

● NaHCO₃ をこの患者に投与すべきか？

脳浮腫のリスクの増加と関連しているので，アシデミアが非常に重度で循環動態が不安定なために通常の血圧を維持する治療に反応しないのでなければ，$NaHCO_3$ は小児 DKA には投与しない。

症例 5–3：サムは昨日大量に飲酒した

● サムの酸塩基平衡異常は何か？

$P_{Anion\ gap}$ 増加型代謝性アシドーシスがある。サムの普段の $P_{Anion\ gap}$ はわからない。著者らの病院の検査室における $P_{Anion\ gap}$ の正常値は，8～16 mEq/L である。サムのベースライン $P_{Anion\ gap}$ を 12 mEq/L とすると，血漿中の β–HB⁻ と L–乳酸の測定値では $P_{Anion\ gap}$ の上昇は説明できない。血漿中に他の未測定の陰イオン（例：アセトン）が存在するか，$P_{Albumin}$ が増加しているか，ECF の低下によってアルブミンの陰性荷電が増加して $P_{Anion\ gap}$ が増加していると考えられる。P_{HCO_3} の正常値を 25 mmol/L（著者らの検査室の P_{HCO_3} の正常値は 22～30 mmol/L）とすると，P_{HCO_3} の低下よりも $P_{Anion\ gap}$ の増加が大きい。これは，嘔吐による HCl 喪失による代謝性アルカローシスの合併を示唆している。EABV の著明な低下は，HCO_3^- が少ない ECF 中に存在することになるので，P_{HCO_3} を増加させる。

● 治療上の問題は何か？

- チアミン欠乏：治療開始時にはチアミンを加え，ケト酸が消失したときに脳でのエネルギー代謝が障害されないようにする（くわしくは第 6 章参照）。
- 細胞外液量の減少：循環の問題を防ぐために EABV を回復すべきである。これを急速におこなうのは循環動態が不安定な徴候があるときだけである。この治療の危険は，EABV の回復とともに水利尿が起こったときに，急速に P_{Na} が上昇することである。慢性アルコール症で K⁺ 欠乏，栄養不良を伴う場合は慢性低 Na 血症を急速に補正すると浸透圧性脱髄症候群発症のリスクが高い。このような患者では，1 日の P_{Na} の上昇を 4 mmol/L に抑える。水利尿と P_{Na} の急速な上昇を防ぐために開始時に dDAVP 投与を検討する。dDAVP が作用する際に飲水制限をおこなう。
- カリウム：K⁺ 摂取が少なく，K⁺ を喪失する場所があると，K⁺ の大量欠乏となりうる。欠乏があってもインスリンレベルが低く，K⁺ が細胞外へ移動するため，P_K は高い。治療中に K⁺ がかなり細胞内に移動することを予想しなければいけない。EABV が回復すると，膵臓の β 細胞からのインスリン放出を抑制する α アドレナリン作用が除去される。加えて，ブドウ糖の投与によって低血糖が改善すると，イ

ンスリンが放出される．したがって，P_K を正常範囲に維持するためには，かなりの量の K^+ を投与する必要がある．KCl が P_{Na} の急速かつ過剰な上昇を起こし，慢性低 Na 血症患者で浸透圧性脱髄症候群のリスクとなる．体液の張度の観点では Na^+（ECF の主要な陽イオン）と K^+（細胞内の主要な陽イオン）は浸透圧としては等価である．投与した K^+ が細胞内に入るにつれ，細胞から失われた K^+ を補充するために細胞内に入っていた Na^+ が細胞外へ移動する．したがって，K^+ の投与は体液の張度を上昇させ，体液量の変化がなければ，P_{Na} 上昇に与える影響は同量の Na^+ の投与と同じである．したがって，患者と等張の輸液として，K^+ は投与すべきである．さらに，Na^+ は ECF にとどまるので，EABV が増加し，水利尿が起こる．

Chapter 6

酸増加型代謝性アシドーシス

	イントロダクション	146
	本章のポイント	146
	症例 6-1：パトリックはショック寸前である	146
	症例 6-2：下痢に伴う代謝性アシドーシス	147
	症例 6-3：慢性アルコール症患者の重度のアシデミア	147
Part A	**酸増加型代謝性アシドーシスの総論**	148
	代謝性アシドーシス患者の主な脅威	148
	代謝性アシドーシス患者での H^+ の緩衝	149
	診断に関すること	150
Part B	**酸増加型代謝性アシドーシス各論**	151
	L-乳酸アシドーシス	151
	D-乳酸アシドーシス	162
	毒性のあるアルコールによる代謝性アシドーシス	164
	ピログルタミン酸アシドーシス	168
	酸摂取による代謝性アシドーシス	170
Part C	**統合生理**	171
	大腸での有機酸産生	171
	症例の解説	171
	質問の解説	174

イントロダクション

本章では酸増加型代謝性アシドーシスに焦点をあてる。このタイプの代謝性アシドーシスのうち2つの疾患については本章では扱わない。ケトアシドーシスは第5章で取り扱った。シンナー中毒患者のトルエン代謝による馬尿酸産生のための代謝性アシドーシスは第4章で扱った。馬尿酸陰イオンは尿中に分泌され，$NaHCO_3$ の間接的喪失による高Cl性代謝性アシドーシスを起こす。

代謝性アシドーシスという用語は，特定の診断ではなく，多くの病的プロセスの結果起こる疾患であることを認識することが重要である。したがって，臨床医は個々の患者の代謝性アシドーシスの原因を同定し，原因をもとに治療をどうするか検討すべきである。L-乳酸アシドーシスのような1つのカテゴリーであってもL-乳酸の蓄積につながる病態メカニズムはさまざまである。したがって，個々の患者の病態を特定するために最終診断が必要である。

本章のポイント
- 酸増加型代謝性アシドーシスを起こすさまざまな病気プロセスの病態を理解する。
- 酸増加型代謝性アシドーシスを起こすさまざまな病気プロセスを有する患者の診断と治療のアプローチを提供するために，代謝性アシドーシスの存在は前兆となる危険を警告する"レッドフラッグ"であることを理解する。

症例6-1：パトリックはショック寸前である

パトリックは人柄の筋肉質の男性で，アルコール中毒の長い既往がある。6時間前に未知の物質を含む液体を飲むまでは，まったく元気だった。この数時間で気分が非常に悪くなった。出血，嘔吐，下痢はないという。臨床状態は急激に悪化し，救急外来を受診したとき，呼吸は速く深く，血圧80/50 mmHg，脈拍150/分，頸静脈は平坦だった。心電図では高く先鋭化したT波を伴う高K血症の変化が認められた。血液ガスはpH7.20，P_{CO_2} 25 mmHg。静脈血の血漿重炭酸（HCO_3^-）濃度（P_{HCO_3}）は11 mmol/Lであった。他の検査所見は次の表のとおりである。高K血症の緊急治療として，グルコン酸Caを静脈投与するとすぐに，血圧は上昇し，症状は軽快した。

P_{Na}	143 mmol/L
P_K	6.3 mmol/L
P_{Cl}	99 mmol/L
P_{HCO_3}	11 mmol/L
$P_{Glucose}$	180 mg/dL（10 mmol/L）
$P_{Albumin}$	4.5 g/dL（45 g/L）
$P_{Creatinine}$	1.8 mg/dL（160 μmol/L）
BUN	8.4 mg/dL
P_{Urea}	3.0 mmol/L

P_{Ca}（総）	10 mg/dL（2.5 mmol/L）
$P_{L-lactate}$	2.0 mmol/L

Q 質問
病気の時間経過から考えて，代謝性アシドーシスの原因は何か？
なぜ，血圧が急激に低下したか？
高K血症の原因は何か？
Caの静脈投与によってなぜ急速に回復したか？

症例6-2：下痢に伴う代謝性アシドーシス

40歳男性。1週間前より海外旅行中に数回の下痢が始まった。止瀉薬と抗菌薬で治療を受けた。しかし，この24時間で下痢の頻度が増えた。食べたのはアイスキャンディだけで，それで，冷たいものを飲みたいという気持ちは癒やされた。身体診察では，非常に具合が悪そうで，混乱していた。歩行のバランスが悪く，失調性歩行であった。有効動脈血液容量（EABV）の明らかな低下の徴候はなかった。

腹部軟で，腸音はほとんど聴取されなかった。腫瘤や臓器肥大は認めなかった。呼気中のアセトン臭はなく，尿ケトンは陰性だった。動脈血ガスではpH7.22，P_{CO_2} 27 mmHg。静脈血 P_{HCO_3} は11 mmol/Lであった。静脈血で測定した他の検査所見は次の表のとおりである。

P_{Na}	138 mmol/L
P_K	3.8 mmol/L
P_{Cl}	101 mmol/L
$P_{Glucose}$	108 mg/dL（6 mmol/L）
$P_{Albumin}$	3.8 g/dL（38 g/L）
$P_{Creatinine}$	1.2 mg/dL（106 μmol/L）
BUN	14 mg/dL
P_{Urea}	5.0 mmol/L
P_{Osm}	289 mOsm/kg H_2O

Q 質問
この患者の代謝性アシドーシスの原因は何か？

症例6-3：慢性アルコール症患者の重度のアシデミア

52歳男性。腹痛と視力障害と息切れのために救急外来を受診した。普段から大量のアルコールを飲んでいる。前日1Lのウォッカを飲んだことを認めたが，他のものは飲んでいないという。入院の24時間前から，まったく食事をしていなかった。入院の5時間前，数回嘔吐し，アルコールも飲んでいない。食欲がないので，過去数ヶ月の摂食量は非常に少なかった。

身体診察では，意識清明で見当識が保たれていた。呼吸数は速かった（40回/分）。脈拍も速く（150/分），血圧は120/58 mmHgであった。神経診察は特に問題なかった。尿検査はケトン強陽性であった。入院時の最初の検査所見を次の表に示す。血漿pHとP_{CO_2}は動脈血から採取したものである。他の測定については静脈血を用いた。

P_{Na}	132 mmol/L
P_K	5.4 mmol/L
P_{Cl}	85 mmol/L
P_{HCO_3}	3.3 mmol/L
$P_{Anion\ gap}$	44 mEq/L
P_{Osm}	325 mOsm/L
ヘマトクリット	46%
pH（動脈血）	6.78
P_{CO_2}（動脈血）	23 mmHg
$P_{Glucose}$	3.0 mmol/L
$P_{Albumin}$	36 g/L
$P_{Osmolal\ gap}$	42 mOsm/kg H_2O

Q 質問
入院時に存在する危険と治療中に起こりうる危険は何か？

Part A
酸増加型代謝性アシドーシスの総論

代謝性アシドーシス患者の主な脅威

　酸増加型代謝性アシドーシス患者には多くの脅威があるが，代謝性アシドーシスの原因によって異なる（**表6-1**）。治療では，H^+負荷にどのように対処するかではなく，代謝性アシドーシスの原因にどのように対処するかに焦点をあてるべきである。たとえば，L-乳酸は低酸素症のとき，非常に早い速度で産生されるが，アシデミアそのものより，重要臓器におけるアデノシン三リン酸（ATP）産生ができないことによるエネルギー危機が，患者にとって最も重要な危険である。メタノールあるいはエチレングリコール中毒の患者ではこれらのアルコールが代謝される際に産生されるアルデヒドの毒性が，患者にとって脅威となる。ピ

表 6-1　酸増加型代謝性アシドーシスに関連した生命への脅威

状況	主な脅威
・低酸素症による L-乳酸アシドーシス	・重要臓器への不十分な酸素供給による ATP 枯渇
・小児糖尿病性ケトアシドーシス	・脳浮腫
・チアミン欠乏を伴うアルコール性ケトアシドーシス	・Wernicke 脳症
・毒物による代謝性アシドーシス（例：メタノール）	・毒性のあるアルデヒド代謝物（例：ホルムアルデヒド）
・P_K 高値を伴う代謝性アシドーシス（例：腎不全）	・不整脈
・P_K 低値を伴う代謝性アシドーシス（例：シンナー中毒）	・不整脈，呼吸不全
・ピログルタミン酸アシドーシス	・グルタチオン枯渇による活性酸素種の蓄積

他の緊急症もあるが，この表にあるのは代謝性アシドーシスの原因に特化した緊急症のみである。

ログルタミン酸アシドーシス患者では，主な危険はグルタチオン枯渇による活性酸素種（ROS）の蓄積である。D-乳酸アシドーシス患者では，腸内細菌の産生するさまざまな化合物によって脳機能が障害される。末期腎臓病による代謝性アシドーシス患者では随伴する高 K 血症による不整脈が危険である。

代謝性アシドーシス患者での H^+ の緩衝

　タンパク質に H^+ が結合すると，その電荷，形状，おそらく機能に変化を与える。重要臓器（例：脳と心臓）の細胞に起こると，特に有害である。この"悪い"形での H^+ の緩衝を避け，重炭酸緩衝系（BBS）の大半が存在する筋肉の細胞外液（ECF）と細胞内液（ICF）の HCO_3^- に"むりやり" H^+ を結合させなければいけない。そのためには，骨格筋毛細血管の P_{CO_2} が低い必要がある。骨格筋毛細血管の P_{CO_2} が低くなるには次の 2 つの条件が必要である。1 つは，アシデミアが呼吸中枢を刺激することによって，動脈血 P_{CO_2} が適切に低下することである。もう 1 つは，CO_2 産生に対して骨格筋への血流量が十分に多いことである。この H^+ 緩衝がうまくいかないと，アシデミアの程度はよりひどくなり，脳を含む他の臓器の ECF と ICF 内のタンパク質に結合する H^+ が増加する（図 1-7 参照）。しかし，EABV が著しく低下しなければ，脳血流の自動制御によって，脳の毛細血管の P_{CO_2} はそれほど低下しない。したがって，脳の BBS はこの大量の H^+ 負荷の大半を滴定し続ける。脳の HCO_3^- には限りがあり，血流のかなりの割合を脳が受け取っていることを考えると，脳細胞内のタンパク質により多くの H^+ が結合し，機能を障害する危険がある。

　したがって，代謝性アシドーシス患者の治療の重要な目的は，換気を改善し骨格筋の血流量を回復させ，骨格筋毛細血管の P_{CO_2}（静脈血 P_{CO_2} に反映される）を低下させることである。安静時の通常の血流量

と代謝量において，骨格筋の静脈血の P_{CO_2} は約 46 mmHg であり，動脈血 P_{CO_2} よりも約 6 mmHg 高い。EABV 低下により骨格筋への血流が低下すると，上腕静脈血 P_{CO_2} は動脈血 P_{CO_2} よりも 6 mmHg 以上高くなる。著者らは，代謝性アシドーシスで EABV が低下しているときには，静脈血 P_{CO_2} と動脈血 P_{CO_2} の差が 6 mmHg になるように，筋肉への血流を増やすべく十分な食塩液を投与することを勧める。

診断に関すること

ECF への酸（$H^+ + A^-$）の蓄積により，HCO_3^- が喪失し，新しい陰イオンが増加する。この新しい陰イオンの増加は電荷の存在によって検出される。電気的中性は維持されなければならないので，血漿中の陽イオンの電荷の合計と陰イオンの電荷の合計は等しい。しかし，簡便のためには，血漿中のすべての陽イオンと陰イオンを測定する必要はなく，主な陽イオンであるナトリウム（Na^+）と，主な陰イオンであるクロライド（Cl^-）と HCO_3^- を測定すればよい。血漿アニオンギャップ（$P_{Anion\ gap}$）は血漿中の Na^+ 濃度と，Cl^- と HCO_3^- 濃度の合計との差をいう。この差は，血漿中の残りの陽イオンと残りの陰イオンの差を表していて，多くは血漿タンパク質，特に血漿アルブミン濃度（$P_{Albumin}$）の陰性荷電に由来する。差が $P_{Anion\ gap}$ の"正常値"よりも大きければ，血漿に他の陰イオンが存在する。しかし，測定方法の違いのため（例：P_{Cl} の測定），異なる検査室からの $P_{Anion\ gap}$ の中央値には大きなばらつきが生じる。そのうえ，測定方法とは別に，$P_{Anion\ gap}$ の正常値そのものにも大きな幅がある。臨床医は自分たちの施設の検査室の $P_{Anion\ gap}$ の正常値を知っておくべきだが，個々の患者のベースライン $P_{Anion\ gap}$ が正常範囲内かどうかを知ることは難しい。$P_{Anion\ gap}$ を使う際のもう 1 つのピットフォールは，血漿中で最も豊富に存在し未測定の陰イオンであるアルブミンの陰性荷電に基づいて補正がおこなわれていないことである。$P_{Albumin}$ の減少（と増加）に対して，補正をおこなうべきである。$P_{Albumin}$ の 1 g/dL（10 g/L）の減少（増加）に対して，$P_{Anion\ gap}$ は 2.5 mEq/L 減少（増加）する。$P_{Anion\ gap}$ の偽性低下の他の原因（例：骨髄腫患者の陽イオン性タンパク質やリチウム中毒）について注意する必要がある。

短時間に代謝性アシドーシスが発症したときに考えられる原因は，L-乳酸の過剰産生（例：ショック，チアミン欠乏患者のアルコール摂取）や酸の摂取（例：クエン酸の大量摂取による代謝性アシドーシス）である。

酸増加型代謝性アシドーシスを起こす疾患はしばしば著明な EABV 低下と関連している。そうでなければ，毒物による代謝性アシドーシス（メタノールやエチレングリコール），腎不全，組織低酸素症以外の原因の L-乳酸アシドーシス（後で議論する）を疑う。

Part B
酸増加型代謝性アシドーシス各論

L-乳酸アシドーシス

　L-乳酸アシドーシス発症の病態を理解するために，ブドウ糖酸化の生化学の要点について解説したい．その次に，L-乳酸の蓄積に至るプロセスの生化学について記述する．

骨格筋におけるブドウ糖酸化の生化学の要点

　ブドウ糖の酸化プロセスは3つのフェーズにわけることができる．(1) 解糖系，(2) クエン酸回路，(3) 電子伝達系，である（図6-1）．

1. **解糖系**：解糖系において，1分子のブドウ糖は2分子のピルビン酸に分割される．このプロセスに酸素は必要ない．解糖系の初期に起こるヘキソキナーゼとホスホフルクトキナーゼ-1（PFK-1）が触媒する反応で2分子のATPが利用される．最終的に4分子のATPが生成されるので，正味，2分子のATPが生成されることになる．ニコチンアミド・アデニン・ジヌクレオチド（NAD^+）2分子が還元型の$NADH, H^+$に変換される（**式1**）．

$$ブドウ糖 + 2ATP + 2NAD^+ \rightarrow$$
$$2\,ピルビン酸 + 4ATP + 2NADH, H^+ \qquad (式1)$$

　PFK-1は骨格筋の解糖系における鍵となる制御酵素である．PFK-1は重要な不可逆的な反応を触媒する：フルクトース6-リン酸とATPからフルクトース-1,6-二リン酸とアデノシン二リン酸（ADP）への変換である．この酵素活性はATPによる直接的なアロステリック制御下にある（つまり，代謝要求が低い結果，細胞質のATP濃度が高いと，PFK-1は阻害され，解糖系の流れが低下する．一方，細胞質のATP濃度が低いと，PFK-1は活性化され解糖系の流れが亢進し，ATPプールが補充される）．安静時と激しい運動時では骨格筋の細胞質のATP濃度にはわずかな違い（＜10％）しかないが，解糖系の流れは100倍以上増加可能である．したがって，ATP濃度の変化に関連したシグナルが増幅されているはずである．以下にくわしく述べる．生物学的仕事をするためのATPの加水分解はADPを形成する．ADPは，アデニル酸キナーゼ（ミオキナーゼとしても知られる）によって触媒されるほぼ可逆性の反応においてATPに変換され，AMPが産生される（**式2**）．

$$2ADP \rightarrow ATP + AMP \qquad (式2)$$

　筋肉のATP濃度はAMP濃度の約50倍であり，ADP濃度の約10倍であるので，ATP濃度のわずかな減少がAMP濃度の大きな増加を招く．したがって，ATP濃度減少のシグナルはAMP濃度の増加を介して著明に増幅され，PFK-1活性の大きな増加をもたらす．

　解糖系の流れを維持するために，産生された$NADH, H^+$は

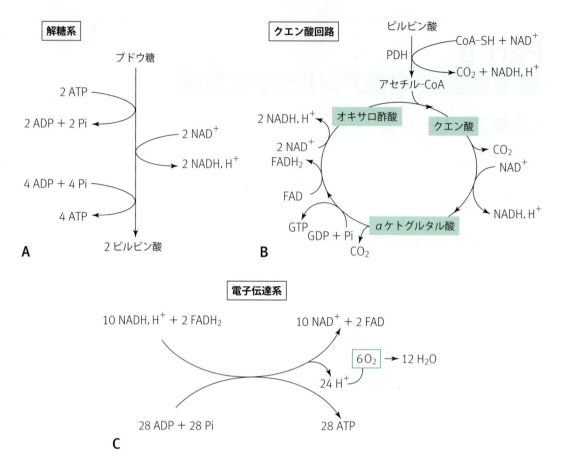

図 6-1　ブドウ糖酸化の生化学　ブドウ糖酸化のプロセスは図のような3つのフェーズに分けられる。解糖系（**A**）：ブドウ糖1分子はピルビン酸2分子に分解される。全体では，2分子のアデノシン三リン酸（ATP）が産生され，2分子のニコチンアミド・アデニン・ジヌクレオチド（NAD^+）が2分子の$NADH, H^+$に還元される。クエン酸回路（**B**）：ピルビン酸はミトコンドリアに輸送され，そこでピルビン酸デヒドロゲナーゼ（PDH）によってアセチル-CoAに変換される。このプロセスでは，1分子のCO_2が産生され，1分子のNAD^+が$NADH, H^+$に還元される。アセチル-CoAはオキサロ酢酸とともにクエン酸を形成する。クエン酸はクエン酸回路の一連の反応を受け，アセチル基の酸化によって2分子のCO_2が産生され，オキサロ酢酸が再生される。このプロセスにおいて，3分子のNAD^+が3分子の$NADH, H^+$に還元され，1分子のフラビン・アデニン・ジヌクレオチド（FAD）がヒドロキシキノン型の$FADH_2$に変換され，1分子のグアノシンニリン酸からグアノシン三リン酸が産生される。電子伝達系（**C**）：$NADH, H^+$と$FADH_2$からの電子が酸素によって酸化され，H_2Oが生成される。これはミトコンドリアマトリックスで起こり，共役型酸化的リン酸化においてATP再生のために細胞が使う主たるプロセスである。ADP：アデノシンニリン酸，Pi：無機リン酸。

NAD^+に再変換されなければならない。好気性の状況では，$NADH, H^+$はミトコンドリアでNAD^+に酸化される。ミトコンドリアの内膜は$NADH, H^+$輸送タンパク質を欠いているので，細胞質の$NADH, H^+$からの電子はリンゴ酸/アスパラギン酸シャトルを使って，ミトコンドリアへ輸送される。嫌気性の状況では，乳酸デヒドロゲナーゼ（LDH）の触媒するピルビン酸がL-乳酸に還元される可逆反応によって，$NADH, H^+$は細胞質でNAD^+に変換される（**式3**）。

$$ピルビン酸 + NADH, H^+ \rightarrow 乳酸^- + NAD^+ \quad (\textbf{式3})$$

2. **クエン酸回路**：ピルビン酸はモノカルボン酸輸送体によってミトコンドリアに入る。ミトコンドリアマトリックスに入ると，ピルビン酸は酵素複合体であるピルビン酸デヒドロゲナーゼ（PDH）に

よってアセチル–CoA に変換される。このプロセスでは，CO_2 1 分子が産生され，1 分子の NAD^+ が $NADH, H^+$ に還元される（**式 4**）。チアミンの誘導体は PDH の重要な補酵素である。

$$\text{ピルビン酸} + CoA\text{–}SH + NAD^+ \rightarrow$$
$$\text{アセチル–}CoA + CO_2 + NADH, H^+ \quad \text{（式 4）}$$

クエン酸シンターゼによって触媒される反応によって，アセチル–CoA（2 炭素化合物）はオキサロ酢酸（4 炭素化合物）と結合して，クエン酸（6 炭素化合物）を産生する（**式 5**）。

$$\text{アセチル–}CoA + \text{オキサロ酢酸} \rightarrow \text{クエン酸} \quad \text{（式 5）}$$

クエン酸はクエン酸回路（トリカルボン酸回路または Krebs 回路とも呼ばれる）に入り，多くの酵素の触媒する一連の反応が進み，アセチル基が酸化されて 2 分子の CO_2 と 4 炭素化合物のオキサロ酢酸が再生される。このプロセスにおいて 3 分子の NAD^+ が 3 分子の $NADH, H^+$ に還元され，1 分子のフラビン・アデニン・ジヌクレオチド（FAD）がヒドロキシキノン型の $FADH_2$ に変換され，1 分子のグアノシン二リン酸（GDP）と 1 分子の無機リン酸（Pi）が 1 分子のグアノシン三リン酸（GTP）に変換される（これは 1 分子の ADP と 1 分子の Pi から 1 分子の ATP に変換されるのと等価である）（**式 6**）。解糖系で 1 分子のブドウ糖から 2 分子のピルビン酸が産生されるので，クエン酸回路では 1 分子のブドウ糖あたり 2 分子の ATP が再生される。

$$\text{アセチル–}CoA + \text{オキサロ酢酸} + 3NAD^+ + 1FAD +$$
$$1GDP + Pi \rightarrow 2CO_2 + 3NADH, H^+ + 1FADH_2 +$$
$$1GTP (ATP) + \text{オキサロ酢酸} \quad \text{（式 6）}$$

クエン酸回路は酸素を必要としないが，酸素の存在下で起こる。なぜなら，NAD^+ と FAD の再生を必要とするが，それは酸化的リン酸化のプロセスで起こるからである。

3. **電子伝達系**：O_2 による $NADH, H^+$ と $FADH_2$ からの電子の酸化は，細胞が ATP を再生する主なプロセスである（第 5 章参照）。電子伝達系〔コエンザイム Q，フラビンモノヌクレオチド（FMN），と最終的にはチトクローム C〕での電子供与体（$NADH, H^+$ と $FADH_2$）から電子受容体（O_2）への電子の流れがエネルギーを放出する。このエネルギーは H^+ をミトコンドリア内からミトコンドリア内膜を通過させるために使われる。これによって，H^+ 再流入のための巨大な電気的（約 150 mV）と少量の化学的（約 30 mV 相当）駆動力を作り出す。このエネルギーは，H^+ がミトコンドリア内膜の H^+–ATP シンターゼの H^+ チャネル部分を通過する際に，再捕捉される。ADP と無機リン酸（Pi）がミトコンドリア内側で利用可能であれば，これは ATP 再生と共役する。1 分子の $FADH_2$ の酸化によって 1.5 分子の ATP しか再生されないが，1 分子の $NADH, H^+$ の酸化によって 2.5 分子の ATP が再生される（*1）。したがって，1 分子のブドウ糖の酸化によって約 32 mmol の ATP が再生される。

ブドウ糖酸化のプロセスをまとめると**式 7**のようになる。

*1

$NADH, H^+$ と $FADH_2$ の酸化による ATP 再生

- $NADH, H^+$ と $FADH_2$ の酸化による ATP 再生量について，ここでおこなった概算では電子伝達系からの電子の漏れを考慮に入れている。
- 解糖系とクエン酸回路においてブドウ糖 1 分子あたり 10 分子の $NADH, H^+$ と 2 分子の $FADH_2$ が産生される。
- 電子伝達系における 10 分子の $NADH, H^+$ と 2 分子の $FADH_2$ からの電子の酸化によって，28 分子の ATP が再生される。
- 1 分子のブドウ糖の酸化によって 32 分子の ATP が再生される（解糖系で 2 分子，クエン酸回路で 2 分子，電子伝達系で 28 分子）。これを図 6-1 にまとめた。

$$\text{ブドウ糖（}C_6H_{12}O_6\text{）}+ 6O_2 + 32\,(ADP + Pi) \rightarrow$$
$$6CO_2 + 6H_2O + 32ATP \quad \text{(式7)}$$

細胞質では，生物学的仕事（例：Na^+-K^+-ATPase のポンプ作用）に必要なエネルギーは ATP 末端の高エネルギー結合の加水分解から得る。これによって ADP が産生される。ADP はアデニンヌクレオチド輸送体を介して，電子伝達系の共役型酸化的リン酸化によってミトコンドリアで産生される ATP と交換でミトコンドリアに入る。

L-乳酸アシドーシスの生化学の要点

L-乳酸$^-$ と H^+ の濃度上昇は L-乳酸産生の速度の増加か除去速度の減少によって起こる。多くの症例で両者が関係しているが，通常はどちらかが優位である。

L-乳酸産生の増加

ミトコンドリアでの ATP 量が生物学的仕事をおこなうのに必要な ATP 量に比べ大きく不足するときに，L-乳酸の産生は増加する（**図6-2**）。ATP 再生速度が低下する状況では，細胞質の ADP 濃度が上昇する。前に述べたように，アデニル酸キナーゼが触媒するほぼ可逆性の反応によって，ADP が ATP に再変換されるとき，AMP が産生される（式2）。AMP 濃度が上昇すると，持続したシグナルが出され，PFK-1 活性の大幅な増加とそれによって筋肉での解糖系を亢進する。NADH, H^+/NAD^+ 比の増加と共役した細胞質でのピルビン酸の蓄積は，LDH による可逆反応を，ピルビン酸から L-乳酸への還元，NADH, H^+ から NAD^+ への変換へと進める。一般に考えられていることとは逆に，解糖系は H^+ 産生を起こす代謝経路ではない（次の式で個別に，かつ合わせて電荷を計算することによって，H^+ が産生される場所がわかる）。1分子のブドウ糖から 2 分子の L-乳酸陰イオンへの変換のプロセスではなく，生物学的仕事をするための ATP^{4-} の加水分解のプロセスが H^+

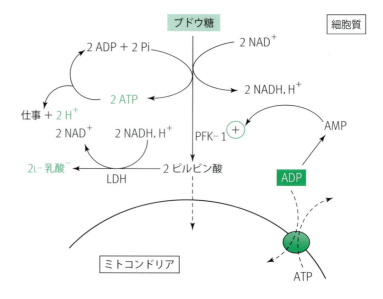

図6-2　L-乳酸産生の生化学　細胞質では，生物学的仕事をするためのエネルギーはアデノシン三リン酸（ATP）末端の高エネルギー結合の加水分解によって供給される。これによってアデノシン二リン酸（ADP）が生成される。ADP は，共役型酸化的リン酸化によって産生された ATP と交換でミトコンドリアに入る。ATP 産生速度が低下している状況では，細胞質の ADP 濃度が上昇する。アデニル酸キナーゼが触媒するほぼ可逆的な反応において ADP は ATP に再変換され，アデノシン一リン酸（AMP）が産生される。AMP の増加はホスホフルクトキナーゼ-1（PFK-1）活性が大幅に上昇する持続するシグナルであり，それによって筋肉における解糖系が亢進する。細胞質のピルビン酸の蓄積と NADH, H^+/NAD^+ 比の増加が一体となって乳酸デヒドロゲナーゼ（LDH）の触媒する可逆反応を，ピルビン酸から L-乳酸への還元，NADH, H^+ から NAD^+ への変換に進める。

を産生していることがわかる（**式8**と**式9**）。

$$仕事 + 2ATP^{4-} \rightarrow 2ADP^{3-} + 2H^+ + 2HPO_4^{2-} \quad (式8)$$

$$ブドウ糖 + 2ADP^{3-} + 2HPO_4^{2-} \rightarrow 2ATP^{4-} + 2\text{L-乳酸}^- \quad (式9)$$

解糖系では 1 mmol のブドウ糖あたりわずか 2 mmol の ATP しか再生しないが（1 mmol のブドウ糖が酸化されるときに約 32 mmol の ATP が再生される），解糖系による ATP 産生の速度は酸化的リン酸化による産生より 100 倍速い。しかし，1 mmol ATP について 1 mmol L-乳酸産生という代償を払う。H^+ 濃度の増加は PFK-1 を阻害する。これは細胞内 pH の低下を最小化するが，特に重要臓器（例：脳）の細胞内での致命的なエネルギー不足につながるため，大きな代償を払うことになる。

L-乳酸の除去の減少

ミトコンドリアを備えていない赤血球では，解糖系は ATP 再生に必要な経路である。したがって，赤血球は常に L-乳酸を産生している。筋肉の収縮の際に速筋線維やブドウ糖のアミノ酸が吸収されるときの腸細胞によっても L-乳酸は産生される。正常な環境で産生された L-乳酸は肝臓における糖新生によって除去される。したがって，肝臓組織の重度の喪失（例：肝炎，ショック肝臓，腫瘍細胞の浸潤などによる）の環境では，L-乳酸アシドーシスが発症する。この状態では，残存した肝細胞のピルビン酸レベルが十分で，糖新生に重要な酵素〔ピルビン酸カルボキシラーゼ（PC）とホスホエノールピルビン酸カルボキシラーゼ（PEPCK）〕が基質で満たされ，最大速度で反応を駆動するまでは，L-乳酸は蓄積し，血漿 L-乳酸レベルは上昇する。血漿の L-乳酸⁻ がこのレベルに達すると，産生された L-乳酸は除去され，慢性の定常状態となる。

L-乳酸を除去する 2 つの方法がある：酸化と，肝臓と腎臓でのブドウ糖への変換である（**図6-3**）。両方のプロセスにおいて，最初のステップは LDH によって触媒される可逆反応における L-乳酸からピルビン酸への変換である（**式10**）。ここで強調すべき重要な点は，乳酸の急

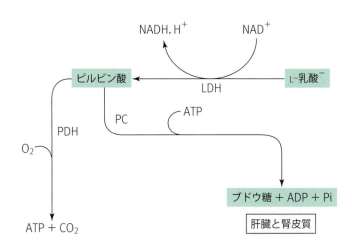

図 6-3 L-乳酸除去の生化学　L-乳酸とピルビン酸は L-乳酸デヒドロゲナーゼ（LDH）が触媒する反応でリンクされていて，LDH は非常に大量に存在するためにピルビン酸と L-乳酸は非常に速い速度で相互に変換される。したがって，それらの濃度は細胞質の $NADH, H^+/NAD^+$ 比によって決まる。ピルビン酸の主な運命には 2 つある。1 つ目は，ピルビン酸デヒドロゲナーゼ（PDH）が活性化されているとき，クエン酸回路で完全に酸化されることである。2 つ目は，ブドウ糖への変換であり，最初のステップはピルビン酸カルボキシラーゼ（PC）によって触媒される。2 つ目のプロセスは肝臓と腎皮質で起こる。ATP：アデノシン二リン酸，ADP：アデノシン三リン酸。

速な産生を除去速度の増加で上回ることはできないということである。

$$\text{L-乳酸}^- + \text{NAD}^+ \rightarrow \text{ピルビン酸} + \text{NADH, H}^+ \quad (\text{式}10)$$

● L-乳酸の酸化

ピルビン酸はモノカルボン酸輸送体を介してミトコンドリアに輸送され，PDH によってアセチル-CoA に代謝される．先に述べた経路にしたがって，アセチル-CoA は代謝される．1 mmol の L-乳酸が酸化される際に，3 mmol の酸素が消費され，共役型酸化的リン酸化によって 16 mmol の ATP が産生される．したがって，（理論的に）すべての臓器が ATP 再生のためにすべての L-乳酸を酸化したとしても，安静時には 1 分間あたりわずか 4 mmol の L-乳酸しか酸化されない（酸素消費は安静時に 12 mmol/分）．

解糖系によって H^+ が産生されるときと L-乳酸の酸化によって H^+ が除去されるときでは，ATP 産生速度に大きな不均衡があることを知ることが重要である．解糖系では 18 mmol の ATP が産生される際に 18 mmol の H^+ が産生されるが，1 mmol の L-乳酸の酸化によって 16 mmol の ATP が産生されるときに，わずか 1 mmol の H^+ しか除去されない．

● 糖新生

L-乳酸は肝臓と腎皮質でブドウ糖に変換される．L-乳酸は式 10 に示したようにピルビン酸に変換される．ピルビン酸はミトコンドリアに輸送され，そこでピルビン酸カルボキシラーゼによってオキサロ酢酸に変換される．オキサロ酢酸はリンゴ酸に還元され，リンゴ酸輸送体を介して細胞質に輸送される．細胞質では，リンゴ酸はオキサロ酢酸に再変換される．オキサロ酢酸はビオチン（ビタミン B_2）を要求する酵素 PEPCK によるホスホエノールピルビン酸への変換を介して，糖新生経路へと流れ込む．2 mmol のピルビン酸から 1 mmol のブドウ糖への変換には 6 mmol の ATP を使う．

肝臓と腎臓はそれぞれ 1 分あたり 2 mmol の酸素を消費するので，ともに 1 分あたり 24 mmol の ATP を再生する．したがって，たとえ肝臓と腎臓の利用可能なすべての ADP を糖新生に使い，その他の生物学的な仕事をおこなわないというありえない仮定をしたとしても，糖新生による L-乳酸の除去の最大速度は約 4 mmol/分である．

L-乳酸アシドーシスの分類

L-乳酸アシドーシスにおいてよく使われる分類は，次の 2 つのタイプに分けるものである．A 型は低酸素症による L-乳酸アシドーシス，B 型は低酸素症以外の原因で起こる L-乳酸アシドーシス，である．A 型 L-乳酸アシドーシスで最も多い原因は心原性ショックである．著者らがこの分類を好まないのは，心原性ショックは明らかな臨床診断であるので，臨床医が L-乳酸アシドーシスの病態へアプローチするうえで分類が役立たないからである．そこで著者らは，L-乳酸アシドーシスの病態が L-乳酸産生増加が主体なのか，L-乳酸の除去低下が主体なのかに

よって分類することを提案する。

L-乳酸の過剰産生が優位な臨床状況

● 酸素の供給不足

L-乳酸の急速な過剰産生で最も多い臨床状況は心原性ショックである。組織への不適切なO_2供給につながる状況としてはその他に，急性気道閉塞，細胞外液量減少性ショック，一酸化炭素中毒がある。敗血症患者では，EABV低下と組織での酸素抽出障害の両方によって組織低酸素症が存在する。

治療できわめて重要なことは，代謝性アシドーシスそのものを補正することよりも重要臓器のATP再生速度を改善することである。血液中のO_2含量を適切に維持する治療法と同じくらい，循環動態を改善し適切な心拍出量を保ち組織灌流を改善する治療法（例：強心薬の使用）が絶対に重要である。重度の低酸素症に対する$NaHCO_3$使用は，H^+産生が大量で急速なため，ほとんど効果がない。しかし，低酸素症が限定的で可逆的である可能性を有する症例では，原因疾患に対する治療インターベンションを始めるまでに$NaHCO_3$で多少の時間が稼げるが，この問題はいまだに議論の余地がある（*2）。心原性ショックと肺水腫の患者ではNa^+負荷により，投与できる$NaHCO_3$量に制限がある。

● 過剰な酸素需要

過剰な酸素需要によるL-乳酸アシドーシスが起こるのは，けいれんや激しい運動時である。この病態の他の例としては，イソニアジド〔イソニコチン酸ヒドラジド（INH），結核の治療によく使われる〕を服用している一部の患者がある（図6-4）。これは，イソニアジド/ビタミンB_6複合体を形成するためビタミンB_6（ピリドキシン）欠乏を発症することによる。ピリドキシンは，グルタミン酸デカルボキシラーゼが触媒するグルタミン酸が抑制性神経伝達物質γ-アミノ酪酸（GABA）に変換される反応の補酵素である。GABA欠乏は筋興奮性を増加し，筋攣縮としばしばけいれん発作を起こす。イソニアジドを投与されている維持透析患者は，血液透析によって水溶性のビタミンB_6が効率よく除

*2
アルカリ投与とPFK-1阻害の除去
- 細胞内のH^+濃度の増加は解糖系の重要酵素であるPFK-1を阻害し，解糖系の流れを阻害する。H^+の除去はPFK-1の阻害を解除し，解糖系の流れを増加させ，ATP産生量を増やす。
- しかし，その代償として，1 mmolのATP産生に対して，1 mmolのH^+が産生される。
- 重要臓器（例：脳と心臓）で起こった場合で，かつ産生されたH^+がBBSで緩衝され，細胞内タンパク質への結合が起こらないときのみ利益がある。

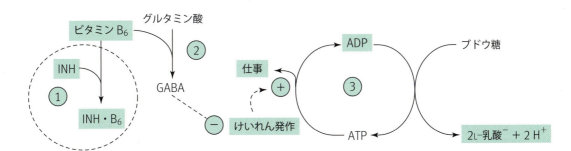

図6-4　イソニアジドによるL-乳酸アシドーシス　(1) イソニアジド〔イソニコチン酸ヒドラジド（INH）〕を内服している患者は，INHとビタミンB_6が複合体を形成するので，ビタミンB_6（ピリドキシン）欠乏を発症する可能性がある。(2) ピリドキシンは，グルタミン酸デカルボキシラーゼが触媒する，グルタミン酸を抑制性神経伝達物質γ-アミノ酪酸（GABA）に変換する反応の補酵素である。(3) GABA欠乏では筋肉の興奮性が増加し，しばしばけいれん発作とO_2需要の増加によるL-乳酸アシドーシスを起こす。ADP：アデノシン二リン酸，ATP：アデノシン三リン酸。

去され欠乏をきたしやすいので，この合併症のリスクが高い。

低酸素症を伴わない L-乳酸産生の増加を起こす臨床状況

● エタノール中毒

エタノール中毒患者での L-乳酸アシドーシスは，エタノール代謝によって $NADH, H^+$ の産生が進行しているために肝臓での $NADH, H^+/NAD^+$ 比が高いことを反映している。この $NADH, H^+/NAD^+$ 比が高いことによって LDH が触媒する可逆反応が，ピルビン酸を L-乳酸$^-$ に還元し，$NADH, H^+$ を NAD^+ に変換する方向に進む。ピルビン酸の由来はアミノ酸からの糖新生と，肝臓にグリコーゲンが貯蔵されていれば，おそらくグリコーゲンの分解である（図 6-5）。このような状況で起こりうるアドレナリンレベルの増加とインスリンレベルの低下によって，グリコーゲンホスホリラーゼの活性が高まる。エタノール中毒患者の L-乳酸アシドーシスの程度は通常軽症で，血漿 L-乳酸濃度は約 5 mmol/L である。これは，肝臓が産生した L-乳酸を他の臓器が除去できるからである。より重度の L-乳酸アシドーシスは，L-乳酸の過剰産生を合併していることを示唆しており，低酸素症（例：消化管出血による循環動態の悪化），チアミン欠乏，けいれん（アルコール離脱，精神錯乱，中枢神経病変による），慢性肝疾患（例：脂肪肝，肝硬変）にアルコールによる急性肝炎が合併したことによって生じた重度の肝疾患，そしてその結果として生じた L-乳酸の利用低下などが原因である。

● チアミン欠乏とエタノール中毒

チアミン欠乏とエタノール中毒患者で，重度の L-乳酸アシドーシスが急速に進行することがある。チアミン（ビタミンB_1）誘導体は PDH の重要な補酵素である。この状況では，肝臓でピルビン酸が蓄積し（PDH 活性の低下による），$NADH, H^+/NAD^+$ 比が高い（エタノール代謝による）ので，L-乳酸産生が肝臓で起こる（図 6-6）。ピルビン酸の由来はアミノ酸からの糖新生とおそらくはグリコーゲンの分解（肝臓にグリコーゲンが貯蔵されていれば）による。この状況で起こりうるアドレナリンレベルの増加とインスリンレベルの低下によって，グリコーゲンホスホリラーゼ活性が高まる。しかし，重度の L-乳酸アシドーシスが発症するためには，解糖系が亢進する必要がある。ピルビン

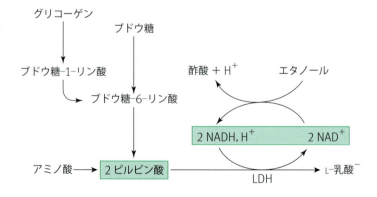

図 6-5　エタノール代謝時の L-乳酸産生　エタノールは，肝臓の細胞質でアルコールデヒドロゲナーゼによって触媒される反応で，アセトアルデヒドに代謝される。アセトアルデヒドはアセトアルデヒドデヒドロゲナーゼによって触媒される反応によって酢酸に代謝される。両方の反応においてニコチンアミド・アデニン・ジヌクレオチド（NAD^+）は $NADH, H^+$ に還元される。細胞質の $NADH, H^+/NAD^+$ 比が増加すると乳酸デヒドロゲナーゼ（LDH）の触媒する可逆反応において，ピルビン酸から L-乳酸$^-$ へ，$NADH, H^+$ を NAD^+ に変換する方向に移動させる。ピルビン酸の由来はアミノ酸からの糖新生と，おそらくグリコーゲンの分解であろう。

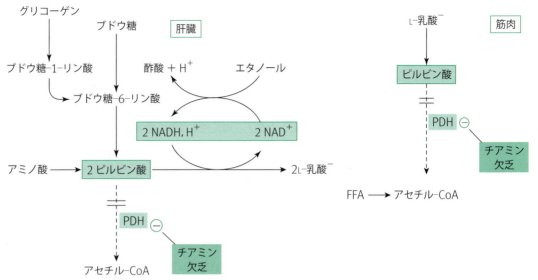

図6-6 チアミン欠乏のあるエタノール中毒患者のL-乳酸アシドーシス

チアミン（ビタミンB_1）誘導体はピルビン酸デヒドロゲナーゼ（PDH）の重要な補酵素である。チアミン欠乏を伴うエタノール中毒患者では，重度のL-乳酸アシドーシスが急速に起こる。左図では，肝臓ではピルビン酸が蓄積し（PDH活性が低下することにより），$NADH,H^+/NAD^+$比が高い（エタノール代謝による）ので，L-乳酸産生部位が肝臓である可能性が高いことを示している。ピルビン酸の由来はアミノ酸からの糖新生と，おそらくグリコーゲンの分解であろう。右図では，PDH活性の低下と，アデノシン三リン酸（ATP）再生のために優先的に使われる他の燃料〔例：筋肉での遊離脂肪酸（FFA）〕が存在することによって，他の臓器でのL-乳酸の除去が低下している可能性が高いことを示している。

酸からL-乳酸への変換に伴う細胞質での$NADH,H^+$からNAD^+への変換の増加によって，利用可能な$NADH,H^+$が制限され，ミトコンドリアでの酸化的リン酸化とATP再生が十分におこなわれず，生物学的仕事をおこなうために必要なATPの加水分解ができない。脱共役型酸化的リン酸化へのエタノールの影響もある（第5章参照）。PDH活性低下とATP再生時に優先的に使われる他の燃料（例：筋肉での遊離脂肪酸，脳でのケト酸）の存在によって，他の臓器でのL-乳酸の除去の低下も起こる（図6-6参照）。

　アシデミアの程度が重度であることもあるが，これらの患者では脳への障害が大きな懸念となる。以下にくわしく述べる。脳は生物学的仕事をおこなうために利用されるのと同じスピードでATPを産生しなければならない。ケト酸が存在するときには脳は優先的にケト酸を使う。これは，ケト酸が貯蔵脂肪由来であるからである。したがって，長期飢餓において脳がケト酸を優先的に使うことは，体内タンパク質の異化から作られたブドウ糖の必要性を低下させるという利点がある。アルコール性ケトアシドーシスの治療が成功した後，血中のケト酸濃度は低下する。脳はブドウ糖の酸化からATPを再生しなければならない。しかしこれは，チアミン欠乏のためPDH活性が低下しているので，制限される。おそらく，重要度が高まっているのは，この状況ではATP産生の要求が増加する可能性が高いことである（例：精神錯乱や，脱共役型酸化的リン酸化とリンクするサリチル酸服用による）。したがって，代謝速度が最も速く，チアミンの蓄えが最も少ない脳の領域において突然，L-乳酸産生が上昇する。

　臨床症状にはWernicke-Korsakoff症候群が含まれ，この症候群では患者は錯話によって脳障害の存在が隠される。したがって，強く疑わないと診断ができない。

　まずおこなうべき治療は，チアミンの静脈投与であるが，血漿ケト酸濃度が低下する前におこなう必要がある（インスリン放出を刺激するブ

ドウ糖を投与される前，または，低下した EABV 回復を起こす十分な食塩液の投与によって α アドレナリンによるインスリン放出阻害作用が除去される前)。チアミン欠乏につながるような栄養不良は，他のビタミン B（例：リボフラビン）の欠乏も起こすので，これも補正すべきである。

● リボフラビン欠乏と三環系抗うつ薬の使用

ビタミン B_2（リボフラビン）から産生される活性代謝物である FMN と FAD は，ミトコンドリアの電子伝達系の構成物質である（**図 6-7**）。リボフラビンが FMN と FAD を産生するためには，ATP 依存性キナーゼを介して活性化される必要がある。三環系抗うつ薬（例：アミトリプチリンとイミプラミン）はこのキナーゼを阻害する。このキナーゼ活性は重症甲状腺機能低下症でも低下する。したがって，これらの患者で L-乳酸アシドーシスが発症する。

● 酸化的リン酸化の脱共役

酸化的リン酸化の脱共役は，ミトコンドリアマトリックスからポンプで排出された H^+ がミトコンドリア内膜を通ってミトコンドリアマトリックスに再流入する際，他の H^+ チャネル（脱共役タンパク質）や ADP から ATP への変換と共役しない他のメカニズムを使うときに生じる。

phenformin はビグアナイド系糖尿病薬であるが，2 型糖尿病患者での L-乳酸アシドーシス発症が多かったため，臨床では現在は使われていない。この薬物は大きな疎水末端をもち，それによって脂質に富んだミトコンドリア膜に急速に結合し，H^+ をミトコンドリアマトリックスに流入させる。この H^+ のミトコンドリアマトリックスへの流入は ADP から ATP への変換と共役していないので，酸化的リン酸化を脱共役させる（**図 6-8**）。メトホルミンもビグアナイド系糖尿病薬であるが，大きな疎水性末端をもたないので，酸化的リン酸化の脱共役は非常に弱く，単独で L-乳酸アシドーシスの原因となることはまれである（薬物が十分に蓄積するような急性腎障害がないような場合では起こりうる）。アセチルサリチル酸も酸化的リン酸化を脱共役する薬物である（第 8 章参照）。

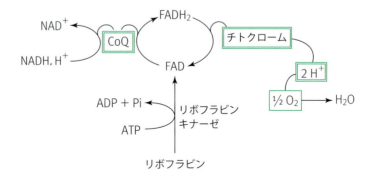

図 6-7　リボフラビン欠乏による L-乳酸アシドーシス　電子供与体〔還元型ニコチンアミド・アデニン・ジヌクレオチド（NADH, H^+）〕から電子受容体（O_2）への電子伝達系〔コエンザイム Q（CoQ），フラビンモノヌクレオチド（FMN）とフラビン・アデニン・ジヌクレオチド（FAD）と，最終的にチトクローム C〕を介した電子の流れは共役型酸化的リン酸化におけるアデノシン三リン酸（ATP）再生のための細胞の主な経路である。リボフラビン（ビタミン B_2）が電子伝達系の構成物である FMN や FAD に変換されるためにはリボフラビンキナーゼによって活性化される必要がある。リボフラビン欠乏や三環系抗うつ薬によるリボフラビンキナーゼの阻害は FMN や FAD レベルを低下させる。ADP：アデノシン二リン酸，Pi：無機リン酸，NAD^+：ニコチンアミド・アデニン・ジヌクレオチド，$FADH_2$：ヒドロキシキノン型 FAD。

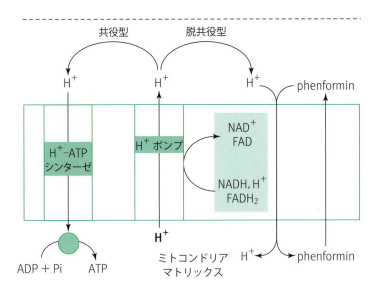

図6-8 脱共役型酸化的リン酸化
図の中央の長方形は内層と外層をもつミトコンドリア内膜である。図の上部の点線はミトコンドリア外膜である。酸化的リン酸化の脱共役は、ミトコンドリア内膜を通ってミトコンドリアマトリックスからポンプで排出された H^+ が、アデノシン二リン酸（ADP）と無機リン酸（Pi）からアデノシン三リン酸（ATP）への変換と共役しない他の経路によって再流入するときに起こる。ビグアナイド薬 phenformin は大きな疎水性末端を有しており、すばやく脂質に富んだミトコンドリア膜と結合でき、H^+ をミトコンドリアマトリックスに流入させる。この H^+ のミトコンドリアマトリックスへの再流入は ADP から ATP への変換と共役していない。メトホルミンは別のビグアナイド薬であるが、大きな疎水性末端を有していない。したがって、phenformin のように容易にミトコンドリア膜と結合できず、酸化的リン酸化の脱共役としては非常に弱い。FAD：フラビン・アデニン・ジヌクレオチド，$FADH_2$：ヒドロキシキノン型 FAD，NAD^+：ニコチンアミド・アデニン・ジヌクレオチド，$NADH, H^+$：還元型 NAD^+。

L-乳酸の除去の低下が優位な臨床状況

　このタイプのL-乳酸アシドーシスは、ATP 再生の問題と関連していないので、L-乳酸の過剰産生が優位なタイプほどの緊急性はない。加えて、H^+ 蓄積の速度は通常かなり遅い。慢性のL-乳酸アシドーシスも、しばしば起こる。L-乳酸の除去速度が遅くなる原因として肝臓の問題が関わっていることが多い。肝炎、正常肝細胞の置換（例：腫瘍細胞または大量の脂肪による）、先行する低酸素症による肝臓の破壊（例：ショック肝）などである。

　腫瘍の肝転移患者では、多くのメカニズムによってL-乳酸アシドーシスが発症する。1つ目は、L-乳酸除去を障害するに十分なほどの数の肝細胞が腫瘍細胞に置換されること。2つ目は、トリプトファンのような腫瘍細胞による代謝物の産生が肝臓でのピルビン酸からブドウ糖への変換を阻害すること。3つ目は、虚血腫瘍細胞からのL-乳酸の過剰産生。これらの患者への $NaHCO_3$ 投与は長期にわたる有害な効果をもたらす。なぜなら、アルカリ負荷は PFK-1 の阻害を除去し、腫瘍細胞の解糖系の流れを増強するからである。ピルビン酸の由来がアミノ酸から糖新生で作られたブドウ糖であれば、かなりの量の除脂肪体重の喪失を起こす。

抗レトロウイルス薬

　L-乳酸アシドーシスは、ヒト免疫不全ウイルス（HIV）感染患者で用いられる多くの抗レトロウイルス薬の使用によって報告されている。最も多くL-乳酸アシドーシスとの関連が報告されている薬物はジドブジンであるが、ジダノシン、スタブジン（サニルブジン）、ラミブジン、インジナビルでも起こる。抗レトロウイルス薬がL-乳酸アシドーシスを起こすメカニズムとして考えられるものが2つある。1つは、これらの薬物は電子伝達系を阻害し、赤色ぼろ線維とミトコンドリア DNA 枯渇を特徴とする、ミトコンドリアミオパチーを起こす。これらの効果

によりL-乳酸の産生が増加する。2つ目に，これらの薬物は重度の脂肪肝を起こし，肝組織が貯蔵脂肪で置換され，L-乳酸の除去が減少する。

> **質問**
>
> 6-1 次の例を考えてみる。虚血肢は解糖系により18 mmol/分のATP産生（体に必要なATPの25％）を必要とする。体の残りの部分が必要とするATP再生（54 mmol/分）にL-乳酸のみが燃料として使われ酸化された場合，L-乳酸は蓄積するか？
>
> 6-2 L-乳酸アシドーシスの治療として，患者にNaHCO₃を投与したが，P_{HCO_3}は上昇しなかった。NaHCO₃の投与には有益な効果がなかったと結論づけてよいか？

D-乳酸アシドーシス

病態

通常の環境では，消化管のフローラの大部分は大腸に存在し，摂取したほぼすべてのブドウ糖は上部小腸で吸収されるため，フローラはブドウ糖を入手することができない（**図6-9**）。細菌とブドウ糖の隔絶が崩壊することがD-乳酸アシドーシス発症の主な要因である。その3つの要因は腸運動の低下（腸運動を低下させる薬物，盲係蹄，腸管閉塞），消化管のフローラの変化（通常，先行する抗菌薬治療），細菌への炭水化物の供与（食物にセルロースやフルクトースが含まれている）である。加えて，制酸薬や胃H⁺分泌を阻害する薬物を服用すると腸管管腔のpHが上昇し，細菌の増殖と代謝に適した環境になる。

この発酵プロセスで多くの有機酸が産生される（例：酪酸，プロピオン酸，酢酸）が，ときに，D-乳酸が最も多く産生される。ヒトはD-乳酸デ

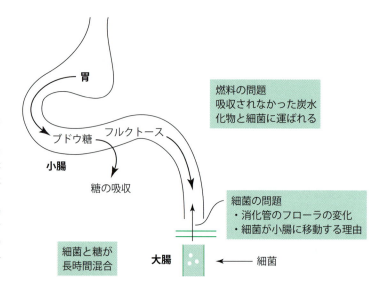

図6-9 消化管での有機酸産生 細菌は通常，消化管の構造上，食事中の糖を入手することができない。D-乳酸の過剰産生には，消化管のフローラの変化が必要である（例：抗菌薬の服用による）。下部消化管にいる細菌は吸収されなかった糖と混合される必要がある。細菌が小腸に移動し増殖するか，糖が大腸に運ばれる。細菌と糖が長時間混合される（例：消化管運動の低下や盲係蹄による）と，より多くのD-乳酸（と他の有機酸）が産生される。

ヒドロゲナーゼを欠いているので，D-乳酸の代謝はD-2-ヒドロキシ酸デヒドロゲナーゼによっておこなわれるが，非常に遅い。ただし，これらの有機酸の産生速度は速くないので，アンモニア（NH_4^+）の腎排泄の障害がなければ，アシデミアの程度は通常重症ではない。炭水化物の発酵によって，有害なアルコール，アルデヒド，アミン，メルカプタン類が産生され，この疾患で観察される多くの中枢神経症状を起こす。

診断と治療

乳酸陰イオンの通常の臨床検査はL-乳酸に特異的なので，診断を確認したければ，D-乳酸イオンに対する特別な検査が必要である。

D-乳酸アシドーシス患者の代謝性アシドーシスは$P_{Anion\ gap}$の増加を伴う。P_{HCO_3}の低下が$P_{Anion\ gap}$の増加よりも大きければ，高Cl性代謝性アシドーシスも合併している。2つの理由によって，この合併が起こる。1つ目は，下痢液中に$NaHCO_3$がかなり喪失している場合である。2つ目は，便や尿中に排泄されるD-乳酸陰イオンがNa^+やK^+と一緒に排出され，産生されたD-乳酸のH^+が体に残る場合（$NaHCO_3$の間接的喪失）である（第4章参照）。

治療は消化管の問題に向けられる。フルクトースや複合炭水化物の経口摂取を中止する。制酸薬と経口$NaHCO_3$は，腸管管腔pHを高くし，発酵による毒性物質の産生を増加させるので，避ける。また，消化管運動を低下させる薬物を中止する。アシデミアが重度であれば，$NaHCO_3$の静脈投与をおこなってもよいが，通常は必要ない。吸収の悪い抗菌薬（例：バンコマイシン）は細菌フローラを変化させるために使われる。インスリンは脂肪酸の酸化速度を低下させ，吸収された有機酸の酸化速度の増加を起こすので，有用である（**図6-10**）。

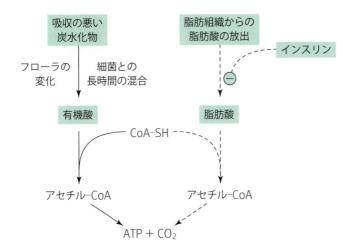

図6-10　D-乳酸アシドーシスの治療におけるインスリンの役割　D-乳酸を含む有機酸は吸収の悪い炭水化物の発酵によって消化管で産生される。脂肪酸が酸化されアセチル-CoAが産生されると，肝臓と骨格筋における有機酸の代謝による除去はゆっくりになる。したがって，インスリンを投与し，脂肪組織からの脂肪酸の放出を阻害すると，より多くの有機酸が酸化される。ATP：アデノシン三リン酸，CoA-SH：機能的SH基をもつコエンザイムA。

毒性のあるアルコールによる代謝性アシドーシス

メタノール中毒

　メタノール（CH_3OH）は，メチルアルコール，木精，木のアルコールとしても知られ，分子量32である。ガソリンに添加する不凍液や，さまざまな薬物の工業用溶媒として使われる。メタノールそのものに毒性はないが，代謝産物のホルムアルデヒドに毒性があり，急速に組織タンパク質に結合する。

　メタノールからホルムアルデヒドへの変換はアルコールデヒドロゲナーゼによって肝臓でおこなわれる。しかし，高濃度のメタノールは急速な酸化を必要とする。ホルムアルデヒドはアルデヒドデヒドロゲナーゼによって急速にギ酸に変換される（図6-11）。後者のステップは非常に速いので，血中ホルムアルデヒドレベルはわずかしか増加しないが，毒性レベルにある。個々のステップにおいて，NAD^+は$NADH, H^+$に変換される。

　メタノール中毒の代謝性アシドーシスは，ギ酸$^-$とL-乳酸$^-$の蓄積による$P_{Anion\ gap}$の増加を伴う。L-乳酸$^-$の濃度はしばしばギ酸$^-$濃度を上回る。L-乳酸アシドーシスの原因はギ酸$^-$によるチトクローム酸化の阻害とメタノール代謝による$NADH, H^+/NAD^+$比の増加による肝臓でのピルビン酸からL-乳酸への変換である。ギ酸$^-$が代謝されて中性最終産物になると，HCO_3^-が産生される。葉酸はこの代謝の補酵素である。濾過されたギ酸$^-$はギ酸/塩素交換体によって近位曲尿細管で再吸収され，尿中のギ酸$^-$の排泄が低下する。

　早期の主な症状は，中毒の症状（例：酔っ払い，失調，ろれつが回らない）である。のちに，視力障害，失明，腹痛，全身倦怠感，頭痛，嘔吐を発症する。眼底検査では乳頭浮腫を認める。視力障害は網膜のアルコールデヒドロゲナーゼ（レチノールデヒドロゲナーゼ）によるメタノールからホルムアルデヒドへの代謝に関連している。瞳孔が開大して

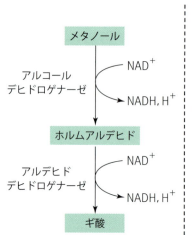
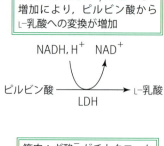

図6-11　メタノールによる代謝性アシドーシス　メタノール代謝による主な毒性物質はホルムアルデヒドである。メタノールからホルムアルデヒドへの変換はアルコールデヒドロゲナーゼによって触媒される。ホルムアルデヒドはアルデヒドデヒドロゲナーゼが触媒する反応によって，ギ酸にすばやく変換される。右図は，メタノール摂取によるL-乳酸アシドーシス発症のメカニズムを説明している。ギ酸$^-$によるチトクロームオキシダーゼの阻害とメタノール代謝による$NADH, H^+/NAD^+$比の増加により，肝臓でのピルビン酸から乳酸への変換が増加し，L-乳酸アシドーシスが起こる。NAD^+：ニコチンアミド・アデニン・ジヌクレオチド，$NADH, H^+$：還元型NAD^+，LDH：乳酸デヒドロゲナーゼ。

固定するのは視神経障害による光覚の低下による。腹痛と圧痛はしばしば膵炎に由来する。

メタノール中毒は $P_{Anion\ gap}$ 増加型の代謝性アシドーシスの鑑別診断では常に考慮しなければいけない。特に，EABV の明らかな低下がなく，腎不全を伴わないときには注意する。$P_{Osmolal\ gap}$ の増加があればメタノール中毒を疑い，血中メタノールの直接アッセイで確認する。

エチレングリコール（不凍液）中毒

エチレングリコール（$OH-CH_2-CH_2-OH$）は甘みのある無色の液体で，分子量 62 である。エチレングリコールは，不凍液，水圧式ブレーキの溶液，塗料やプラスチック工業品の溶媒，プリンター，スタンプ台，ボールペンのインク製剤として広く使われている。致死量は約 1.4 mL/kg 体重（標準体型の成人なら約 100 mL）である。エチレングリコールは肝臓のアルコールデヒドロゲナーゼによってグリコアルデヒドに変換される（図 6-12）。この酵素のエチレングリコールへの親和性はエタノールの 1/100 である。したがって，エチレングリコールの代謝速度が速くなるのは濃度が高いときだけである。グリコアルデヒドはさらに肝臓のアルデヒドデヒドロゲナーゼによってグリコール酸に代謝される。グリコール酸はエチレングリコール中毒で蓄積する主な酸である。グリコール酸の 1% 未満が，乳酸デヒドロゲナーゼによって，シュウ酸に変換される。産生されたほとんどすべてのシュウ酸がシュウ酸 Ca として沈殿して，低 Ca 血症と急性腎障害の原因となる。グリコール酸代謝の主な最終産物はグリシンであり，アラニングリオキシル酸アミノトランスフェラーゼによって触媒されるアラニンへのアミノ基転移反応によって産生される。ビタミン B_6（ピリドキシン）はこの反応の補酵素である。

酔っ払い，失調，ろれつが回らないといった中枢神経症状は，エチレングリコールそのものの効果である。このとき，$P_{Osmolal\ gap}$ は高い。4～12 時間後に，患者は嘔気，嘔吐，過換気，高血圧，頻脈，テタニー，けいれんなどを発症する。このときには，$P_{Anion\ gap}$ 増加型代謝性アシ

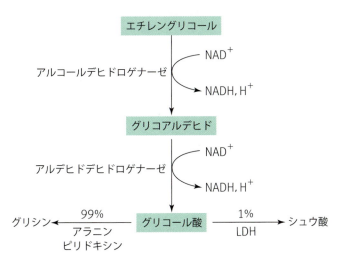

図 6-12　エチレングリコールの代謝経路　エチレングリコールは，肝臓のアルコールデヒドロゲナーゼによってグリコアルデヒドに変換される。グリコアルデヒドはさらに肝臓のアルデヒドデヒドロゲナーゼによってグリコール酸に代謝される。主に乳酸デヒドロゲナーゼの作用によって，1% 未満のグリコール酸がシュウ酸に変換される。グリコール酸代謝の主な最終産物はグリシンであり，これはグリオキシル酸アミノトランスフェラーゼによって触媒されるアラニンへのアミノ基転移反応によって生じる。ビタミン B_6（ピリドキシン）は補酵素である。LDH：乳酸デヒドロゲナーゼ。

ドーシスが存在している。テタニーの主な原因は低Ca血症で，シュウ酸Ca結晶の沈殿の結果起こる。脳神経麻痺も起こる。シュウ酸Ca沈殿が血管内と脳の髄膜内に起こることが剖検例から明らかになった。白血球増多症はしばしば観察されるが，そのメカニズムは不明である。

　腎不全はよくみられ，通常，エチレングリコール摂取から36〜48時間経ってから起こる。グリコアルデヒドが主な毒性物質のようである。腎不全の病態にシュウ酸Ca一水和物結晶の沈殿が重要な役割を果たしているかどうかは明らかでない（*3）。命が助かった患者では，数ヶ月間，腎臓のシュウ酸Ca結晶が残る。

*3
エチレングリコール中毒患者の尿中のシュウ酸Ca結晶
- 結晶は通常一水和物であり，尿の顕微鏡検査では針状の形態をしている。頻度は低いものの，二水和物結晶は封筒状である。

● メタノール中毒とエチレングリコール中毒の治療

　治療の最も重要な目標は，肝臓でのアルコールデヒドロゲナーゼによる，これらのアルコールから毒性のあるアルデヒドへの代謝を止めることである。そのあと，血液透析により，これらのアルコールと毒性のある代謝物の除去をおこなう。

　エチレングリコール中毒治療では，乏尿性急性腎不全があり，重度のアシデミアがあるときには，一定量の$NaHCO_3$を投与することが可能である。したがって，血液透析の早期開始が必要である。

● エタノールの投与

　エタノールレベルが約20 mmol/L（100 mg/dL）となるよう維持すると，ほぼ完全にメタノールとエチレングリコールのアルコールデヒドロゲナーゼによる代謝を阻害できる。エタノールは全身の体液に分布するので，エタノール0.6 g/kg体重の静脈内へのボーラス投与をおこない，血漿レベルを100 mg/dLにまで増やす。この量のエタノールは約118 mLのウィスキー（アルコール濃度40％）に含まれる。維持量はエタノールの代謝によって除去される予測量と等しくすべきである。非飲酒者では，1時間でエタノール0.16 g/kg体重（約30 mLのウィスキー），飲酒者では，1時間でエタノール0.32 g/kg体重（約60 mLのウィスキー）が除去予測量である。血液透析の施行中は，エタノールの投与量を増やすか，エタノールの濃度が20 mmol/Lとなるように，透析液にエタノールを加える。重要なのは，血漿エタノールレベルを適正に保つために血中エタノールレベルを頻繁に測定して，投与量を調整することである。

● ホメピゾール（4-メチルピラゾール）の投与

　ホメピゾールはアルコールデヒドロゲナーゼの阻害薬であり，アルコールデヒドロゲナーゼへの親和性はエタノールの約8,000倍である。ホメピゾールはメタノールやエチレングリコール中毒の治療に使われてきた。ヒトでのホメピゾールの目標レベルは100〜300 μmol/L（8.6〜24.6 mg/dL）で，肝臓のアルコールデヒドロゲナーゼをほぼ完全に阻害する。ホメピゾールは急速に全体液中に分布する。繰り返し投与すると，ホメピゾールはチトクロームP450複合機能オキシダーゼシステムの誘導によって自身の代謝を増加させる。これにより，30〜40時間後

には除去速度が約50％増加するので，投与速度を高める必要がある。

ホメピゾールの副作用には，頭痛，嘔気，めまい，アレルギー反応（皮疹，好酸球増多症）などがある。投与前に希釈しないと，静脈の痛みや静脈炎が起こる。ホメピゾールの最大の欠点は高価なことである。

プロパン 1, 2-ジオール（プロピレングリコール）

この化合物は多くの製剤の希釈剤として使われている（例：ロラゼパムの静脈製剤。ICU での鎮静やせん妄の治療に対して，よく大量が用いられる。＊4）。

● 生化学

プロパン 1, 2-ジオール（分子量76）は L-体と D-体の 50：50 の混合物である（＊5）。投与した量の 40％は未変化体として尿中に排泄され，60％が肝臓でアルコールデヒドロゲナーゼによる代謝を受け，ラクトアルデヒドに変換される。L-ラクトアルデヒドはアルデヒドデヒドロゲナーゼによって L-乳酸に代謝される（図 6-13）。しかし，D-ラクトアルデヒドはアルデヒドデヒドロゲナーゼにとっては適切な基質ではないので蓄積し，このような状況で観察される多くの毒性を発揮する。D-ラクトアルデヒドは，還元型グルタチオンを補酵素とする肝臓の他の経路によって D-乳酸に代謝される。L-乳酸は D-乳酸よりずっと速く代謝されるので，蓄積する酸のほとんどは D-乳酸である。

● 臨床症状

主な所見は，けいれん，心機能低下，進行性の腎不全である。多くの毒性は D-ラクトアルデヒドによる可能性が高い。大量に投与すると，$P_{Osmolal\ gap}$ の大幅な増加でこのアルコールが検知される。代謝性アシドーシスは患者への重要な脅威を与えるというよりも，代謝異常のサイ

＊4
プロパン 1, 2-ジオール
- ロラゼパム 1 バイアルには 2 mg/mL が入っており，そのうちの 0.8 mL がプロピレングリコールである。分子量は 76 であるので，ロラゼパム 1 バイアルは 0.83 g のプロピレングリコールを含んでいる。患者にロラゼパムを 10 mg/時で投与すると，96 g（1,300 mmol）/日のプロピレングリコールを投与することになる。したがって，その存在が $P_{Osmolal\ gap}$ の大きな増加として検出される。

＊5
プロパン 1, 2-ジオールの不斉炭素
- この 3 炭素化合物の中央の炭素には 4 つの異なる置換基がついている。したがって，不斉炭素である。プロパン 1, 2-ジオールは乳酸に代謝されるので，D-体と L-体の両方が産生される。

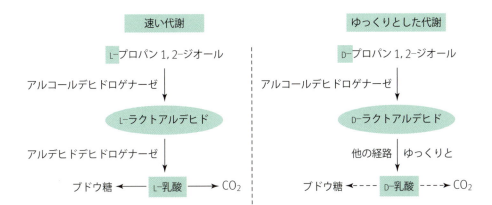

図 6-13　プロパン 1, 2-ジオールから L-乳酸，D-乳酸への代謝　大量のプロパン 1, 2-ジオールを摂取すると，ラセミ体の混合物が体に投与される。3 炭素鎖の中央の炭素には 4 つの異なる置換基が結合している。L-体（左図）と D-体（右図）は両方ともアルコールデヒドロゲナーゼの基質であり，肝臓で代謝が起こる。産物は L-ラクトアルデヒドと D-ラクトアルデヒドである。L-ラクトアルデヒドはアルデヒドデヒドロゲナーゼのよい基質である。D-ラクトアルデヒドは蓄積し毒性のほとんどの原因となる。L-乳酸よりもかなりゆっくりと代謝されるので，蓄積する酸は D-乳酸である。簡略化するために，補酵素，NAD^+ と $NADH, H^+$ は図内に示していない。

ンである。

● 治療

薬物を中止しなければいけない。治療で最も重要なのは，エタノールかホメピゾールを投与することによってD-ラクトアルデヒドの産生を止めることである。そのあと，血液透析でプロパン1,2-ジオールを除去する。

ピログルタミン酸アシドーシス

ピログルタミン酸アシドーシスは代謝性アシドーシスのユニークなタイプである。このタイプは，γ-グルタミン酸回路代謝のまれな先天性異常によるものと考えられてきた（5-オキソプロリナーゼまたはグルタチオンシンターゼの異常）。近年，慢性アセトアミノフェン摂取の既往がある栄養不良の重症患者によく起こる，$P_{Anion\ gap}$増加型の代謝性アシドーシスの原因として認識されるようになった。報告症例の大半が女性であるというのが興味深いが，その理由は明らかではない。重要なのはアシデミアそのものではなく，この疾患がグルタチオン欠乏による高い活性酸素種（ROS）レベルのために，重篤な代謝ストレスがあることである。

グルタチオンは3つのアミノ酸，グルタミン酸，システイン，グリシンからなる。システインのSH基によってこの化合物がROSの解毒能をもつことになる。ROSの解毒時に，グルタチオンの還元型（GSH）はグルタチオンの酸化型（GS-SG，**式11**）に変換される。

$$2GSH + ROS \rightarrow GS\text{-}SG + 不活性化ROS \quad (式11)$$

ピログルタミン酸（PGA）の蓄積の原因を理解する鍵は，グルタミン酸をγ-グルタミルシステイン（γ-GC）に変換する反応の最初のステップを触媒するγ-GCシンターゼをGSHが阻害するということである。しかし，この反応には2つのステップがある。1つ目はグルタミン酸がリン酸化されてγ-グルタミルリン酸が形成されるが，このステップにはATPの加水分解が必要である。γ-グルタミルリン酸はγ-GCシンターゼの活性部位にとどまり，反応の2つ目のステップでシステインが追加され，γ-GCが産生されて放出される。したがって，敗血症患者のように，ROSが蓄積するとGSH濃度が低下し，γ-GCシンターゼへの阻害効果が除去される。これによって，γ-グルタミルリン酸の産生が増加する。患者がシステイン欠乏だと，γ-GCは産生されない。かわりにγ-グルタミルリン酸はシクロトランスフェラーゼによってPGAに変換される（**図6-14**）。

PGA蓄積の原因となる薬物は多く同定されている。ピログルタミン酸アシドーシスが報告されたのは急性のアセトアミノフェン中毒だが，アセトアミノフェンの慢性使用と関係している。アセトアミノフェンの高活性代謝物であるN-アセチル-p-ベンゾキノンイミン（NAPQ1）がGSHを枯渇させる。したがって，GSHによるγ-GCシンターゼのフィードバック阻害が除去され，先に述べたようにPGAが蓄積する。

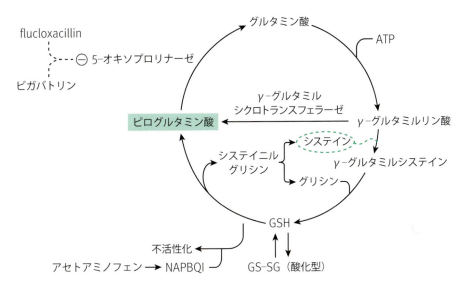

図6-14　ピログルタミン酸産生　ピログルタミン酸（PGA）の蓄積の原因を理解する鍵は，グルタミン酸をγ-グルタミルシステイン（γ-GC）に変換する反応を触媒するγ-GC シンターゼをグルタチオンの還元型（GSH）が阻害することである。この反応は2つのステップからなる。1つ目は，グルタミン酸がリン酸化されアデノシン三リン酸（ATP）の加水分解によりγ-グルタミルリン酸を産生するステップである。2つ目は，γ-グルタミルリン酸にシステインが加えられ，γ-GC が産生され，放出されるステップである。敗血症患者のように，活性酸素種（ROS）が蓄積すると，GSH 濃度が低下し，γ-GC シンターゼへの阻害効果が除去される。これにより，γ-グルタミルリン酸産生が増加する。システイン欠乏だと，γ-GC は産生されず，かわりにγ-グルタミルリン酸はシクロトランスフェラーゼによって PGA に変換される。アセトアミノフェンの高活性代謝物である N-アセチル-p-ベンゾキノンイミン（NAPQ1）が GSH を枯渇させる。したがって，γ-GC シンターゼのフィードバック阻害が除外され，先に述べたように PGA が蓄積する。抗菌薬 flucloxacillin と抗けいれん薬ビガバトリンは，PGA をグルタミン酸に変換する 5-オキソプロリナーゼを阻害する。GS-SG：グルタチオンの酸化型。

　他の薬物（例：抗菌薬 flucloxacillin と抗けいれん薬ビガバトリン）は PGA をグルタミン酸に変換する 5-オキソプロリナーゼを阻害する。
　この疾患の他の原因には薬物や，グルコース-6-リン酸デヒドロゲナーゼ活性に影響を与える代謝の先天性異常もある。これによりニコチンアミド・アデニン・ジヌクレオチドリン酸（$NADP^+$）の還元型 $NADPH, H^+$ 濃度が低下する。$NADPH, H^+$ は，グルタチオンレダクターゼによって GS-SG を GSH に還元する反応の補酵素である（**式12**）。リボフラビンキナーゼによるリボフラビン代謝の産物である FMN と FAD は（**図6-15**），グルタチオンレダクターゼの補酵素であり，GS-SH が GSH に還元される反応の最初のステップにおいて，FMN と FAD は還元型に変換される。これは，栄養不良がピログルタミン酸アシドーシス発症のリスク因子である理由の一部を説明してくれる。重度の甲状腺機能低下症はリボフラビンキナーゼ活性を低下させ，ピログルタミン酸アシドーシス発症に寄与する。

$$GS\text{-}SG + NADPH, H^+ \rightarrow 2GSH + NADP^+ \quad (式12)$$

　敗血症に関連したピログルタミン酸アシドーシス患者の主な危険は ROS による組織障害である。$NaHCO_3$ が必要となるが，敗血症の治療が重要である。ピログルタミン酸アシドーシスの原因となりうる薬物は中止すべきである。N-アセチルシステインをアセトアミノフェン過量投与患者には投与すべきである。システイン欠乏がこの疾患の病態に

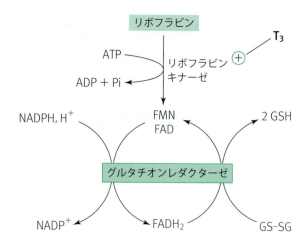

図 6-15　ピログルタミン酸アシドーシスの病態におけるリボフラビン欠乏と甲状腺機能低下症の役割　リボフラビンキナーゼによるリボフラビン代謝産物である，フラビンモノヌクレオチド（FMN）とフラビンジヌクレオチド（FAD）はグルタチオンレダクターゼの補酵素であり，GS-SG（グルタチオンの酸化型）がグルタチオン（GSH）に還元される反応の最初のステップにおいて還元型に変換される。重度の甲状腺機能低下症はリボフラビンキナーゼ活性を低下させ，ピログルタミン酸アシドーシス発症に貢献する。ATP：アデノシン三リン酸，ADP：アデノシン二リン酸，$NADP^+$：ニコチンアミド・アデニン・ジヌクレオチド，NADPH, H^+：還元型 $NADP^+$。

役割を演じているので，敗血症に関連したピログルタミン酸アシドーシス患者にも N-アセチルシステインは有益である可能性が高い。栄養不良はピログルタミン酸アシドーシス発症のリスク因子だと考えられるので，栄養サポート面の改善をはかるべきである。前に述べたように，リボフラビン欠乏はこの点で重要である。

酸摂取による代謝性アシドーシス

患者はときどき，重度の代謝性アシドーシスを起こすに十分な量の有機酸を摂取する。症状はアシデミアによるもので，酸の陰イオンの特性に基づく（例：クエン酸摂取では，クエン酸によるイオン化 Ca^{2+} によるキレート）。診断の手がかりは超急性の $P_{Anion\ gap}$ 増加型の代謝性アシドーシスを患者が呈することである。L-乳酸は，体内で急速に産生される唯一の酸であり低酸素血症の場合や，チアミン欠乏患者がエタノールを飲んだ場合に産生される。したがって，超急性の $P_{Anion\ gap}$ 増加型の代謝性アシドーシスで，血漿 L-乳酸レベルが高くなく，$P_{Osmolal\ gap}$ が著明に増加していない（エタノール，メタノール，エチレングリコールを摂取していない）のであれば，酸の摂取を疑う。

治療では，アシデミアが重度であれば $NaHCO_3$ の投与をおこない，摂取した酸の陰イオンの有害な作用に対処する（例：クエン酸の摂取により，クエン酸がイオン化 Ca^{2+} をキレートしたことによる低 Ca 血症による低血圧）。

Part C
統合生理

大腸での有機酸産生

　小腸で吸収できなかった炭水化物（例：一部のフルクトース，線維）は大腸に運ばれる．大腸の細菌はそれらを有機酸の混合物に変換し，有機酸は吸収され，門脈に運ばれる．次項で議論するように，個々の有機酸は異なる効能をもつ．

酪酸

　酪酸は大腸によって酸化されATP産生のための多くの燃料を提供する．酪酸の供給がないと大腸は適切に機能せず（飢餓腸炎），その一部はおそらくATP欠乏によって起こる．

プロピオン酸

　大腸で毎日産生される有機酸のわずか20％がプロピオン酸であるが，重要な代謝機能を備えている．プロピオン酸は肝臓でプロピオニル–CoAに変換される．この化合物には2つの運命がある．食事をとっているときには，ピルビン酸に変換され，酸化されるか，ブドウ糖になる．食事と食事の間では肝臓以外の臓器（例：心臓）ではクエン酸回路のために4炭素触媒の合成が必要である．これらの4炭素触媒の一部が枯渇するような異化状態でも同じことが起こる．プロピオン酸が肝臓で完全に代謝されないように，プロピオニル–CoAはアセチル–CoA 1分子と結合し，5炭素ケト酸を産生し，肝臓から出ていく．心臓がこの5炭素ケト酸を抽出するとき，プロピオニル–CoAが産生される．プロピオニル–CoAはクエン酸回路の中間体であるスクシニル–CoAに変換される．

症例の解説

症例6–1：パトリックはショック寸前である

●病気の時間経過から考えて，代謝性アシドーシスの原因は何か？

　体内で急速に作られる唯一の酸はL–乳酸であり，低酸素症患者，エタノール中毒でチアミン欠乏の患者などで産生される．血液中のL–乳酸濃度はわずか2 mmol/Lであった．したがって，この患者の急性代謝性アシドーシスの原因として最も考えられるのは，酸の摂取である．その陰イオンの性質がどのような酸を摂取したかを推定するうえで役立つ．

●なぜ，血圧が急激に低下したか？

　血圧は心拍出量と末梢血管抵抗の関数である．心拍出量は脈拍と1回拍出量で決まる．患者の脈拍は速いので，1回拍出量か末梢血管抵抗

を障害するプロセスを探すべきである。失血，敗血症，塩喪失疾患（例：下痢の既往）のエビデンスがないので，心臓の収縮と血管収縮トーヌスの問題を疑うべきである。心収縮力の重要な因子はイオン化Ca^{2+}である。したがって，摂取した酸の陰イオンがイオン化Ca^{2+}を除去した可能性がある。クエン酸はイオン化Ca^{2+}のキレーターであるので，患者が摂取したのはクエン酸だと考えられた。これはのちほど，摂取した溶液の組成が明らかになったときに確認された。

● 高 K 血症の原因は何か？

K^+が細胞外へ移動するためには，細胞内の負の電位が減少する必要がある。無機酸（例：HCl）と非モノカルボン酸（例：クエン酸）はモノカルボン酸輸送体を介して細胞に入ることはできない。したがって，一部のH^+がICFのHCO_3^-によって滴定されるための異なるメカニズムが必要である。これにはHCO_3^-が細胞外へ，Cl^-が細胞内へ輸送される，Cl^-/HCO_3^-陰イオン交換体（AE）の活性化（おそらく，P_{HCO_3}の低下によるが，正確なメカニズムはわからない）が含まれる。この陰イオンの交換は1：1であるので，電気的に中性で，細胞内の負の電位に変化を与えない。しかし，細胞内のCl^-の高い濃度と細胞内の負の電位により，Cl^-は細胞膜の開口したCl^-チャネルを介して起電性に細胞外に出る。結果として，細胞内の負の電位は減少し，細胞膜のK^+チャネルが開口していれば，K^+は細胞から流出する（図13-7参照）。

● Ca の静脈投与によってなぜ急速に回復したか？

高 K 血症の緊急治療の1つとして，医師はグルコン酸 Ca を投与した。これは，血漿中のイオン化Ca^{2+}濃度を上昇させ，心筋の収縮力を増加させるとともに，血管収縮力を増強する。これらはともに，血圧を上昇させる。このことは，患者がクエン酸を摂取した可能性を示唆する手がかりの1つである。

症例 6-2：下痢に伴う代謝性アシドーシス
● この患者の代謝性アシドーシスの原因は何か？

この患者の代謝性アシドーシスは，$P_{Anion\ gap}$ 26 mEq/L なので，下痢液中への$NaHCO_3$の喪失のみが原因ではない。L-乳酸アシドーシスの可能性が低いのは，循環動態の問題がないこと，肝機能が正常であること，L-乳酸アシドーシスを起こすには栄養不良（例：チアミンやリボフラビン欠乏）の期間が短すぎることなどから考えられる。また，L-乳酸アシドーシスを起こすような薬物も服用していない。糖尿病の既往，エタノールの摂取もなく，血糖も高くない。のちに，血中のL-乳酸とβヒドロキシ酪酸濃度が上昇していないことから，L-乳酸アシドーシスとケトアシドーシスが除外された。また，既往と検査所見（$P_{Osmolal\ gap}$）から，毒性のあるアルコールの服用の可能性も低かった。腎不全もない（$P_{Creatinine}$はほぼ正常）。有機酸摂取の既往もなかった。したがって，最も可能性がある診断はD-乳酸アシドーシスである。

消化管でのD-乳酸と他の有機酸の過剰産生の原因としては，抗菌薬を使ったことによる消化管の細菌フローラの変化，これらの細菌への基質の提供(アイスキャンディにはスクロースとフルクトースが含まれており，フルクトースは小腸での吸収が悪い)，下痢の治療に使われる消化管運動を低下させる薬物によって，消化管移動時間が長くなる，などがある。

症例6-3：慢性アルコール症患者の重度のアシデミア
● 入院時に存在する危険と治療中に起こりうる危険は何か？

1. 重度のアシデミア

    $P_{Anion\ gap}$の大幅な増加を伴う重度の代謝性アシドーシスは酸の過剰産生を示唆する。細胞内のタンパク質へのH^+結合は，タンパク質の電荷，形状，おそらく機能を変化させる。これは特に重要臓器(例：脳と心臓)で起こる場合，有害である。この患者の循環動態は安定しているが，少量のH^+追加でも比率としてはP_{HCO_3}と血漿pHが大きく低下する。たとえば，動脈血P_{CO_2}が変化しなければ，P_{HCO_3}が半分に減少すると動脈血pHは0.30低下する。

2. 毒性のあるアルコールの摂取

    $P_{Anion\ gap}$の大幅な増加を伴う重度の代謝性アシドーシスがあるので，メタノールまたはエチレングリコールの摂取が疑われた。肝臓のアルコールデヒドロゲナーゼによって，これらのアルコールの代謝からアルデヒドが産生され，組織のタンパク質に急速に結合することで毒性を発揮する。患者は大量のアルコールを飲んでおり，これにより$P_{Osmolal\ gap}$が大きくなる原因となり，尿中ケトンが強陽性であるが，アルコール性ケトアシドーシスではこれほどのアシデミアは通常みられない。毒性のあるアルコール摂取が臨床的には強く疑われるので，これらのアルコール血中レベルの測定結果を待っている間にホメピゾールによる治療を開始した。

3. チアミン欠乏

    アルコール性ケトアシドーシス患者の栄養不良はチアミン欠乏による脳症発症のリスクとなる。

● 追加情報

血漿L-乳酸濃度は23 mmol/Lであった。メタノールまたはエチレングリコールの血液検査は陰性であった。

● この患者の重篤なL-乳酸アシドーシスの原因は何か？

L-乳酸$^-$とH^+濃度の上昇は産生増加と除去速度の低下で起こる。L-乳酸アシドーシスの急速な発症と重症度は，主にL-乳酸の過剰産生が原因であることを示している。

アルコール中毒患者のL-乳酸アシドーシスの程度は通常，軽症(血漿L-乳酸濃度は約5 mmol/L)である。なぜなら，ほとんど肝臓に限られているエタノール代謝が原因で進行する$NADH, H^+$産生による$NADH, H^+/NAD^+$比の増加を反映しているからである。他の臓器で

は肝臓によって産生されたL-乳酸の酸化が可能である。なぜなら、アルコールデヒドロゲナーゼがなく、この状況でのNADH, H^+/NAD^+比が高くないからである。

チアミン欠乏患者が大量のアルコールを飲むと重度のL-乳酸アシドーシスを急速に発症する。L-乳酸産生部位が肝臓である可能性が高いのは、ピルビン酸が蓄積し（PDHの活性低下による）、NADH, H^+/NAD^+比が高い（エタノール代謝による）ためである。他の臓器によるL-乳酸除去が低下している可能性も高い。これは、PDH活性の低下とATP再生に利用される他の燃料が存在することによる。慢性アルコール症で栄養状態が悪い患者ではビタミンB_2（リボフラビン）欠乏が存在することもL-乳酸産生増加の原因となる。

質問の解説

6-1 次の例を考えてみる。虚血肢は解糖系による18 mmol/分のATP産生（体に必要なATPの25%）が必要である。体の残りの部分が必要とするATP再生（54 mmol/分）にL-乳酸のみが燃料として使われ酸化された場合、L-乳酸は蓄積するか？

この質問に回答するためには、L-乳酸産生と除去の際のATP産生速度に対する、H^+産生と除去の量的関係に注目する必要がある。この虚血肢が解糖系によって18 mmolのATPを再生する際に、18 mmolのL-乳酸を産生する。1 mmolのL-乳酸の酸化は18 mmolのATPを産生する。したがって、体の他の部分が必要なATPの再生のために（54 mmol/分）L-乳酸の酸化がおこなわれるとすると、わずか3 mmol/分のL-乳酸しか除去されない（18 mmol/分のL-乳酸が産生されることと比較して）。明らかに、L-乳酸が蓄積する。この量的解析から受け取ることができる明らかなメッセージは、L-乳酸の産生速度の増加を除去速度の増加で上回ることはできない、ということである。したがって、PDHを活性化するジクロロ酢酸のような薬物は、低酸素症によるL-乳酸アシドーシス患者には利益がない。

6-2 L-乳酸アシドーシスの治療として患者にNaHCO$_3$を投与したが、P_{HCO_3}は上昇しなかった。NaHCO$_3$の投与には有益な効果はなかったと結論づけてよいか？

低酸素症によるL-乳酸アシドーシスをきたした患者に対する悪影響は、ECFのH^+濃度の低下そのものより、重要臓器（例：脳と心臓）のATPが枯渇し、それらの臓器の細胞内のタンパク質にH^+が欠乏することである。したがって、NaHCO$_3$の投与が、たとえP_{HCO_3}の増加を起こさなくても、有益と判断できる理由が2つある。1つ目に、投与したHCO$_3^-$が細胞内タンパク質に結合していたH^+を滴定すると、これは有益である。2つ目に、NaHCO$_3$の投与により細胞内pHが上昇し、PFK-1の阻害が除去されると、解糖系の流れが亢進し、ATP

産生が増加するため，有益となる．投与した HCO_3^- は産生された L-乳酸によって滴定されるので，P_{HCO_3} が上昇しないのかもしれない．

Chapter 7

代謝性アルカローシス

イントロダクション	178
本章のポイント	178
症例 7-1：この男性には代謝性アルカローシスがなかったはずである	178
症例 7-2：なぜこの患者は代謝性アルカローシスを急激に発症したか？	179
症例 7-3：ミルク・アルカリ症候群だが，ミルクは飲んでいない	179

Part A　病態 180
　オーバービュー 180
　代謝性アルカローシスの発症 182

Part B　臨床編 189
　臨床アプローチ 189
　頻度の高い慢性代謝性アルカローシスの原因 191
　頻度の低い慢性代謝性アルカローシスの原因 192
　代謝性アルカローシスの治療 194

Part C　統合生理 195
　Caの恒常性の統合生理 195
　消化管からのCaのインプット 195
　Caのアウトプット 196
　症例の解説 197
　質問の解説 201

イントロダクション

代謝性アルカローシスは一次性の電解質異常であり，血漿の酸塩基パラメーターの変化，つまり，血漿重炭酸（HCO_3^-）濃度（P_{HCO_3}）の増加と pH の増加を伴う。代謝性アルカローシス患者のほとんどはクロライド（Cl^-）を含む化合物，すなわち塩化ナトリウム（NaCl），塩化カリウム（KCl），塩酸（HCl）の欠乏がある。NaCl の欠乏は主に細胞外液（ECF）量の低下により P_{HCO_3} を増加させ，HCl や KCl の欠乏は体に新しい HCO_3^- を追加することによって P_{HCO_3} を増加させる。しかし，一部の患者では，$NaHCO_3$ の貯留により代謝性アルカローシスになる。たとえば，原発性にミネラルコルチコイド活性亢進を起こす疾患の患者は，Cl^- の欠乏は伴わないが，低 K 血症になると $NaHCO_3$ の貯留による代謝性アルカローシスを発症する。最もよくある代謝性アルカローシスの原因は繰り返す嘔吐と利尿薬の使用である。尿中 Cl^- 濃度（U_{Cl}）の測定はしばしば代謝性アルカローシスの原因診断に役立つ。代謝性アルカローシス患者の治療目標は特定の電解質欠乏を補充することである。

> **本章のポイント**
> - 代謝性アルカローシスは通常 Cl^- を含む化合物(NaCl，KCl，HCl)の欠乏による電解質異常である。原発性にミネラルコルチコイド活性が亢進する疾患の患者は，Cl^- の欠乏は伴わないが，低 K 血症になると，$NaHCO_3$ の貯留による代謝性アルカローシスを発症する。
> - NaCl，KCl，HCl の欠乏が HCO_3^- 量/ECF 量比の分子と分母に影響を与えることによって，どのように増加するかを説明する。原発性のミネラルコルチコイド活性亢進の患者における代謝性アルカローシスの病態を説明する。
> - 代謝性アルカローシスの原因診断への臨床アプローチを説明する。
> - 治療目標は特定の電解質欠乏を補充することである。

症例 7-1：この男性には代謝性アルカローシスがなかったはずである

精鋭部隊の兵士。日中の最も暑い時間に，砂漠での強制的な激しいトレーニングを 6 時間おこなったあと，部隊のなかでただ 1 人倒れた。トレーニング中に大量に汗をかき，大量の水とブドウ糖を含む液体を飲んだ。嘔吐はしておらず，薬の服用は否定した。身体診察では，著明な有効動脈血液容量（EABV）の低下を認めた。最初の検査データは次の表にあるとおりである。動脈血 pH と P_{CO_2} 以外の他のデータはすべて静脈血液から採取したデータである。

P_{Na}	125 mmol/L
P_K	2.7 mmol/L
P_{Cl}	70 mmol/L
ヘマトクリット	50%
動脈血 pH	7.50
P_{HCO_3}	38 mmol/L
動脈血 P_{CO_2}	47 mmHg

Q 質問

患者に迫る主な脅威は何か？これはどのように初期治療に影響するか？
この患者の代謝性アルカローシスの原因は何か？
この患者の代謝性アルカローシスの治療はどのようにすればよいか？

症例 7-2：なぜこの患者は代謝性アルカローシスを急激に発症したか？

52 歳アジア系男性。慢性の肺疾患をもっている。入院前の動脈血ガス分析では pH7.40，P_{CO_2} 40 mmHg，P_{HCO_3} 24 mmol/L であった。この 24 時間で，急性の喘息発作があり，著明な労作時息切れと，著明な喘鳴を認め，いつも使っている喘息薬（吸入 $β_2$ アドレナリン作動薬とテオフィリン）が効かなかった。救急外来で大量のステロイドの静脈投与を受けた。入院してステロイドの静脈投与を 4 日間続けた。3 日目，呼吸は著明に改善し，問題なく食事できるようになった。嘔吐はなく，利尿薬も投与されていない。驚くべきことに，4 日目，著明な低 K 血症（P_K 1.7 mmol/L）と代謝性アルカローシス（動脈血ガス分析で，pH7.47，P_{CO_2} 50 mmHg，P_{HCO_3} 37 mmol/）が見つかった。このとき，尿中 Na^+ 濃度（U_{Na}）54 mmol/L，尿中 K^+ 濃度（U_K）23 mmol/L，尿中 Cl^- 濃度（U_{Cl}）53 mmol/L であった。血漿ブドウ糖濃度（$P_{Glucose}$）102 mg/dL（6 mmol/L）で，Cockcroft–Gault 式による推定クレアチニンクリアランスは 80 mL/分であった。

日		0	3	4
P_K	mmol/L	4.0	3.2	1.7
P_{HCO_3}	mmol/L	24	29	37

Q 質問

この患者が第 3，4 日目に代謝性アルカローシスを発症したのはなぜか？

症例 7-3：ミルク・アルカリ症候群だが，ミルクは飲んでいない

60 歳男性。数週間にわたる全身倦怠感，食思不振，便秘を主訴に来院。嘔吐や利尿薬の服用は否定した。長年，1 日に 40 個のビンロウの実を噛んでいる。ビンロウの実の苦みを避けるために，水酸化 Ca〔$Ca(OH)_2$〕を含むペーストを加えていた。身体診察では，EABV は低下し，舌，口腔粘膜，口角はビンロウの実の汁によって，レンガ色の赤に染まっていた。検査所見は次表のとおり。高 Ca 血症を認め，副甲状腺ホルモンと 1,25-ジヒドロキシビタミン D_3 の血漿濃度はともに低かった（データは示していない）。

	血漿	尿
pH	7.47	—
HCO_3^-	36 mmol/L	—
Na^+	137 mmol/L	21 mmol/L
K^+	3.2 mmol/L	21 mmol/L
Cl^-	91 mmol/L	42 mmol/L
クレアチニン	9.7 mg/dL (844 μmol/L)	108 mg/dL (9,400 μmol/L)
Ca^{2+}	12.8 mg/dL (3.2 mmol/L)	23.4 mg/dL (5.9 mmol/L)
リン	5.7 mg/dL (1.8 mmol/L)	5.9 mg/dL (2.1 mmol/L)
アルブミン	3.9 g/dL (39 g/L)	

Q 質問

代謝性アルカローシスの原因は何か？
初期治療はどうしたらよいか？

Part A
病態

オーバービュー

代謝性アルカローシスは P_{HCO_3} と動脈血 pH が増加するプロセスである。

次の原理はなぜ代謝性アルカローシスが発症し，どのように持続するかを理解するための基礎となる。

1. **ECF 内の HCO_3^- 濃度は，HCO_3^- 量（分子）と ECF 量（分母）の比である**

    HCO_3^- 濃度の増加は分子の増加（HCO_3^- の増加）と分母の減少（ECF 量の低下）で起こる。ECF の HCO_3^- 量の評価には ECF 量の推定が必要であり，それによって代謝性アルカローシスの原因が同定できる。

2. **電気的中性は保たれる。したがって，Cl^- 欠乏性アルカローシスという用語は代謝性アルカローシスの病態を正しく記述していない**

    なぜ P_{HCO_3} が上昇したか，ECF と ICF の組成にどのような変化が起こったか，また適切な治療を決めるためには，Cl^- 欠乏の原因が，HCl, KCl, NaCl のどれかの欠乏であるかを決めるべきである。

    ほとんどの患者でバランスデータは利用可能ではないが，ヘマトクリットなどの利用可能な検査データを用いれば，ECF 量の推定は可

能であり，Cl^- を含む化合物の欠乏が代謝性アルカローシスの発症に関与しているという合理的な結論に達することができる（症例 7-1）。

3. **代謝性アルカローシスの病態の理解に重要なのは，腎尿細管での HCO_3^- の再吸収閾値が存在しないことである**

尿細管での HCO_3^- の再吸収閾値が存在しているので，過剰な HCO_3^- の排泄を防ぎ，代謝性アルカローシスを維持するための HCO_3^- の腎臓でのハンドリングの障害があるはずだと広く考えられている。代謝性アルカローシスの病態と治療への示唆を理解するために重要なので，この問題は以降のパラグラフでくわしく議論する。

$NaHCO_3$ の腎臓での再吸収：より詳細な解析

従来の考えでは，腎臓での HCO_3^- のハンドリングにおいて，近位曲尿細管（PCT）での HCO_3^- の再吸収には閾値があると考えられてきた。この考えは主に数十年前に Pitts がおこなった実験のデータに基づいている。この実験結果を検討する前に，まず PCT での HCO_3^- 再吸収の制御における関連事項についていくつか考えておきたい。

● 濾過された $NaHCO_3$ の再吸収への刺激

濾過された HCO_3^- のほとんどは H^+ 分泌によって PCT で再吸収される。H^+ の分泌は主に電気的中性の Na^+/H^+ 交換体 3（NHE-3）によっておこなわれる（くわしくは第 1 章参照）。通常のアンジオテンシン II レベルと通常の PCT 細胞内の H^+ 濃度であれば，十分な NHE-3 への刺激があり，濾過された $NaHCO_3$ のほとんどが再吸収される。

● Pitts がおこなった実験

これは，イヌに HCO_3^- を投与したときに腎臓がどのような生理的反応を起こすかを調べた実験である。実際には，$NaHCO_3$ 投与に対する腎臓の反応を調べたものである。しかし，$NaHCO_3$ 投与は，通常 PCT に存在する $NaHCO_3$ 再吸収の刺激を減弱させたかもしれない。というのも，Na^+ の負荷は EABV を増加させアンジオテンシン II の放出を抑制させるし，HCO_3^- の負荷は HCO_3^- の傍尿細管濃度を上昇させ，PCT での HCO_3^- の再吸収を低下させるからである。

この実験の結果は予想どおりで，濾過された過剰な $NaHCO_3$ のすべてが尿中に排泄された。しかし，この結果が腎尿細管での $NaHCO_3$ 再吸収に閾値があると解釈されてしまったのである。

● HCO_3^- の生理的負荷に対する腎臓の反応

尿細管での HCO_3^- 再吸収に閾値がないことを支持するエビデンスは，胃からの HCl 分泌によるアルカリ・タイドの際に P_{HCO_3} は約 30 mmol/L まで上昇するが，重炭酸尿は生じないという事実である。図 7-1 に示すように，胃が HCl を分泌するときに起こる ECF 内の HCO_3^- 増加には同量の ECF 内の Cl^- 減少を伴っているので，P_{HCO_3} 増加の際に ECF 量は増加しない。したがって，アンジオテンシン II 放

出の抑制もないし，PCTによるHCO$_3^-$再吸収の阻害もないので，この状況では過剰なHCO$_3^-$のすべてが体内にとどまる。

著者らがおこなった実験では，ラットにループ利尿薬の投与によってNaClの喪失を起こさせ，同量のNaHCO$_3$で補充した。P$_{HCO_3}$は約50 mmol/Lまで増加したが，重炭酸尿はみられなかった。これは尿細管のNaHCO$_3$再吸収に閾値がないことを示している（図1-9）。

> **質問**
> 7-1 尿細管でのNaHCO$_3$再吸収の閾値がないことの利点は何か？

代謝性アルカローシスの発症

代謝性アルカローシス患者は，病態に基づいて2つのグループに分けることができる。多くの患者の代謝性アルカローシスはCl$^-$塩（HCl，KCl，NaCl）の欠乏によって起こる。一部の患者の代謝性アルカローシスはNaHCO$_3$貯留によって起こる。

Cl$^-$塩の欠乏による代謝性アルカローシス

HCl，KCl，NaClの欠乏はP$_{HCO_3}$を増加させる（**フローチャート7-1**）。どのように電気的中性を保ちバランスが達成されているのかを理解することによって，その患者の代謝性アルカローシスの病態が何か，ECFとICFの組成がどのように変わったか，適切な治療は何かを理解することができる。

● HClの欠乏
HCO$_3^-$の増加

ステップの1つは，嘔吐によってHClを喪失するとECFのHCO$_3^-$が増加することである（図7-1）。胃内部にH$^+$が分泌されるとき，等量のCl$^-$の分泌があるので，電気的中性が保たれる。HClを分泌する壁細胞内での，H$^+$（とHCO$_3^-$）の由来は炭酸（H$_2$CO$_3$）であり，炭酸脱水酵素の触媒で，CO$_2$ + H$_2$OからつくられるH$^+$とHCO$_3^-$の両方が細胞から出ていくので，このプロセスでは電気的中性が保たれる。Cl$^-$/HCO$_3^-$陰イオン交換体（AE）を介して，1：1の関係でHCO$_3^-$が細胞を出てCl$^-$が細胞に入るので，ECF内ではCl$^-$と

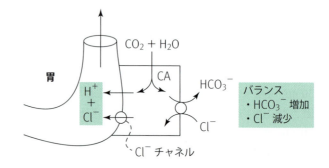

図7-1　胃でのHCl分泌　図の構造体は胃と壁細胞（右縁）である。細胞内でCO$_2$ + H$_2$OはH$^+$とHCO$_3^-$に変換されるが，この反応は炭酸脱水酵素（CA）によって触媒される。H$^+$はH$^+$-K$^+$-ATPaseを介して胃内部に分泌され，K$^+$は壁細胞に戻る（簡略化するため，図には示していない）。細胞外液のCl$^-$は基底側膜のHCO$_3^-$/Cl$^-$陰イオン交換体によって壁細胞に入る。HCO$_3^-$は細胞外液に加えられ，Cl$^-$はCl$^-$チャネルを通じて，胃内部に入る。全体でみると嘔吐の際には体からはCl$^-$が失われ，HCO$_3^-$が加えられる。

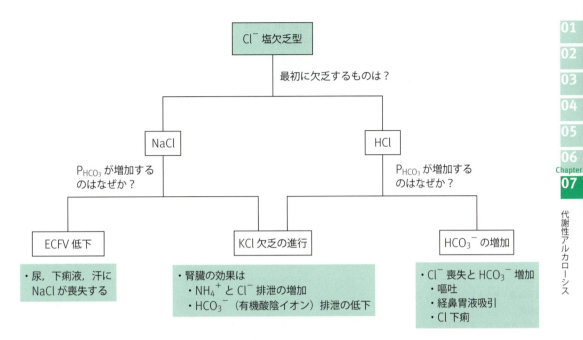

フローチャート 7–1 Cl^- 塩欠乏による代謝性アルカローシスの病態
このアルゴリズムは代謝性アルカローシスの発症に HCl, KCl, NaCl 欠乏がどのように関わるかを理解するために有用である。ECFV：細胞外液量。

HCO_3^- が交換されるだけであり，ECF 内での電気的中性も保たれる。

バランス

1966 年に *American Journal of Medicine* 誌に Kassirer と Schwartz が報告した研究では，5 人の健常人ボランティアで，数日間胃液を吸引することによって選択的に HCl 欠乏を起こしたときの反応について調べられた。吸引期間と，吸引中止後の 4〜8 日間（吸引後期間）のバランスデータを得た。研究の数量的結果はいくぶん複雑であるが，繰り返す嘔吐や経鼻胃液吸引患者に起こる実際の電解質欠乏に有益な示唆を与えた。この研究結果の解析から 2 つのことが明らかになった。

1. 吸引後期間の終わりには，Cl^- と K^+ 両方の累計負のバランスがあり，両者は同程度であった。
2. 吸引後期間の終わりには，ECF で HCO_3^- は増加しており，同量の H^+ の増加が ICF にあった。したがって，代謝性アルカレミアの存在にもかかわらず，体内に HCO_3^- の正味の増加はなかった。

被験者は 1 日に 4〜6 mmol の Na^+，4〜7 mol の Cl^-，59〜76 mmol の K^+ を含む決まった食事をとった。1 人の被験者は中性リン酸塩として，1 日 Na^+ 40 mmol を含むサプリメントを内服した。胃液吸引で除去された Na^+ と K^+ 量は患者に NaCl や KCl としてその日のうちに液体に加えて投与した。実験前の患者の平均体重は 65 kg だった。実験前の P_{HCO_3} は 28.6 mmol/L で，吸引期間の最後には 37.5 mmol/L，吸引後期間の最後には 35.7 mmol/L まで上昇した。Na^+, Cl^-, K^+ の平均のバランスデータを**表 7–1** に示す (*1)。

吸引期間

胃からの吸引で除去された酸の量は平均 262 mmol であった。同量の HCO_3^- が ECF に加えられたはずである。観察された P_{HCO_3} の上昇と ECF 量の推定から，平均 104 mmol の HCO_3^- が ECF に貯留したと計算された。したがって，HCl の喪失プロセスで生成された HCO_3^-

*1
Na^+ 欠乏
- Na リン酸サプリメントを投与されなかった 4 人の被験者の累計 Na^+ バランスは 85 mmol のマイナスであった（吸引期間に 46 mmol，吸引後期間に 39 mmol）。

表 7-1 選択的 HCl 欠乏アルカローシス研究における電解質のバランスデータ (*2)

	Na^+	K^+	Cl^-
吸引期間	-26	-128	-232
吸引後期間	$+4$	-85	$+33$
累計	-22	-213	-199

*2
バランスデータ
- 数日間にわたるバランスデータでは、小さな誤差が累積データでは大きな差になることを覚えておくべきである。

*3
有機酸陰イオンとしての HCO_3^- の尿中への喪失
1人の患者について次のようなデータが提供された。
- 除去された酸 = 444 mmol。
- ECF に残った HCO_3^- = 138 mmol、差 = 306 mmol。
- 尿中への HCO_3^- 喪失 = 71 mmol。
- したがって、重炭酸尿は軽度で、尿中へのアルカリ喪失の大半（235 mmol）は有機酸陰イオンである。

*4
ICF の Na^+ 増加
ICF に Na^+ が残るとすると、Na^+-K^+-ATPase の活性低下が必要であるが、このメカニズムは不明である。

の 262 mmol のうち、158 mmol を喪失した。吸引期間に、128 mmol の K^+ と 26 mmol の Na^+ が尿中への喪失によって失われた。したがって、この HCO_3^- は主に K^+ とともに尿中に失われた可能性が高い。より詳細なデータが1人の患者について提供されており、明らかな重炭酸尿はないので、尿中へのアルカリ喪失の大部分は有機酸陰イオンとして排泄された可能性が高い（*3 と第1章）。

K^+ は ICF から失われた。K^+ が細胞外へ出る際に細胞の電気的中性を保つために、ICF から陰イオンが喪失するか〔主に有機リン酸で、RNA、DNA、リン脂質、リン酸クレアチニン、アデノシン三リン酸（ATP）など〕、ICF の陽イオンの増加（Na^+ か H^+）が起こらなければならない。リン酸イオンのマイナスバランスはほとんどないので、ICF からの陰イオンの喪失の可能性は低い。食事中の硫黄含有アミノ酸の酸化により硫酸 H_2SO_4 が産生される。K^+ は硫酸陰イオン（SO_4^{2-}）とともに尿中に排泄され、H^+ が ICF に残る可能性がある。しかし、K^+ の大部分は、SO_4^{2-} ではなく、有機酸陰イオンや HCO_3^- とともに尿中に排泄されたので、ICF の K^+ 喪失に伴って ECF の Na^+ が ICF に移動している可能性が高い（**図 7-2、A**）(*4)。

吸引後期間

クロライド分布容積の計算から、ECF は平均 0.5 L 減少したと推定された。ECF 量の推定と測定 P_{HCO_3} に基づき、吸引後期間の最後で ECF に貯留した HCO_3^- 量は平均 82 mmol（吸引期間の最後より 24 mmol 少ない）と推定した。吸引後期間中にさらに 85 mmol の K^+ を喪失した（表 7-1 参照）。尿中への K^+ 喪失は Cl^- 以外の陰イオンでもなく（吸引期間以降にさらなる Cl^- の喪失がない）、HCO_3^- や有機酸陰イオンでもない陰イオン（HCO_3^- の喪失がない）とともに起こった。可能性のあるシナリオは、食事中の硫黄含有アミノ酸から H_2SO_4 への酸化で産生された SO_4^{2-} とともに K^+ が尿中に排泄されたというもの、である。ICF の電気的中性のために、細胞外への K^+ の移動は細胞内への H^+ の移動を伴う（図 7-2、B）。このとき ECF の HCO_3^- の過剰量（82 mmol）は吸引後期間の K^+ 欠乏（85 mmol）と同量なので、吸引後期間の最後の ICF の H^+ 増加と ECF の HCO_3^- 増加はほぼ等しい。したがって、選択的 HCl 欠乏による代謝性アルカローシスモデルでは、体の HCO_3^- 増加はない。本質的には ECF のアルカローシスと ICF のアシドーシスに、ECF の Cl^- 欠乏と ICF の K^+ 欠乏を伴っている。興味深いことに、物質収支としては Cl^- 欠乏（-199 mmol）と K^+ 欠乏（-213 mmol）は同程度である（図 7-2 に示

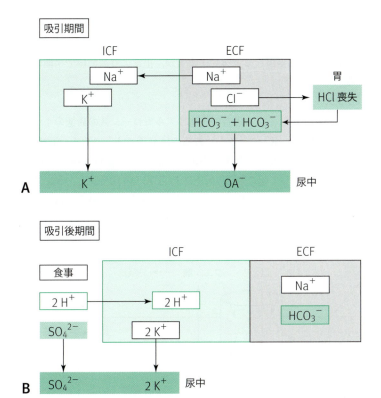

図 7-2 選択的 HCl 欠乏モデルにおける細胞外液（ECF）と細胞内液（ICF）の陽イオンと陰イオンのバランス　**A**：吸引期間に起こるイベントを表している。**B**：吸引後期間に起こるイベントを表している。吸引期間：ECF から Cl^- が喪失し，HCO_3^- が増加する。ICF の K^+ は一部の HCO_3^-（有機酸陰イオンの形で）とともに尿中に喪失する。細胞内の電気的中性を保つために，K^+ が排出される際に，ECF の Na^+ が ICF に入る。吸引後期間：ICF からさらに K^+ が失われる。K^+ は食事中の硫黄含有アミノ酸が硫酸（H_2SO_4）への酸化から産生される SO_4^{2-} とともに尿中に排泄される。ICF の電気的中性を保つために，K^+ の細胞外への移動には H^+ の細胞内への移動を伴う。ECF に存在する HCO_3^- 量は吸引後期間で起こる K^+ 喪失と同じであるので，吸引後期間の最後での ICF の H^+ 増加は ECF の HCO_3^- の増加とほぼ等しい。

した，このプロセスのイラストを参照）。

　したがって，KCl 欠乏は KCl を投与して補充すべきである。食塩液の大量投与は ECF の HCO_3^- 濃度を低下させる可能性があるが，ECF の HCO_3^- 増加や ICF の H^+ 増加を補正することはできない。

　KCl の投与によって K^+ は ICF に入り，H^+ の ECF への移動が起こる。ECF に移動した H^+ は HCO_3^- と反応して，H_2O と CO_2 が産生される。CO_2 が呼気中から排泄されると，ICF の H^+ 増加と ECF の HCO_3^- 増加の状態が補正される。加えて，Cl^- が ECF にとどまり，欠乏を補充し，電気的中性を維持する。ICF からの K^+ の喪失が ECF からの Na^+ の移動を起こしていたのであれば，このプロセスも KCl の投与で改善する。ECF の NaCl の貯留は ECF 量を増加させ，希釈によって HCO_3^- 濃度を低下させる。

● KCl の欠乏

HCO_3^- の増加

　ECF の HCO_3^- の増加は K^+ 欠乏による 2 つの腎臓のプロセスの結果生じる。K^+ 欠乏は PCT 細胞 pH の酸性化を起こす。最初のプロセスは尿中への Cl^- を伴った NH_4^+ 排泄の増加であり，体に HCO_3^- を加える（**図 7-3**）。2 つ目のプロセスはクエン酸のような有機酸陰イオン（潜在的 HCO_3^-）の尿中排泄の低下である。図 1-5 に示したように，食事中のアルカリ負荷は有機酸陰イオン（例：クエン酸）の排泄によって除去される。このプロセスは PCT 細胞 pH の酸性化（例：K^+ 欠乏に関連した）によって低下する。いったん P_{HCO_3} が増加し ICF pHが正常値に向かうと，患者は適切な量のNH_4^+と有機酸陰イオンを尿中に排泄することによって酸塩基平衡を達成する。平衡に達するときのP_{HCO_3}は食事摂取によって決まるが，正常より高い値で平衡に達する。

バランス

利尿薬を使用している患者の代謝性アルカローシスの病態の1つはKCl欠乏である。K^+欠乏で失われるのはICFのK^+である。最初は，ICFからのK^+喪失にはICFのNa^+増加を伴う可能性が高い（**図7-4，A**）。結果として起こるK^+欠乏はPCT細胞を酸性化し，先に述べたようにHCO_3^-の貯留を起こす（図7-3）。K^+の尿中排泄には硫黄含

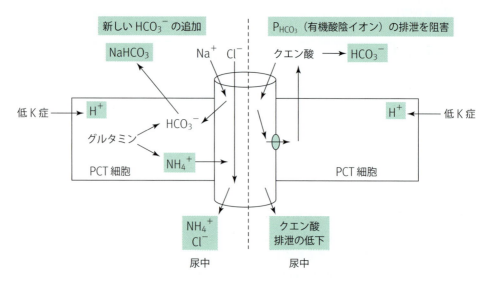

図7-3 KCl欠乏の際に体に貯留するHCO_3^-　中央の筒状の構造体は近位曲尿細管（PCT）で，2つの長方形の構造体はPCT細胞を表している。K^+欠乏はPCT細胞の細胞内アシドーシスを起こす。垂直の点線の左に示しているように，NH_4^+とHCO_3^-の産生が増加する。NH_4^+がCl^-とともに尿中に排泄され，新しいHCO_3^-が体に追加される。垂直の点線の右に示されているように，細胞内アシドーシスは濾過された有機酸陰イオン（例：クエン酸）の再吸収を増やし，食事中のアルカリ負荷の除去を減少させる。

図7-4 KCl欠乏による代謝性アルカローシスの際の細胞外液（ECF）と細胞内液（ICF）の陽イオンと陰イオンのバランス　**A**：ICFからのK^+の最初の喪失はNa^+の増加を伴う。**B**：K^+欠乏は近位曲尿細管細胞の酸性化と関係があり，NH_4^+の尿中排泄はCl^-とともに増加し，クエン酸（潜在的HCO_3^-）のような有機酸陰イオンの尿中排泄増加を起こす。両方のプロセスは体にHCO_3^-を追加する（図7-3）。K^+は食事中の硫黄含有アミノ酸の酸化〔硫酸（H_2SO_4）を産生する〕から産生されるSO_4^{2-}とともに尿中に排泄される。K^+の細胞外へのシフトにはH^+の細胞内への移動を伴う。したがって，ICFではK^+の欠乏とH^+とNa^+の増加があり，ECFではNa^+とCl^-の欠乏とHCO_3^-の増加がある。

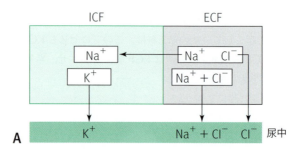

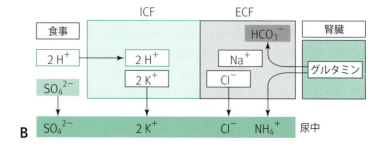

有アミノ酸の酸化（H_2SO_4 を産生する）の産物である SO_4^{2-} を伴うので，電気的中性を保つためには K^+ の細胞外への移動に H^+ の細胞内への移動を伴う（図7-4, B）。したがって，ICF には K^+ の欠乏と H^+ と Na^+ の増加があり，ECF には Na^+ と Cl^- の欠乏と HCO_3^- の増加がある。バランスデータはないが，体への正味の HCO_3^- 増加はないので，KCl と NaCl 欠乏を補正しても重炭酸尿は出ないと考えられる。

● NaCl の欠乏

NaCl 欠乏では，主に ECF 量の低下によって ECF の HCO_3^- 濃度が上昇する。ECF の HCO_3^- 量そのものはほとんど変化がない。EABV 低下に反応して放出されたアンジオテンシンⅡは PCT での $NaHCO_3$ 再吸収を強く刺激する（くわしくは第1章参照）。体内の HCO_3^- の増加はないので，NaCl 欠乏を補正しても重炭酸尿はみられない。

$NaHCO_3$ 貯留による代謝性アルカローシス

● 原発性のミネラルコルチコイド活性亢進

原発性のミネラルコルチコイド活性亢進を伴う患者は低 K 血症になると代謝性アルカローシスを発症する。しかし，Cl^- 欠乏はない。この状況では，ミネラルコルチコイド作用によって NaCl の腎臓での再吸収が増加するので，最初 ECF 内に NaCl が貯留する。次に起こるイベントは，K^+ が一部の貯留した Cl^- と一緒に尿中に排泄されることである。K^+ の由来は ICF であり，Na^+ が ECF から ICF に移動することによって電気的中性が保たれる（図7-5, A）。低 K 血症は PCT 細胞 pH の酸性化と関係しているので，代謝性アルカローシスを発症する。これによって，今度は Cl^- とともに尿中に排泄される NH_4^+ が増え，体に HCO_3^- が加えられる。また，PCT 細胞 pH の酸性化によってクエン酸のような有機酸陰イオン（潜在的 HCO_3^-）の尿中排泄が低下する。したがって，一部の食事中のアルカリは Na^+ とともに蓄積する。

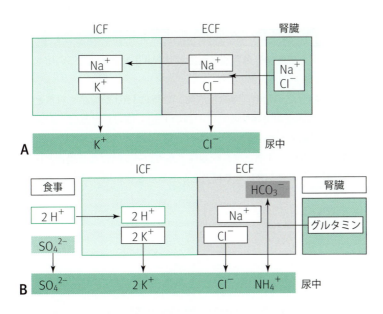

図7-5 ミネラルコルチコイド活性亢進患者での代謝性アルカローシスの際の細胞外液（ECF）と細胞内液（ICF）での陽イオンと陰イオンのバランス **A**：ミネラルコルチコイド作用により，まず ECF で NaCl が増加する。K^+ が尿中に喪失する際に，たまった Cl^- の一部とともに排泄されるにつれ，K^+ 欠乏が発症する。K^+ の由来は ICF である。電気的中性を維持するために，Na^+ が ECF から ICF に移動する。**B**：K^+ 欠乏は近位曲尿細管細胞の酸性化と関係があり，NH_4^+ は Cl^- とともに排泄が増加し，クエン酸のような有機酸陰イオン（潜在的 HCO_3^-）の排泄を低下させ，一部の食事中のアルカリは Na^+ とともに貯留する（図7-3参照）。K^+ は食事中の硫黄含有アミノ酸の酸化から産生される SO_4^{2-} とともに尿中に排泄されるので，K^+ の細胞外への移動は H^+ の細胞内への移動を伴う。したがって，ECF では NaCl と $NaHCO_3$ が増加し，ICF では K^+ が喪失され，H^+ と Na^+ が増加する。

K^+ が硫黄含有アミノ酸の酸化（H_2SO_4 を産生する）による SO_4^{2-} とともに尿中に排泄されるので，K^+ が細胞外へ移動するときに H^+ が細胞内へ移動する（図 7-5，B）。したがって，全体としては ECF の NaCl と $NaHCO_3$ が増加し，ICF から K^+ が失われ，ICF 中の Na^+ と H^+ が増える。この患者のバランスデータはないが，KCl の投与によって低 K 血症は補正され，PCT 細胞内の pH が回復するとともに，体内に余剰の $NaHCO_3$ があるので尿中に $NaHCO_3$ がかなり失われる。皮質遠位ネフロンの上皮型 Na^+ チャネル（ENaC）阻害薬やアルドステロン受容体拮抗薬（例：スピロノラクトン）の使用は NaCl の喪失を起こし，低 K 血症の発症を予防するので，必要である。

● $NaHCO_3$ のインプットと蓄積

このタイプの代謝性アルカローシスの原因を理解するために，$NaHCO_3$ の由来はどこか同定し，$NaHCO_3$ の腎臓での排泄量が著明に減少した理由を探す。

アルカリの由来

フルーツや野菜を含む食事では有機酸陰イオン（潜在的 HCO_3^-，図 1-5 参照）の K^+ 塩という形でアルカリ負荷が起こる。典型的な西洋食をとっている人の 1 日のアルカリ摂取量は約 30～40 mEq である。特定の薬物がアルカリ源となっていることもある。たとえば，$NaHCO_3$ 錠，クエン酸陰イオン（例：K^+ サプリメントに含まれている），炭酸陰イオンやヒドロキシル酸陰イオン（例：一部の制酸薬）などがある。

$NaHCO_3$ の排泄速度が著明に低下する腎臓の理由

$NaHCO_3$ の排泄速度が著明に低下する 1 つ目の理由は，GFR の大幅な低下による濾過量の著しい低下である。2 つ目の理由は，PCT 細胞での $NaHCO_3$ 再吸収の刺激の存在である。後者には PCT 細胞内 pH の酸性化による場合（通常，低 K 血症による）と，EABV の増加にもかかわらずアンジオテンシン II レベルが高い場合（例：腎動脈狭窄，レニン産生腫瘍）とがある。

質問

7-2 長引く嘔吐や経鼻胃液吸引患者で NaCl 欠乏が起こるのはなぜか？

7-3 胃酸分泌の頭相（食物摂取前）で胃に HCl が分泌されるときに P_{HCO_3} が上昇する。この高い P_{HCO_3} に対し腎臓はどのように反応するか？

7-4 乳児が嘔吐するとき，代謝性アルカローシスになる場合と代謝性アシドーシスになる場合とがある。なぜか？

Part B
臨床編

臨床アプローチ

　代謝性アルカローシスの原因のリストを**表7-2**にまとめた。代謝性アルカローシスの臨床像の4つの面に注意が必要である。それは，臨床経過（例：嘔吐，利尿薬使用），高血圧の存在，EABVの評価，P_Kの4つである。

　著者らが用いる代謝性アルカローシス患者への臨床アプローチを**フローチャート7-2**に示した。最初のステップは代謝性アルカローシスのよくある原因である，嘔吐と利尿薬使用の除外である。これは病歴から明らかになることが多いが，一部の患者は自己誘発性嘔吐や利尿薬の使用を否定する。これらの診断を疑った場合には尿電解質の検査が特に有用である（**表7-3**）。代謝性アルカローシスの原因を検出するために非常に有用な初期検査は，尿中Cl^-濃度（U_{Cl}）を調べることである。

表7-2　代謝性アルカローシスの原因

通常EABV低下と関連する原因
- U_{Cl}低値
  - 胃酸分泌の喪失（例：嘔吐，経鼻胃液吸引）
  - 過去の利尿薬使用
  - CDNへNa^+と再吸収されない陰イオンが到達し，CDNでNa^+再吸収が増加する
  - 高CO_2血症改善後
  - 下部消化管からのHClの喪失（例：下痢へCl^-を喪失する遺伝性疾患，DRAの後天型）
- U_{Cl}高値
  - 最近の利尿薬使用
  - Henleループの太い上行脚（Bartter症候群）または遠位曲尿細管（Gitelman症候群）のNa^+とCl^-の輸送異常を起こす遺伝性疾患
  - Henleループの太い上行脚でCa-SRに結合するリガンド（例：高Ca血症患者におけるCa^{2+}，ゲンタマイシン，シスプラチン，陽イオン性タンパク質）による偽性Bartter症候群

EABVが増加し，高血圧を合併していることが多い原因
- 原発性にミネラルコルチコイド活性が高く低K血症を起こす疾患
  - 原発性高レニン性高アルドステロン症（例：腎動脈狭窄，悪性高血圧，レニン産生腫瘍）
  - 原発性アルドステロン症（例：副腎腺腫，両側性副腎過形成，グルココルチコイド奏効性アルドステロン症）
  - コルチゾールがミネラルコルチコイドとして作用する疾患〔例：偽性ミネラルコルチコイド過剰症候群，グリチルリチン酸を含む化合物（例：甘草）による11β-HSD2の阻害，ACTH産生腫瘍〕
  - CDNにおける持続的なENaCの活性化を伴う疾患（例：Liddle症候群）
- GFRの大幅な低下に$NaHCO_3$が追加される状況

ACTH：副腎皮質刺激ホルモン，CDN：皮質遠位ネフロン，Ca-SR：Ca感受性受容体，DRA：downregulated Cl/HCO_3 exchanger in adenoma/adenocarcinoma，EABV：有効動脈血液容量，ENaC：上皮型Na^+チャネル，GFR：糸球体濾過量，11β-HSD2：11β-hydroxy steroid dehydrogenase II。

フローチャート7-2 代謝性アルカローシス患者への臨床アプローチ

代謝性アルカローシスの原因が嘔吐や過去の利尿薬使用の場合は，U_{Cl}は非常に低い．U_{Cl}が低くなければ，有効動脈血液容量（EABV）の評価と血圧が，原発性ミネラルコルチコイド活性亢進の疾患を利尿薬乱用やBartter症候群，Gitelman症候群から区別するのに役立つ．スポット尿のU_{Cl}測定を繰り返すことがBartter症候群，Gitelman症候群（U_{Cl}が持続的に高い）を利尿薬乱用（U_{Cl}が間欠的に高い）から区別するのに役立つ．Ca-SR：Ca感受性受容体．

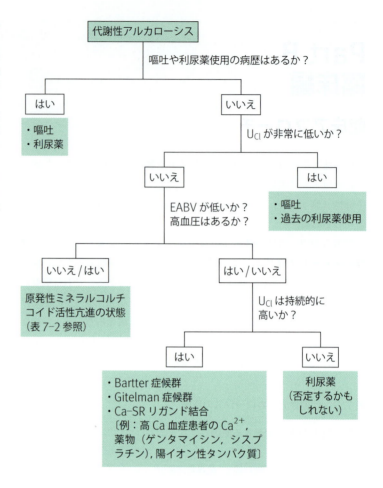

表7-3 EABV低下の鑑別診断に尿中電解質を使う

状況	尿電解質	
	Na^+	Cl^-
嘔吐		
最近	高	低
過去	低	低
利尿薬		
最近	高	高
過去	低	低
下痢または下剤乱用	低	高
Bartter症候群，Gitelman症候群	高	高

この表では，"高"は尿中電解質濃度＞15 mmol/L，"低"は尿中電解質濃度＜15 mmol/Lを指す．これらの値は1日尿量1Lとしたときの値なので，多尿があるときには尿量に対して調整する必要がある．慢性下痢と下剤乱用では通常高Cl性代謝性アシドーシスとなることに注意が必要である．EABV：有効動脈血液容量．

*5
EABV低下の原因を検出するために尿電解質を使う際の注意
- 尿中Na^+とCl^-濃度の両方が高い（例：最近の利尿薬服用，急性尿細管壊死）．
- 最近嘔吐した患者では，陰イオンであるHCO_3^-排泄は陽イオンであるNa^+喪失を起こすので，Na^+濃度は高い．
- 下痢や便秘薬乱用の場合，陽イオンNH_4^+排泄は陰イオンCl^-排泄を起こすので，尿中Cl^-濃度は高い．

U_{Cl}が非常に低い場合，HClまたはNaClの欠乏を疑わせる．しかし，最近利尿薬を飲んだ場合には，U_{Cl}は低くない（*5）．U_{Cl}が低くなければ，EABVの評価と血圧がENaC活性亢進疾患の患者（表7-2参照．EABVが低下してなく，高血圧がある）と利尿薬乱用やBartter症候群，Gitelman症候群（EABVが低下し，高血圧がない）を区別するのに役立つ．スポット尿のU_{Cl}を繰り返し測定することが，Bartter

表 7-4 CO₂ 貯留を伴うアルカレミアの影響

	H^+ (nmol/L)	P_{HCO_3} (mmol/L)	P_{CO_2} (mmHg)	P_{O_2} (mmHg)
治療前	40	37	61	52
治療後	42	28	48	69

8 人の慢性呼吸性アシドーシス患者に代謝性アルカローシスの治療をおこなう前と後のデータである．すべてのデータは動脈血の測定である．慢性呼吸性アシドーシス患者に合併する代謝性アルカローシスの治療前後で血漿 H^+ 濃度の差は少ない．しかし，代謝性アルカローシスの補正の後，動脈血 P_{CO_2} は低下し，P_{O_2} は増加している．P_{O_2} の変化が O_2 飽和曲線（動脈血 P_{O_2} 曲線）のシグモイド形状の傾きが急な部分で起これば，血中 O_2 含量は大きくなる．

症候群，Gitelman 症候群患者（持続的に U_{Cl} が高い）と利尿薬乱用者（間欠的に U_{Cl} が高い）を鑑別することに役立つ．利尿薬乱用者は利尿薬の尿アッセイによって確認できる．しかしこのアッセイは，Na^+ と Cl^- 濃度が高く利尿薬の存在を疑わせるような尿検体を用いておこなう必要がある．

アルカレミアの換気への影響

血漿 H^+ 濃度は換気の主な決定因子であるので，代謝性アルカローシス患者で起こるアルカレミアは換気を抑制する．実際に，P_{HCO_3} の増加と動脈血 P_{CO_2} の間には直線の関係があり，その傾きは約 0.7 である．したがって，CO_2 貯留とアルカレミアがあるときには，CO_2 貯留の原因が呼吸器疾患にあると判断する前にアルカレミアを改善すべきである．

低換気は動脈血 P_{O_2} の低下を起こす．アルカレミアが O_2-ヘモグロビン解離曲線を左に移動させ，ヘモグロビンの O_2 への親和性を増加させることで，組織への O_2 供給の低下はさらに悪化する．低酸素血症はアルカレミアの呼吸抑制の程度を弱め，低酸素血症が補正されたとき，酸素投与を受けている患者で動脈血 P_{CO_2} の上昇が観察される．

慢性肺疾患と慢性呼吸性アシドーシスの患者は NaCl 貯留による浮腫を発症することが多く，しばしば利尿薬を投与される．したがって，そのような患者では慢性呼吸性アシドーシスに代謝性アルカローシスが合併する．これによって血漿 H^+ 濃度は正常範囲に戻るが，アシデミアによる換気駆動がないので，臨床状況は悪化する（表 7-4）．

頻度の高い慢性代謝性アルカローシスの原因

嘔吐

持続する嘔吐や経鼻胃液吸引の病歴がある患者は診断が明らかである（*6）．患者が嘔吐を否定すると，診断は難しい．しかし，診断を示唆する有益な手がかりがいくつかある．異常なほど体型を気にしている，体重コントロールが重要な職業である（例：バレエダンサー，ファッションモデル），摂食障害がある，自己誘発性嘔吐を起こすような精神疾患がある，などである．身体診察もいくつかの有益な手がかりを与えてくれる．手背や拳の皮膚の硬化（しばしば嘔吐を起こすために口に入れる），HCl に繰り返し曝露することでエナメル質の酸蝕がある，などである．

EABV はしばしば軽度低下する（質問 7-1 の解説を参照）．EABV が

*6
Zollinger-Ellison 症候群
- ガストリン産生腫瘍があると，ガストリンが胃の HCl 分泌を刺激するので，代謝性アルカローシスは特に重度となる．
- 最も多い症状は腸のイライラ感と HCl による消化酵素の破壊による腹痛，下痢である．

著明に低下しているなら，Na^+ の過剰喪失の他の理由を考えなければならない。低 K 血症は通常存在し，KCl 欠乏がこれらの患者の病態の主な要因である。アルカレミアは呼吸中枢を抑制し，低換気をもたらす。低 K 血症による呼吸筋の疲弊が起これば，原発性の呼吸性アシドーシスが存在する。一方，たとえば，誤嚥性肺炎を起こせば，原発性の呼吸性アルカローシスが存在する。慢性嘔吐患者では，U_{Cl} は非常に低い。最近の嘔吐があれば，重炭酸尿のため U_{Na} は高い（尿 pH $>$ 7.0）。

利尿薬

利尿薬使用による代謝性アルカローシス患者の鍵となる所見は EABV の低下，低 K 血症，尿中 Na^+ と Cl^- 濃度の間欠的な増加（利尿薬が作用しているときのみ増加する）である。大量の NaCl 欠乏は NaCl 摂取が少ない患者（高齢者）で最も多くみられる。低 K 血症は K^+ 摂取が少ない患者で起こる可能性がより高い。

患者は利尿薬の使用をしばしば否定する。特に体型を異常なほど気にする患者に多い。このような患者を Bartter 症候群，Gitelman 症候群患者と区別するためには，ランダムに何回も採尿して，その検体で尿電解質を測定する（表 7-3）。尿中利尿薬のアッセイは有用であるが，そのアッセイで使う尿検体は Na^+ と Cl^- の濃度が高いことを確認しなければならない。

一部の陽イオン性物質（例：ゲンタマイシン，シスプラチン，一部の骨髄腫患者の陽イオン性タンパク質）は Henle ループの太い上行脚の Ca 感受性受容体（Ca-SR）に結合して Bartter 症候群の臨床像に似る（くわしくは第 14 章の Bartter 症候群，Gitelaman 症候群を参照）。

頻度の低い慢性代謝性アルカローシスの原因

ミネラルコルチコイド活性亢進の状態

個別の病気は表 7-2 にまとめた。詳細は第 14 章で議論する。

これらの患者の代謝性アルカローシスの病態では低 K 血症が最も重要である。ミネラルコルチコイド活性亢進や ENaC の持続的活性化によって，皮質遠位ネフロン（CDN）の主細胞管腔膜での開口 ENaC 数が増加する。ENaC による起電性の Na^+ の再吸収（Cl^- を伴わない）は管腔の負の電位を生みだし，主細胞管腔膜の ROMK チャネルが開いていれば，K^+ が管腔へ分泌される。低 K 血症は PCT 細胞 pH を酸性化する。その結果，Cl^- を伴った NH_4^+ の尿中排泄が増加して，体に HCO_3^- を加える。クエン酸のような有機酸陰イオン（潜在的 HCO_3^-）の尿中排泄の低下も起こる。

ミルク・アルカリ症候群に関連した代謝性アルカローシス

ミルクと吸収性のアルカリは，現在では十二指腸潰瘍の治療に使われなくなっている。しかし，このタイプの代謝性アルカローシスは形を変えて今でも存在している。基本的な特徴は，食事からのアルカリ負荷と

アルカリを保持する PCT への刺激の抑制がないことである。臨床シナリオでは高 Ca 血症が重要な役割を果たす。Ca のサプリメント（炭酸 Ca の錠剤であることが多い）は今でも高 Ca 血症のよくある原因で，特に高齢女性に多い。より多くの Ca が腸管で吸収されることが高 Ca 血症の主な原因である（特に，Ca の摂取が食事中のリン酸より多いとき，詳細は Part C 参照）。より多くの Ca が Henle ループの太い上行脚髄質部基底側膜の Ca–SR に結合すると，管腔膜の ROMK チャネルを介した K^+ の流出を阻害するシグナルを生成する。これによって，Na^+ と Cl^- の再吸収を抑制し，ループ利尿薬と似た効果を示す（詳細は第 9 章参照）。したがって，高 Ca 血症によって NaCl と KCl が過剰に尿中へ排泄される。EABV の低下と高 Ca 血症の直接効果の組み合わせが GFR の著明な低下を起こし，それによって HCO_3^- の濾過量と尿中排泄が減少する。アンジオテンシン II が EABV の低下に反応して放出され，PCT での HCO_3^- 再吸収を促す。K^+ 欠乏は PCT 細胞の酸性化と関連しており，摂取したアルカリの貯留につながる。治療は，Ca とアルカリ摂取の中止，NaCl と KCl の欠乏の補正である。

高 CO_2 血症後に起こる代謝性アルカローシス

慢性高 CO_2 血症の経過において，P_{HCO_3} が増加する。これは，高い P_{CO_2} によって PCT 細胞の pH が低下し，アンモニア産生が刺激され，尿中への NH_4^+ と Cl^- の排泄が増え，体に HCO_3^- が追加される結果として起こる。高 CO_2 血症改善後も EABV が低下していると，高いアンジオテンシン II レベルによって PCT 細胞での $NaHCO_3$ の再吸収が刺激されるので，$NaHCO_3$ の貯留が続く。EABV の増加はアンジオテンシン II レベルを低下させ，過剰な $NaHCO_3$ の排泄を起こす。

再吸収できない陰イオンの摂取に関連した代謝性アルカローシス

EABV が低下している患者が，腎臓で再吸収できない陰イオンの Na^+ 塩（例：カルベニシリンナトリウム）を摂取すると低 K 血症を発症することがある。Cl^- の到達量が少なければ，アルドステロン作用によって CDN での ENaC による起電性の Na^+ 再吸収が増加し，K^+ が分泌されることによって，低 K 血症が発症する。この患者での P_{HCO_3} 増加は NaCl と KCl の欠乏による。

低 Mg 血症に関連した代謝性アルカローシス

低 Mg 血症患者は低 K 血症と代謝性アルカローシスをきたすことがある。Mg^{2+} 欠乏の臨床状況としてよくあるのは，吸収不良，慢性アルコール症，プロトンポンプ阻害薬の慢性使用，ループ利尿薬の使用，Henle ループの Ca–SR に結合する薬物の投与（例：シスプラチンやアミノグリコシド系抗菌薬）である。これらの患者は低 Mg 血症をきたす原発性アルドステロン症や Bartter 症候群，Gitelman 症候群と区別しなければいけない。

代謝性アルカローシスの治療

　代謝性アルカローシスをきたす2つの主な疾患群は，HCl，KCl，NaClの欠乏による代謝性アルカローシスとNaHCO$_3$貯留による代謝性アルカローシスである。前者に対しては，欠乏を適切に補充する必要があり，後者に対しては，背景疾患を治療することでNaHCO$_3$の喪失を誘導する必要がある。

Cl$^-$塩欠乏による代謝性アルカローシス患者

　Cl$^-$を含む化合物（HCl，KCl，NaCl）の1つ以上の欠乏が起きている。"食塩液反応性代謝性アルカローシス"の主な治療はNaClの投与であるといわれるが，KCl欠乏をNaClで補充できないことは明らかである。ECFの過剰補正によってP$_{HCO_3}$を低下させることはできるが，KCl欠乏があるときには，NaClでECFとICFの組成を正常に戻すことはできない。細胞のK$^+$欠乏がH$^+$増加を伴っていれば，KClの投与でK$^+$は細胞内に入り，H$^+$は細胞から出る。このH$^+$はECFの過剰なHCO$_3^-$を除去し，貯留したCl$^-$がECFのCl$^-$欠乏を補充する。細胞のK$^+$欠乏がNa$^+$増加を伴っていれば，KClの投与はNa$^+$を細胞から外に出し，ECFのNaCl欠乏がなければ，この過剰なNaClは排泄される。

　低K血症患者では，考慮すべき緊急症は不整脈と呼吸筋の疲弊による低換気である。低K血症の緊急治療は第14章で議論する。KCl投与はP$_{Na}$を増加させ，慢性の低Na血症および低K血症患者で浸透圧性脱髄症候群のリスクとなることに注意することも重要である。さらに，低K血症は慢性低Na血症を急速に補正したときの浸透圧性脱髄症候群発症のリスク因子である。

　NaClの欠乏と循環動態の不安定を伴う患者では，等張のNa$^+$を含む輸液を循環動態が安定するまで急速に投与する。ヘマトクリットやP$_{Albumin}$を用いてNaClの欠乏量を推定できる。慢性低Na血症患者では，EABVの増加とともに遠位到達量が増え，バソプレシン放出が抑制されることによる水利尿を避けなければいけない。水利尿はP$_{Na}$の急速な上昇を起こし，浸透圧性脱髄症候群のリスクとなる（第10章参照）。

NaHCO$_3$貯留による代謝性アルカローシス患者

　高ミネラルコルチコイド作用を起こす疾患の患者では，それぞれの治療は背景疾患によって決まる（第14章参照）。しかし，十分なKClを投与してK$^+$欠乏を補正すると尿中に大量にNaHCO$_3$排泄が起こる。ENaC阻害薬（例：amiloride）やアルドステロン受容体拮抗薬（例：スピロノラクトン）の使用がNaCl喪失を起こし，低K血症の発症を防ぐために必要になる。

　炭酸脱水酵素阻害薬アセタゾラミドは，PCTでのNaHCO$_3$再吸収を阻害し，アルカレミアと低換気の程度を軽減するためにときどき使わ

れる（例：代謝性アルカローシス患者が人工呼吸から離脱するとき）。NaHCO₃ の多い輸液の大量負荷が CDN に到達すると，K^+ 喪失が非常に大きくなる。

　アルカレミアが非常に重度のときは，H^+ を HCl または NH_4Cl の形で投与できる。しかし，患者の肺胞換気が固定していると，CO_2 産生が増加するにつれ，H^+ 投与に伴う動脈血 P_{CO_2} が増加する。しかし，輸液速度が遅ければ，重大なリスクとなる可能性は低い。

　GFR が非常に低いことによりアルカリ貯留を伴っている患者の治療はより難しい。アルカリ投与は少なくしなければいけないことは明らかである（例：透析において HCO_3^- の濃度の低い透析液を使う）。経鼻胃液吸引が必要な，著明に GFR が低下した患者において，代謝性アルカローシス発症リスクを最小限にする予防的方法として，胃の H^+-K^+-ATPase 阻害薬の投与がある。

Part C
統合生理

Ca の恒常性の統合生理

　Ca の恒常性の統合生理のいくつかの面を理解し，高 Ca 血症がどのように発症するかを理解するために，症例 7-3 のデータを利用する。高 Ca 血症は Ca のインプットがアウトプットを超えたときに発症する。Ca 排泄がインプットの増加と同等になったときに高 Ca 血症の定常状態に達する。ここでは消化管からの Ca のインプットに話を絞る。

消化管からの Ca のインプット

　症例 7-3 の患者は水酸化 Ca〔$Ca(OH)_2$〕を摂取していた。水酸化 Ca は難溶性化合物で，ビンロウの実の苦みを除去するために使われていた（味蕾の局所麻酔として）。炭酸 Ca（$CaCO_3$）錠は骨粗鬆症の予防と治療に使われる。$CaCO_3$ 錠は現在，成人の高 Ca 血症の原因の第 3 位である。Ca の難溶性のアルカリは HCl 分泌により胃でイオン化 Ca^{2+} に変換される（**図 7-6**）。

　十二指腸でのイオン化 Ca^{2+} には 2 つの運命がある。1 つ目は，吸収されることである。活性型ビタミン D はこのプロセスを刺激する。2 つ目は，十分な $NaHCO_3$ が十二指腸に分泌されたときに，イオン化 Ca^{2+} が $CaCO_3$ として沈殿することである。$CaCO_3$ の形成には 2 つの作用がある。1 つ目の作用として，イオン化されていないので，さらなる Ca の吸収を止める。2 つ目の作用として，イオン化 Ca^{2+} のレベ

図 7-6　上部消化管でのイオン化 Ca^{2+} の産生と吸収　アルカリカルシウム塩, $Ca(OH)_2$ や $CaCO_3$ は水に対して難溶性であるが, 胃酸によってイオン化 Ca^{2+} に変換され, 吸収される。十二指腸で $NaHCO_3$ が加えられると, 難溶性の $CaCO_3$ が形成される。

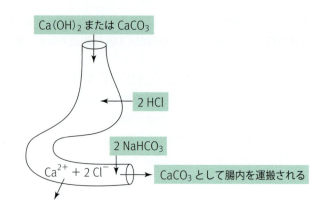

図 7-7　腸管の下流でのイオン化 Ca^{2+} の吸収の防止　大きな長方形は下部小腸と大腸を表していて, イオン化 $Ca(Ca^{2+})$ の形で存在すると Ca が吸収される。Ca は $CaCO_3$ の沈殿物として運ばれる。イオン化 Ca^{2+} が形成されるのは, $CaCO_3$ が食事中の線維やフルクトースから細菌の発酵によって産生された有機酸の H^+ によって溶解されたときである。2 価の無機リン酸 (HPO_4^{2-}) の到達量がすべてのイオン化 Ca^{2+} をリン酸 Ca として沈殿させるに必要な量より少ないと, 一部のイオン化 Ca^{2+} が管腔に残り, 受動的に吸収される。発酵によって産生された有機酸陰イオン (OA^-) が吸収され, 中性最終産物に代謝されると体内で $CaCO_3$ 内のアルカリの一部が HCO_3^- に変換される。

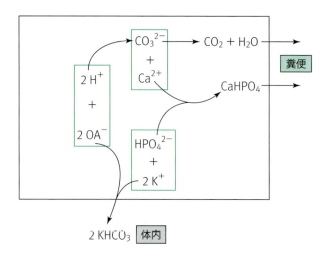

ルが低いので, 食事中の有機リン酸の消化から産生されたリン酸イオンはイオン化無機リン酸のままとなるため, 吸収される。

　次に考えるべきことは下部消化管での $CaCO_3$ の運命である (**図7-7**)。$CaCO_3$ が再溶解されると, イオン化 Ca^{2+} が形成される。このためには H^+ がどこかから運ばれてくる必要がある。小腸の下部と大腸には大量の H^+ の供給源がある。細菌によって炭水化物 (食事からの線維とフルクトース) が発酵することで産生される有機酸である。実際に, この部位で産生される H^+ は胃で 1 日に分泌される H^+ の 2 倍以上である。リン酸摂取が少ない (肉や魚が少ない食事) ために 2 価リン酸 (HPO_4^{2-}) の到達量が, すべてのイオン化 Ca^{2+} をリン酸 Ca として沈殿させるに十分でないと, 一部のイオン化 Ca^{2+} が管腔に残り, 吸収が制御されていない部位で受動的に吸収される。したがって, Ca 錠を摂取していて, 特にリン酸摂取が少ない (例:高齢者, 食思不振患者) と, 高 Ca 血症を発症する。

Ca のアウトプット

　イオン化 Ca^{2+} の Henle ループの太い上行脚での再吸収は, 傍細胞間経路で, 管腔内正の電位で駆動される。管腔正の電位は Na^+-K^+-

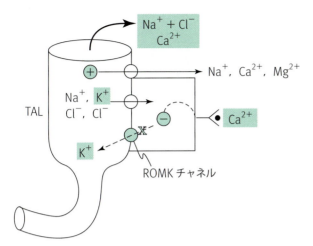

図 7-8　Henle ループの Ca 感受性受容体の生理　図の構造体は Henle ループの太い上行脚（TAL）と上皮細胞の 1 つを表している。高 Ca 血症のために髄質間質のイオン化 Ca^{2+} の活性が上昇すると TAL の基底側膜の Ca 感受性受容体（Ca-SR）への Ca の結合が増加する。これにより，renal outer medullary K^+ チャネル（ROMK）の K^+ 流出を阻害するシグナルが生成され，管腔正の電位を低下させる。管腔内正の電位は Na^+, Ca^{2+}, Mg^{2+} の傍細胞経路での再吸収を駆動する。したがって，より多くの Na^+, Cl^-, Ca^{2+}, Mg^{2+} が下流ネフロンに到達する。

$2Cl^-$ 共輸送体-2（NKCC-2）による電気的中性な $1Na^+$, $1K^+$, $2Cl^-$ の再吸収と，それに続く管腔膜 ROMK チャネルによる起電性の K^+ の排出によって生成される。高 Ca 血症による髄質間質のイオン化 Ca^{2+} の活性の増加は，イオン化 Ca^{2+} の Henle ループの太い上行脚基底側膜 Ca-SR への結合を増やす。これは管腔膜 ROMK の K^+ 流出を抑制するシグナルを生成し，管腔内正の電位が減少する（**図 7-8**）。結果として，このネフロンセグメントでのイオン化 Ca^{2+} の再吸収が減少する（*7）。これによって再吸収が制御される最後の部位（遠位曲尿細管後半部と接合部集合管）への Ca^{2+} の到達が大幅に増加する。高 Ca 血症によって副甲状腺ホルモン分泌が抑制されるので，この部位でのイオン化 Ca^{2+} の再吸収が減少する（高 Ca 血症の原因が原発性副甲状腺機能亢進症でなければ）。総合すると，Ca の排泄量が増加する。

症例の解説

症例 7-1：この男性には代謝性アルカローシスがなかったはずである

● **患者に迫る主な脅威は何か？　これはどのように初期治療に影響するか？**

1. **急性低 Na 血症**：危険は脳細胞の容積が増加し，頭蓋内圧が亢進することによる脳ヘルニアである。

    低 Na 血症の原因は何か？：80 kg の筋肉質の男性なので，最初の総体液は約 50 L（ECF 15 L，ICF 35 L）である。低 Na 血症のため，水の増加により ICF 量が増加する。ICF 量の増加％は P_{Na} 低下％とほぼ等しく，11％である。したがって，ICF の水の増加は約 4 L である。ヘマトクリットは 50％であるので，ECF 量は正常値より約 1/3 減少し，15 L から 10 L へ減少している。したがって，ECF 量は 5 L 低下した。これは 5 L の水の喪失と 700 mmol の Na^+ の喪失（5 L × 140 mmol Na^+/L）にあたる。加えて，P_{Na} が 140 mmol/L から 125 mmol/L に減少するので，10 L の ECF 中の 15 mmol の Na^+ を喪失した。したがって，総 Na^+ 喪失は 850 mmol であり，体全体では，850 mmol の Na^+ と 1 L の水を

*7
クローディンの役割

- クローディンは緻密斑のタンパク質で，上皮細胞の傍細胞経路を介した電解質の動きのチャネルやバリアとして機能することができる。
- Henle ループの太い上行脚では，クローディン-16 とクローディン-19 が陽イオンチャネルを形成し，イオン化 Ca^{2+} と Mg^{2+} の傍細胞再吸収をおこなっている。クローディン-14 は物理的作用によってクローディン-16 とクローディン-19 を阻害する。
- Ca-SR の活性化はイオン化 Ca^{2+} と Mg^{2+} の傍細胞透過性を減少させる。カルシニューリンは活性化 T 細胞核内因子（NFAT）を活性化し，クローディン-14 発現を抑制する 2 つの microRNA の転写を増加させる。Ca-SR を介したシグナリングはカルシニューリンを阻害し，クローディン-14 の発現を増加させる。

喪失した（ECF から 5 L の水が失われ，ICF に 4 L の水が増えた）。以上より，低 Na 血症の主な原因は Na^+ の喪失である。

2. **不安定な循環動態**：等張液の輸液が現場でおこなわれ，救急外来に到着したときには循環動態は安定していた。

　P_{Na} が 125 mmol/L であることが判明したので，輸液は等張食塩液から 3％高張食塩液に変更された。治療の目標は急速に P_{Na} を 5 mmol/L 上昇させることであった。低 Na 血症は急性であり，急速な低 Na 血症の補正でも浸透圧性脱髄症候群のリスクは，（もしあったとしても）少ないと考えられた。さらに，胃の中に大量の水が貯留している可能性があり，吸収されると（特に，低 K 血症の補正によって消化管運動が改善されると）動脈血 P_{Na} の突然の低下をきたす。3％高張食塩液の輸液を続けて Na^+ 欠乏を補正して，P_{Na} を正常域に戻す（第 10 章参照）。

3. **低 K 血症**：不整脈も呼吸筋の疲弊も起こしていないので，これは緊急症ではない。以降のパラグラフでも議論するように，低 K 血症の原因は主に K^+ の ICF への急性の移動である。等張液に 40 mmol/L の KCl を加えた輸液を開始した。P_K は頻繁にモニターした。

● この患者の代謝性アルカローシスの原因は何か？

　この患者の代謝性アルカローシスの原因が HCl，KCl，NaCl のいずれであるかを決定するために，ECF 低下の量的解析が必要である。先に述べたようにヘマトクリット 50％（ベースラインのヘマトクリットは 40％と仮定して）であるので，ECF 量は約 1/3 減少し，15 L から 10 L へ減少したので，5 L の ECF 量を失った。

Na^+，K^+，Cl^- のバランスデータ

● HCl の欠乏

　嘔吐の病歴はないので HCl の欠乏は代謝性アルカローシスの原因としては考えづらい。

● NaCl の欠乏

　ECF の低下は約 5 L であった。この ECF 量の低下によって P_{HCO_3} がどの程度上昇するか計算可能である〔ECF 中の HCO_3^- 通常量（15 L × 25 mmol/L つまり 375 mmol）を新しい ECF 量 10 L で割る〕。P_{HCO_3} は 37.5 mmol/L となり，実測値の 38 mmol/L ときわめて近い値となるので，P_{HCO_3} の上昇の主な理由は ECF 量の低下であることを示唆している。

● Na^+ のバランス

　先に計算したように，ECF の Na^+ 欠乏は約 850 mmol である。

● Cl^- のバランス

　訓練前の P_{Cl}（103 mmol/L）に通常の ECF 量（15 L）をかけることで，ECF 中の Cl^- 量が 1,545 mmol であることがわかる。訓練後は，P_{Cl} 70 mmol/L で ECF 量 10 L なので，ECF 中の Cl^- 量は，700 mmol である。したがって，ECF の Cl^- 欠乏は約 840 mmol であり，Na^+ の欠乏量と等しい。

● K^+ のバランス

Na^+ と Cl^- の欠乏にほとんど差がないので，P_K が 2.7 mmol/L まで低下することを説明できるような K^+ の欠乏はない。したがって，低 K 血症の主なメカニズムは K^+ の細胞内への移動である（β_2 アドレナリンの急上昇，糖分の大量摂取によるインスリン放出，おそらくアルカレミアの作用）。

次に検討すべきはそのような大量の NaCl が短時間で喪失した経路である。下痢と多尿は存在していないので，大量の NaCl 喪失の経路は汗だけである。大量の電解質濃度が高い汗をかいたとすると，背景病変として考えられるのは嚢胞性線維症である（*8）。のちに嚢胞性線維症の診断は遺伝子解析で確認された。

● この患者の代謝性アルカローシスの治療はどのようにすればよいか？

代謝性アルカローシスの原因が急性 NaCl 欠乏であることがわかったので，欠乏を補充するために 850 mmol の NaCl が必要である。はじめは急性低 Na 血症の危険に対処するために高張食塩液が投与された。わずか 40 mmol の KCl 投与で P_K が 3.8 mmol/L まで上昇したことで，低 K 血症の原因が急性の K^+ の細胞内への移動であるという推測が支持された。

症例 7-2：なぜこの患者は代謝性アルカローシスを急激に発症したか？

● この患者が第 3, 4 日目に代謝性アルカローシスを発症したのはなぜか？

最初のステップは代謝性アルカローシスの頻度の高い原因を探すことである。嘔吐の病歴はないので，HCl^- 喪失のエビデンスはない。同様に，通常の経路による大量の NaCl 喪失のエビデンスもない。ヘマトクリットの上昇がないことも大量の NaCl 喪失がないという印象を支持している。この患者の代謝性アルカローシスの説明として考えられるのは，KCl の欠乏だけである。

第 3 日目に軽度の低 K 血症（P_K 3.2 mmol/L）があり，第 4 日目の朝の尿中 K^+ が予測したよりも高かった（約 4 mmol K^+/mmol クレアチニンで，予測値は 1.5 mmol K^+/mmol クレアチニン未満）ので，第 3 日に腎喪失があったと考えられる。考えられる K^+ の過剰排泄の理由は高用量のコルチゾール投与である。大量のコルチゾールを投与すると，一部は CDN の主細胞の 11 β-HSD2 による破壊を免れる。その結果，一部のコルチゾールはミネラルコルチコイド受容体に結合し，アルドステロン様の作用により，K 利尿を起こす（くわしくは第 14 章参照）。

K^+ 排泄量が軽度であるのに，たった 24 時間で P_K が突然 3.2 mmol/L から 1.7 mmol/L まで低下したのは，K^+ の細胞内への急性の移動があったことを示唆する。おそらくこれに関連するのは，高いインスリンレベル（炭水化物の食事摂取），喘息の治療のための長期の β_2 アドレナリン作用，P_{HCO_3} の急激な増加である。

P_{HCO_3} 上昇のためには，アルカリのインプットと PCT での

*8

嚢胞性線維症患者の汗への電解質の喪失
- 嚢胞性線維症は嚢胞性線維症膜貫通制御因子（CFTR）タンパク質（Cl^- 複合体と制御タンパク質で，汗腺を含むすべての外分泌臓器に存在する）の変異によって起こる。
- 嚢胞性線維症患者の汗の Na^+ と Cl^- 濃度は，健常人の < 30 mmol/L に対し，100 mmol/L に達する。
- K^+ と Cl^- の喪失のメカニズムについては下図の説明文中で解説している。

汗内のイオンバランス

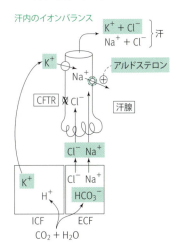

コイルのついた構造体は汗腺で，上皮型 Na^+ チャネル（ENaC）と Cl^- チャネル（CFTR）が発現している。アルドステロンによって ENaC が開口し，CFTR に障害があると，Cl^- よりも多くの Na^+ が再吸収される。汗腺の管腔膜に開口した K^+ チャネルが存在するかぎり，一部の K^+ は Cl^- とともに失われる。下部の長方形は体の ECF と ICF を表している。K^+ と Cl^- が喪失するとき，ICF では H^+ が K^+ を補充し，ECF では HCO_3^- が Cl^- を補充することによって，電気的中性はそれぞれのコンパートメントで維持されている。CFTR：嚢胞性線維症膜貫通制御因子，ECF：細胞外液，ICF：細胞内液。

NaHCO₃再吸収への刺激の持続が必要である．アルカリのインプットは，フルーツと野菜の摂取による（しかし，通常の食事摂取より大量の摂取が必要である）．軽度の低K血症の存在がPCT細胞pHを酸性化し，HCO₃⁻の再吸収を促進し，クエン酸や他の有機酸陰イオンの排泄による食事中のアルカリの除去を低下させる（図7-2）．治療中の尿pHが高く，大量のNaHCO₃の排泄があったことは，代謝性アルカローシスの原因がアルカリ増加によることを示唆している．

どのくらい大量のKCl欠乏があり，急性のK⁺の細胞内移動がこの深刻な低K血症にどの程度影響を与えているかを見極めることは難しいが，低K血症を補正するために必要なKClの量から，それは明らかになるであろう．

症例 7-3：ミルク・アルカリ症候群だが，ミルクは飲んでいない

● 代謝性アルカローシスの原因は何か？

考えられる主な原因を次に述べる．

HCl の欠乏

嘔吐の病歴がないことは，HCl の欠乏がありえないことを意味している．

NaCl の欠乏

利尿薬を服用していないが，高Ca血症はHenleの太い上行脚でのNa⁺とCl⁻再吸収を抑制する．EABVが低下していて，尿中Na⁺とCl⁻濃度が低くないことはこの予想と一致している．血漿レニン活性が高ければ，この解釈を支持する．NaCl欠乏によるECF量低下はP_{HCO_3}高値の重要な理由である．

KCl の欠乏

軽度の低K血症があり，それにしてはK⁺排泄が多い．したがって，KClの欠乏も代謝性アルカローシス発症に貢献している．

アルカリ摂取

患者はアルカリのCa塩を摂取していた．しかし，それ自体は慢性の代謝性アルカローシスを起こすには十分でない．アンジオテンシンIIの存在（EABVの低下による）とPCT細胞の酸性化（低K血症による）によりアルカリが貯留していた．

● 初期治療はどうしたらよいか？

この患者の初期治療で最も重要なことは等張液を投与してEABVを回復させることである．これによりP_{HCO_3}は低下する．血漿Ca濃度は第1日目の終わりには正常レベルに下がり，これはCaインプットが減ったこととEABVの回復によりCa排泄が増加したことによる．以下にくわしく述べる．濾過されたCaの70%はPCTで再吸収される．このプロセスは受動的で，Na⁺再吸収と共役している．これは，Na⁺と水の再吸収によってイオン化Ca^{2+}の管腔内濃度が上昇し，傍細胞経路による受動的な再吸収を駆動するからである．EABVの回復はNa⁺再吸収を低下させ，イオン化Ca^{2+}のPCTでの再吸収を減少させる．

代謝性アルカローシスが完全に治ったのは，主にECF量の回復とKCl欠乏の補正による。

質問の解説

7-1 尿細管でのNaHCO₃再吸収に閾値がないことの利点は何か？

　尿細管でのNaHCO₃再吸収に閾値がないことにはたくさんの利点がある。再吸収閾値があると，NaHCO₃は毎日あるアルカリ・タイドの際に尿中に失われる。そうすると，ECF量が低下する。食事中のNaClが少ない人（例：旧石器時代の祖先）では重要な問題になる。他の問題もある。たとえば，尿中にHCO_3^-が排泄されることによって，尿pHが上昇しリン酸Ca（CaHPO₄）結石の沈殿を起こす。尿中への大量のHCO_3^-の排泄はK^+排泄を増やし，K^+欠乏を起こす。加えて，膵臓から十二指腸にNaHCO₃が分泌されるときHCO_3^-が喪失する。その結果起こる代謝性アシドーシスは腎臓での新しいHCO_3^-の生成のためにNH_4^+排泄の増加を必要とする。これによって髄質が障害され，アミド化による補体系の活性化が起こることで，尿細管間質炎による慢性腎不全も起こる可能性がある。

7-2 長引く嘔吐や経鼻胃液吸引患者でNaCl欠乏が起こるのはなぜか？

　NaClが負のバランスになるには，喪失が摂取を上回らなければならない。この状況では喪失は少ないので，NaCl欠乏を発症するためには摂取量が少ない必要がある。しかし，嘔吐や経鼻胃液吸引患者ではNaCl喪失の場所が2つある。

● **胃液中への喪失**

　胃液分泌それ自体にはほとんどNa^+は含まれていないが，それでも，嘔吐や胃液吸引時の胃液にはいくらかのNaClが含まれている理由が2つある。1つ目に，唾液にはNaClが含まれており，飲み込んだ唾液から胃液にNaClが追加される。2つ目に，嘔吐患者の多くでは，胃液には，小腸から胃液に逆流するNaHCO₃豊富な液が含まれる（嘔吐液に胆汁の色がついていることで気づく）。HClとNaHCO₃の組み合わせはNaClの喪失と$CO_2 + H_2O$の産生を起こす（**式1**）。

$$H^+ + Cl^- + Na^+ + HCO_3^- \rightarrow Na^+ + Cl^- + CO_2 + H_2O$$
（式1）

● **尿中への喪失**

　CDNへのHCO_3^-到達量の増加はNa^+依存性Cl^-/HCO_3^-陰イオン交換体とNa^+非依存性Cl^-/HCO_3^-陰イオン交換体（pendrin）の共役活性による電気的中性なNaCl再吸収を阻害する。これはCDNでの起電性Na^+再吸収の増加とKClの喪

失を起こすが，尿中に一部の NaCl の喪失も起こす（詳細は第 13 章参照）。

7-3 胃酸分泌の頭相（食物摂取前）で胃に HCl が分泌されるときに P_{HCO_3} が上昇する。この高い P_{HCO_3} に対し腎臓はどのように反応するか？

　胃細胞が HCl を分泌するとき，ECF の HCO_3^- の増加と Cl^- の減少が 1：1 で起こる。ECF で陰イオンが単純に交換されるだけなので，ECF 量はほとんど変わらない。したがって，EABV の増加はないが，PCT の NHE-3 を活性化して濾過された HCO_3^- のほとんどを再吸収するのに十分なアンジオテンシン II が存在する。しかし，アルカレミアが起こると，遠位ネフロンでの H^+ 分泌が低下し，その結果，少量の重炭酸尿が起こる。これは尿 pH のアルカリ・タイドに寄与する。したがって，腎臓の反応は膵臓からの $NaHCO_3$ が分泌される十二指腸に HCl が到達するまで，過剰な HCO_3^- を保持することである。HCl と $NaHCO_3$ の反応の産物は Na^+，Cl^-，CO_2 と H_2O であり，Na^+ と Cl^- は小腸で吸収される。

7-4 乳児が嘔吐するとき，代謝性アルカローシスになる場合と代謝性アシドーシスになる場合とがある。なぜか？

　この質問に答える鍵は，小腸液が幽門括約筋を超えて胃に入ることができるかどうか，である。胃の幽門が閉じていると（例：遺伝性肥厚性幽門狭窄患者），嘔吐は HCl の喪失につながり，代謝性アルカローシスを発症する。一方，幽門が開いていると，失われるのは HCl を含む液と $NaHCO_3$ を含む液の混合液となる。胃での $NaHCO_3$ 量が HCl 量を超えていると，嘔吐したときに代謝性アシドーシスを発症する。このようなシナリオには 2 つの状況がある。1 つ目に，正常の乳児はしばしば幽門括約筋の締まりが悪く，嘔吐の際に HCl より $NaHCO_3$ を多く喪失する。2 つ目に，成人で，病気や加齢や HCl 分泌を阻害する薬物（例：プロトンポンプ阻害薬）を飲んでいることによって HCl 分泌が低下し，胃の中に HCl よりも $NaHCO_3$ が多くなり，嘔吐の際に代謝性アシドーシスを発症する。

Chapter

呼吸性酸塩基平衡異常

	イントロダクション	204
	本章のポイント	204
Part A	**関連する生理の概要**	204
	重炭酸/炭酸緩衝系	204
	CO_2 恒常性のオーバービュー	205
	CO_2 輸送の生理	208
	慢性の P_{CO_2} の変化に対する腎臓の反応	209
Part B	**呼吸性酸塩基平衡異常**	210
	呼吸性アシドーシス	210
	呼吸性アルカローシス	211

イントロダクション

呼吸性アシドーシスの特徴は動脈血 P_{CO_2} と H^+ 濃度の増加で，主な原因は肺胞低換気である。予測される代償反応は P_{HCO_3} の増加である。急性呼吸性アシドーシスでは血漿重炭酸（HCO_3）濃度（P_{HCO_3}）の増加はわずかであるが，慢性呼吸性アシドーシスでは大きい。

呼吸性アルカローシスは過換気によって起こり，動脈血 P_{CO_2} と H^+ の低下によって特徴づけられる。予測される代償反応は P_{HCO_3} の低下である。呼吸性アシドーシスと同じように，生理反応は急性呼吸性アルカローシス患者では軽度で，慢性呼吸性アルカローシス患者では大きい。

呼吸性酸塩基平衡異常は動脈血 P_{CO_2} と pH の測定で検出でき，換気に影響する重度の背景疾患の存在を明らかにしてくれるが，さまざまな臓器の毛細血管 P_{CO_2} の変化が細胞内タンパク質への H^+ の結合に変化を与え，その電荷，形態，おそらく機能にも変化を与えることを認識することが重要である

> **本章のポイント**
> - 呼吸性酸塩基平衡異常患者の病態と臨床アプローチについて解説する。

Part A
関連する生理の概要

重炭酸/炭酸緩衝系

緩衝作用によって，体内の H^+ 濃度の大きな変化は防がれている。バッファーは主に，弱酸と共役塩基でできており，H^+ を取り込んだり放出することによって，フリーの H^+ 濃度の変化を最小化する。体内の主な緩衝系は重炭酸（HCO_3^-，H^+ 受容体）/炭酸（H_2CO_3，H^+ 供与体）緩衝系である（**式 1**）。

$$H^+ + HCO_3^- \leftrightarrow H_2CO_3 \quad \text{(式 1)}$$

細胞外液（ECF）の H^+ 濃度は H_2CO_3 濃度の HCO_3^- 濃度に対する比で決まり，Henderson の式で表現される（**式 2**）。

$$[H^+] = K_a \frac{[H_2CO_3]}{[HCO_3^-]} \quad \text{(式 2)}$$

K_a には H_2CO_3 の解離定数と CO_2 ガスの溶解係数が含まれる。

体内の HCO_3^- 量は多いので，重炭酸緩衝系（BBS）は大量の H^+ 負荷を滴定することができる。さらに，慢性の酸の負荷に対して，腎臓が尿中のアンモニウム（NH_4^+）イオンを排泄し，新しい HCO_3^- を 1 日 200 mmol 追加生成できる。

CO_2 はその一部が水に溶けるので，H_2CO_3 は CO_2 の水和によって生成される（**式 3**）。

$$CO_2 \leftrightarrow 溶解した[CO_2] + H_2O \leftrightarrow H_2CO_3 \quad (式3)$$

H_2CO_3 は弱酸である。そのうちわずかが $H^+ + HCO_3^-$ に解離する。血漿の HCO_3^- 濃度は mmol/L 単位であるのに対し，血漿の H^+ 濃度は nmol/L 単位であり，H^+ と HCO_3^- は H_2CO_3 から 1：1 の解離で産生されるので，比率としては H^+ 濃度の増加は HCO_3^- 濃度の増加よりもかなり大きい（**式 4**）。

$$CO_2 \leftrightarrow 溶解した[CO_2] + H_2O \leftrightarrow H_2CO_3 \leftrightarrow H^+ + HCO_3^-$$
$$(式4)$$

CO_2 は酸化代謝における主な炭素最終産物である。成人では 1 日 15,000 mmol の CO_2 が産生される。CO_2 は肺に運ばれ（CO_2 の輸送については次項を参照），そこで肺胞換気による CO_2 の除去速度と産生速度が一致する。溶液中に溶ける CO_2 量は，溶液中の P_{CO_2} 分圧（mmHg）に比例する。したがって，溶液中 H_2CO_3 の量は P_{CO_2} に比例する。ヒトでは動脈血 P_{CO_2} は肺胞気 P_{CO_2} と平衡状態にあり，通常 40 mmHg である。動脈血においては P_{CO_2} が 40 mmHg で血漿の CO_2 の溶解係数が 0.03 である場合，H_2CO_3 濃度は 1.2 mmol/L となる。肺胞換気が減少する場合，肺胞気 P_{CO_2} と動脈血 P_{CO_2} はともに上昇する。H_2CO_3 の濃度も同様に上がる。この一連のプロセスを呼吸性アシドーシスという。肺胞換気が増加する場合，肺胞気 P_{CO_2} と動脈血 P_{CO_2} はともに減少する。H_2CO_3 の濃度も同様に減少する。この一連のプロセスを呼吸性アルカローシスという。

呼吸性酸塩基平衡異常は動脈血の P_{CO_2} と pH の測定で検出され，それによって肺胞換気に変化を与える病気のプロセスが存在することが明らかとなるが，毛細血管 P_{CO_2} の変化が個々の臓器での細胞内タンパク質への H^+ の結合に変化を与え，タンパク質の電荷，形状，おそらくは機能（酵素，収縮タンパク質，輸送体として）にも影響をおよぼすことを認識することが重要である。さらにくわしく述べると，呼吸性アシドーシス患者では，動脈血 P_{CO_2} が毛細血管 P_{CO_2} の下限を決めており，毛細血管 P_{CO_2} は動脈血 P_{CO_2} よりも高い。高い毛細血管 P_{CO_2} によって臓器の BBS が H^+ 負荷を滴定する能力に制限が加えられている。したがって，定常状態では，細胞内の H^+ 濃度は高く，細胞内タンパク質に結合している H^+ は多い。呼吸性アルカローシス患者では，毛細血管 P_{CO_2} は低い。BBS によってより多くの H^+ 負荷が除去されている。そのため，定常状態では細胞内 H^+ 濃度は低く，細胞内タンパク質に結合している H^+ は少ない（**図 8-1**）。

CO_2 恒常性のオーバービュー

動脈血 CO_2 は CO_2 産生速度（代謝性 CO_2 ＋ 酸塩基 CO_2）と CO_2 除去速度（肺胞換気）のバランスを表している。

図 8-1　**重炭酸緩衝系（BBS）と呼吸性酸塩基平衡異常**　呼吸性アシドーシス患者（上図）では，毛細血管 P_{CO_2} が高い。これによって臓器の BBS が H^+ 負荷を滴定する能力が制限される。したがって，定常状態では，細胞内 H^+ 濃度は高くなり，細胞内タンパク質に結合している H^+ が多い。呼吸性アルカローシス患者（下図）では，毛細血管 P_{CO_2} は低い。したがって，臓器の BBS によって除去される H^+ 負荷が多い。定常状態では，細胞内 H^+ 濃度は低くなり，細胞内タンパク質に結合している H^+ は少ない。細胞内タンパク質に結合する H^+ の変化はその電荷，形状，おそらくは機能にも変化をおよぼす。PTN^0：H^+ の結合が少ないタンパク質，$H \cdot PTN^+$：H^+ の結合が多いタンパク質。

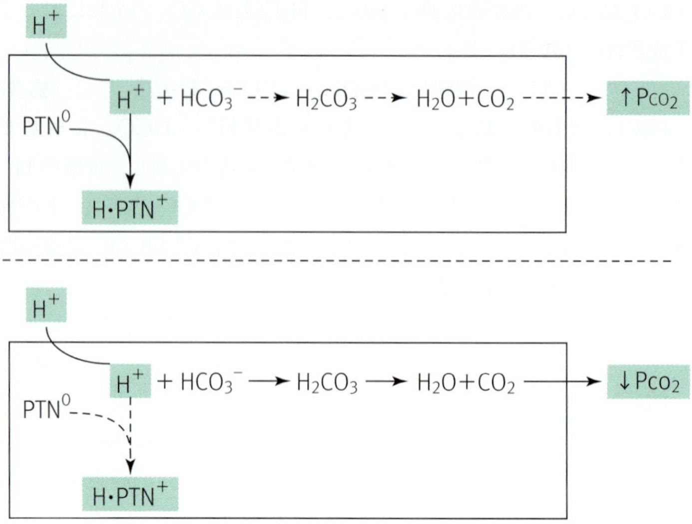

CO_2 産生

CO_2 は酸化代謝の主要な最終産物である。炭水化物が酸化されると，消費される 1 mmol の O_2 あたり 1 mmol の CO_2 が産生される〔呼吸商（RQ）= 1.0〕(*1)。一方，脂肪酸が酸化されるときは消費される O_2 あたりの CO_2 の産生は少ない（RQ 約 0.7）。典型的な西洋食では，食事中に脂肪と炭水化物が混ざっており，それを酸化すると，通常 RQ は約 0.8 となる。酸化される燃料のタイプによって CO_2 産生量が影響を受ける。さまざまな燃料の酸化によって産生される CO_2 量とアデノシン三リン酸（ATP）再生量の比からも理解できる（**表 8-1**）。

より多くの仕事がおこなわれると，O_2 消費が増え，CO_2 産生が増える。たとえば，激しい有酸素運動の間，O_2 消費量は約 20 倍に増え，骨格筋における CO_2 産生も著しく増える。低体温や重度の甲状腺機能低下症患者のように，酸化代謝がかなり低くなるような状況では，ATP 回転が低下するので，CO_2 産生量は低下する。個々の臓器において CO_2 産生が変化するが，その臨床状況を**表 8-2** にまとめた。

動脈血は約 8 mmol/L の O_2 を含んでいる。したがって，血液 1 L の O_2 量すべてを抽出すると，静脈には 8 mmol の CO_2 が加えられ，静脈血 P_{CO_2} は動脈血 P_{CO_2} よりもかなり高くなる。1 L の血液に含まれるほとんどすべての O_2 が消費されるには，2 つの状況がある。1 つ

*1
呼吸商（RQ）

- RQ は産生された CO_2 量を消費された O_2 量で割ったものである。
- RQ を算出することによって，どの燃料が酸化されたのかを推定することができる。たとえば，1 mmol のパルミチン酸（$C_{16}H_{32}O_2$，最も豊富な脂肪酸）が完全に酸化されると，16 mmol の CO_2 が産生され，23 mmol の O_2 が消費されるので RQ は約 0.7 である。
- 全体としては，安静時に 1 分あたり 12 mmol の O_2 が消費され，10 mmol の CO_2 が産生される。脳は燃料としてブドウ糖を使い，kg 単位では他のすべての臓器よりもたくさんの O_2 を消費するため，これは脂肪酸と炭水化物の混合物の酸化を表している。したがって，すべての臓器の平均の RQ は約 0.8 である。

ATP 産生の観点からみると，炭水化物の酸化は脂肪由来の燃料の酸化と比べて，多くの CO_2 を産生する。脂肪酸やエタノールがケト酸に変換されると，肝臓で O_2 が消費されるときに CO_2 が産生されない。

表 8-1　**主要な燃料の酸化における 100 mmol のアデノシン三リン酸（ATP）あたりの CO_2 産生量**

燃料	産物	mmol CO_2 / 100 mmol ATP
炭水化物	$CO_2 + H_2O$	17
脂肪酸	$CO_2 + H_2O$	12
脂肪酸	ケト酸	0
エタノール	$CO_2 + H_2O$	11
エタノール	ケト酸	0

表 8-2　CO_2 産生量を変化させる臨床状況

臓器	状況	CO_2 産生量への影響
脳	昏睡／麻酔下	CO_2 産生が 3 mmol／分から 1.5 mmol／分に減少
腎臓	GFR 低下	CO_2 産生が 2 mmol／分から＜1 mmol／分に減少
筋肉	悪液質／麻痺	CO_2 産生が 2.4 mmol／分から＜1 mmol／分に減少
筋肉	激しい運動	CO_2 産生が 2.4 mmol／分から 180 mmol／分に増加
肝臓	ケトン産生	CO_2 産生が 2.4 mmol／分からほぼゼロに減少

表内の数字は，理解しやすいように成人の概算値を示してある。

目は，O_2 供給量の変化なしに，1 つの臓器の仕事量が大きく増加するときである。2 つ目は，仕事量の変化なしに，供給される血液量が少なくなるときである。臨床の場面では，有効動脈血液容量（EABV）と血流量が低下する際に，供給される血液 1 L あたりの O_2 抽出量が増え，末梢血はより多くの CO_2 を肺に運搬する。このためには，細胞内と毛細血管の P_{CO_2} が高い必要がある。

　CO_2 は BBS によって H^+ 負荷が緩衝される際にも産生され，これを"酸塩基" CO_2 と呼ぶ（例：全力疾走時，解糖系によって産生された L-乳酸が緩衝される際）。アセト酢酸がアセトンに変換される際に，肝臓で CO_2 が産生される。

CO_2 の除去

　産生された CO_2 すべて（約 10 mmol／分）が静脈血に入り，肺に運ばれて除去される。成人の心拍出量は安静時で約 5 L／分なので，静脈血 1 L には動脈血と比べて CO_2 が 2 mmol 多く含まれている（10 mmol／分 ÷ 5 L／分）。1 分間あたり，この過剰な CO_2 10 mmol は 5 L の肺胞換気に呼出される（心拍出量と同量）。動脈血 P_{CO_2} と肺胞気 P_{CO_2} は平衡状態にあり，通常 40 mmHg である。肺胞換気が 2 倍になり 10 L／分になり，CO_2 産生量に変化がないと，肺胞気 P_{CO_2} と動脈血 P_{CO_2} は 50％減少する。逆に，肺胞換気量が低下すると産生されたすべての CO_2 を除去するために，肺胞 CO_2 濃度は増加し，動脈血 P_{CO_2} も増加する（**表 8-3**）。

● 換気の制御

　動脈血 1 L の O_2 含量（8 mmol）は，CO_2 含量（2 mmol）よりもずっと多い（*2）。O_2 消費と CO_2 産生は 1：1 の比率で起こる。成人の安静時の心拍出量は 5 L／分で，安静時の O_2 消費量は 12 mmol／分

表 8-3　肺胞換気低下が肺胞気 P_{CO_2} に与える量的影響

	CO_2 排泄	肺胞換気	肺胞気（CO_2）	肺胞気 P_{CO_2}
正常	10 mmol／分	5 L／分	2 mmol／L	40 mmHg
慢性呼吸性アシドーシス	10 mmol／分	4 L／分	2.5 mmol／L	50 mmHg

*2

O_2 量とヘモグロビン濃度

- 血液のヘモグロビン濃度は約 140 g／L で，分子量は約 70,000 である。したがって，1 L の血液には 2 mmol のヘモグロビンが含まれる。完全に飽和すると，ヘモグロビン 1 mmol は O_2 4 mmol を運搬できるので，1 L の血液の O_2 含量は 8 mmol である。
- 心拍出量 5 L／分なので，1 分あたり 40 mmol の O_2 が組織に供給される。安静時の O_2 消費量は 12 mmol／分なので，O_2 供給量は安静時の消費量の 3 倍多い。

肺胞換気が 5 L／分のとき，1 分あたり 10 mmol の CO_2 が除去され，肺胞 CO_2 濃度は 2 mmol／L で P_{CO_2} は 40 mmHg である。肺胞換気が 4 L／分まで低下したときに同量の CO_2 を除去するには，肺胞 CO_2 濃度は 2.5 mmol／L まで上昇し，肺胞気 P_{CO_2} は 50 mmHg となる必要がある。

であるので，組織への O_2 供給は安静時の要求量をはるかに超えている。したがって，動脈血 P_{O_2} がきわめて低くないかぎり，換気量の制御では動脈血 P_{O_2} よりも動脈血 P_{CO_2} の調整をおこなっているというのは驚くことではない。

CO_2 輸送の生理

CO_2 は1分あたり約10 mmol 産生され，毛細血管の血液中に存在する赤血球に拡散する。赤血球の炭酸脱水酵素は，CO_2 と H_2O を H^+ と HCO_3^- とに変換する（図8-2）。これにより赤血球中の P_{CO_2} が低く保たれ，さらなる CO_2 の拡散が促進される。産生された HCO_3^- は，Cl^-/HCO_3^- 陰イオン交換体（AE）によって Cl^- と交換されて（"クロライドシフト"）血漿に入り，H^+ はデオキシヘモグロビン（$H^+\cdot Hgb$）に結合し，O_2 放出を促進する。肺ではこの逆のプロセスが起きる（図8-2）。肺胞気の P_{O_2} が高いので O_2 は血液中に拡散し，赤血球の P_{O_2} が上昇し，O_2 のヘモグロビンへの結合を促進する。結果として，デオキシヘモグロビンに結合した H^+ は放出されて赤血球の HCO_3^- と結合し，CO_2 を形成する。この新しい CO_2 は肺胞気に拡散

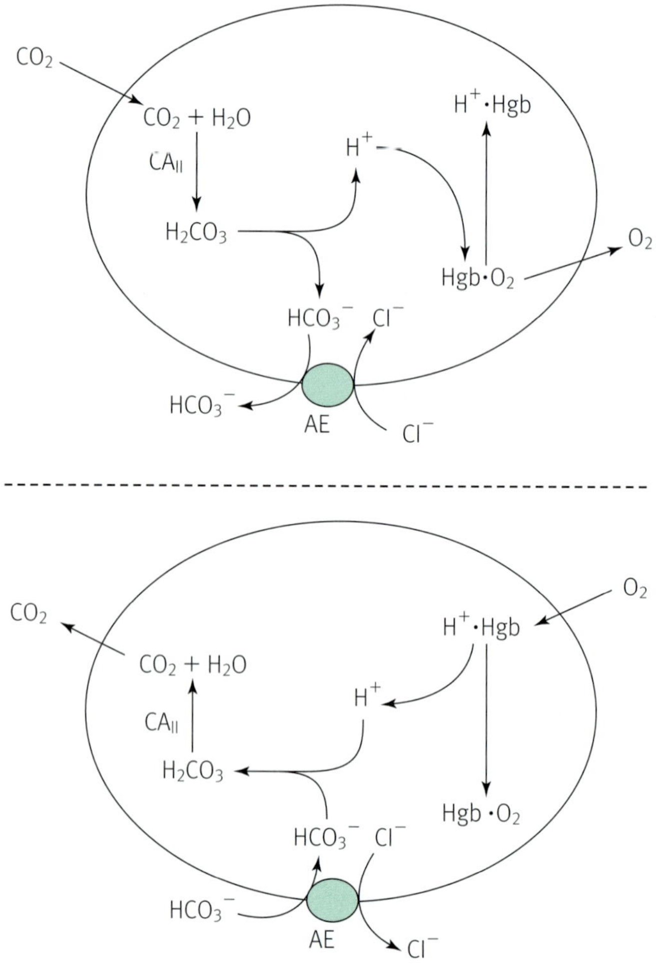

図 8-2 CO_2 輸送の生理　上図は細胞で産生された CO_2 の輸送を示す。2つの円は2つの赤血球を表している。CO_2 は毛細血管の赤血球に拡散する。この細胞の炭酸脱水酵素（CA_{II}）は CO_2 と H_2O から H^+ と HCO_3^- とに変換する。産生された HCO_3^- は，Cl^-/HCO_3^- 陰イオン交換体（AE）において Cl^- と交換されることによって血漿中に移動し，H^+ はデオキシヘモグロビン（$H^+\cdot Hgb$）に結合し，O_2 の放出を促進する。下図は肺での CO_2 の輸送を表している。肺胞気の高い P_{O_2} は血中への O_2 の拡散を促し，赤血球の P_{O_2} を上昇させ，O_2 のヘモグロビンへの結合（$Hgb\cdot O_2$）を促す。ヘモグロビン（$H^+\cdot Hgb$）に結合した H^+ は放出されて赤血球の HCO_3^- と結合し，CO_2 を産生する。CO_2 は肺胞気へ拡散する。赤血球中の HCO_3^- 濃度が低いため，細胞膜の AE における Cl^- 流出を伴った HCO_3 流入が生じる。全体としては，肺の毛細血管からの CO_2 が除去される。

する。赤血球の HCO_3^- 濃度が低いため，細胞膜の AE による Cl^- 流出を伴う HCO_3^- の流入が生じる。全体としては肺の毛細血管に O_2 が加えられ，CO_2 が除去される。

慢性の P_{CO_2} の変化に対する腎臓の反応

呼吸性アシドーシス患者で予測される代償反応は，P_{HCO_3} の増加である。急性呼吸性アシドーシス患者では，重炭酸緩衝反応を左辺へ移動するような P_{HCO_3} の増加は小さい（式1）。慢性呼吸性アルカローシス患者では，P_{HCO_3} の増加は大きい。これは，関連した PCT 細胞の細胞内酸性化が NH_4^+ の産生と排泄を刺激し，傍尿細管 P_{CO_2} が高いことにより PCT での HCO_3^- 再吸収が増加するためである。

呼吸性アルカローシス患者で予測される代償反応は，P_{HCO_3} の低下である。呼吸性アシドーシスの場合と同様に，急性呼吸性アルカローシス患者では，低い P_{CO_2} が重炭酸緩衝反応を右辺へ移動させるような反応は小さい（式1）。慢性呼吸性アルカローシス患者では，P_{HCO_3} がかなり低下する。これは，傍尿細管 P_{CO_2} が低いことによって，PCT での HCO_3^- 再吸収が低下することによる。

したがって，慢性呼吸性酸塩基平衡異常は，急性呼吸性酸塩基平衡異常と比べて，患者によって P_{HCO_3} と血漿 H^+ 濃度が多様である（**表8-4**）。そのため，臨床医は臨床的見地から，酸塩基平衡異常が急性か慢性かを明らかにするとともに，合併する代謝性酸塩基平衡異常の存在を誤診断しないことが重要である（第2章参照）。

表8-4 呼吸性酸塩基平衡異常患者における予測される反応

疾患		予測される反応
呼吸性アシドーシス		
	急性	動脈血 P_{CO_2} が 40 mmHg から 1 mmHg 上昇するごとに，血漿 $[H^+]$ は 40 nmol/L から約 0.8 nmol/L ずつ上昇する
	慢性	動脈血 P_{CO_2} が 40 mmHg から 1 mmHg 上昇するごとに，P_{HCO_3} は 25 mmol/L から約 0.3 mmol/L ずつ上昇する
呼吸性アルカローシス		
	急性	動脈血 P_{CO_2} が 40 mmHg から 1 mmHg 低下するごとに，血漿 $[H^+]$ は 40 nmol/L から約 0.8 nmol/L ずつ減少する
	慢性	動脈血 P_{CO_2} が 40 mmHg から 1 mmHg 低下するごとに，P_{HCO_3} は 25 mmol/L から約 0.5 mmol/L ずつ低下する

Part B
呼吸性酸塩基平衡異常

呼吸性アシドーシス

呼吸性アシドーシスの特徴は，動脈血 P_{CO_2} と H^+ 濃度の上昇である。正常の代謝で産生された CO_2 のすべてを肺胞換気で除去できないと，肺胞気 P_{CO_2} が上昇し，動脈血 P_{CO_2} が上昇する。慢性定常状態において，産生された CO_2 のすべては換気の低下にかかわらず除去されるが，それによって肺胞気と動脈の P_{CO_2} レベルが増加し，動脈血 H^+ 濃度が上昇する。

呼吸性アシドーシス患者への診断アプローチとして，最初に病歴，身体診察，可能な過去の病歴を用いて，急性呼吸性アシドーシスを起こす肺胞換気の急性疾患，慢性呼吸性アシドーシス，慢性の呼吸性アシドーシスに急性の変化を伴ったもの，そのいずれであるかを判断する。慢性呼吸性アシドーシス患者では P_{HCO_3} を調べ，合併する代謝性酸塩基平衡異常の存在を検出する（P_{HCO_3} の増加が動脈血 P_{CO_2} の増加の 0.3 倍をかなり下回れば，代謝性アシドーシスが存在する。P_{HCO_3} の増加が動脈血 P_{CO_2} の増加の 0.3 倍をかなり上回れば，代謝性アルカローシスが存在する）。

臨床医は肺胞換気の低下の原因を同定すべきである。低換気の患者は2つのグループにわけることができる。呼吸しない患者（例：呼吸中枢を抑制する薬物による）と呼吸できない患者（例：呼吸筋の疲弊，肺実質疾患，閉塞性気道疾患）である。慢性呼吸性アシドーシスの原因を**表 8-5** にまとめた。

高 CO_2 血症の許容

このタイプの高 CO_2 血症は"許容する"のではなく，高圧高容量換気による肺の傷害を最小化するために必要なものとして"許容した"ものである。人工呼吸の従来の方法では，動脈血ガスを適当な値にすることができるが，特に気道圧が高い患者では気圧外傷や気胸の危険がある。したがって，意識的に 1 回換気量を少なくし，低圧によって換気する

表 8-5　慢性呼吸性アシドーシスの原因

状況	原因
延髄呼吸中枢抑制	薬物（例：麻酔薬，鎮静薬），脳腫瘍，中枢性睡眠時無呼吸症
呼吸筋や胸郭に障害のある疾患	筋力低下（例：脊髄損傷，筋萎縮性側索硬化症，多発性硬化症，多発性筋炎，横隔膜麻痺），後弯症，過度の肥満
1 回換気に対する死腔の増加	慢性閉塞性肺疾患，肺線維症，慢性間質性肺疾患

治療をおこなう。これは，肺を"保護"するが，肺胞気 P_{CO_2} が低いときに CO_2 を呼出する能力が障害され，肺胞気 P_{CO_2} と動脈血 P_{CO_2} が上昇するという結果につながる。表現を変えると，高 CO_2 血症は治療の目標ではなく，治療の結果である。

高い P_{CO_2} は脳細動脈を拡張するので，高 CO_2 血症を許容することは，外傷性脳傷害や脳血管疾患患者においては潜在的に危険である。高 CO_2 血症は循環カテコラミンレベルの高値と関連しているので，冠動脈疾患，心不全，不整脈，右心機能不全を伴う肺高血圧などの場合にも有害である。もう 1 つの懸念は代謝性アシデミア患者にこのモードの換気をおこなうことである。なぜなら，静脈血 P_{CO_2} が高いと H^+ 負荷を BBS が有効に除去できないからである。したがって，より多くの H^+ が細胞内タンパク質に結合する。これによって，タンパク質の電荷，形状，おそらくは機能の変化も生じさせ，特に重要臓器（例：脳と心臓）の細胞機能に悪影響をおよぼす。ある観察研究によって，高 CO_2 血症を許容することは有益であることが示唆されたが，従来の人工呼吸と比較した場合，高 CO_2 血症の許容によって臨床アウトカムが改善したという前向きランダム化比較試験はない。

呼吸性アルカローシス

呼吸性アルカローシスは動脈血 P_{CO_2} と H^+ 濃度の低下が特徴である。呼吸性アルカローシスはよくある酸塩基平衡異常であるが，しばしば見逃される。実際に，呼吸性アルカローシスの入院患者の死亡率は呼吸性アシドーシス患者よりも高く，背景にある病気プロセスの重症度を反映している可能性が高い。

呼吸性アルカローシスは，換気による CO_2 の除去量が産生量を上回ったときに起こる。したがって，肺胞気 P_{CO_2} と動脈血 P_{CO_2} は低下する。これが持続すると新しい定常状態に達し，1 日に産生された CO_2 は除去されるが，低い動脈血 P_{CO_2} と低い動脈血 H^+ 濃度は維持される。

末梢化学受容体の刺激（低酸素症による），求心性の肺反射（内因性肺疾患による），脳の呼吸中枢による肺胞換気の増加によって，呼吸性アルカローシスが起こる（**表 8-6**）。サリチル酸中毒は呼吸性アルカ

表 8-6　呼吸性アルカローシスの原因

状況	原因
低酸素症	内因性肺疾患，高地，うっ血性心不全，遺伝性心疾患（チアノーゼ）
呼吸受容体刺激	肺炎，肺塞栓症，喘息，間質性肺疾患，肺浮腫
薬物	サリチル酸，カテコラミン，テオフィリン，プロゲステロン
中枢神経系疾患	くも膜下出血，脳血管障害，脳炎，腫瘍，外傷，原発性過換気症候群
その他	精神病，肝不全，発熱，グラム陰性菌による敗血症，妊娠

ローシスの重要な原因であり，これについては次項で議論する。

換気の増加について臨床的に気づくことは難しく，呼吸性アルカローシスの診断はしばしば動脈血ガスによって診断される。呼吸性アルカローシス患者への診断アプローチは，急性呼吸性アルカローシスに関係する病気プロセスが存在するかどうかを臨床的に判断することから始める。急性でなければ，患者は慢性呼吸性アルカローシスを有していると考えられる。慢性呼吸性アルカローシスは血漿H^+濃度とpHが正常域にある唯一の酸塩基平衡異常である（慢性呼吸性アルカローシス患者で予想されるP_{HCO_3}については表8-4参照）。P_{HCO_3}の低下が動脈血P_{CO_2}の予想される低下よりもかなり大きい場合には，代謝性アシドーシスが合併している。一方，P_{HCO_3}の低下が予想される動脈血P_{CO_2}の低下よりかなり少なければ，代謝性アルカローシスを合併している。

サリチル酸中毒

呼吸性アルカローシスは，サリチル酸中毒成人患者で最もよくみられる酸塩基平衡異常である。

サリチル酸の毒性は細胞内へのサリチル酸陰イオン（SA^-）の蓄積が原因である。毒性は細胞機能へのサリチル酸の直接効果による。この有機酸陰イオンは酸化的リン酸化の脱共役を起こす可能性もある（くわしくは第6章参照）。これはサリチル酸中毒の中枢神経症状の原因の一部である。脱共役作用が脳で顕著になると，脳のブドウ糖消費増加につながり，神経低血糖症によって精神障害を起こす。さらに，O_2消費とCO_2産生の増加が呼吸中枢周辺で生じると，肺胞換気を刺激し，サリチル酸中毒でよくみられる呼吸性アルカローシスを起こす。重度の中毒では，酸化的リン酸化の脱共役の程度が過度である。これによってアデノシン二リン酸（ADP）からATPへの変換が障害されると，解糖系が刺激され，重度のL-乳酸アシドーシスが発症する。

● 細胞のサリチル酸濃度へのアシデミアの影響

サリチル酸の血中濃度と細胞内濃度へのアシデミアの影響について，表8-7にまとめた。以下のポイントがこの効果を理解するために最も重要である。1つ目に，解離していないサリチル酸（$H \cdot SA$）のみが細胞膜を通過し，平衡状態となってICFとECF濃度が等しくなる（図8-3）。2つ目に，pHが低下するにつれ，コンパートメント内の$H \cdot SA$の濃度が上昇し，より多くの$H \cdot SA$が細胞内に入る。3つ目に，細胞内において$H \cdot SA$から放出されたH^+は細胞内タンパク質によって急

表に示した例では，細胞外液（ECF）の総サリチル酸濃度は7 mmol/Lである。pKが低い（約3.5）ので，通常のpH値では，非解離型として存在しているのは非常に少ない（$H \cdot SA = 0.3 \, \mu mol/L$）。$H \cdot SA$は細胞膜を通過し平衡状態では，細胞内外での濃度が等しくなる。細胞内のサリチル酸$^-$濃度は細胞内液（ICF）pHによって決まる。ICF pHは通常，約7.10で，サリチル酸/サリチル酸$^-$のpKは約3.5であるので，$H \cdot SA$濃度が$0.3 \, \mu mol/L$のとき，細胞内サリチル酸$^-$濃度は約3.5 mmol/L（ECF中の濃度の半分）である。ECFのpHが7.10に低下すると，$H \cdot SA$濃度は$0.6 \, \mu mol/L$に上昇する。$H \cdot SA$は細胞膜を通過して平衡状態に達するので，細胞内の$H \cdot SA$濃度は$0.6 \, \mu mol/L$となる。ICF pHが約7.10だと，細胞内のサリチル酸$^-$濃度は約6.0 mmol/L（ECF中の濃度の86%）となる。

表8-7 細胞内サリチル酸濃度へのアシデミアの影響

	ECF	ICF	ECF	ICF
pH	7.40	7.10	7.10	7.10
$H \cdot SA$ （$\mu mol/L$）	0.3	0.3	0.6	0.6
サリチル酸$^-$ （mmol/L）	7.0	3.5	7.0	6.0

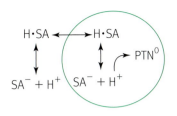

図 8-3 サリチル酸の非イオン的拡散とサリチル酸⁻　円は細胞を表している。解離していないサリチル酸（H・SA）だけが細胞膜を通過し，平衡状態で細胞内液と細胞外液での濃度が等しくなる。ECFにおけるH・SA濃度はpHが低下するにつれ，上昇し，より多くのH・SAが細胞に入る。細胞内では，放出されたH⁺が，H⁺が結合していない細胞内タンパク質（PTN⁰）によって滴定される。細胞内pHは約7.10で，サリチル酸/サリチル酸⁻のpKは約3.50なので，サリチル酸陰イオン（SA⁻）濃度はH・SA濃度の約10,000倍である。

速に滴定される。細胞内サリチル酸⁻濃度は細胞内pHによって決まる。サリチル酸/サリチル酸⁻のpKは約3.5であり，細胞内pHは7.10であるので，細胞内のサリチル酸⁻の濃度はH・SAの約10,000倍である。

● 徴候と症状

アスピリン過量摂取による中枢神経系の症状には，耳鳴，回転性めまい，嘔気，発熱などがある。胃腸症状には，上腹部痛，嘔吐，下痢などがある。肺毒性は非心原性肺水腫として現れる。脳浮腫が起こることもある。しかし，メカニズムは不明である。より重度の中毒では，精神状態の変調の程度がより顕著に現れる（例：昏睡）。サリチル酸中毒による死亡の原因でよくあるのは，心停止と心室細動である。刺激伝導に関わる心筋細胞での酸化的リン酸化の脱共役が，そのメカニズムである。

● 酸塩基変化

呼吸性アルカローシス

成人のサリチル酸中毒に関連した頻度の高い酸塩基平衡異常は呼吸性アルカローシスである。これは，サリチル酸⁻が呼吸中枢を刺激するという直接効果によって起こると考えられる。先に述べたように，サリチル酸が酸化的リン酸化の脱共役を起こし，呼吸中枢の周辺でのCO_2産生を増加させるということも原因だと考えられる。

代謝性アシドーシス

代謝性アシドーシスは成人よりも小児のサリチル酸中毒に多い。成人のサリチル酸中毒では，呼吸性アルカローシスが主たる酸塩基平衡異常で，代謝性アシドーシスの程度は軽度である。毒性は1価のサリチル酸⁻が原因で，濃度が3〜5 mmol/Lのときに起こるので，サリチル酸そのものの代謝性アシドーシスへの関与は小さい。これらの患者における代謝性アシドーシスは通常，ケト酸とL-乳酸の蓄積が原因である。脳でのブドウ糖消費が増加すると，カテコラミン放出増加による神経低血糖症につながる。低血糖はサリチル酸中毒患者でよくみられ，脳でのブドウ糖利用量の上昇（酸化的リン酸化の脱共役）と肝臓での糖新生の障害（おそらくサリチル酸⁻の直接作用による）による可能性が高い。インスリン作用の相対的欠乏（低血糖によるインスリン血中レベルの低下，カテコラミンの血中レベルの上昇）は，脂肪組織からの脂肪酸の放出を増加させる。この状況では，酸化的リン酸化の軽度の脱共役が肝臓でのケト酸産生を増加させる（第5章）。重度の中毒では，酸化的リン酸化の脱共役が過剰となる。これによりADPからATPへの変換が障

害されると，解糖系が刺激され，重度のL-乳酸アシドーシスに至る。

● 診断

サリチル酸中毒の診断は，摂取の病歴，耳鳴や立ちくらみなどの症状，重度の呼吸性アルカローシスによって疑う。説明のつかないケトアシドーシス，低尿酸血症（高用量のサリチル酸は尿酸排泄作用を有する），非心原性肺水腫の場合，サリチル酸中毒を疑う。サリチル酸$^-$が尿中に排泄される結果，尿中HCO_3^-高値を伴わないのに（尿pHはアルカリでない），尿中のNa^+とK^+濃度の合計はCl^-濃度よりもかなり高くなる。確定診断は血中サリチル酸$^-$濃度を測定することでおこなう。

● 治療

治療の焦点は細胞内のサリチル酸$^-$濃度の低下である。

胃洗浄と活性炭の投与は，摂取から6〜12時間経過していてもおこなうべきである。なぜなら，アセチルサリチル酸（ASA）は胃からの排出を遅らせる作用があり，腸溶性製剤を摂取している場合，吸収が遅れるためである。

サリチル酸レベル90 mg/dL（6 mmol/L）以上のときは血液透析を開始すべきである。サリチル酸レベルが60 mg/dL（4 mmol/L）以上のときは，特にさらなる吸収が予想されるなら，血液透析を検討すべきである。説明のつかない意識レベル低下を伴う患者では，予後が悪いので，血中サリチル酸レベルが低くても血液透析を開始すべきである。サリチル酸の除去には血液透析の方が腹膜透析より有効であるが，血液透析開始に時間がかかる場合で利用可能であれば，腹膜透析を検討すべきである。

重度の毒性がなければ，治療の目標としては血中のH・SA濃度を低下させ，次の2つの方法を用いてサリチル酸の尿中排泄を促進させることである。

1. $NaHCO_3$投与：サリチル酸中毒患者で，代謝性アシドーシスを伴っている場合，血中のH・SA濃度を低下させ，脳細胞内への移動を減少させるために$NaHCO_3$を投与すべきである。$NaHCO_3$の投与はPCT管腔内のpHを上昇させ，H・SAの濃度を低下させ，サリチル酸$^-$の排泄を促進する。しかし，合併する呼吸性アルカローシスによってアルカレミアが重篤になるので，注意が必要である。血液pHはモニターして7.50未満に保つべきである。

2. アセタゾラミドの投与：この炭酸脱水酵素阻害薬は，尿中へのサリチル酸$^-$の排泄を高めることが示されている。従来の説明によれば，アセタゾラミドはPCT管腔のpHを上昇させ，H・SA濃度が減少することで，サリチル酸$^-$の排泄を高める。しかし，アセタゾラミドの管腔の炭酸脱水酵素の阻害効果はPCT管腔液のH^+濃度を増加（減少ではない）させる。したがって，アセタゾラミドがサリチル酸$^-$の排泄を高めるメカニズムは管腔液のH・SA濃度を低下させた結果ではない。HCO_3^-の直接作用として，PCTでのサリチル酸$^-$の再吸収を阻害している可能性が考えられる。したがって，アセタ

ゾラミドが PCT における NaHCO$_3$ の再吸収を低下させ，管腔の HCO$_3^-$ 濃度が上昇することが，サリチル酸$^-$ の排泄増加のメカニズムである．しかし，アセタゾラミドが，サリチル酸$^-$ の血漿アルブミンへ結合する作用と競合し，フリーのサリチル酸$^-$ 濃度と血中 H・SA が上昇し，サリチル酸の毒性を高めるため，注意が必要である．加えて，アセタゾラミドは，HCO$_3^-$ の尿中排泄を高めることでアシデミアを悪化させ，それによって，血中 H・SA 濃度が上昇し，毒性が高まる．

　ヒトでのエビデンスがいくつかあり，250 mg のアセタゾラミドは約 16 時間持続する尿細管作用を有することが示唆されている．したがって，有益な効果がわずかの用量で達成できるため，血液 pH 高値の患者においてアルカリ治療のかわりに低用量アセタゾラミドを使うことで，アルカリ使用を避けることができる．

Section 2
ナトリウムと水

Chapter

ナトリウムと水の生理

	イントロダクション	220
	本章のポイント	220
Part A	**体液のコンパートメント**	220
	症例 9-1：けいれん後の P_{Na} の上昇	220
	体液量	221
Part B	**Na の生理**	226
	オーバービュー	226
	Na バランスの制御システム	226
Part C	**水の生理**	244
	オーバービュー	244
	水バランスの制御	244
Part D	**統合生理**	256
	腎髄質の統合生理	256
	症例の解説	262
	質問の解説	263

イントロダクション

Na$^+$と水の恒常性の生理を理解することによって，細胞外液（ECF）量や血漿Na$^+$濃度（P_{Na}）の変化の病態を理解し，適切な治療法を決めることができる。

本章は4つのパートに分かれている。Part Aでは，ECFと細胞内液（ICF）の水の分布を決定する因子と，血管内と間質のECFの分布を決定する因子を扱う。Part B，Cでは，Na$^+$と水のバランスが達成されるための生理を扱う。Part Dでは，Na$^+$と水の恒常性の統合生理についていくつかの側面から掘り下げる。

> **本章のポイント**
> - ECFとICFの有効浸透圧物質数が，それぞれの体積を決めている。
> - 毛細血管の静水圧と血漿アルブミン濃度（$P_{Albumin}$）がECFの血漿と間質液の分布を決める2大因子である。
> - いくつかの例外はあるが，P_{Na}がICFの体積を決定している。低Na血症ではICF量は増加し，高Na血症では減少する。
> - Na$^+$の恒常性と水の恒常性は異なるコントロールシステムによって制御されている。
> - ECFのNa$^+$量は腎臓におけるNa$^+$再吸収量の調節によって制御されている。
> - 各ネフロンにおけるNa$^+$のハンドリングと，その制御について解説する。
> - 水のバランスは主に，口渇とバソプレシンの腎臓での作用との相互作用によって決まる。バソプレシンが作用しているときは，尿量は有効尿中浸透圧物質の排泄量と腎臓の乳頭間質の有効浸透圧によって決まる。バソプレシンが作用していないときは，尿量は遠位曲尿細管への到達量と内髄質集合管（MCD）の残存する水透過性によって再吸収される水の量によって決まる。

Part A
体液のコンパートメント

症例9-1：けいれん後のP_{Na}の上昇

20歳の男性。受診する1日前に全身性強直間代発作を経験した。生来健康で，今回の発作以前にけいれん発作は認めていない。身体所見は正常で，実施した血液検査は，P_{Na}（140 mmol/L）を含め正常であった。数時間後，再度，全身性強直間代発作を起こした。けいれんの後，ただちに，上腕静脈から血液が採取された。その結果は，予想どおり，L-乳酸の蓄積による$P_{Anion\ gap}$の増加を伴う代謝性アシドーシスであった。しかし，驚いたことに，けいれん後のP_{Na}は154 mmol/Lであった。数時間後に，上腕静脈から再度，採血をおこなうと，P_{Na}は140 mmol/Lに戻っていた。特に，高Na血症を起こす前に大幅な尿量増加はなかった。けいれんの後に，大量の水を飲んでいないし，低張液も投与されてもいない。

Q 質問
患者の P_{Na} が急激に上昇した理由は何か？

体液量

水は体を構成する成分として最も多い成分である。体の体積の約60％を占めるといわれているが，筋肉と脂肪の比率によって，水が体重の何パーセントを占めるかは異なる。骨格筋は体の中で最大の臓器であり，全身の体液の約半分は筋肉の ICF と ECF に存在する。中性脂肪は水に溶けないので，トリグリセリドは水を含まない脂肪細胞の中に貯蔵されている。したがって，全身の体液量と体重との関係では，筋肉と脂肪の割合を考慮する必要がある。たとえば，女性は体重に対する脂肪の割合が高い傾向があるので，体重に対する体液量の割合は低くなる（典型的には，女性は 50％に対し，男性は 60％）。肥満者は体重あたりの体液量が少ない。同様に，高齢者は筋肉の割合が少ないことが多いので，体重あたりの体液量が少ない。一方，新生児は脂肪組織が少ないので，体重あたりの体液量が多い（約 70％）。

細胞膜をはさんだ水の分布

水はアクアポリン（AQP）水チャネルを介して速やかに細胞膜を通過し，浸透圧平衡が達成される。しかし，能動的ポンプや輸送体が，ECF と ICF の個々の溶質の分布に影響を与えるので，すべての物質やイオンが ICF と ECF で等しく分布するわけではない（**表 9-1**）。細胞膜をはさんだ水の分布は ICF と ECF に分布が制限される粒子の数に依存する（**図 9-1**）。これらの粒子が各コンパートメントにおいて，有効浸透圧，張度を形成する。ECF に分布が制限される主な粒子は Na^+ と，対となる陰イオンの Cl^- と HCO_3^- である。一方，ICF の主な陽イオンは K^+ である。電気的中性は，細胞内の有機リン酸エステル〔RNA，DNA，リン脂質，リンタンパク質，アデノシン三リン酸（ATP）とアデノシン二リン酸（ADP）〕の陰性荷電などで維持されている。これらは比較的分子量が大きいので，浸透圧形成力は小さい。他の有機溶質は ICF の浸透圧形成に寄与する。しかし，有機溶質の種類は臓器ごとに異なる。骨格筋で最も濃度が高い有機溶質はクレアチンリン酸とカルノシンであり，それぞれ約 25 mmol/kg 存在する。他の溶

表 9-1 細胞外液および細胞内液のイオン濃度

	ECF	ICF
Na^+	150	10〜20
K^+	4	120〜150
Cl^-	113	約 5
HCO_3^-	25	10
リン酸	2.0（無機リン酸）	約 130（高分子中の有機リン酸）

値は mEq/水 kg として表してある。ICF 内のイオン濃度の正確な値はわからない。ICF 内の水分子の一部は"結合体"として存在し，"溶媒としての水"が少ない細胞質の領域がある。表の値は，骨格筋の ICF のおおよその値を示したもので，イオン濃度は臓器ごとに異なっている。ECF：細胞外液，ICF：細胞内液。

図 9−1　細胞膜をはさんだ水の分布を制御する因子　円は細胞膜を表している。水はアクアポリン（AQP）水チャネルを介して速やかに細胞膜を通過し，細胞膜の両側の有効浸透圧物質の濃度は等しくなる。有効浸透圧物質とは，大部分が細胞外液（ECF）か細胞内液（ICF）に分布が制限されている物質である。ECF に分布が限定されている主な粒子は Na^+ であり，対になる陰イオンは Cl^- と HCO_3^- である。ICF に分布が限定されている主な粒子（P）は，圧倒的に K^+ であり，あとは，多数の小分子有機化合物である。高分子有機リン酸とタンパク質の，細胞内の有効浸透圧への直接的な寄与はわずかである。尿素のような粒子は，尿素輸送体を介して素早く細胞膜を通過する。そのため，尿素分子は細胞膜をはさんだ水の分布を決定する役割はもっていない。

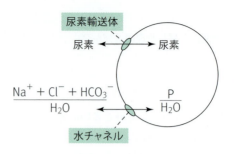

質として，アミノ酸（グルタミン，グルタミン酸，タウリンなど），ペプチド（グルタチオンなど）や，糖誘導体（ミオイノシトールなど）がある。

　ECF と ICF の間で主たる陽イオンにこれだけの濃度差が維持されているのは，細胞膜に存在する Na^+-K^+-ATPase によって，ICF に入る Na^+ が能動的に排出されているからである。尿素のような粒子は尿素輸送体によって素早く細胞膜を通り抜ける。したがって，尿素濃度は ICF と ECF で実質的には等しいので，尿素は細胞膜をはさんだ水の分布には役割を果たさない（すなわち，尿素は有効浸透圧物質ではない）。

　各コンパートメントの有効浸透圧物質数がコンパートメントの体積を決めている。よくいわれるように，ICF の体積は ECF の体積の 2 倍なので，体液の 67％ が ICF に，33％ が ECF に存在する。したがって，体重 70 kg の太っていない男性では，体液は体重の 60％（42 L）で，ECF は 14 L，ICF は 28 L である。この推定は信頼性の高いデータに基づくわけではなく，ECF 体積を推定する方法によって，かなり異なっている。体液の半分をわずかに超える水（55％）が ICF にあり，45％ が ECF にあるという説もある。等張食塩液または水を投与したときの ECF と ICF の体積の変化を**図 9−2** に説明した。

　ECF の Na^+ と，対になる 1 価の陰イオンの量が ECF の体積を決定する。ICF の巨大分子のリン酸化合物は大きな浸透圧効果は発揮しない（粒子数は多くない）が，大きな陰性荷電をもつので，大量の陽イオ

図 9−2　水または食塩液を投与したときの体液のコンパートメントの体積変化　細胞外液（ECF）と細胞内液（ICF）の通常の体積を上段の長方形に示す。細胞膜のアクアポリン（AQP）水チャネル（楕円形）を介して両方のコンパートメントの有効浸透圧物質濃度の合計が等しくなるよう水の移動が起こる。水を投与すると（下段左），それぞれのコンパートメントの体積比にしたがって，ICF と ECF に分布し（通常のコンパートメントサイズの上の水平な緑の長方形として示す）低 Na 血症になる。対照的に等張食塩液を投与すると（下段右），ECF の体積のみが増加し（垂直の緑の長方形として示す），P_{Na} や，ICF の体積に変化はない。

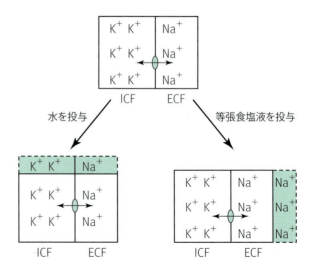

ン（主に K^+）がICFにとどまり，電気的な中性を保っている．ICFの粒子は数も荷電も比較的"一定"なので，ICFの粒子と水の割合の変化は，水の量の変化によって通常決まる．ECFの Na^+ 濃度はICFの体積を決める最も重要な因子である〔ECFに他の有効浸透圧物質（糖尿病患者で相対的インスリン不足の状態のときのブドウ糖やマンニトールなど）があるときは例外である〕．したがって，ECFコンパートメントの水の増加または Na^+ の減少による低Na血症ではICF体積は増加する．一方，ECFコンパートメントの水の減少または Na^+ の増加による高Na血症ではICF体積は減少する．

脳細胞の容量変化に対する防御

脳は頭蓋という固い箱に入っているので，脳細胞の容量変化に対する防御機構が必要である（**図9-3**）．脳細胞が膨張する（P_{Na} が低いときに起こる）とき，最初の防御機構として，できるだけたくさんの Na^+ と Cl^- と水を間質から脳脊髄液に追い出し頭蓋内圧の亢進を防ぐ．脳細胞が引き続き膨張すると，頭蓋内圧が亢進し，脳は尾側に押し出され，脳血管は大後頭孔の骨端に圧迫され，静脈の流出が減少する．動脈圧は高く，血流が流れ込み続けるので，頭蓋内圧はさらに，そして急激に亢進する．これは，重篤な症状（けいれん，昏睡）につながるとともに，最終的には大後頭孔への脳ヘルニア，不可逆的な中脳の障害，死につながる．

一方，（P_{Na} が高いときに起こる）脳細胞の容量の過度の減少は，頭蓋の内面から伸びる血管を引き延ばし，破り，限局性の脳内出血やくも膜下出血になることがある．

細胞内の陰性荷電を帯びた巨大な分子は細胞構造や機能に重要であるので，脳細胞の容量変化に対する防御機構では，小分子イオンや電荷のない浸透圧物質が容量増加した脳細胞から排出されるか，容量減少した脳細胞に流入することによって，容量を正常近くに保つ．

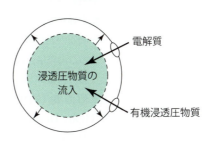

図9-3　脳細胞容量の制御　実線の円は脳細胞の通常の容積を示す．左図では，急性低Na血症により脳細胞の容量が増加している（点線の円）．容量が正常（実線の円）に戻るために，細胞は有効浸透圧物質，K^+ と陰イオン（有機リン酸以外）と有機浸透圧物質を排出する．右図では，急性高Na血症により細胞の容量が減少している（点線の円）．容量が正常（実線の円）に戻るために，有効浸透圧物質として，Na^+，K^+，Cl^-，有機浸透圧物質が流入する．

●脳細胞の容積を減少させるメカニズム

低 Na 血症患者で，容積が増えた脳細胞が元に戻る主なメカニズムは細胞内の有効浸透圧物質数を減少させることである。減少する有効浸透圧物質数の約半分は，K^+ と，それと対になる（有機リン酸以外の）陰イオンの細胞外への排出である（*1）。細胞から水を排出する他のメカニズムとして，何らかの細胞内有効イオンを"消失"させ，細胞内の浸透圧を下げるというものがある。イオンが細胞内の巨大分子に結合することで，浸透圧活性を失っているのかもしれない。しかし，この現象が神経細胞で起こっているかはわからない。有機溶質が脳細胞から排出されることも，容量減少の制御メカニズムの1つである。脳細胞から排出される主な有機浸透圧物質は，アミノ酸のグルタミン，グルタミン酸，タウリンと，糖誘導体のミオイノシトールである。

●脳細胞の容積を増加させるメカニズム

低 Na 血症患者で，容積が減少した細胞が元に戻る主なメカニズムは Na^+ と Cl^- の流入（*2）で始まる。通常，フロセミド感受性 Na^+-K^+-$2Cl^-$ 共輸送体-1（NKCC-1）を介しているが，Na^+/H^+ 陽イオン交換体と Cl^-/HCO_3^- 陰イオン交換体との共役輸送を介しているかもしれない。容積が減少した脳細胞の容積が増加するもう1つのメカニズムでは，脳細胞における有機化合物（タウリンやミオイノシトールなど）の数が増加する。適応過程における，有効浸透圧物質数増加の約半分はこれらの有機化合物数の増加である。

ECF コンパートメント内での水の分布

ECF は2つのコンパートメントに分けられる。血漿分画（体重の約4％，肥満でない 70 kg の男性なら約 3 L）と間質液（細胞間の組織液；体重の約 16％，肥満でない 70 kg の男性なら約 11 L）である。特定の病態では，体液は ECF の間質に大量に貯留し，末梢浮腫，腹水，胸水を起こす（*3）。間質液量は血漿量よりずっと多いので，間質液の増加（末梢浮腫など）しているときは，血漿量が減少していても，必ず ECF 量は増加している（慢性低アルブミン血症など）。

血管内から間質へと水分が移動する駆動力は，主に静水圧差である。静脈高血圧を引き起こすような状況では，毛細血管の静脈末梢の静水圧が上昇している（静脈閉塞，うっ血性心不全など）。

間質から血管内へ水分が流入する駆動力は，主に膠質浸透圧差である。この差は，間質液より血漿のタンパク質濃度が高いことによって起こる。血漿タンパク質による浸透圧（血漿膠質浸透圧）は血漿のタンパク質濃度（約 0.8 mmol/L）だけでなく，タンパク質の陰性荷電（Gibbs-Donnan 平衡，後述）によって生まれる。

間質液はリンパ系を介して静脈系に戻る。

●Gibbs-Donnan 平衡

血漿タンパク質の陰性荷電は血管に陽イオン（主に Na^+）を引きつけるが，陰イオン（主に Cl^- と HCO_3^-）を反発させるので，血漿タン

---

*1
K^+ とともに脳細胞から排出される陰イオン
- 脳細胞の容量が減少する際に K^+ とともに脳細胞から排出される陰イオンが何かは明らかでない。
- 陰イオンの1つは Cl^- かもしれないが，ICF での Cl^- 濃度は非常に低い。しかし，神経細胞以外の脳細胞（たとえば，アストロサイト）では高い。
- HCO_3^- 濃度の変化は細胞内 pH を変化させ，細胞内タンパク質の電荷の総和を変化させるので，容積を減少させるメカニズムに HCO_3^- の排泄が関わっている可能性は低い。

*2
細胞内 Na^+ 濃度の増加
- 細胞内 Na^+ 濃度の増加を可能にするには，Na^+-K^+-ATPase の Na^+ に対する親和性が低いか，細胞膜の Na^+-K^+-ATPase の数が少ない必要がある。

*3
サードスペース
- 通常，この用語は，体液が流入し，血管スペースに戻りにくいような場所のことを指す。このようなことがよく起こるのは，腹部手術後や，膵炎の患者である。

パク質の陰性荷電により，イオンは血管内と間質の間で再分布する。Gibbs–Donnan 平衡によれば，半透膜のそれぞれの側の液体中の透過性の陽イオンと陰イオンの合計は等しい。よって，最終的に，血管内は間質に比べ，イオン濃度の合計がわずかに多くなる。イオン濃度合計の差は量的にはわずか（約 0.4 mmol/L）であるが，血漿のタンパク質濃度（約 0.8 mmol/L）と比べれば，無視できない量であり，膠質浸透圧にはそれなりに寄与する。van't Hoff 係数によれば，溶液中の 1 mmol の溶質は 19.3 mmHg の膠質浸透圧を生じる。正常の血漿タンパク質による膠質浸透圧は約 24 mmHg である。したがって，血漿膠質浸透圧の約 1/3（7.7 mmHg）は Gibbs–Donnan 効果によるものである。

メカニズムは不明であるが，血管内容量の変化は，アルブミンを構造的に変化させ，陰性荷電を変化させ，Gibbs–Donnan 効果を変化させる。有効動脈血液容量（EABV）の減少はアルブミンの陰性荷電の総量を増加させる。これは血漿アルブミン濃度（$P_{Albumin}$）の変化や血漿 pH 増加によるアルブミンの陰性荷電の増加や新しい陰イオンの増加では説明できない血漿のアニオンギャップ（$P_{Anion\ gap}$）の増加によって検出される。血漿アルブミンの陰性荷電の増加は，Gibbs–Donnan 効果を介して血漿膠質浸透圧を上昇させ，水を間質から血管内に移動させることで，血管内容量を維持する。

質問

9-1 高張食塩液は急性低 Na 血症患者の脳細胞の容積を減少させる治療である。高張食塩液が脳ヘルニアのリスクを減少させる主な作用は何か？

9-2 アルブミンに対する毛細血管壁の透過性が増加したとき，ICF 量に急激に起こることは何か？

9-3 等張食塩液，1/2 等張食塩液，300 mmol/L の食塩液，5％デキストロース液（D_5W）を 1 L 輸液したときに，それぞれ，どのように分布するか？ 50 kg の健常人（輸液前の体液量は 30 L）の P_{Na} はどのように変化するか？

Part B
Na の生理

オーバービュー

　ヒトでは，ECF量が減少したときに塩分摂取が刺激される（塩分渇望）というエビデンスもあるが，Na^+の恒常性の重要な要素ではない。むしろ，Na^+バランスは主にEABVの増加に関連したシグナルによってNa^+の排泄量を調節することで制御されている。

　Na^+恒常性に関する現在の理解はヒトにおける短期間のバランススタディに基づいており，それらの研究では，塩分摂取の幅が大きい。これらの研究では，数日で新しい定常状態となり，Na^+の排泄は摂取と見合うようになり，体内のNa^+量はほとんど変化しない。しかし，たくさんの研究が，この定説に挑戦してきた。2つの長期研究（105日間と520日間）では，健常人でNa^+摂取量を一定に保ち，研究期間全体にわたって蓄尿し，Na^+バランスを調べた。この研究は火星への飛行のシミュレーション環境においておこなわれたため，細心の注意を払っておこなわれた。被験者は他人が入れない密閉環境に閉じ込められた。被験者のNa^+バランスでは，累積尿中Na^+排泄量は累積Na^+摂取量ときわめて近かったが，24時間尿中Na^+排泄量は日によって大きな変動があった。1日の食塩摂取とは無関係に，およそ1ヶ月間の周期で，Na^+の蓄積と放出が認められた。この知見は，体内のNa^+総量が狭い範囲で保たれているという定説に真っ向から対立するものである。Na^+摂取量の計測方法に24時間蓄尿を用いたことの妥当性についても疑義が挟まれるだろう。これらの研究では，体重の変化なしに大量のNa^+が貯留したり排泄されたりしており，Na^+は浸透圧に関与しない形で体に存在し，水の貯留を伴わないと考えられる。実際，Na^+量をNa MRIで測定すると，大量のNa^+が皮膚間質と骨格筋に貯蔵されており，強く硫酸化され，陰性に荷電したグリコサミノグリカンに結合していた。

Na バランスの制御システム

正常の ECF 量

　正常のECF量を定義するために，まず旧石器時代から発達してきた制御メカニズムについて述べる。現代においても，この制御を否定するだけの制御力をもった生存圧力は存在しない。著者らの古代の祖先の食事は主にフルーツとベリーで，含まれるNaClはきわめて少なかった。だから，腎臓がNaClを優先的に保持するように，制御メカニズムは設定されていた。現代の食事は食塩が多い（典型的な西洋食をとると150 mmol/日を超えるNaClを摂取することになる）ので，我々のECF量を"正常"と考えることは，"生理的に正しくない"。事実，腎臓

が濾過したほとんどすべての Na^+ を再吸収することがないように ECF が増加していることが必要である。したがって，生理学的には，重要な制御メカニズムが発達していた旧石器時代の状況と同じ NaCl 摂取の少ない被験者で測定された ECF 量に基づいて，"正常"の ECF 量を定義すべきである。

ECF 量を制御するメカニズムでは，感知されるものが EABV であることを理解することが重要である。EABV は，動脈系に存在し，有効に組織を灌流している ECF 量の一部として定義することもできる。EABV の変化は大動脈血管（頸動脈洞と動脈弓）と糸球体輸入細動脈に存在する圧受容体によって感知される。これらは伸展受容体で，内部の圧力の変化や血管の"充満度"を検知する。

EABV は，ECF 量と相関し，体内の Na^+ 量に比例することが多い。Na^+ 負荷により EABV が増加し，Na^+ を喪失すると EABV が減少する。したがって，Na^+ バランスと EABV の制御は機能的に関連している。しかし，この関係が失われるような状況がいくつかある。1つは，うっ血性心不全である。心拍出量の減少は圧受容体の灌流圧の減少につながり，EABV が減少していると検知される。これにより，Na^+ は貯留し，ECF 量は増加する。最終的には，ECF 量は増加するが，EABV は減少する。血漿量の増加は心室充満圧の上昇という意味では適切であり，心筋の伸展により心筋の収縮力を改善し，心拍出量を上昇させ，血圧を上昇させ，圧受容体を正常に向けて伸展させる。しかし，Na^+ 貯留と ECF 量増加は末梢浮腫と肺水腫につながる。

Na^+ 排泄の制御

Na^+ 排泄の制御は，EABV を維持するための最も重要な因子である。エネルギー消費を必要とする腎臓の主な仕事は濾過された Na^+ を再吸収することである。糸球体濾過量（GFR）は 180 L/日で，P_{Na} が 150 mmol/L であるので，濾過される Na^+ は 27,000 mmol と莫大な量になる。典型的な西洋食をとっている人の1日 NaCl 摂取は 150 mml であり，Na バランスを達成するには，わずか 150 mmol の NaCl を排泄するだけでよい。腎臓は莫大な燃料を使って，ATP を供給し，濾過された Na^+ の 99.5％（26,850 mmol/日）を再吸収する。Na^+ の再吸収をおこなうセグメントの特性に応じて，他の有用な化合物やイオンを再吸収したり〔近位曲尿細管（PCT）でブドウ糖や HCO_3^- などを再吸収する，など〕，分泌〔K^+ を皮質遠位ネフロン（CDN）終末部で分泌する，など〕することに，腎臓はエネルギーを使っている。にもかかわらず，かくも大量の Na^+ を濾過し再吸収するというのは，一見，"エネルギーの無駄"と思われる。大量の Na^+ が濾過されるように指示しているのは，高い GFR である。このような高い GFR を説明するいくつかの仮説があるが，著者らが好むのは，エネルギーや酸素の消費の観点から高い GFR について考えることである。以下にくわしく述べる。腎臓をエリスロポエチン産生の理想的な場所にするために，エリスロポエチンの分泌場所において P_{O_2} に影響を与えるのは，血液中のヘモグロビン濃度のみであるべきである。腎臓は血流量が豊富なので，血液1L あ

たりの O_2 抽出はわずかである。ヘモグロビン濃度が低く O_2 含量が少ない血液から同じ量の O_2 を抽出する場合、S 字型の酸素-ヘモグロビン解離曲線の平坦部にあたるので、P_{O_2} の減少が大きくなる。それに加えて、P_{Na} はほぼ一定なので、濾過された Na^+ の再吸収（O_2 消費）が主である腎臓の仕事は GFR によって決まる。GFR（O_2 消費）と腎血漿流量（O_2 供給）の比率、つまり濾過率は大きく変化しないので、血液中のヘモグロビン濃度が低下しなければ、P_{O_2} のセンサーは、ほぼ一定の P_{O_2} にさらされる（*4）。

　各セグメントにおける Na^+ 再吸収についてくわしく説明する前に、Na^+ 再吸収の全体像について考えてみたい。そこには、2 つの要素がある。駆動力（尿細管細胞内の低い Na^+ 濃度と陰性荷電）と各セグメントで Na^+ が管腔側膜を通るための手段（輸送体とチャネル）である。セグメントのイラストを図 9-4 に示し、各セグメントでの Na^+ 再吸収量を表 9-2 に示す。次のセクションから、各セグメントにおける Na^+ の再吸収量の詳細を述べる。複雑なことも多いが、Na^+ ハンドリングにおける各セグメントの役割をわかりやすく説明したい。

*4
GFR が高いことのもう 1 つの利益
- GFR が高いと、より多くの仕事がおこなわれる（濾過された Na^+ の再吸収が増える）ので、燃料酸化が増える。
- 代謝性アシドーシスのときには、Na^+ 再吸収のエネルギーのために腎臓が用いる燃料の 1 つはグルタミンである。したがって、腎臓はアンモニウムイオン（NH_4^+）の産生が多く、体内に多くの HCO_3^- が追加される（第 1 章参照）。

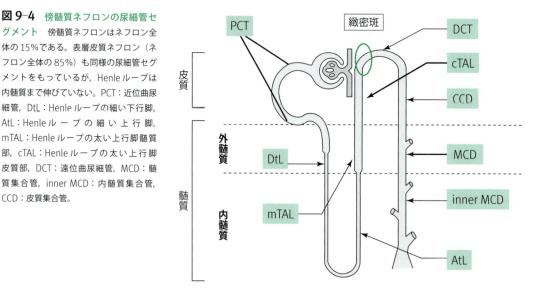

図 9-4　傍髄質ネフロンの尿細管セグメント　傍髄質ネフロンはネフロン全体の 15％ である。表層皮質ネフロン（ネフロン全体の 85％）も同様の尿細管セグメントをもっているが、Henle ループは内髄質まで伸びていない。PCT：近位曲尿細管、DtL：Henle ループの細い下行脚、AtL：Henle ループの細い上行脚、mTAL：Henle ループの太い上行脚髄質部、cTAL：Henle ループの太い上行脚皮質部、DCT：遠位曲尿細管、MCD：髄質集合管、inner MCD：内髄質集合管、CCD：皮質集合管。

表の数字は、典型的な西洋食をとり、1 日に尿中に 150 mmol の Na^+ を排泄する人では、1 日に Na^+ 27,000 mmol〔糸球体濾過量（GFR）180 L/日 × P_{Na} 150 mmol/L〕が濾過されることに基づいた概算値である。大量の Na^+ が Henle ループの太い上行脚髄質部で再吸収される（約 3,135 mmol/日）が、Na^+ の総再吸収としては、わずか 750 mmol となっている。Henle ループの太い上行脚髄質部で再吸収された Na^+ は表層皮質ネフロンの Henle ループの細い下行脚で分泌されるので、Na^+ リサイクリングがおこなわれ、上記の総再吸収には表されていない。

表 9-2　さまざまなネフロンセグメントにおける Na^+ 再吸収量

ネフロンセグメント	1 日の Na^+ 再吸収量
近位曲尿細管	22,650
傍髄質ネフロンの Henle ループの細い上行脚	360
Henle ループの太い上行脚髄質部	750
Henle ループの太い上行脚皮質部	1,890
遠位曲尿細管と皮質遠位ネフロン	1,200
髄質集合管	0

駆動力

腎尿細管細胞内の低いNa^+濃度と陰性荷電は，基底側膜にあるNa^+-K^+-ATPase がNa^+を起電性に排出することによって作り出される。このポンプは3Na^+を細胞外に排出し，2K^+を取り込むので，起電性である。

輸送メカニズム

Na^+-K^+-ATPase はNa^+が細胞内に入りやすくなる電気化学的勾配を作るが，細胞膜はNa^+への透過性がない。そのため，個々のセグメントの管腔側膜には，Na^+と他のリガンドが共役する輸送体（共輸送体や交換体）や特定のNa^+チャネルが存在し，Na^+輸送をおこなっている。

● 近位曲尿細管（PCT）

PCT の機能は濾過されたNa^+の大部分を再吸収して，下流のネフロンに少量のNa^+しか供給しないことにある。下流のネフロンはNa^+再吸収量を調整することで，定常状態におけるNa^+のバランスを達成することができる。

PCT におけるNa^+の再吸収は能動的で，基底側膜のNa^+-K^+-ATPase によって駆動されている。糸球体で濾過された，水溶性の重要な化合物のほとんどすべてと一部のイオン（ブドウ糖，アミノ酸，HCO_3^-）は PCT においてNa^+の再吸収と直接共役する形で輸送される。

量的分析

以前は，PCT 全体で GFR の約66％が再吸収されると考えられていた。これは，イヌリンを投与したラットにおけるマイクロパンクチャー研究における，PCT の管腔液のイヌリン濃度（TF）と血漿イヌリン濃度（P）の比率（$TF/P)_{inulin}$ に基づいている。イヌリンは自由に糸球体で濾過され，尿細管で再吸収も分泌もされないので，$(TF/P)_{inulin}$ が約3というのは，濾液の約2/3（66％）が PCT で再吸収されていることを意味する。しかし，この測定は PCT における実際の再吸収量を過小評価している。マイクロパンクチャー研究では，測定は腎皮質の表面から見える PCT の最後の部位にピペットを刺しておこなっているので，直尿細管を含む PCT のより遠位部で吸収されている量は考慮されていない。近年の重要な報告によれば，AQP1 水チャネルは表層皮質ネフロンの Henle ループの細い下行脚には発現していない。全ネフロンの85％は表層皮質ネフロンなので，大部分のネフロンの Henle ループ全体は水への透過性がない。それゆえ，Henle ループへの流入量は，ラットの遠位曲尿細管前半部におけるマイクロパンクチャー研究から得られた$(TF/P)_{inulin}$ の値を用いて推定することが可能である。計測した最小値は約6なので，表層皮質ネフロンの全 PCT における再吸収量の合理的な推測値は，約5/6（83％）である。この値は，ヒトにおけるリチウムクリアランス（PCT における分画再吸収のマーカーと考えられている）で得られた PCT での分画再吸収の推定値にほぼ一致している。したがって，濾過されたNa^+の大部分は PCT におけるNa^+の

*5
Henle ループに流入する管腔液の Na⁺ 濃度
- Henle ループに流入する管腔液の浸透圧は約 300 mOsm/kg H₂O である。
- 濾過される尿素の量は約 900 mmol/日（GFR 180 mmol/日 × 血漿尿素 5 mmol/L）であり，PCT で約 500 mmol の尿素が再吸収されるので，1 日 400 mmol の尿素が Henle ループに流入する。Henle ループには 30 L の濾液が流入するので，尿素濃度は約 13 mmol/L である。
- したがって，Henle ループに流入する管腔液の Na⁺ 濃度は約 145 mmol/L である〔(300 − 13)/2〕。

数字は概算値である。傍髄質ネフロンと対照的に，表層皮質ネフロン（ネフロンの大多数）の細い下行脚では管腔側膜にアクアポリン 1（AQP1）が発現しておらず，水にはほとんど不透過である。傍髄質ネフロンの Henle ループの細い下行脚には 1 日 4.5 L の濾液が流入するが，髄質間質液の浸透圧が 300 から 900 mOsm/kg H₂O に上昇するので，そのうち 3 L は外髄質で再吸収される。傍髄質ネフロンの Henle ループの細い下行脚内髄質で再吸収される水の量は，細い下行脚が内髄質のさまざまなレベルで折り返しているので，髄質間質の浸透圧を 1,050 mOsm/kg H₂O（900 と 1,200 mOsm/kg H₂O の中間の値）として計算している。GFR：糸球体濾過量，PCT：近位曲尿細管，DCT：遠位曲尿細管。

再吸収量による制御の対象になる。

これに基づくと，GFR が 180 L/日で，GFR の 5/6 が PCT で再吸収されるので，約 30 L が PCT から Henle ループに入る（表 9-3）。この管腔液の Na⁺ 濃度が約 145 mmol/L（*5）とすると，1 日 4,350 mmol の Na⁺ が Henle ループに流入することになる。1 日 27,000 mmol の Na⁺ が濾過され，22,650 mmol の Na⁺ が PCT で再吸収される。

イオン輸送の機序

AQP1 は PCT に常時発現しているので，Na⁺ と Cl⁻ が再吸収されるときには，水も再吸収される。したがって，再吸収される液体は血漿と等張である。

PCT の前半部では Na⁺/H⁺ 交換体-3（NHE-3）が Na⁺ が細胞に流入するときの主な輸送体である。この輸送体は PCT における NaHCO₃ の間接的な再吸収も担っている。PCT の前半部における Na⁺ と HCO₃⁻ の再吸収は水の輸送につながり，残された管腔液の Cl⁻ 濃度が上昇する。Na⁺ の電気化学的勾配によって，Na⁺ とともに，ブドウ糖や濾過された溶質（アミノ酸，リン酸，有機陰イオンなど）が Na⁺ 依存性輸送体を介して再吸収される。この Na⁺ の起電性輸送は約 −2 mV という，わずかではあるが，管腔内が陰性荷電を帯びるような経上皮電位差を生み出す。管腔液の Cl⁻ 濃度の上昇と管腔内負のわずかな経上皮電位差は，Cl⁻ を傍細胞経路で再吸収する駆動力となる（図 9-5）。Cl⁻ の細胞間流入は経上皮電位をわずかに管腔内正の電位（＋2 mV）に逆転させ，Na⁺ の傍細胞経路による再吸収を促進する。

Na⁺ の再吸収と共役した Cl⁻ の経細胞的再吸収は PCT の後半部でも起こっており，Cl⁻/塩基-交換体（CFEX，SLC26 A6）と共役した NHE-3（または Na⁺-硫酸共輸送体）を介している。これにより，Cl⁻ に加え，ギ酸塩，HCO₃⁻，硫酸塩，シュウ酸塩の輸送が可能になる（図 9-6）。

イオン輸送の制御

Na⁺ 排泄の正確な制御は PCT ではおこなえない。なぜなら，1 日約 27,000 mmol の Na⁺ が濾過され，この部位で約 22,650 mmol が再吸収されるからである。したがって，1 日 100 mmol 程度の Na⁺ の排泄

表 9-3 表層皮質ネフロンと傍髄質ネフロンの比較

	表層皮質ネフロン	傍髄質ネフロン
割合（%）	85	15
GFR（L/日）	153	27
PCT での再吸収量（L/日）	127	22.5
PCT からの流出量（L/日）	26	4.5
外髄質での再吸収量（L/日）	0	3.0
内髄質での再吸収量（L/日）	0	0.2
DCT への流入量（L/日）	26	1.3

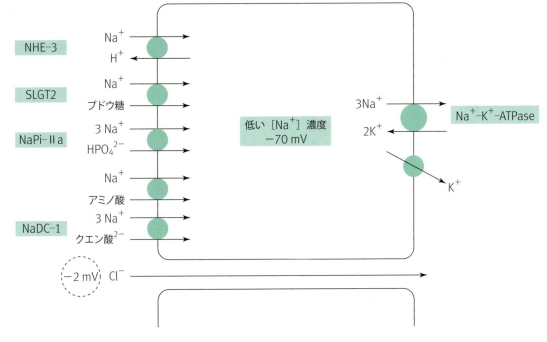

図 9-5　PCT における Na$^+$ に共役した輸送　近位曲尿細管 (PCT) 細胞内の低い Na$^+$ 濃度と陰性荷電は Na$^+$-K$^+$-ATPase が起電性に Na$^+$ を細胞外へ排出することによって作られている。Na$^+$/H$^+$ 交換体-3（NHE-3）は PCT における NaHCO$_3$ の間接的な再吸収も仲介している。PCT 前半部での Na$^+$ と HCO$_3^-$ の再吸収は水の再吸収を伴うので，残った尿細管管腔液の Cl$^-$ 濃度は上昇する。Na$^+$ の電気化学的勾配は濾過された，たくさんの有用な化合物やイオンを再吸収することに利用される。重要な例としてブドウ糖，アミノ酸，リン酸，クエン酸陰イオンがある（図には尿酸陰イオンの輸送体は示されていない）。Na$^+$ の起電性輸送は管腔内にわずかな負の電位を与え，経上皮的電位差は−2 mV となる。管腔内の Cl$^-$ 濃度の上昇と，管腔内のわずかな負の電位は傍細胞経路による Cl$^-$ 再吸収の駆動力となる。Cl$^-$ の傍細胞再吸収は経上皮電位を逆転させ+2 mV となり，Na$^+$ の傍細胞経路による再吸収を促進する（図には示していない）。SLGT2：Na$^+$-グルコース共輸送体-2，NaPi-Ⅱa：Na$^+$ 依存性リン酸共輸送体-Ⅱa，NaDC-1：Na$^+$-クエン酸共輸送体-1。

量を変化させるために，PCT が Na$^+$ の再吸収量を調整することは，ほとんど考えにくい。これは，PCT における Na$^+$ 再吸収の制御がまったくないといっているわけではなく，PCT は Na$^+$ の排泄量の精密な調整に寄与するセグメントではないということである。

●糸球体尿細管バランス

　糸球体尿細管バランスとは，GFR の変化に応じて，尿細管再吸収に同等の変化が起こることによって水と NaCl の吸収率が一定になる現象のことをいう。GFR の変化が Na$^+$ と Cl$^-$ の再吸収に与える影響が特に目立つのは PCT である。

　PCT においては，傍尿細管因子と管腔因子の両方が糸球体尿細管バランスに関与すると考えられている。傍尿細管因子に関しては，腎血流増加を伴わずに GFR が増加すると，濾過率が増加し，傍尿細管毛細血管のアルブミン濃度が増加する。尿細管周囲毛細血管の膠質浸透圧が高くなると，PCT における再吸収量を増加させることができる。管腔因子に関しては，GFR の増加により HCO$_3^-$，ブドウ糖，他の溶質の濾過が増え，それぞれの Na$^+$ 依存的な共輸送体によって，Na$^+$ とともに，それらの再吸収が増える。結果として，管腔の Cl$^-$ 濃度が上昇して，受動的な傍細胞経路による再吸収が増える。

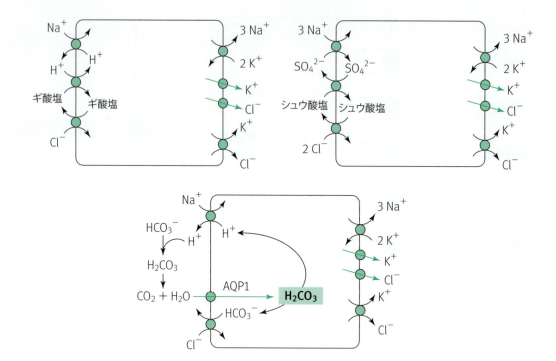

図 9-6　PCT における NaCl の経上皮的輸送　近位曲尿細管（PCT）の後半部分では，Na^+ の再吸収と共役して Cl^- が経細胞的に再吸収される。それは，N^+/H^+ 交換体-3（NHE-3）（または Na^+-硫酸共輸送体）を介しているが，Cl^-/塩基$^-$-交換体（CFEX, SLC26A6）と共役していて，Cl^- と他の陰イオン（ギ酸塩，HCO_3^-，硫酸塩，シュウ酸塩など）を交換する。Na^+ は，Na-K-ATPase を介して細胞から排出され，Cl^- は Cl^- チャネルまたは K^+-Cl^- 共輸送体を介して排出される。AQP1：アクアポリン 1。

　EABV の変化は GFR と PCT における再吸収量の関係に変化を与える。たとえば，EABV の減少は GFR の減少を起こすが，PCT における再吸収量を増加させる。これは交感神経系の活性化とアンジオテンシン II の放出を介していて，両者は PCT における NaCl の再吸収を増強することが知られている。

●神経液性効果

　PCT での NaCl の再吸収は多くのホルモンや神経伝達物質の影響を受ける。PCT での NaCl の再吸収は腎交感神経の活性化とアンジオテンシン II により刺激され，ドパミンにより抑制される。

　アドレナリンとノルアドレナリンは基底側膜の α アドレナリン受容体を介して近位尿細管での NaCl 再吸収を刺激する。アンジオテンシン II は PCT での NaCl 再吸収に対し強い効果をもっている。アンジオテンシン II は血中に循環している以外に，PCT でも合成され，分泌される。その効果は管腔膜と基底側膜の両方に存在する AT_1 受容体を介して発揮される。ドパミンは PCT で合成され，D_1 受容体に結合することで，NaCl の再吸収を抑制する。

　これらの刺激性および抑制性の制御の主な標的は NHE-3 である。NHE-3 は直接的なリン酸化と足場タンパク質との相互作用によって制御されており，管腔膜へのトラフィッキングが影響を受ける。

　NHE-3 の直接制御に加え，糸球体循環動態の変化を介した NaCl 再吸収の制御もある。たとえば，アンジオテンシン II は強い血管収縮物質

であり，特に，糸球体輸出細動脈に強い作用をもつ（輸入細動脈にも弱い作用がある）。輸出細動脈の収縮は濾過率を増加させ，尿細管周囲毛細血管の膠質浸透圧を増加させる。後者は，毛細血管への水の取り込みを促進させ，その結果，PCTにおけるNaCl再吸収の総量を増加させる。

PCTの異常による疾患

ブドウ糖，リン酸，有機陰イオン，HCO_3^-，尿酸の過剰な排泄と，それらの血漿濃度の低下は，PCT機能の異常を示している。これらの異常は単独でも起こるし，全般的な近位尿細管障害（Fanconi症候群）の一部としても起こる。近位型尿細管性アシドーシスの臨床診断は，$NaHCO_3$投与時のHCO_3^-の高い排泄率と代謝性アシドーシス時のクエン酸陰イオンの尿中排泄の増加によっておこなわれる（よりくわしい解説は第4章参照）。

PCTに作用する重要な利尿薬はアセタゾラミドだけであるが，これは，管腔膜の脱炭酸酵素，脱炭酸酵素IVを抑制し，PCTにおける$NaHCO_3$そしてNaClの再吸収を減少させる。

● **Henleループの細い下行脚（DtL）**

従来の生理学の知見では，このセグメントにはAQP1が発現していて，水に対する透過性があると考えられていた。この考えによれば，もし間質の浸透圧が2倍になれば，細い下行脚に到達する水の半分が再吸収されることになる。ある重要な知見によれば，全ネフロンの約85％を占める表層皮質ネフロンのDtLにはAQP1は発現していない。したがって，従来の考えとは異なり，ネフロンの約15％の傍髄質ネフロンの細い下行脚を除けば，大多数のDtLはほとんど水透過性がない。

なお，表層皮質ネフロンのDtL管腔内のNa^+濃度は髄質を下降していくにつれ著明に上昇する。髄質間質のNa^+濃度が高い中，Henleループの太い上行脚髄質部（mTAL）で電位依存性の傍細胞Na^+再吸収（このセグメントでのNa^+再吸収の50％）が起こるために，mTALに到達する管腔内液のNa^+濃度が高いことが必要である。大部分のネフロンのDtLにはAQP1は発現しておらず，水にはほとんど不透過なので，水の再吸収による管腔内のNa^+濃度の上昇は考えにくい。Na^+チャネルを介したNa^+の流入とCl^-チャネルを介したCl^-の流入が，管腔内のNa^+とCl^-濃度の上昇の主なメカニズムのようである。表層皮質ネフロンのDtLの管腔液へ流入するNa^+とCl^-の量的な考察は，この後mTALで起こっていることを考えながらおこなう。

● **Henleループの細い上行脚（AtL）**

傍髄質ネフロンのAtLの内髄質でのNa^+再吸収は受動的であり，管腔液（高い）と間質液（低い）のNa^+濃度の差によって起こる。バソプレシンの作用によって内髄質集合管の管腔膜へAQP2と尿素輸送体が挿入される。尿素とともに水が間質に流入すると，内髄質の間質内のNa^+とCl^-の濃度が低下する。これにより水に不透過なAtL管腔から内髄質の間質へのNa^+とCl^-の受動的移動が起こる。尿素とNaClが

流入することで内髄質の間質の浸透圧が上昇するので，AQP1 が発現し水透過性のある DtL から水が再吸収される．この水の移動は DtL の管腔内の Na^+ と Cl^- の濃度を上昇させ，AtL ではさらに，Na^+ と Cl^- が髄質間質に流入する．

量的分析

傍髄質ネフロンは全ネフロンの約 15% あり，27 L の GFR/日（180 L/日 × 15%）を受け取り，PCT において GFR の約 5/6 が再吸収されるので，約 4.5 L/日がこのネフロンの Henle ループに流入する．管腔液の Na^+ 濃度は約 145 mmol/L なので，1 日約 650 mmol の Na^+（4.5 L × 145 mmol/L）が Henle ループに流入する．傍髄質ネフロンの AtL で再吸収される Na^+ 量は約 360 mmol/日と推定される（計算の詳細は Part D を参照のこと）．

● Henle ループの太い上行脚髄質部（mTAL）

量的分析

Henle ループでの Na^+ の再吸収量を推定するためには重要な事項を 4 つ考えなければならない（**表 9-4**）．1 つ目に，表層皮質および傍髄質ネフロンの Henle ループに流入するのは GFR の約 1/6，つまり，30 L/日（1/6 × 180 L/日 = 30 L/日）である．2 つ目に，Henle ループに流入する管腔液の Na^+ 濃度は約 145 mmol/L である．それゆえ，Henle ループには 1 日約 4,350 mmol の Na^+ が流入する（145 mmol/L × 30 L/日）．3 つ目に，DCT 前半部に流入する尿量は約 27 L/日である（表 9-3 参照）．4 つ目に，Henle ループで再吸収される Na^+ 量を類推するために，DCT に流入する尿中の Na^+ 濃度を知らなければならない．ラットのマイクロパンクチャー研究で得られた DCT 前半部の尿を測定したときの Na^+ 濃度は約 50 mmol/L である．ヒトに適応できるとすれば，Henle ループから，毎日 1,350 mmol の Na^+ が流出している（27 L × 50 mmol/L）．1 日約 4,350 mmol の

表 9-4 Henle ループの太い上行脚の髄質部と皮質部で吸収される Na^+ 量の計算

Henle ループに流入する尿量（L/日）	30
Henle ループに流入する管腔液の Na^+ 濃度（mmol/L）	145
Henle ループに流入する Na^+ 量（mmol/日）	4,350（30 × 145）
傍髄質ネフロンの AtL で吸収される Na^+ 量（mmol/日）	360
mTAL に流入する Na^+ 量（mmol/日）	3,990（4,350 − 360）
DCT 前半部に流入する尿量（L/日）	27
DCT 前半部の Na^+ 濃度（mmol/L）	50
DCT 前半部に流入する Na^+ 量（mmol/日）	1,350（27 × 50）
mTAL と cTAL で再吸収される Na^+ 量（mmol/日）	2,640（3,990 − 1,350）

詳細は本文を参照．AtL：Henle ループの細い上行脚，mTAL：Henle ループの太い上行脚皮質部，cTAL：Henle ループの太い上行脚髄質部，DCT：遠位曲尿細管．

表 9-5 皮質集合管と髄質集合管で再吸収される水の量

集合管に流入する尿量（L/日）	27
CCD で再吸収される水の量（L/日）	22
MCD に流入する尿量（L/日）	5
外髄質で再吸収される水の量（L/日）	3.3
内髄質で再吸収される水の量（L/日）	0.4

Na^+ が Henle ループに流入し，360 mmol が細い上行脚で再吸収されているので（Part D 参照），Henle ループの太い上行脚の髄質部と皮質部では毎日約 2,640 mmol の Na^+ が再吸収されていると推定できる。

mTAL で Na^+ と Cl^- が再吸収されるプロセスには 2 つの機能がある。

1. **腎髄質に再吸収された水に Na^+ を加えることで，等張液にする**

   髄質で再吸収され，上行性直血管を介して髄質を出る血液に加えられる水の量は 1 日約 7.4 L になる。その内訳は，外髄質の MCD から再吸収される 3.3 L／日（表 9-5）と，傍髄質ネフロンの DtL（AQP1 が発現している）を介して外髄質で再吸収される 3 L／日と，DtL と内髄質の MCD を介して内髄質で再吸収される 1.1 L／日である（表 9-6，詳細な解析は Part D 参照）。上行性直血管から髄質を出る液と，下行性直血管から髄質に入る液（約 150 mmol／kg H_2O）は Na^+／水の比率が同じであるはずなので，7.4 L の水に約 1,110 mmol の Na^+ が加えられる必要がある。傍髄質ネフロンの AtL から再吸収される Na^+ は 360 mmol と推定されるので，mTAL から再吸収される Na^+ は約 750 mmol が必要である。これは mTAL における Na^+ の総再吸収から，リサイクル分を差し引いたものと等しい。

2. **髄質間質から表層皮質ネフロンの DtL に入る Na^+ を供給する**

   すでに述べたように，大部分のネフロンの DtL には AQP1 が発現していないので，水は不透過である。したがって，髄質間質から Na^+ の流入によって，管腔内の Na^+ 濃度が上昇する。mTAL での Na^+ 再吸収によって，Na^+ の間質濃度は元の高張な値にまで回復する。このために mTAL から 1 日 Na^+ 約 2,530 mmol が再吸収されると推定される（計算の詳細については Part D を参照）。しかし，

表 9-6 内髄質で再吸収される水の量の計算

内髄質集合管で 600 mmol の尿素とともに再吸収される水の量（L/日）	0.5
間質の浸透圧が 900 から 1,200 mOsm/kg H_2O に上昇するにつれ，内髄質集合管で再吸収される水の量（L/日）	0.4
傍髄質ネフロンの細い下行脚で再吸収される水の量（L/日）	0.2
内髄質で再吸収される水の量の合計（L/日）	1.1

CCD の終末部から流出するのが 5 L と推定している理由は以下のとおりである。(1) バソプレシンが作用すると，CCD 終末部の浸透圧は血漿浸透圧（300 mOsm/kg H_2O）と等しい。(2) CCD 終末部の浸透物質数は 1,500 mOsm〔尿素 1,000 mOsm と電解質（Na^+ + K^+，対になる陰イオン）〕である。

外髄質では間質の浸透圧は 300 mOsm/kg H_2O から 900 mOsm/kg H_2O に上昇するので，流入する水の 2/3 が再吸収される（つまり，5 L のうち，3.3 L）。内髄質では，間質の浸透圧は 900 から 1,200 mOsm/kg H_2O に上昇するので，流入する水の 1/4 が再吸収される（つまり，1.7 L のうち 0.4 L）。CCD：皮質集合管，MCD：髄質集合管。

約 600 mmol／日の尿素が内髄質集合管で再吸収され，1,200 mOsm/kg H_2O の間質に加えられる（図 9-21 参照）。それゆえ，この量の尿素と一緒に内髄質集合管では，0.5 L の水が再吸収される。髄質間質の浸透圧が 900 mOsm/kg H_2O から 1,200 mOsm/kg H_2O に上昇すると，髄質集合管（MCD）の水の量（1.7 L）の 1/4 が再吸収される（0.4 L）。傍髄質ネフロンの細い下行脚に流入する量は 1.5 L である（表 9-3）。Henle ループの細い下行脚（DtL）は内髄質のさまざまなレベルで屈曲部をもつので，傍髄質ネフロンの細い下行脚から再吸収される水の量は髄質間質の浸透圧を 1,050 mOsm/L として計算した（900 mOsm/kg H_2O と 1,200 mOsm/kg H_2O の中間）。それゆえ，900 mOsm/L の尿 1.5 L が Henle ループの細い下行脚の内髄質に入ると，内髄質の間質浸透圧は 1,050 mOsm/kg H_2O まで上昇するので，0.2 L の水が再吸収される。

Na$^+$ の再吸収の大部分は実質的な Na$^+$ の再吸収ではなく，Na$^+$ のリサイクリングである。Na$^+$ は mTAL から再吸収され，DtL で分泌されている。

したがって，mTAL に流入する約 3,990 mmol の Na$^+$ の合計のうち（表 9-4），実質的に再吸収される Na$^+$ は 750 mmol で，3,240 mmol の Na$^+$ が Henle ループの太い上行脚の皮質部（cTAL）に流入する。

イオン輸送の機序

基底側膜の Na$^+$-K$^+$-ATPase の作用のため，Na$^+$ は濃度勾配にしたがって電気的に中性な Na$^+$-K$^+$-2 Cl$^-$ 共輸送体-2（NKCC-2）を介して管腔から mTAL の細胞に入る。この輸送体は 3 つすべてのイオンの存在を必要とするので，このセグメントの管腔内の K$^+$ 量によって制限を受ける。したがって，K$^+$ は renal outer medullary K$^+$ チャネル（ROMK）を介して，再度，管腔に出る必要がある。Cl$^-$ は基底側膜の Cl$^-$ チャネル（ClC-Kb）を介して起電性に細胞から外に出る。この K$^+$ の管腔への排出と基底側膜の Cl$^-$ の起電性の排出により，管腔側膜が正の経上皮的な電位が生まれる（図 9-7）。管腔側が正の経上皮的な電位は Na$^+$ と同時に，Ca^{2+} と Mg^{2+} の傍細胞経路の再吸収を促進する。傍細胞には緻密斑タンパク質クローディン-16（paracellin-1）とクローディン-19 が発現している。mTAL で再吸収される Na$^+$ の約 50％が傍細胞経路によるものである。

イオン輸送の制御

NaCl 再吸収の制御は抑制によっておこなわれるので（Part C 参照），NKCC-2 の活性化や管腔膜の NKCC-2 の量による制御はおこなわれていないようである。

mTAL での Na$^+$ 再吸収を増加させるシグナルは，髄質間質のインヒ

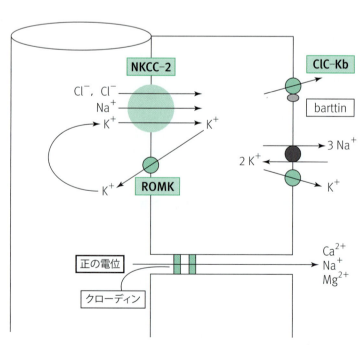

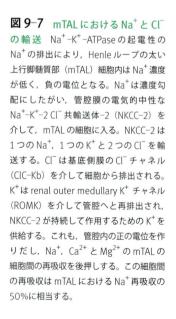

図 9-7　mTAL における Na$^+$ と Cl$^-$ の輸送　Na$^+$-K$^+$-ATPase の起電性の Na$^+$ の排出により，Henle ループの太い上行脚髄質部（mTAL）細胞内は Na$^+$ 濃度が低く，負の電位となる。Na$^+$ は濃度勾配にしたがい，管腔膜の電気的中性な Na$^+$-K$^+$-2 Cl$^-$ 共輸送体-2（NKCC-2）を介して，mTAL の細胞に入る。NKCC-2 は 1 つの Na$^+$，1 つの K$^+$ と 2 つの Cl$^-$ を輸送する。Cl$^-$ は基底側膜の Cl$^-$ チャネル（ClC-Kb）を介して細胞から排出される。K$^+$ は renal outer medullary K$^+$ チャネル（ROMK）を介して管腔へと再排出され，NKCC-2 が持続して作用するための K$^+$ を供給する。これも，管腔内の正の電位を作りだし，Na$^+$，Ca^{2+} と Mg^{2+} の mTAL の細胞間の再吸収を後押しする。この細胞間の再吸収は mTAL における Na$^+$ 再吸収の 50％に相当する。

ビター濃度の減少を介している．インヒビター濃度の減少は，間質を横切る水透過性のあるセグメントからの水の追加で始まる．インヒビターとしての理想的な特性をもつ候補の1つは髄質間質内のイオン化したCa^{2+}活性である．イオン化Ca^{2+}濃度が上昇すると，mTALの基底側膜にあるCa感受性受容体（Ca-SR）に結合する．すると，シグナル（アラキドン酸代謝物，20-ヒドロキシエイコサテトラエン酸）を生成し，ROMKを抑制する．ROMKの抑制はmTALでのNaCl再吸収のプロセスにおいて重要である．なぜなら，NKCC-2が作動するためのK^+を供給し，Na^+の傍細胞経路を介した受動的再吸収のために必要な管腔内正の電位を作り出しているからである（**図9-8**）．したがって，髄質間質のイオン化Ca^{2+}濃度の減少は，mTALでのNaCl再吸収を増やすのである．

ホルモンの役割

mTALの細胞においてサイクリックアデノシン一リン酸（cAMP）を増加させる多くのホルモン（バソプレシン，副甲状腺ホルモン，グルカゴン，カルシトニン，$β_2$アドレナリン活性化など）は，NKCC-2を活性化させ，NaCl再吸収を増加させる．管腔膜のROMKに対するインヒビターの間質濃度がいったん減少すると，輸送体の輸送速度を早める．

阻害薬

ループ利尿薬（フロセミド，ブメタニド，ethacrynic acid）は，管腔のCl^-とNKCC-2への結合を競合することで，Henleループの太い上行脚におけるNa^+とCl^-の再吸収を抑制する．

mTALの異常による疾患

mTALでのNaCl再吸収の阻害は，尿中へのNa^+，K^+，Cl^-の喪失を伴うBartter症候群の病像をとる．つまり，EABVの減少，低K血

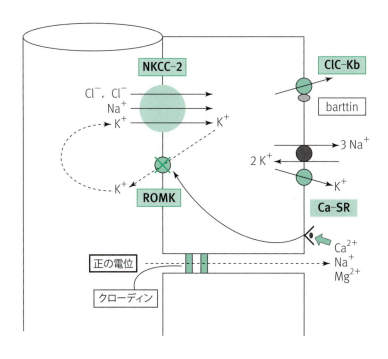

図9-8 間質イオン化Ca^{2+}によるmTALでのNaCl再吸収の制御 髄質間質のイオン化Ca^{2+}の濃度が上昇すると，Henleループの太い上行脚髄質部（mTAL）細胞の基底側膜のCa感受性受容体（Ca-SR）に結合し，renal outer medullary K^+チャネル（ROMK）を抑制するシグナルを産生する．ROMKの抑制はmTALでのNaCl再吸収には重要である．なぜなら，ROMKはNa^+-K^+-$2Cl^-$共輸送体-2（NKCC-2）へK^+を供給していると同時に，mTALのNa^+再吸収の50%に相当する受動的細胞間再吸収に必要な管腔内正の電位を生み出しているからである．ClC-Kb：Clチャネル．

症，代謝性アルカローシス，腎濃縮力障害，高Ca尿症となるが，Mg^{2+}の腎性喪失による低Mg血症はまれである（第14章参照）。Bartter症候群の原因となる変異は5つの遺伝子に認められる（表14-1参照）。最初の2つの異常は，NKCC-2とROMKをコードする遺伝子の変異で，新生児Bartter症候群となる。3つ目の異常は基底側膜Cl^-チャネル（ClC-Kb）をコードする遺伝子の変異で，DCTの機能にも影響を与える。Cl^-チャネルの重要なβサブユニット，barttinをコードする遺伝子の変異は感音性難聴を合併するBartter症候群で報告されており，barttinは内耳のCl^-チャネル機能にも関与していることを示唆している。低Ca血症を合併するBartter症候群患者も報告されており，この疾患では，Ca-SRをコードする遺伝子の活性化変異が原因である。

　ループ利尿薬効果に似たBartter症候群の病像を呈する後天性の疾患もある。たとえば，高Ca血症やCa-SRに結合する陽イオン性薬物（ゲンタマイシンやシスプラチンなど）である。陽イオン性タンパク質がCa-SRに結合してBartter症候群に似た病像を示すことがあり，多発性骨髄腫や自己免疫疾患の患者などにみられることがある。

●Henleループの太い上行脚皮質部（cTAL）
量的分析
　1日3,990 mmolのNa^+がmTALに流入し，同部位で実質的には1日750 mmolのNa^+が再吸収されると推定される。したがって，1日3,240 mmolのNa^+がmTALを出ていく。cTALでのNa^+の再吸収量を推定するために，ラットのDCT前半部におけるマイクロパンクチャー研究のデータを用い，ヒトにあてはめて，DCT前半部に流入するNa^+量を推定する。ヒトにあてはめると，DCT前半部に流入する尿量は27 L/日であり（表9-3参照），Na^+濃度は約50 mmol/Lである。それゆえ，1日約1,350 mmolのNa^+がDCT前半部に流入する。よって，cTALでは約1,890 mmol（3,240 - 1,350）のNa^+が再吸収される。

イオン輸送の機序
　このセグメントはmTALでNa^+とCl^-再吸収をおこなっている主な輸送体と同じ輸送体を発現している（管腔膜NKCC-2とROMK，基底側膜Na^+-K^+-ATPase，Cl^-チャネル，K^+チャネル，Na^+とイオン化Ca^{2+}の傍細胞経路による再吸収）。mTALから流入するNa^+の再吸収のほとんどは上記の輸送体を介しておこなわれる。したがって，この機能を発揮し，このセグメントの終末部では管腔のNa^+濃度が低くなる（Henleループの cTALの終末部の管腔Na^+濃度は間質の1/3～1/4であるためには，管腔の大きな正の電位が必要である）。大きな正の管腔電位によって，大量のイオン化Ca^{2+}が再吸収される。それでも，皮質血漿流量は多いので（約900 L/日，*6），間質のイオン化Ca^{2+}濃度の上昇はわずかである。

イオン輸送の制御
　皮質は腎血流が多いので，cTALとmTALの大きな違いはNa^+とCl^-の再吸収に対する間質のイオン化Ca^{2+}の抑制効果がないことであ

---

*6
腎皮質の血流量
- GFRが180 L/日で濾過率が約20％であると，腎血流量は約900 L/日となる。

る。したがって，このセグメントにおけるNa^+とCl^-の再吸収を制限するものは，管腔の正電位の最大値と管腔のCl^-濃度のNKCC-2への親和性（K_m約40 mmol/L）である。このセグメントでは，大量のNa^+とCl^-が再吸収される。

緻密斑におけるNa^+とCl^-の再吸収

緻密斑細胞はHenleループのcTALの終末部にある約20個の細胞集団である。これらの細胞は糸球体の輸入細動脈の傍糸球体血管平滑筋細胞と近接し，両者を合わせて傍糸球体装置を形成している。緻密斑細胞はHenleループのcTALの他の細胞と同じ輸送体を発現しているが，管腔膜のNKCC-2は高親和型である。NaCl到達量の増加と緻密斑細胞のNKCC-2を介した取り込みは，輸入細動脈の血管収縮を起こし，GFRを低下させ，NaClの遠位への到達量を通常レベルに戻す。この反応は尿細管糸球体フィードバックと呼ばれる。シグナルには緻密斑細胞の基底側膜から傍糸球体間質へのATP放出が関連している。続いて，アデノシンが生成され，A_1アデノシン受容体の活性化を通して，輸入細動脈の収縮を起こす。フロセミドと他のNKCC-2阻害薬（ブメタニド，ethacrynic acid）はNKCC-2を阻害し，尿細管糸球体フィードバックのメカニズムを阻害する。

● 遠位曲尿細管前半部

量的分析

1日約1,350 mmolのNa^+が遠位曲尿細管（DCT）前半部に流入する（表9-4参照）。典型的な西洋食をとっている人は150 mmolのNa^+を摂取し，排泄している。MCDでのNa^+の再吸収はほとんどないので，約1,200 mmolのNa^+はDCT前半部と皮質遠位ネフロン（CDN）で再吸収される。CDNはDCT後半部と接合部，皮質集合管（CCD）から構成される。

Na^+とCl^-は，Na^+-Cl^-共輸送体（NCC）を介して電気的中性に再吸収される。このセグメントはNa^+とCl^-の管腔内濃度が低いので，比較的少量のNa^+とCl^-しか再吸収されない。旧石器時代は，大量のベリーなどの果物をとっていたので，大量で間欠的なK^+の摂取があった。そのようなときにCDNで大量のK^+分泌をおこなうには，このセグメントでNa^+とCl^-の再吸収の制御をおこない，CDNに十分なNa^+とCl^-（約400 mmol/日）が到達しなければならない。

イオン輸送の機序

基底側膜のNa^+-K^+-ATPaseの作用によって，DCT細胞内のNa^+濃度は約10～15 mmol/Lまで低下し，化学的駆動力によってNa^+とCl^-は電気的中性なNCCを介して，DCT細胞内に流入する。この輸送体はNa^+とCl^-に対する高い親和性をもっており，NCCの輸送速度が最大値の半分になるNa^+濃度は約7.5 mmol/Lであり，Cl^-濃度は約6.5 mmol/Lである。Cl^-は基底側膜のCl^-チャネル（ClC-Kb）を介して，排出される（**図9-9**）。

イオン輸送の制御

DCT前半部へのNa^+とCl^-の流入が長期的に増加すると，このセ

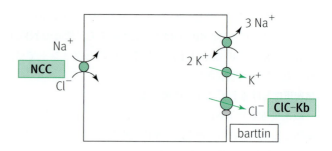

図 9-9 DCT 前半部における Na^+ と Cl^- の輸送　Na^+-K^+-ATPase の起電性の Na^+ 排出によって，遠位曲尿細管（DCT）細胞内の Na^+ 濃度は低くなり，負の電位が生み出される。Na^+ は濃度勾配にしたがって，電気的中性な Na^+-Cl^- 共輸送体（NCC）を介して管腔から細胞に流入する。Cl^- は基底側膜の Cl^- チャネル（ClC-Kb）を介して細胞外へ排出される。

グメントが肥大し，Na^+-K^+-ATPase 活性の増加，NCC 数の増加，NaCl 再吸収の増加が起こる。反対に，サイアザイド利尿薬による NCC の慢性的な抑制は DCT 細胞のアポトーシス，尿細管萎縮につながる。

　with-no-lysine kinase（WNK キナーゼ），WNK4 と WNK1 の複合的なネットワークは，管腔膜に挿入される活性化 NCC の数に影響を与えることで，DCT 前半部の Na^+ と Cl^- の再吸収を調整する。WNK4 は，post-Golgi NCC をリソソームにより分解させ，管腔膜の NCC の数を減らすことで，NCC 活性を低下させていると考えられている。EABV の低下（または塩分摂取の低下）に反応してアンジオテンシンⅡは放出される。アンジオテンシンⅡシグナリングは AT_1 受容体を介して WNK4 を NCC 阻害型キナーゼから NCC 活性型キナーゼに変換する。WNK4 の活性型はセリン/スレオニンキナーゼの STE20 ファミリーのメンバーであり，STE20-related proline-alanine-rich-kinase（SPAK）と oxidative stress response kinase type 1（OSR1）を選択的にリン酸化する。リン酸化された SPAK/OSR1 は NCC をリン酸化して活性化する（**図 9-10**）。

　WNK1 は NCC の活性を調節する WNK キナーゼファミリーの別のメンバーである。WNK1 遺伝子の異なるプロモーターによって，腎臓特異的な WNK1 の短いタンパク質 KS-WNK1 が産生される。より多くの組織に発現している長いタンパク質は L-WNK1 と呼ばれている。KS-WNK1 は L-WNK1 を阻害する。KS-WNK1 の L-WNK1 に対する比率が小さいときは，L-WNK1 が機能して，抑制的に働く WNK4 を阻害することや直接 SPAK/OSR1 をリン酸化することで，NCC を活性化する（**図 9-11**）。

　Na^+ の摂取の低下または K^+ の摂取増加によってアルドステロンが放出されることに応じて，Na^+ を保持するか K^+ を排泄するか腎臓の反応を変化させるスイッチ系としての WNK キナーゼの役割については第 13 章でくわしく述べる。

図 9-10 WNK4 の NCC への作用
　左図のように，with-no-lysine kinase 4（WNK4）は Na^+-Cl^- 共輸送体（NCC）をリソソームによって分解させ，管腔膜の発現量を減らすことで，NCC 活性を阻害する。右図のように，AT_1 受容体を介するアンジオテンシンⅡ（ANGⅡ）シグナリングは WNK4 を NCC 阻害型キナーゼから NCC 活性型キナーゼに変換させる。活性型 WNK4 は STE20-related proline-alanine-rich-kinase（SPAK）と oxidative stress response kinase type 1（OSR1）をリン酸化する。リン酸化された SPAK/OSR1 は NCC をリン酸化し，活性化させる。SGK-1：serum and glucocorticoid regulated-kinase-1。

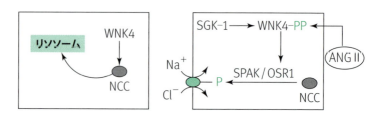

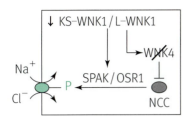

図 9-11 NCC への WNK1 の作用
with-no-lysine kinase 1（WNK1）遺伝子の異なるプロモーターの利用によって，腎臓特異的な短い WNK1, KS-WNK1 が産生される．一方，より多くの組織に発現している長い WNK1 を L-WNK1 と呼ぶ．KS-WNK1 は L-WNK1 を阻害する．KS-WNK1 の L-WNK1 に対する比率が小さいときは，L-WNK1 が機能して，抑制的に働く WNK4 を阻害することや直接 STE20-related proline-alanine-rich-kinase/oxidative stress response kinase type 1（SPAK/OSR1）をリン酸化することで，Na^+-Cl^- 共輸送体（NCC）を活性化する．

　アルドステロンは DCT 前半部の細胞の管腔膜の，リン酸化された活性型 NCC の発現量を増加させ，この部位での NaCl の再吸収を増加させる．この効果は WNK/SPAK（OSR1）経路によると考えられている．

阻害薬

　サイアザイド利尿薬（ヒドロクロロチアジドなど）とサイアザイド様利尿薬（chlorthalidone, インダパミドなど）は NCC への結合部位を Cl^- と競合することによって，NCC を抑制する．EABV が減少しているときには，上流でより活発に Na^+ と Cl^- の再吸収が起こるので，これらの利尿薬の Na 利尿作用は減弱する．

NCC の異常による疾患

　Gitelman 症候群患者ではこの輸送体の活性が低下している（第 14 章参照）．家族性高血圧症性高 K 血症症候群では，この輸送体の活性が亢進している（第 15 章参照）．

● 皮質遠位ネフロン（CDN）

　このセグメントは DCT の後半部，接合尿細管，CCD を含む．このセグメントでの Na^+ の再吸収は起電性（Cl^- のような対になる陰イオンを伴わない）の場合と非起電性の場合がある．Na^+ の起電性再吸収は，管腔内に負の電位を生み出し，管腔膜に ROMK が存在し，開いていれば，CDN の主細胞では K^+ の分泌が起こる．

CDN における Na^+ の起電性再吸収

　Na^+ の起電性再吸収は，CDN の主細胞の管腔膜に存在する amiloride 感受性上皮型 Na^+ チャネル（ENaC）を介して起こる．ENaC を介する Na^+ 再吸収の駆動力は CDN の管腔が主細胞内（約 10～15 mmol/L）に比べて Na^+ 濃度が高いことと基底側膜の Na^+-K^+-ATPase 作用により細胞内が負の電位にあることによる（**図 9-12**）．

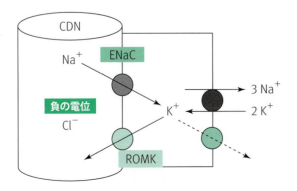

図 9-12 CDN における起電性の Na^+ 再吸収　皮質遠位ネフロン（CDN）では，Na^+-K^+-ATPase により起電性に Na^+ が細胞外に排出されることで，細胞内の Na^+ 濃度が低下し，負の電位が作り出される．CDN における起電性の Na^+ 再吸収〔Na^+ の再吸収に，対になる陰イオン（通常 Cl^-）を伴わない〕は CDN 主細胞管腔膜に発現する amiloride 感受性 ENaC を介しておこなわれる．細胞内の K^+ にとって，電気化学的勾配は，基底側膜の通過より，管腔膜からの排出に向いているので，renal outer medullary K^+ チャネル（ROMK）を介して，管腔膜から排出される．ENaC を介した Na^+ の管腔膜からの起電性の移動は管腔膜を脱分極させ，管腔内に負の電位を生み出すからである．ENaC：上皮型 Na^+ チャネル．

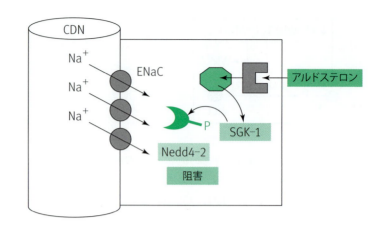

図9-13　アルドステロン作用の機序　アルドステロンは主細胞細胞質に存在する受容体に結合し，ホルモン受容体複合体は核に入って，serum and glucocorticoid regulated kinase-1（SGK-1）などの新規タンパク質を合成する．SGK-1はユビキチンキナーゼNedd4-2をリン酸化し，不活化することで，管腔膜の上皮型Na$^+$チャネル（ENaC）のエンドサイトーシスを減少させ，管腔膜のENaCの発現を増加させる．CDN：皮質遠位ネフロン．

　アルドステロンは主細胞の管腔膜上の開いたENaCの数を増加させる主要なホルモンである．そのメカニズムは，アルドステロンが主細胞の細胞質にある受容体に結合し，ホルモン受容体複合体が核に入り，serum and glucocorticoid-regulated kinase-1（SGK-1）などの新規タンパク質の合成をおこなうことによって起こる．SGK-1は主細胞管腔膜のENaCの発現を増加させる．このメカニズムはSGK-1がユビキチンリガーゼNedd4-2をリン酸化し不活性化することと関連している．Nedd4-2はENaCサブユニットをユビキチン化して，細胞膜から除去し，プロテアソームによる分解を引き起こす．それゆえ，Nedd4-2の阻害はエンドサイトーシスを減少させ，管腔膜のENaCの発現を増加させる（**図9-13**）．アルドステロンがENaCを活性化させる他のメカニズムには，セリンプロテアーゼによるチャネルのタンパク質分解的切断もある．アルドステロンは"channel activating proteases"1〜3の産生を誘導する．このプロテアーゼは管腔膜のENaCの発現数を増加させるというよりは，チャネルの開口確率を増やすことによってENaCを活性化する．

阻害薬

　K保持性利尿薬のamilorideとトリアムテレンと抗菌薬のトリメトプリムの陽イオン型はENaCを阻害する．アルドステロン受容体拮抗薬のスピロノラクトンとエプレレノンは主細胞のアルドステロン受容体にアルドステロンが結合するのを競合阻害する．

ENaCが関わる疾患

　腎からの食塩喪失に加え，尿中へのK$^+$排泄低下を伴う高K血症が，ENaCの活性低下またはENaCの阻害（amilorideやトリメトプリムなど）で起こる．このような患者の診断アプローチは第15章で述べる．

　一方，CDNの主細胞管腔膜に開口したENaCの数が増えるような状況では高血圧と低K血症が起こる．このような患者の診断アプローチは第14章で述べる．

CDNにおけるNa$^+$の非起電性の再吸収

　CDNでのNa$^+$の再吸収が非起電性（Na$^+$が対となる陰イオン，通常Cl$^-$とともに再吸収される）だと，管腔の電位は負にならない．し

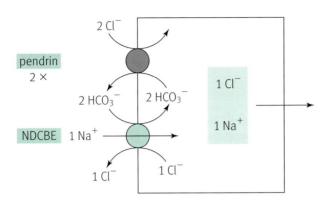

図9-14 皮質集合管における非起電性のNa$^+$再吸収 pendrinが2サイクル回ることで，2つのCl$^-$と2つのHCO$_3^-$が交換され，引き続いて，Na$^+$依存性Cl$^-$/HCO$_3^-$陰イオン交換体（NDCBE）が1サイクル回ることで，2つのHCO$_3^-$と1つのNa$^+$が，1つのCl$^-$と交換に取り込まれ，トータルでは管腔膜で非起電性に1つのNa$^+$と1つのCl$^-$が再吸収されることになる。

たがって，このNa$^+$の再吸収ではNaClの貯留は起こるが，K$^+$の分泌は起こらない。最近，非起電性のサイアザイド感受性，amiloride抵抗性のNa$^+$とCl$^-$輸送のメカニズムがラットとマウスのCCDのβ間在細胞で同定された。これは，Na$^+$非依存性のCl$^-$/HCO$_3^-$陰イオン交換体（pendrin）とNa$^+$依存性のCl$^-$/HCO$_3^-$陰イオン交換体（NDCBE）の共役輸送によっておこなわれている（**図9-14**）。マウスではミネラルコルチコイドによるCCDでのNaClの輸送の50％がこの輸送メカニズムによることが明らかになった。

HCO$_3^-$勾配はCl$^-$/HCO$_3^-$陰イオン交換体（pendrin）の活性の駆動力となるので，CDN管腔内のHCO$_3^-$濃度の上昇はpendrinを抑制し，さらにはNDCBE，非起電性NaCl再吸収を抑制する。これによりNa$^+$の起電性再吸収が増加し，K$^+$の分泌が高まる。大量のK$^+$負荷の際にNaCl貯留からK$^+$分泌に腎臓の反応がスイッチする際のHCO$_3^-$のCDNへの流入の調節の役割は，第13章で解説する。

● **髄質集合管（MCD）**

MCDはNaClの排泄量を最終調整するセグメントである。Na$^+$の再吸収を抑制するメッセージをMCDが受け取っていなければ，MCDに流入するNa$^+$すべてがMCDで再吸収される。そのメッセージとなるのは，右房の容量が増加したときに放出されるNa利尿ペプチド（ANP）である。前に述べたように，"正常な"ECF量とは実際には増加したECF量である。それゆえ，NaClの多い食事はさらにECF量を増加させ，右房容量も増加させ，ANPが放出され，MCDでのNaCl再吸収が抑制され，摂取したNaClを排泄する。

イオン輸送の機序

Na$^+$がMCD細胞に流入する際には，主に管腔膜のamiloride感受性，陽イオン選択的チャネルを介して流入する。これは，基底側膜のNa$^+$-K$^+$-ATPaseによって生み出された電気化学的勾配によって駆動されている。Cl$^-$の再吸収は受動的なようで，Na$^+$の起電的再吸収による管腔内の負の電位によって駆動されている。

ホルモンの役割

ANPは，中心静脈圧の上昇による心房の伸展に反応して，主に心臓の右房から放出される。ANPは血圧を下げる末梢血管拡張作用と，Na

利尿作用の両方の作用がある。後者の作用は GFR を増加させることと MCD における Na^+ の再吸収を減少させることを介する。ANP は腎血流を増加させないで GFR を増加させるので，輸出細動脈を収縮させると考えられる。

インヒビター

ANP はグアニル酸シクラーゼを活性化し，サイクリックグアノシン一リン酸（cGMP）を産生することによって，Na^+ の再吸収を直接阻害する。cGMP は MCD 細胞の管腔膜において開口している amiloride 感受性陽イオン選択的チャネルの数を減らすことにより，Na^+ の再吸収を減らしているようである。

Part C
水の生理

オーバービュー

水バランスの制御には摂取量（インプット）と排泄量（アウトプット）の要素がある。水の摂取は口渇によって刺激される。P_{Na} が低下するほどに水を飲むと，視床下部の浸透圧受容体（張度受容体）の細胞が膨張し，口渇が減少し，バソプレシンの放出が抑制される。バソプレシン作用がないと，皮質および髄質の集合管の主細胞管腔膜に AQP2 が挿入されず，希釈された尿が排出される。このような状況では，尿量は遠位到達量と内髄質集合管の残存水透過性を介した再吸収量によって決まる。

逆に，水欠乏で，P_{Na} が高いと口渇とバソプレシン放出の両方が刺激される。バソプレシン作用があると，皮質集合管と髄質集合管の主細胞管腔膜に AQP2 が挿入される。遠位ネフロンの後半部の管腔内の有効浸透圧が周囲の間質の有効浸透圧と等しくなるまで，水は再吸収される。これにより濃縮された尿が少量出ることになる。

水バランスの制御

水バランスの制御システムの構成要素を**図 9-15** に示す。このシステムの目標は P_{Na} を正常の 140 mmol/L に戻すことにある。

センサー

主な浸透圧感知細胞は終板脈管器官と視床下部の視索上核と室傍核に存在する。浸透圧感知のメカニズムの一部は，伸展受容体として機能する非選択的 Ca 透過性陽イオンチャネルの transient receptor potential

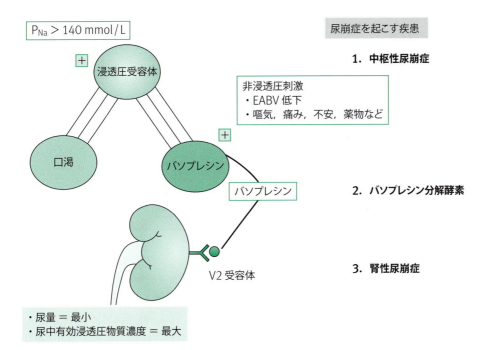

図 9-15 水の制御システム 最初のセンサーは浸透圧受容体（上の円）であり，細胞容積の変化によって P_{Na} の変化を感知する．浸透圧受容体は口渇中枢（左下の円）とバソプレシン放出中枢（右下の円）とリンクしている．非浸透圧刺激（嘔気，痛み，不安など）もバソプレシン放出に影響を与える．有効動脈血液容量（EABV）が大きく減少したときにもバソプレシン放出は刺激される．この状況でバソプレシンの放出を抑制するには P_{Na} の低下が必要である．バソプレシンが作用しているときには，尿量は排泄される有効浸透圧物質数と内髄質間質の有効浸透圧によって決まる．水利尿に関連した疾患（尿崩症）と，疾患の原因部位を右に示した．

vanilloid（TRPV）の活性化を介しているようである．浸透圧受容体は口渇中枢とバソプレシン放出中枢と神経回路を通じてつながっている．

Na^+ と対になる陰イオンは ECF コンパートメントの主要な有効浸透圧物質なので，P_{Na} 変化が浸透圧受容体の主な入力刺激である．尿素のような粒子は，ICF と ECF で濃度が等しくなり，浸透圧受容体細胞の容量増加も減少も起こさないので，有効浸透圧物質ではない．ブドウ糖も浸透圧受容体細胞にとっては有効浸透圧物質ではない．重症の高血糖患者における口渇とバソプレシン放出の刺激は，浸透圧利尿と Na 利尿の結果，EABV が低下しアンジオテンシン II が放出されることによって起こっているようである．

口渇

口渇は血漿の張度の増加（高い P_{Na}）により刺激される．EABV の低下も口渇を刺激するが，アンジオテンシン II の上昇を介している．水バランスを増加させる必要性とは関係しない他の因子（口腔乾燥，習慣，文化，精神状態など）が水の過剰摂取につながる．

バソプレシン

バソプレシンは視床下部の視索上核と室傍核の大細胞性ニューロンで産生され，視索上核-下垂体路で軸索輸送され，下垂体後葉（神経性下

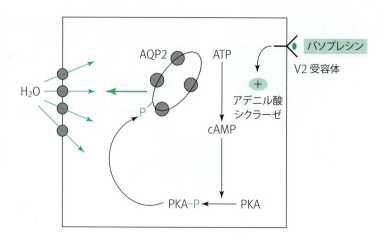

図 9-16 **遠位ネフロンにおけるバソプレシン作用** バソプレシンが集合管主細胞の基底側膜に発現する 2 型バソプレシン 2（V2）受容体に結合するとアデニル酸シクラーゼを刺激し，サイクリックアデノシン一リン酸（cAMP）を産生し，プロテインキナーゼ A（PKA）を活性化する。PKA はアクアポリン 2（AQP2）をリン酸化し，細胞内貯蔵庫から主細胞管腔膜へ移動させる。AQP2：アクアポリン 2 水チャネル，ATP：アデノシン三リン酸，PKA-P：リン酸化プロテインキナーゼ A。

垂体）に貯蔵され，放出される。集合管主細胞の基底側膜に存在するV2 受容体（V2 R）にバソプレシンが結合するとアデニル酸シクラーゼが刺激され，サイクリックアデノシン一リン酸（cAMP）が産生され，プロテインキナーゼ A（PKA）が活性化される。PKA は AQP2 をリン酸化し，AQP2 は細胞内の貯蔵庫から主細胞管腔膜に移動する（**図 9-16**）。管腔膜に AQP2 が存在すると，集合管主細胞は水透過性がきわめて高くなる。集合管管腔内の有効浸透圧が周囲の間質の有効浸透圧と等しくなるまで，水は再吸収される。それゆえ，バソプレシンが作用しているときは CCD 終末部の管腔内の浸透圧は血漿浸透圧と等しくなる。バソプレシンが作用しているときは，内髄質集合管細胞の管腔膜には尿素輸送体（UT-A1 と UT-A3）が発現しているので，尿素は通常有効浸透圧物質ではなく（尿素濃度は膜の両側でほぼ等しい），尿素は水排泄を強制しない。したがって，内髄質集合管管腔内の（尿素を含まない）有効浸透圧は乳頭部間質の（尿素を含まない）有効浸透圧と等しい。

バソプレシン放出の主なトリガーは P_{Na} の上昇であるが，EABV や血圧の大きな変化，嘔気，痛み，不安，薬物などのさまざまな刺激も放出の原因となる（第 10 章参照）。

希釈尿の大量の排泄

電解質濃度の低い尿を大量に排泄するには 3 つのステップが必要である。

1. 遠位ネフロンへ大量の尿が到達する。
2. 水に不透過のセグメントで Na^+ と Cl^- が再吸収されて，電解質を含まない水が生成される。
3. バソプレシンが存在しないことによって，遠位ネフロン後半部の主細胞管腔膜に AQP2 が挿入されない。

1. 遠位到達量

DCT 前半部に到達する尿量は約 27 L/日である（表 9-3 参照）。大多数のネフロンの Henle ループの細い下行脚には AQP1 の発現がなく，ほぼ水の透過性がないので，遠位到達量は GFR と PCT での再吸

収量によって決定される。前述したように PCT 全体では GFR の約 83％が再吸収される。EABV が低下しているときは，交感神経系の活性化とアンジオテンシン II の放出により，より多くの GFR が PCT で再吸収される。したがって，EABV が減少していないことが水の最大排泄には必要である。逆に，EABV の減少により GFR が低下し，PCT での再吸収が増加していると，遠位到達量は十分でなく，内髄質集合管で残存水透過性を介して再吸収される水の量を差し引くと，1 日の飲水量を排泄することはできない。バソプレシン作用がなくわずかな水摂取でも，低 Na 血症を発症する。

2. 水再吸収を伴わない Na^+ と Cl^- の再吸収：管腔内液の desalination

水再吸収なしで Na^+ と Cl^- の再吸収をおこなう主なセグメント（希釈セグメント）は Henle ループの太い上行脚（髄質部と皮質部）と，DCT 前半部である。これらのセグメントでは AQP が発現していない。前述したように，mTAL の NaCl 再吸収は髄質間質内のイオン化 Ca^{2+} 濃度（より正確には活性）による抑制によって制御されている。mTAL で Na^+ と Cl^- を再吸収するためには NKCC-2 で再吸収された K^+ が ROMK を介して管腔にリサイクルされる必要があり，それによって，NKCC-2 に K^+ が供給され，Na^+ の傍細胞経路による受動的再吸収を促すために管腔正の電位が増加する。この正の電位はイオン化 Ca^{2+} の傍細胞経路による再吸収を駆動する。髄質間質のイオン化 Ca^{2+} の濃度が上昇するので，Ca-SR に結合して，ROMK を介した K^+ の流入と Na^+ の経細胞的および傍細胞的再吸収を抑制するシグナルが発生する（図 9-17）。

髄質間質のイオン化 Ca^{2+} 濃度を下げて Na^+ と Cl^- の再吸収抑制効果を除去するには，髄質間質に Ca の少ない液を加える必要がある（図

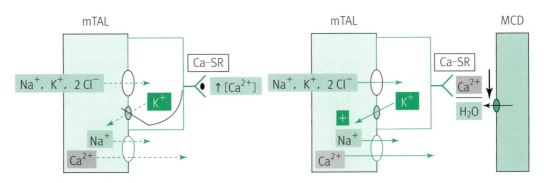

図 9-17 間質イオン化 Ca^{2+} による腎髄質の濃縮過程の制御 左図のように，髄質間質のイオン化 Ca^{2+} 濃度が上昇し，Ca 感受性受容体（Ca-SR）に結合し，renal outer medullary K^+ チャネル（ROMK）を介した K^+ 流出を抑制するシグナルが産生され，Na^+ の経細胞的および傍細胞的再吸収が抑制される。右図のように，髄質間質のイオン化 Ca^{2+} 濃度を低下させ，Na^+ と Cl^- の再吸収の抑制を取り除くには，間質に Ca の少ない溶液を加えることが必要である。このプロセスは水が維持されるとき（抗利尿時）にも水利尿時にも起こる。抗利尿時には高い間質浸透圧が，管腔膜のアクアポリン（AQP）を発現するセグメントで水を引き込む。バソプレシンは主細胞管腔膜に AQP2 を挿入するので，髄質集合管（MCD）から水が再吸収される。傍髄質ネフロンの細い下行脚は常に AQP1 を発現している（図には示していない）ので，水を再吸収する。水利尿時には，内髄質集合管の残存水透過性を介して髄質間質に水が加えられる（図には示していない）。mTAL：Henle ループの太い上行脚髄質部。

9-17)。この過程は水を保持するとき（抗利尿時）にも水利尿時にも起こる。抗利尿時には間質の浸透圧が高いために，管腔膜に AQP が発現しているセグメントでは，水が再吸収される。バソプレシンの作用により，管腔膜に AQP2 が挿入され，MCD からは水が再吸収される。傍髄質ネフロンの細い下行脚は常に AQP1 が発現しているので，この部位でも水は再吸収される。しかし，水利尿時にはバソプレシン作用はなく，MCD は水に不透過なので，メカニズムは異なる。水利尿時には内髄質集合管の残存水透過性を介して水が再吸収される。この Ca が少ない液体は内髄質の上行性直血管に入り，外髄質に運ばれ，イオン化 Ca^{2+} 濃度が低下する。結果として，mTAL での Na^+ と Cl^- の再吸収抑制作用が取り除かれ，Henle ループ mTAL の管腔液で desalination が起こる。

　CDN はもう 1 つの主要な希釈部位であり，Na^+ と Cl^- の再吸収を促進させることで，水利尿時に電解質濃度の低い尿を最大限に排出することに貢献している。管腔内の尿流速が速いために ENaC が活性化され，このセグメントでの Na^+ 再吸収が増加する。

● **残存水透過性**

　内髄質の水の輸送には 2 つの経路がある。AQP2 を介したバソプレシン反応性システムと残存水透過性と呼ばれるバソプレシン非依存性システムである。残存水透過性によって水が再吸収されるメカニズムは明らかではないが，再吸収される水の量には 2 つの因子が影響している。1 つは，水利尿時における管腔内液と内髄質間質液との間の大きな浸透圧差による駆動力である。2 つ目は腎盂の収縮である。腎盂が収縮するたびに，腎盂内の尿が内髄質に逆流し，内髄質集合管に 2 回目（ないしは 3 回目）に入ったときに，そのうちの一部は，残存水透過性を介して再吸収される。特に，乱流があって拡散や接触時間の延長があるときに起こる。

　量的には，GFR 180 L/日で EABV 正常の健常者の場合，遠位ネフロンに到達する量は 27 L/日であることをすでに計算したことを思い出そう。（バソプレシンが完全に抑制された）水利尿時の成人の最大尿流量は 10〜15 mL/分である。もしこの尿流量が 24 時間続いたら，尿量は 14〜22 L/日となる。それゆえ，水利尿時には 1 日 5 L 以上の水が内髄質集合管の残存水透過性を介して再吸収されている。内髄質集合管で再吸収される水の量は水利尿時（バソプレシンの作用なし）と抗利尿時（バソプレシンの作用あり）で同じである（表 9-5 参照）。いくぶん直感に反しているが，前述したように，内髄質集合管の残存水透過性を介した水再吸収は髄質間質のイオン化 Ca^{2+} 濃度を低下させ，mTAL での Na^+ と Cl^- の再吸収抑制を除去する。それは，先行投資のようなものである。内髄質集合管での水の再吸収は mTAL 管腔内での電解質を含まない水を生成することになり，今度は，より多い自由水の排泄を促すのである。

3. バソプレシン作用がないこと

バソプレシンが作用できないと，遠位ネフロンは水に対して不透過になり，DCT に到達した水の量から内髄質集合管の残存水透過性を介して再吸収された水の量を差し引いたものが尿中に排泄される。水利尿が起こるためには，P_{Na} が低いこととバソプレシン放出の非浸透圧刺激がないことが必要である。

● "危険ではない" 水負荷の貯留

急速な飲水（たとえば，20 mL/kg 体重）は大量の水利尿を引き起こす。しかし，同じ量をゆっくり飲水する（がぶ飲みするのではなく，すすり飲む）と，水利尿はただちには起こらず，大部分は一定時間体内に貯留する。このことは以下のように説明される。急速な飲水と吸収のあとただちに，門脈の P_{Na} がかなり低下し低張な血漿が心臓，最終的には脳に流入し，動脈血の P_{Na} の低下が浸透圧受容体に感知され，バソプレシンの放出が抑制される。水利尿は，この危険な水負荷を排出するために起こるのである。大きな筋肉は，すぐに水を "吸い取り"，静脈 P_{Na} を上昇させるので，動脈血の P_{Na} 低下は上腕静脈の P_{Na} 測定では検出できない（図 9-18）。量的には，脳は心拍出量のかなりの部分（約 20%）を受け取っているが，重量は相対的に少ない。一方，体内の大部分の水は骨格筋にあるが，kg あたりでみると，筋肉への血流は脳への血流の 1/20 に過ぎない（図 9-19）。

一方，この水負荷がゆっくりだと動脈血の P_{Na} の大幅な低下が起こらず，水負荷の大部分は一時的に保持される。運動時には蒸発による熱喪失が起こるために飲水が必要である。運動と飲水は同時には起こらないので，暑い環境における運動（たとえば，旧石器時代の狩猟）の際に汗で失う水を，飲水により予防的にため込む必要性がある。したがって，中等度の量の水（大人なら約 1 L）は，熱消耗のために汗として失うことに備えて，ため込む必要がある(*7)。P_{Na} が 136 mmol/L に向けて低下するにつれバソプレシンの放出は低下し，P_{Na} が 140 mmol/L となるよう，余分な水が排泄される。

*7
蒸発による水喪失：量的分析
- 熱喪失（1 日に約 2,500 kcal の熱を失う）はさまざまなメカニズムで起こる。対流，伝導，放熱，蒸発。
- 皮膚表面から 1 L の水が蒸発すると，500〜600 kcal が失われる。

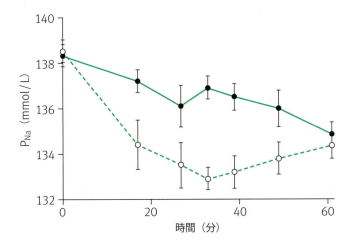

図 9-18 20 mL/kg の飲水の際の動脈血と静脈血の P_{Na} の低下　約 15 分かけて飲水した際の，飲みはじめからの時間（分）を x 軸とし，P_{Na} (mmol/L) を y 軸とする。点線は動脈血 P_{Na} で，実線は上腕静脈血の P_{Na} である。0 分と 60 分を除けば，常に動脈血 P_{Na} は静脈血 P_{Na} を下回っている。

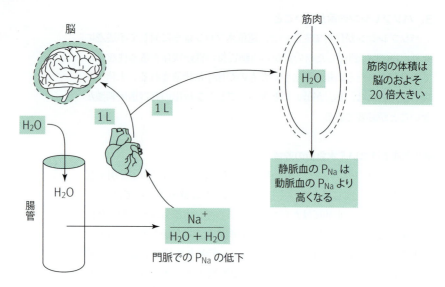

図 9-19 水をがぶ飲みしたすぐ後では，静脈血 P_{Na} が脳細胞浮腫の程度を反映しない理由　急速に飲水すると，水は腸管から吸収され，門脈に入る。水の量が多く，胃からの排泄スピードが速ければ，動脈血 P_{Na} は大幅に低下する。動脈血が脳と骨格筋に運ばれるが，筋肉の体積（水含有量）は脳よりはるかに大きく，安静時には両者の血流は同じ（約 1 L/分）であるので個々の脳細胞は，個々の骨格筋細胞より，初期の浮腫が強い。結果として，平衡に到達するまでは，筋肉の静脈血の P_{Na} は（脳がさらされている）動脈血の P_{Na} よりかなり高くなり，脳浮腫の危険は過小評価される。

濃縮尿の排泄

尿濃縮メカニズムは 2 つの役割を果たす。1 つは，水欠乏があるときに，尿量を最小にすること。もう 1 つは，高張液を大量に投与されたときに，尿中電解質濃度をできるかぎり高くすること。

1. 水が欠乏しているときには水を保持する

腎臓の濃縮過程を説明するときには，主に，水欠乏時の水の保持を中心に説明する。このプロセスの最初のステップは水欠乏を感知することであり，P_{Na} が 140 mmol/L を超えると浸透圧受容体によって感知される。バソプレシン放出を刺激し，皮質と髄質の集合管主細胞の管腔膜に AQP2 チャネルを挿入する。管腔液が AQP2 を発現しているセグメントに流入すると，管腔液の有効浸透圧が周囲の間質液の有効浸透圧とほぼ等しくなるまで，水が再吸収される。最終的には，有効浸透圧の高い尿が少量排泄される。

2. 投与された大量の高張 Na^+ と Cl^- を排泄する

少量の水とともに大量の塩を摂取したときには，この塩はできるかぎり少量の尿とともに排泄されなければならない。P_{Na} が高くなり，バソプレシンが放出される。Na^+ と Cl^- の正のバランスによる EABV の増加は PCT における NaCl と水の再吸収を抑制する。したがって，大量の有効浸透圧物質（Na^+ と Cl^-）が CCD の末端に到達する。CCD 末端を出る管腔液量は，管腔液の浸透圧物質の量と浸透圧によって決まり（バソプレシンが作用しているときは CCD 末端の浸透圧は血漿浸透圧と等しく，約 300 mOsm/kg H_2O である），浸透圧 300 mOsm/kg

H_2O の尿が大量に MCD に流入する。この大量の尿が，たとえば，周囲の間質の浸透圧が 600 mOsm/kg H_2O である MCD の部位に到達すると，水の半分は再吸収され，大量の水が髄質間質に追加される。結果的に，Henle ループの mTAL における Na^+ と Cl^- の再吸収を抑制する髄質間質のインヒビター（おそらくイオン化 Ca^{2+}）はかなり希釈される。mTAL ではより多くの Na^+ と Cl^- が再吸収され，髄質間質の浸透圧は，もとの値まで戻る。したがって，髄質間質の高浸透圧は維持される。大量の Na 利尿と塩による浸透圧利尿が起こるので，尿の有効浸透圧は最高値になるが，尿量は最小にはならない。負荷された NaCl は可能なかぎり高い Na^+ と Cl^- 濃度で排泄されないと，高 Na 血症を発症する。

● 腎の尿濃縮の機序のオーバービュー

腎臓が水を保持して，Na^+ と Cl^- を高張尿として排泄するには 3 つの要素がある。

1. 対向流交換系として機能する特殊な血液供給，直血管の存在。これにより，髄質間質の浸透圧物質の洗い出しを最小限にしている。
2. 遠位ネフロンの後半部における管腔膜への AQP2 水チャネルの挿入。これはバソプレシン作用の結果である。
3. 高い間質浸透圧を生み出すこと。mTAL で水を再吸収せずに，Na^+ と Cl^- が再吸収されることで起きる。

対向流交換系として機能する直血管

髄質を皮髄境界から，乳頭部先端まで下行するにしたがい，間質の溶質濃度が著しく上昇する。この部位へのユニークな血液の供給は，髄質間質からの溶質の"洗い出し"を防いでいる。血流が遅いことに加えて，血管が髄質先端に向かって降りていき（下行脚）折り返し，上に向かっていく（上行脚）ような構造になっており，対向流交換系として機能する。直血管の一部はより浅いレベルで折り返しているが，残りは髄質のより深部で折り返している。血管壁は電解質や尿素に対してきわめて透過性が高い（血管壁の管腔膜には尿素輸送体が発現している）。直血管の上行脚は下行脚の 2 倍存在しており，上行脚は大きな孔（フェネストラ）があり，拡散を促進している。乳頭先端から皮髄境界に上昇するにつれ，直血管の上行脚の管腔内と間質内の溶質濃度は著しく低下する。

バソプレシン作用による AQP2 の挿入

バソプレシン放出の主な刺激は P_{Na} が 140 mmol/L を超えることである（正確な閾値はバソプレシン放出の非浸透圧刺激の存在によって変わる）。

バソプレシンは集合管主細胞の基底側膜に発現する V2 受容体に結合すると，同細胞の管腔膜に AQP2 が挿入され（急性効果），AQP2 が新規合成される（慢性効果）。管腔膜に AQP2 が挿入されると，集合管主細胞の水透過性はきわめて高くなる。このセグメントの管腔内の有効浸透圧が周囲の間質の有効浸透圧と等しくなるまで水が再吸収される。

CDN の管腔液と間質の浸透圧の差は比較的小さいが，この部位では非常に大きな水再吸収の浸透圧駆動力がある（*8）。事実，浸透圧の上

*8
皮質での水再吸収の浸透圧駆動力
- 溶液の 1 mOsm/kg H_2O は 19.3 mmHg の浸透圧を発揮する（簡単に計算するために，約 20 mmHg と考えればよい）。
- 皮質では間質の浸透圧は血漿浸透圧と等しく（簡単に計算するために約 300 mOsm/kg H_2O とする），DCT 前半部に到達する管腔液の浸透圧は約 150 mOsm/kg H_2O である。間質と管腔液の浸透圧差（150 mOsm/kg H_2O）と 20 mmHg/mOsm を掛け合わせると，浸透圧は約 3,000 mmHg となり，心臓が生み出す平均動脈圧の 30 倍である。

*9
皮質集合管で再吸収される水の量
- DCT 前半部に到達する尿量は約 27 L である。
- CCD から流出する尿量は約 5 L である。この計算は，CCD への到達量が約 1,500 mOsm/日（尿素 は 約 1,000 mmol，Na^+ と K^+ と対になる陰イオンは約 500 mmol）であり，バソプレシンが作用していると CCD の終末部での浸透圧が血漿浸透圧と等しくなる（約 300 mOsm/kg H_2O）という事実に基づいている。
- それゆえ，約 22 L の水が CCD で再吸収されている。

昇が皮質では 2〜3 倍で髄質では約 4 倍であっても，集合管で再吸収される水の大半は皮質集合管で再吸収されている（約 22 L，*9 と表 9-5 参照）。バソプレシンが作用していると，大量の水が再吸収され，皮質間質に加えられているが，これは 2 つの理由で危険を引き起こさない。1 つ目に，Henle ループの cTAL と DCT 前半部と CDN で約 3,090 mmol の Na^+ を再吸収していると計算している（表 9-2 参照）が，この水の追加により最終的に等張液になっている。2 つ目に，皮質の血漿流量はきわめて大きい。

外髄質の高い間質浸透圧の生成

水透過性のない mTAL において，水が再吸収されず，Na^+ と Cl^- が再吸収されると，外髄質間質の浸透圧は上昇する。従来の考え方では，mTAL での NaCl の再吸収が，MCD が水に透過性のあるとき（バソプレシンの作用があるとき）に，MCD から水を再吸収するプロセスの最初のステップだと考えられていたが，著者らは別の考え方を支持する。すなわち，最初のステップは MCD での水の再吸収であり，それが，mTAL での Na^+ と Cl^- の再吸収を増強するシグナルを出しはじめるという考え方である（後述の議論を参照のこと）。

● **外髄質での尿濃縮プロセスの制御**

腎髄質で尿を濃縮するプロセスを制御する，2 つの一般的なメカニズムがある。基質駆動型制御と抑制型制御である。カナダの冬の家の暖房の例を用いた 2 つの制御モデルを**図 9-20** に紹介する。

基質駆動型制御

このモデルは，髄質濃縮メカニズムの制御の説明として最も一般的

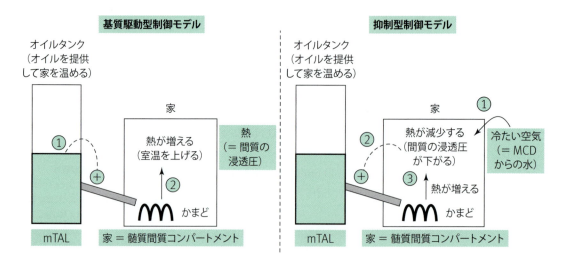

図 9-20 制御メカニズムのモデル 基質駆動型制御モデルを左に，抑制型制御モデルを右に示す。オイルタンクは Henle ループの太い上行脚髄質部（mTAL）を，家は髄質間質を，温度の上昇は髄質間質の浸透圧の上昇を表している。抑制型制御モデルでは，温度計が家の温度（髄質間質の浸透圧）を検出している。もし，温度が上がったら，メッセージを送って，かまどにオイルタンクからオイルを送るのを止めさせる。このメッセージは家の温度が希望の温度以上であるかぎりは続く必要がある。注目すべきは，腎髄質での作用は髄質間質コンパートメントを希釈することだけであり，腎髄質は希釈されると，mTAL への抑制を解除し，組成をすばやく元にもどす反応が起こる。MCD：髄質集合管。

で，制御を受ける主なセグメントはmTALである．最初にmTALにおけるNa$^+$とCl$^-$の吸収が起こり，それにより髄質間質の浸透圧が上昇し，MCDでの水再吸収が駆動される．したがって，mTALはMCDで再吸収される水の量を決めるだけの十分なNa$^+$とCl$^-$を再吸収しなければならない．その場合の疑問は"mTALはどのようにして，事前に，どのくらいのNa$^+$とCl$^-$を再吸収すべきかを知ることができるか"である．たとえば，mTALで過剰にNa$^+$とCl$^-$を再吸収したら，MCDでは過剰な水が再吸収され，尿量が少なくなり，尿沈殿物（最後には石）を形成してしまう．

抑制型制御

このモデルでは，MCDで再吸収される水の量がHenleループにシグナルを送り，定常状態を維持するだけの適切な量のNa$^+$とCl$^-$を再吸収する．この目標を達成するには，mTALでのNa$^+$とCl$^-$再吸収のインヒビターが髄質間質に存在しなければならない．間質により多くの水が加えられれば，その濃度は低下し，このセグメントでのNa$^+$とCl$^-$の再吸収の抑制を除去し，より多くのNa$^+$とCl$^-$が再吸収され，髄質間質に加えられる．インヒビターの候補の1つはイオン化Ca^{2+}である．mTALは基底側膜にイオン化Ca^{2+}の受容体を発現している（*10）．イオン化Ca^{2+}が受容体に結合すると，ROMKを抑制するシグナルが生成され，mTALにおけるNKCC-2を介した，および，傍細胞経路を介したNa$^+$とCl$^-$再吸収を抑制する．イオン化Ca^{2+}濃度が低下するとmTALにおけるNa$^+$とCl$^-$の再吸収が増加する（図9-17）．

● 内髄質における尿濃縮プロセスの制御

尿濃縮において内髄質には2つの機能がある．

1. **水の排泄を誘発しない尿素の排泄**．これが起こるためには尿素は内髄質集合管の管腔液で非有効浸透圧物質でなければならない．
2. **尿が電解質をわずかしか含まなくても，尿量は十分に多い必要がある**．この状況で大量の尿量を得るためには，尿素は内髄質集合管の管腔液で有効浸透圧物質にならなければならない．

尿素と水の保持

尿中で尿素が非有効浸透圧物質になるためには，尿素の濃度が内髄質間質と内髄質集合管管腔で同じである必要がある．これが起こるのはバソプレシンが内髄質集合管管腔膜に尿素輸送体を挿入するときである．管腔内と内髄質の間質内の濃度が等しくなるように，この輸送体は尿素を速やかに輸送する．また，内髄質集合管で尿素と水が再吸収されているとき，髄質間質の有効浸透圧濃度の低下は最小限になるようなメカニズムが必要である．これは，前にも述べたように，水不透過の内髄質のHenleループの細い上行脚におけるNa$^+$とCl$^-$の受動的再吸収によって達成されている．

腎臓内の尿素のリサイクリング：腎臓内の尿素のリサイクリングは重要なたくさんの機能を担っている．1つ目に，尿素が排泄されるときに水の排泄が強制されないという内髄質のきわめて重要な機能がある．2

---

*10
イオン化Ca^{2+}に関連したシグナル

- 受容体は結合するリガンドの濃度を"見て"いるとよくいわれるが，Ca-SRの場合，専門的には正しくない．イオンに注目するときには，濃度ではなく活性を考えるべきである．なぜなら溶液中のイオンの活性は濃度と必ずしも同じではなく，溶液中の他のイオン濃度に依存しているからである．Ca^{2+}のような2価のイオンでは特にいえることである．
- 腎臓髄質間質では電解質の高い濃度がイオン強度を増強し，同じ濃度でも，イオン化Ca^{2+}の活性を低下させる．

つ目に，内髄質での尿素と水の再吸収は内髄質間質の Na^+ と Cl^- 濃度を低下させるので，Henle ループの細い上行脚で Na^+ と Cl^- が受動的に再吸収される．これにより，外髄質深部の mTAL での Na^+ と Cl^- の能動的な再吸収の必要性が減じられる（Part D 参照）．3 つ目に，このプロセスは K^+ の排泄を促す．詳細は第 13 章で述べる．

● プロセス

話を簡単にするために，内髄質集合管の尿素の再吸収について，まず述べる（図 9-21）．この吸収には，内髄質集合管細胞の管腔膜に尿素輸送体が発現していることと，尿素濃度が内髄質集合管管腔液の方が内髄質の間質液より高いことが必要である．バソプレシンはリン酸化を起こし，尿素輸送体 UT–A1 と UT–A3 を内髄質集合管細胞の管腔膜に挿入する．内髄質集合管の管腔内液の尿素濃度が高いのは，内髄質集合管の上流のすべてのセグメントが尿素に不透過だが，バソプレシンが主細胞管腔膜に AQP2 を挿入しているときには水透過性が高いので，DCT 前半部に到達する水のほとんどが CCD と MCD で再吸収されるからである．内髄質集合管に到達する管腔内液の尿素濃度は 600 mmol／L 以上にまで上昇する．

内髄質集合管で再吸収された尿素のほとんどは，UT–A2 を発現し，尿素透過性のある上行性直血管を介して内髄質から排出される．ほとんどの尿素は，いったん外髄質の深部で，外髄質深部で折り返す表層皮質ネフロンの Henle ループの細い下行脚の管腔内に入る．同部位は UT–A2 を発現しており，Henle ループの細い下行脚管腔液より間質の方が

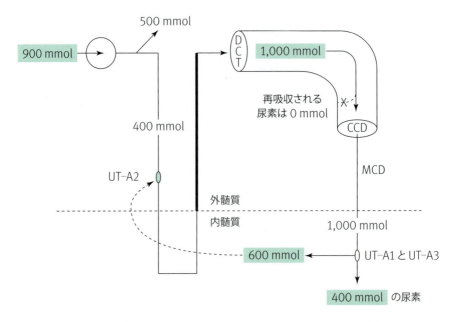

図 9-21　**腎内尿素リサイクリング**　バソプレシンはリン酸化して内髄質集合管（MCD）細胞の管腔膜に尿素輸送体 UT–A1 と UT–A3 を挿入する．内髄質集合管で再吸収された尿素の大半は UT–A2 を発現する上行性直血管を介して内髄質から出ていく．この尿素の多くは外髄質深部で折り返す表層皮質ネフロンの Henle ループの細い下行脚（UT–A2 を発現している）の管腔内液に入る．これは遠位曲尿細管（DCT）前半部に到達する尿素量を増やす．GFR 180 L／日で，血漿尿素濃度 5 mmol／L の成人にあてはめると，1 日約 1,000 mmol の尿素が DCT の前半部に流入する．典型的な西洋食をとっている成人は 1 日約 400 mmol の尿素を排泄しているので，約 600 mmol の尿素が DCT の下流で再吸収され，DCT にリサイクルされている．CCD：皮質集合管．

尿素濃度が高い。これによって，DCT前半部へ到達する尿素量を増やすことができる。

◉量的問題

リサイクルしている尿素量を推定するには，DCT前半部に流入する尿素量と一定時間に尿中に排泄される尿素量を推定することが必要である。DCT前半部に流入する尿素量はヒトでは測定できないので，ラットにおけるDCT前半部のマイクロパンクチャーを用いた研究のデータを利用する。この研究ではDCT前半部に流入する尿素量は濾過された尿素量の1.1倍であった。GFR 180 L/日，血漿尿素濃度5 mmol/Lのヒトにあてはめると，尿素の濾過量は5 mmol/L × 180 L/日 = 900 mmol/日であり，DCT前半部に流入する尿素量は約1,000 mmol/日と推定するのが合理的である。典型的な西洋食をとっている人は1日約400 mmolの尿素を排泄するので，リサイクルしている尿素量は約600 mmol/日と考えられる（*11）。

尿の電解質が少ないときに乏尿を避ける

水の欠乏があるときには水を保持しなければならない。一方，尿量は尿中の可溶性の低い成分の沈殿や腎結石のリスクを下げる程度の量は確保しなければならない（**表9-7**）。バソプレシンが作用しているときに十分な量の尿を確保するには，尿中の有効浸透圧物質数を増加させる必要がある。

ラットの実験データによると，排泄される電解質が少なく，バソプレシンが作用しているときには，内髄質は尿素に対する十分な透過性がない。したがって，このような状況では尿素は内髄質集合管では有効浸透圧物質となり，水を排泄する作用をもつ。

長期飢餓では，尿中には通常の有効浸透圧物質（Na^+とK^+）がなく，尿素も少ない。それゆえ，尿量を確保し沈殿物ができないようにするために，尿中に新しい有効浸透圧物質が必要である。そのために，尿中の有効浸透圧物質であるアンモニア（NH_4^+）とβヒドロキシ酪酸イオンが排泄される。尿素分子は2つの窒素をもっており，2 mmolのNH_4^+は2 mmolのβヒドロキシ酪酸イオンとともに排泄されるので，窒素老廃物をNH_4^+塩として排泄すると，尿素として排泄するときの4倍の浸透圧となる。

*11
腎内リサイクル尿素の量的推定
● この計算では，上行性直血管経由で髄質から排出される比較的少量の尿素は考慮に入れていない。

表9-7　尿流量がシュウ酸Caの沈降物の形成に与える影響

尿流量 (mL/分)	Ca^{2+} (mmol/L)	シュウ酸塩 (mmol/L)	Ca^{2+}×シュウ酸塩
1.2	X	Y	XY
0.6	2X	2Y	4XY
0.3	4X	4Y	16XY

理解しやすいように，1.2 mL/分の尿量のときのCa^{2+}とシュウ酸塩の濃度をそれぞれ，XとY mmol/Lとする。これらのイオンの排泄率が一定とした場合，尿量が半分の0.6 mL/分，さらに0.3 mL/分に減少すると，イオン積はそれぞれ4倍，16倍と上昇する。Caを含む結石の生成リスクを減らすためには尿量がわずかに増えるだけでよい。

> **質問**
>
> 9-4 バソプレシン作用時の最大尿浸透圧が 600 mOsm/kg H₂O の 2 人の患者がいる。1 人は鎌状赤血球貧血と乳頭壊死があり，もう 1 人は外髄質に異常があるが，乳頭は正常であった。両者は同じ食事をして，尿は 900 mOsm/日（尿の浸透圧物質の半分は尿素，半分は電解質）であった。なぜ，最小尿量は同じにならないのか？

Part D
統合生理

腎髄質の統合生理

Henle ループの細い下行脚（DtL）の大部分には AQP1 が発現していない

近年の研究によれば，表層皮質ネフロン（すべてのネフロンの約 85％で，内髄質に入らないネフロン）の DtL には AQP1 は発現していない。その結果，このネフロンの Henle ループ全体は水に不透過である。この知見は生理学的に多くの示唆に富んでいる。

1. PCT では GFR の 5/6 が再吸収される

先に述べたように，DCT 前半部の管腔液の $(TF/P)_{inulin}$ により，表層皮質ネフロンの Henle ループに流入する量が明らかになった。この値は約 6 であり，GFR の約 5/6（以前考えられていた 2/3 ではない）が PCT で再吸収されている。量的には 180 L/日の GFR のうち 1 日 150 L（120 L ではない）が PCT で再吸収される。したがって，GFR の大部分が PCT における Na^+（と水）の再吸収を調整する因子の対象となる。それに加えて，Henle ループに流入するイオン化 Ca^{2+} はかなり少ない。腎髄質間質への Ca 塩蓄積（腎石灰沈着症）や Ca 含有腎結石形成のリスクを考えるときに，この重要性が明かになる。

2. 水欠乏時は，Henle ループでの Na^+ と Cl^- の再吸収の抑制シグナルは MCD で再吸収される水の量のみの影響を受ける

大部分のネフロンの DtL に AQP1 は発現していないことが mTAL での Na^+ と Cl^- の再吸収の抑制的制御を改良している。なぜなら，DtL での大量の水の追加があると，MCD での水の再吸収量の効果があいまいになってしまうからである。

3. 表層皮質ネフロンの DtL での Na^+ と Cl^- 濃度上昇は水の再吸収ではなく Na^+ と Cl^- が加えられることによって起こる

mTAL に到達する管腔内液の Na^+ 濃度は，高い髄質間質の Na^+ 濃度に抗して，起電性の傍細胞 Na^+ 再吸収（このセグメントでの Na^+ 再吸収の 50％に相当する）が起こるために，高くなければいけない。表層皮質ネフロンの DtL は水不透過であるので，管腔内 Na^+ 濃度の上昇は水の再吸収ではなく，Na^+ の追加で起こる。この Na^+ の追加には mTAL での Na^+ の再吸収が必要である（要するに Na^+ のリサイクリングである）。これがおこなわれるのが腎臓の中でも血流量が少なく，ヘマトクリットも低く，酸素の供給が不安定な場所のため，一見したところ問題であるように思われるかもしれない。しかし，次のセクションで述べるように，Na^+ の再吸収のほとんどが外髄質の外側で起こり，その部位は，外髄質の内側に比べれば酸素供給はよい。

腎髄質の危険を最小限にとどめる

腎髄質の機能を維持しながら，尿濃縮がおこなわれなければならない。特に腎髄質の深部では，2 つの重要な危険がある。1 つ目は，ネフロン管腔（腎結石）と間質（腎石灰沈着症）に Ca 塩の沈殿物が形成されるリスクがある。2 つ目に，この領域は酸素供給がわずかであるため，低酸素血症が進行するリスクがある。

● 腎髄質の深部における Ca 塩の沈殿を防ぐ

イオン化 Ca^{2+} と沈殿を作りやすい陰イオンが 2 つある。すなわち，2 価のリン酸塩（HPO_4^{2-}）と炭酸塩（CO_3^{2-}）である。溶液中の HPO_4^{2-} と CO_3^{2-} の濃度は pH がアルカリになると上昇する。HPO_4^{2-} と Ca^{2+} が沈殿を形成する pH は P_K（約 6.8）に近いが，CO_3^{2-} と Ca^{2+} が沈殿を形成する pH はそれより高い。表層皮質ネフロンの DtL とは対照的に，傍髄質ネフロンの DtL の管腔膜には AQP1 が発現している。水が除かれたときは溶液中の全溶質濃度が上昇する。イオン化 Ca^{2+} と HPO_4^{2-}，またはイオン化 Ca^{2+} と CO_3^{2-} のイオン積が溶解度積（K_{sp}）を超えると，腎髄質の深部の管腔内では沈殿物が生成される。

謎 1

管腔内 pH 高値は $CaHPO_4$ と $CaCO_3$ 沈殿物形成の主なリスク因子である。傍髄質ネフロンと表層皮質ネフロンの PCT での $NaHCO_3$ の再吸収が同じだと，$CaHPO_4$ と $CaCO_3$ の沈殿物形成の大きなリスクがあるのは傍髄質ネフロン管腔内である。

餌を与えられたラットの PCT のマイクロパンクチャー研究では，管腔液の pH は 7.4 よりずっと低かった。PCT 終末部の pH が 7.1 だとすると，管腔内液の HCO_3^- は約 12 mmol/L となる。表層皮質ネフロンの GFR のわずか 1/6，つまり 26 L/日が Henle ループに流入する（表 9-3 参照）ので，PCT 管腔内の HCO_3^- 濃度が 12 mmol/L だとすると，312 mmol/日の HCO_3^- が PCT での再吸収を免れている。表層皮質ネフロンは全体のネフロンの約 85％なので，150 L/日の

GFRを受け取り，約3,750 mmol/日のHCO_3^-が濾過される。したがって，このネフロンでのPCTから流出するHCO_3^-濃度が約12 mmol/Lになるためには，濾過されたHCO_3^-の90％以上が再吸収されているはずである。

傍髄質ネフロンのDtLの管腔膜にはAQP1が発現しており，髄質間質の高い浸透圧領域を通るときに，水が再吸収される。量的に見ると，間質浸透圧が，300から900 mOsm/kg H_2Oに上昇するにつれ，管腔液の2/3が再吸収される。それゆえ，900 mOsm/kg H_2Oレベルでは管腔液のHCO_3^-濃度は3倍高く（36 mmol/L），間質P_{CO_2}が40 mmHgであれば，pHは7.65となる。腎乳頭では水が再吸収されるにしたがい，髄質間質の浸透圧は，1,200 mOsm/kg H_2Oに達するので，腎乳頭へと下降していく傍髄質ネフロンのHenleループの屈曲部におけるHCO_3^-濃度とpHはさらに高くなる。このような高いpHでは，HPO_4^{2-}やCO_3^{2-}とCa^{2+}のイオン積は，$CaHPO_4$や$CaCO_3$のK_{sp}を超える。

●謎1の答え

実際にはこれらのCa塩の沈殿はそれほど起こっていないので，傍髄質ネフロンのPCTでは実際にはもっと多くのHCO_3^-が再吸収されていると考えられる。900 mOsm/kg H_2Oレベルでの傍髄質ネフロンのDtL内に残っている管腔液量は約1.5 L（表9-3参照）であり，管腔内液pHが7.1（HCO_3^-濃度12 mmol/L）であるので，管腔内のHCO_3^-量はわずか18 mmolである。傍髄質ネフロンは全体のネフロンの15％であり，GFR 27 L/日を受け取っているので，濾過されるHCO_3^-は約675 mmol/日（27 L × 25 mmol）である。したがって，濾過されたHCO_3^-の97％が，傍髄質ネフロンのPCTで再吸収されている。

DtLの管腔内での高いpHを避けられることに加え，傍髄質ネフロンのPCTで多くのHCO_3^-が再吸収されることによって，Henleループ屈曲部の管腔内液のイオン化Ca^{2+}量が減少する。その詳細な機序は下記のとおりである。PCTでNa^+とHCO_3^-が再吸収されるときに，水も再吸収される。その結果，管腔内液のCl^-濃度が上昇し，傍細胞再吸収の駆動力が大きくなり，Cl^-が再吸収されることで，管腔内がわずかに正の電位となる。これにより，今度は，Na^+の傍細胞経路による再吸収が促進される。NaCl（と水）の再吸収の増加が管腔内のイオン化Ca^{2+}濃度を上昇させ，傍細胞経路による再吸収を促進する。それゆえ，傍髄質ネフロンのDtLへ流入するイオン化Ca^{2+}量が減少するのである。

謎2

900 mOsm/kg H_2Oレベルでは管腔内液のCa^{2+}とHPO_4^{2-}のイオン積は高いので，別の防御機構がなければ，$CaHPO_4$が沈殿する。腎乳頭に達する傍髄質ネフロンのHenleループの折り返し部はさらに沈殿のリスクが高い。腎乳頭は，髄質間質の浸透圧が1,200 mOsm/kg H_2Oに達し，イオン化Ca^{2+}，HPO_4^{2-}，CO_3^{2-}濃度もかなり高い。

◉謎2の答え
　管腔内にはCaHPO₄の沈殿形成のリスクを小さくするなんらかの化合物またはイオンが存在するはずである．著者らは，髄質のより深部の髄質間質と管腔内のCaHPO₄とCaCO₃沈殿形成のリスクを最小にするには，PCTとmTALでのCa^{2+}とMg^{2+}のハンドリングが異なっていることが重要であると推測している．

◉Ca塩の沈殿のリスクを最小限にする：Mgの役割
　Mg^{2+}がHPO_4^{2-}とCO_3^{2-}と複合体を作るときのK_{sp}は，Ca塩と比べ少なくとも3桁大きいので，Mg^{2+}は沈殿形成のリスクを低下させている．

　血漿Mg^{2+}の約40％がアルブミンに結合しているので，血漿のイオン化Ca^{2+}濃度はイオン化Mg^{2+}濃度より2倍以上高い（それぞれ，約1.1，約0.5 mmol/L）．しかし，Henleループの管腔内液が内髄質に到達するときにはMg^{2+}濃度はCa^{2+}濃度より高くなる．これは，濾過されたイオン化Ca^{2+}のほとんどがPCTで再吸収されるが，濾過されたイオン化Mg^{2+}はわずかしか再吸収されないからである．傍髄質ネフロンはGFRの27 Lを受け取り，濾過されたイオン化Ca^{2+}は約27 mmol，Mg^{2+}は約13.5 mmolである．PCTで再吸収されるのは，濾過されたイオン化Ca^{2+}の約70％，濾過されたイオン化Mg^{2+}の20％であるので，PCTから流出するイオン化Ca^{2+}は8.9 mmol，Mg^{2+}は10.8 mmolとなる．PCTでGFRの約83％が再吸収されるので，傍髄質ネフロンのPCTを流出するのは4.5 Lである．傍髄質ネフロンは900 mOsm/kg H_2Oレベルまで髄質を下るので，管腔内液は約1.5 Lが残る．したがって，イオン化Ca^{2+}濃度は約5.9 mmol/L，イオン化Mg^{2+}濃度は約7.2 mmol/Lまで上昇する．前に述べたように，傍髄質ネフロンのPCTではより多くのイオン化Ca^{2+}が再吸収される．

　外髄質内帯でMg^{2+}がより多く再吸収されるもう1つの利点がある．MCDではH^+-K^+-ATPaseによりK^+が再吸収され，それに引き続いて外髄質内帯の間質液にHCO_3^-が加えられる．これにより，同部位でのCO_3^{2-}濃度が上昇する．mTALでイオン化Ca^{2+}が再吸収されるが，間質のイオン化Mg^{2+}濃度が高いことは髄質間質での$CaCO_3$の沈殿の可能性を少なくする．mTALで大量のイオン化Mg^{2+}が再吸収された後では，同部位で分泌されるTamm Horsfall糖タンパク質が管腔液でのCaHPO₄の沈殿を防いでいる．

● 外髄質内帯における仕事を最小化する
　外髄質内帯の血流量は，電解質（主にNa^+とCl^-）の能動的輸送に必要な酸素を供給するのに十分多くなければならない．一方，再吸収した浸透圧物質の洗い流しを防ぎ髄質間質の高い浸透圧を保つためには血流量は少なくなければならない．髄質に供給される血液のヘマトクリットは低い．これは血液の粘度を下げることで血流量を改善するが，酸素運搬能力を下げ，外髄質深部への酸素供給が少なくなる．この深部への酸素供給を阻害するもう1つの因子がある．対向流交換系の特性による，髄質のより表層における下行性直血管から上行性直血管への酸素の

シャントである。

謎3

Na^+とCl^-の必要量を能動輸送するには髄質深部へ供給される酸素は十分ではない。解糖により酸素消費なしにATPが再生されるが、有用な戦略とはいえない。理由の1つ目は、ブドウ糖の供給量が少ないことである。2つ目は、解糖によって生じるH^+が局所に大きな障害を起こすことである。

●謎3の答え

内髄質でのNa^+とCl^-の受動的再吸収によって、酸素供給が限られている外髄質内帯でのmTALにおけるNa^+とCl^-の能動的再吸収の必要性が減る。この内髄質でのNa^+とCl^-の受動的再吸収のためには、内髄質の間質のNa^+とCl^-の濃度が低い必要がある。尿素リサイクリングのプロセスの中で、尿素さらには水を内髄質間質に加えることでそれは達成される。水を加えると間質のNa^+とCl^-濃度が低下し、Na^+とCl^-に透過性があるが水に不透過なAtLから間質へのNa^+とCl^-の受動的再吸収の駆動力が生まれる。

内髄質のAtLからどのくらいのNa^+が再吸収されているかを量的に解析するために、まず、内髄質の間質にどのくらいの水が加えられているのかを推定してみる（表9-6参照）。内髄質の間質に加えられる水の起源には3つある。1つ目に、0.5 Lの水が600 mmolの尿素とともに間質に加えられ、浸透圧が1,200 mOsm/kg H_2Oとなる。2つ目に、内髄質の間質の浸透圧が900 mOsm/kg H_2Oから1,200 mOsm/kg H_2Oに上がるにつれ、傍髄質ネフロンのDtLで1/4量の水が再吸収される。1.5 Lが流入するので約0.4 Lが再吸収される。しかし、Henleループは内髄質のさまざまなレベルで折り返すので、すべてのDtLが1,200 mOsm/kg H_2Oレベルに達するわけではない。したがって、この数字は下方修正する必要がある。単純化のため、このネフロンのHenleループの半分の折り返しが900 mOsm/kg H_2Oと1,200 mOsm/kg H_2Oの中間点(1,050 mOsm/kg H_2O)の上にあり、残り半分の折り返しが中間点の下にあると仮定する。そう仮定すると、0.2 Lの水が、DtLから内髄質間質に加えられる。3つ目に、内髄質の間質の浸透圧が900 mOsm/kg H_2Oから1,200 mOsm/kg H_2Oに上がるにつれ、内髄質集合管へ流入する1/4量が再吸収される（1.7 Lのうちの0.4 L、表9-5参照）。それゆえ、内髄質の間質には総計約1.1 Lの水が追加される。

内髄質間質の浸透圧を1,200 mOsm/kg H_2Oに保つためには、1.1 Lの水に1,300 mOsmが加えられる必要がある。尿素リサイクリングのプロセスで内髄質間質には600 mmolが加えられているので、360 mmolのNa^+（と360 mmolのCl^-）がAtLの受動輸送により追加される必要がある。

このプロセスにおける量的重要性を理解するために、次の計算を考えてほしい。1日約7.4 Lの液体が、上行性直血管を介して髄質から出ていく血液に加えられる。これは外髄質のMCDから再吸収される3.3 L/日と外髄質の傍髄質ネフロンのDtL（AQP1が発現している）

から再吸収される 3 L/日と，内髄質間質に加えられる 1.1 L/日の合計である（表 9-3，9-5，9-6 参照）。上行性直血管を介して腎髄質を出ていく液体は，下行性直血管を介して髄質に入ってきた液体（約 150 mmol/L）と，同じ Na^+/H_2O 比をもっていなければいけないので，7.4 L の水には約 1,110 mmol の Na^+ が追加される必要がある。したがって，上行性直血管に入る液体の Na^+ 濃度を 150 mmol/L にするために，AtL における Na^+ の受動的再吸収は髄質における Na^+ の再吸収の総量の 30 %（360/1,110）に相当する。

内髄質での高い尿素濃度を維持するには仕事が必要である。これには，内髄質より上流のセグメントにおいて Na^+ と Cl^- の能動的再吸収，そのために尿素を伴わない水の再吸収が必要である。しかし，この仕事は豊富な酸素供給のある腎皮質や皮質近くの髄質で起こっている。

謎 4

濃縮が起こるには，Henle ループの折り返し部における高い Na^+ 濃度が必要である。表層皮質ネフロンの DtL には AQP1 が発現していないので，大部分のネフロンの DtL における Na^+ と Cl^- 濃度の上昇は，水の再吸収によるものではなく，Na^+ と Cl^- の追加による。Na^+ が追加されるために mTAL からの Na^+ の能動的再吸収が増加する必要がある。

●謎 4 の答え

mTAL のこの場所におけるエネルギー需要に対処する 1 つの戦略は，酸素供給が不安定な外髄質内帯で，Na^+ の能動的再吸収をなるべく起こさないことである。量的解析によって，このことを示したい。

この解析をおこなうために，次の仮定をしてみる。表層皮質ネフロンは全体のネフロンの 85 % なので，GFR の 85 %（150 L/日）を受け取る。さらに，GFR の 5/6（127 L）が PCT で再吸収され，26 L が DtL に流入する。DtL は腎髄質のさまざまなレベルで折り曲がるので，そのうち 75 % が 300〜600 mOsm/kg H_2O の領域で折り曲がり，残りの 25 % が 600〜900 mOsm/kg H_2O 領域で折り曲がる。簡単にするために，Na^+ を追加するのは，それぞれの領域の中間点（450 mOsm/kg H_2O レベルと 750 mOsm/kg H_2O レベル）として計算する（**表 9-8**）。

先ほど計算したように，Henle ループ管腔内液の Na^+ 濃度は 145 mmol/L である。髄質間質の 450 mOsm/kg H_2O レベルの Na^+ 濃度は 225 mmol/L なので，総計 2,080 mmol の Na^+〔26 L ×

話を簡単にするため，リサイクルで拡散する Na^+ 量を髄質間質の浸透圧 300〜600 mOsm/kg H_2O レベルの中間点（450 mOsm/kg H_2O レベル）と浸透圧 600〜900 mOsm/kg H_2O レベルの中間点（750 mOsm/kg H_2O レベル）で計算した。腎髄質の浸透圧 600〜900 mOsm/kg H_2O レベルで折り返す細い下行脚は 25 % と考えられる。合計 2,570 mmol の Na^+ が Henle ループの太い上行脚髄質部（mTAL）と表層皮質ネフロンの細い下行脚（DtL）の間でリサイクルしている。

表 9-8 mTAL から DtL にリサイクルで拡散する Na^+ 量の計算

	流入量 (L)	流入する [Na^+] (mmol/L)	髄質間質の [Na^+] (mmol/L)	[Na^+] の差 (mmol/L)	リサイクルで拡散する Na^+ 量
髄質間質の 450 mOsm/kg H_2O レベル	26	145	225	80	2,080 [26 × 80]
髄質間質の 750 mOsm/kg H_2O レベル	6.5	300	375	75	490 [6.5 × 75]

80 mmol/L〔225 − 145 mmol/L〕〕が髄質間質から DtL 管腔に拡散する。

わずか 6.5 L（26 L の 25％）が外髄質内帯の 600〜900 mOsm/kg H_2O の領域に達すると考えられる。髄質間質の 750 mOsm/kg H_2O レベルにおける Na^+ 濃度は 375 mmol/L であり，管腔液の Na^+ 濃度は 300 mmol/L（600 mOsm/kg H_2O レベルに到達するすべての DtL の Na^+ 濃度は 300 mmol/L である）なので，総計 490 mmol の Na^+〔6.5 L × 75 mmol/L（375 − 300 mmol/L）〕が髄質間質から DtL 管腔に拡散する。したがって，リサイクルする Na^+ 量の合計は 2,570 mmol/日であり，外髄質内帯で起こっているのは 20％未満である。

腎髄質への酸素供給が減ると，最大尿浸透圧は明らかに低下する。これは，最初，Na^+ のリサイクリングが減少することにより，髄質の仕事を減らす方策の 1 つである。尿浸透圧の低下には低酸素状態の腎髄質からバソプレシン分解酵素が放出されることも関係する。これは，バソプレシンを分解し，血管収縮作用を低減し，腎髄質への血流量を増加させるというメリットもある。

症例の解説

症例 9-1：けいれん後の P_{Na} の上昇
● 患者の P_{Na} が急激に上昇した理由は何か？

P_{Na} の上昇を説明できるような Na^+ 量の増加はなかったので，ECF からの水の喪失が原因である。しかし，水を失う場所もなく，水の投与なしに高 Na 血症が軽快している。それゆえ，ECF からの水の喪失で最も考えられるのは，細胞内または消化管への水のシフトである。直近にけいれんがあったことから，最も考えられるのは水が骨格筋に移動したことである。この移動の駆動力は骨格筋の有効浸透圧物質数の増加である。ホスホクレアチン$^{2-}$ がクレアチンと無機リン酸（HPO_4^{2-}）に分解されることで，有効浸透圧物質数が上昇したのである。加えて，巨大分子グリコーゲンが L-乳酸という多数の小分子に分解され，新しい浸透圧物質を生み出すが，これが起きるのは，H^+ が HCO_3^- と反応しないときだけである。もし反応が起きると，浸透圧物質数は増加しない（L-乳酸$^-$ が細胞内の HCO_3^- にとってかわるだけ）。逆に，H^+ の一部が細胞内のタンパク質と結合すると，筋細胞内で，L-乳酸$^-$ という形で，浸透圧物質数が増えることになる。けいれんのときは筋肉の活動も激しく，CO_2 の産生も多く，血流が十分でないので，組織 P_{CO_2} が高いため，H^+ は HCO_3^- と反応するより，タンパク質に結合しやすい（図 9-22）。

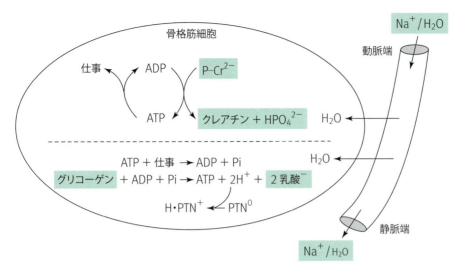

図 9-22　けいれんによる P_{Na} の上昇　楕円は骨格筋細胞である．けいれん中，ホスホクレアチン（$P-Cr^{2-}$）はクレアチンと無機リン酸（HPO_4^{2-}）に変換され（水平の点線の上部分），グリコーゲンは多数のL-乳酸分子に変換される．それぞれのプロセスにおいて，基質より多くの分子が産生される．L-乳酸に関しては，CO_2 の大量産生と遅い血流のため，組織 P_{CO_2} が高く，多くの H^+ は細胞内 HCO_3^- を中和するかわりにタンパク質に結合する．この粒子数の増加は毛細血管から細胞に水を引き寄せ，毛細血管 P_{Na} が上昇し，その結果静脈 P_{Na} が上昇する．ADP：アデノシン二リン酸，ATP：アデノシン三リン酸，$H \cdot PTN^+$：H^+ が結合したタンパク質，PTN^0：H^+ が結合していないタンパク質．

質問の解説

9-1　高張食塩液は急性低 Na 血症患者の脳細胞の容積を減少させる治療である．高張食塩液が脳ヘルニアのリスクを減少させる主な作用は何か？

　　P_{Na} が低いと，脳細胞は膨張する．脳細胞は頭蓋容積の 2/3 を占め，少量の液を間質腔から脳脊髄液に排出しているので，（脳細胞が膨張し続けると）頭蓋内圧が上昇するタイミングが訪れる．したがって，治療は頭蓋から水を取り除くことを目指す（単に脳の ICF から ECF に水を移動させることではない）．脳の毛細血管はタイトジャンクション（血液脳関門という）を形成するので，急速に投与すると高張食塩液はアルブミンのように作用し，水が脳から毛細血管に移動するのは，逆方向に Na^+ が毛細血管から脳へと移動するより速い．高張食塩液をボーラス投与するという緊急治療の後で，水の負のバランスを作り出す治療をおこなう必要がある．

9-2　アルブミンに対する毛細血管壁の透過性が増加したとき，ICF 量に急激に起こることは何か？

　　P_{Na} に変化がないので ICF 量には変化が起こらない．血管内容量が減少し，間質液量が増加する．

9-3 等張食塩液，1/2等張食塩液，300 mmol/Lの食塩液，5%デキストロース液（D_5W）を1L輸液したときに，それぞれ，どのように分布するか？ 50 kgの健常人（輸液前の体液量は30 L）のP_{Na}はどのように変化するか？

　分布する量は表のとおりになる。計算の最初のステップでは，溶液に含まれる電解質量を集めると，どのくらいの等張食塩液ができるかを考える。次のステップでは，等張食塩液を取り除いたとき，どのくらいの自由水が残るか，または，どのくらいNa^+が残るかを決定する。自由水がある場合は，自由水はもともとのコンパートメントの比率にしたがって，分布する。一方，過剰なNa^+がある場合は，それはECFにとどまり，等張食塩液になるまでICFから水を移動させる。投与されたブドウ糖はCO_2とH_2Oに代謝されるか，貯蔵化合物に変換される。どちらの場合も，ブドウ糖が代謝されたあとは，水はもともとのコンパートメントの比率にしたがって分布する。（*12に，300 mmol NaClを水1Lとともに投与した場合の計算を示した）

溶液（1 L）	ECF量の変化	ICF量の変化	投与後のP_{Na}
等張食塩液	＋1.0 L	0 L	140
1/2等張食塩液	＋0.67 L	＋0.33 L	138
300 mmol/L食塩液	＋1.70 L	－0.7 L	145
D_5W	＋0.33 L	＋0.67 L	136

9-4 バソプレシン作用時の最大尿浸透圧が600 mOsm/kg H_2Oの2人の患者がいる。1人は鎌状赤血球貧血と乳頭壊死があり，もう1人は外髄質に異常があるが，乳頭は正常であった。両者は同じ食事をして，尿は900 mOsm/日（尿の浸透圧物質の半分は尿素，半分は電解質）であった。なぜ，最小尿量は同じにならないのか？

　バソプレシン作用時の尿量に影響する2つの因子がある。内髄質集合管管腔内の有効浸透圧物質数と髄質間質内液の有効浸透圧である。これらの因子の重要性を理解するために，まず，鎌状赤血球貧血患者を考えてみる。この疾患では，内髄質に下降する血管が鎌状赤血球によって閉塞する。その結果，腎乳頭の壊死が起こる。内髄質集合管はバソプレシンが尿素輸送体を挿入する部位なので，この患者では，バソプレシンが作用しているとき，十分に内髄質集合管で尿素が再吸収できない。したがって，この状況では尿素は有効浸透圧物質になり，水の排出を促す。加えて，尿素が内髄質集合管の等張液として再吸収できないと，Henleループの太い上行脚でのNa^+とCl^-の受動的な再吸収を抑制する。その結果，髄質間質の最大浸透圧は約750 mOsm/kg H_2Oとなる。この患者では尿の最大浸透圧が600 mOsm/kg H_2Oであり，1日の浸透圧物質排泄量が900

---

*12
体重50 kgの人にNaCl 300 mmolと水1 Lを投与した場合

- NaCl 300 mmolを投与する前の体液量は30 Lで，ECF量10 L，ICF量20 Lである。
- 投与された浸透圧物質量は600 mOsm（1 Lあたり2×300 mmol NaCl）。
- ICFとECFの浸透圧は等しいので，有効浸透圧の総数は，
  $2 P_{Na} + P_{Glucose}$ (mmol/L)
  （285 mOsm/kg H_2O）×総体液量
  （30 L）＝8,550 mOsmである。
- 600 mOsmを投与すると，浸透圧物質数は9,150 mOsmとなり，総体液量は31 Lになる。投与後の浸透圧は295 mOsm/kg H_2O（9,150 mOsm÷31 L）となる。
- ICFの浸透圧物質数は変わらない（20 L×285 mOsm/kg H_2O＝5,700 mOsm）。したがって，投与後のICF量は19.3 L（5,700 mOsm÷295 mOsm/kg H_2O）である。
- ECFの浸透圧物質数は2,850 mOsmである。600 mOsmのNaClを投与すると，ECFの浸透圧物質数は3,450 mOsmとなる。浸透圧は295 mOsm/kg H_2Oなので，投与後のECF量は11.7 Lとなる。
- 投与前のECFのNa^+量は1,400 mOsm（140 mmol/L×10 L）であった。ECFに300 mmolのNa^+が投与されたので，投与後のECFのNa^+量は1,700 mmolとなり，P_{Na}は145 mmol/L（1,700 mmol÷11.7 L）となる。

mOsmである（すべては有効浸透圧物質）ので，最小尿量は約1.5 L/日となる．

　2人目の患者は同じ尿浸透圧物質排泄量900 mOsm/日（尿の浸透圧物質の半分は尿素，半分は電解質）という数字にもかかわらず，同様に最大尿浸透圧が600 mOsm/kg H_2O で，腎乳頭に問題はない．バソプレシンが作用すると尿素輸送体が内髄質集合管に発現し，内髄質集合管と乳頭間質の尿素濃度が等しくなる．この状況では尿素は有効浸透圧物質ではないので，有効浸透圧物質排泄量は1日900 mOsmの半分の450 mOsm/日である．その結果，1日の尿量は0.75 Lになり，鎌状赤血球と乳頭壊死がある患者と同じ浸透圧物質排泄量と最大尿浸透圧にもかかわらず，半分の尿量である．

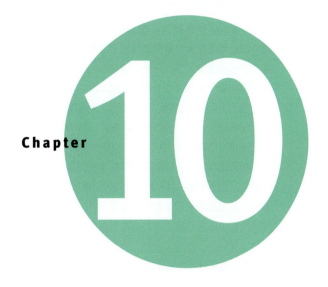

Chapter 10

低 Na 血症

	イントロダクション	268
	本章のポイント	268
	症例 10-1：悲劇は回避すべきだった	268
	症例 10-2：エクスタシーにはほど遠い	269
	症例 10-3：茶色の色素斑のある低 Na 血症	270
	症例 10-4：サイアザイド利尿薬を服用している患者の低 Na 血症	270
Part A	**背景**	**271**
	関連する生理の概要	271
	低 Na 血症の原因	275
Part B	**急性低 Na 血症**	**277**
	臨床アプローチ	277
	急性低 Na 血症の原因疾患	280
Part C	**慢性低 Na 血症**	**285**
	オーバービュー	285
	臨床アプローチ	287
	慢性低 Na 血症の原因疾患	291
	慢性低 Na 血症の治療	298
Part D	**症例の解説**	**305**
	質問の解説	309

イントロダクション

低 Na 血症は血漿 Na$^+$ 濃度（P_{Na}）135 mmol/L 未満と定義される。低 Na 血症は臨床現場で最も頻度の多い電解質異常である。合併症発生率とも，死亡率とも関連がある。低 Na 血症患者への臨床アプローチの最初のステップでは低 Na 血症の原因ではなく，患者に迫っている危険に集中すべきである。原因によらず，急性低 Na 血症は神経細胞の浮腫，頭蓋内圧の亢進，脳ヘルニアの危険につながり，神経細胞の容積を減じるために P_{Na} を急速に上昇させる必要がある。一方，慢性低 Na 血症においては，P_{Na} の急速な上昇は危険であり，浸透圧性脱髄症候群（ODS）につながる可能性がある。したがって，臨床医は，P_{Na} の上昇速度が安全限界を超えないように慎重になるべきである。

また，低 Na 血症は診断ではなく，さまざまな疾患によって自由水の排泄が減少した結果であることを認識することが重要である。低 Na 血症は副腎不全や肺小細胞がんといった深刻な原因疾患の最初の症状であることもある。したがって，低 Na 血症の原因を常に探索しなければならない。

低 Na 血症はさまざまな疾患による入院患者の死亡率や合併症発生率の増加，入院期間の延長と関係している。これらの関係が原因疾患の重症度，低 Na 血症の直接の影響，もしくは両者によるのかは明らかになっていない。

本章のポイント

- 有効血漿浸透圧（P_{Osm}）の低下は細胞内液（ICF）量の増加を意味する。脳神経細胞は有効浸透圧物質を放出することで浮腫に適応する。時間経過が 48 時間を超えると，脳神経細胞は十分な数の有効浸透圧物質を放出し，細胞容積を正常状態に戻すことができる。
- 臨床的な観点から，低 Na 血症は急性低 Na 血症（48 時間未満），慢性低 Na 血症（48 時間以上），慢性低 Na 血症の急性悪化に分けられる。この 3 つのグループでは，患者におよぶ危険が異なり，治療デザインが異なるので，この分類は重要である。急性低 Na 血症では，脳ヘルニアに至る可能性がある脳浮腫が危険である。慢性低 Na 血症では，急速な補正による P_{Na} の上昇による浸透圧性脱髄症候群の発症が危険である。慢性低 Na 血症が急性悪化した患者では，危険は 2 倍になる。低 Na 血症の急性悪化による脳神経細胞の浮腫と脳ヘルニアの危険があるとともに，P_{Na} の上昇が安全限界を超えた場合には浸透圧性脱髄症候群（ODS）発症の危険がある。多くの患者では低 Na 血症の発症からの時間が正確にはわからないので，治療のデザインは頭蓋内圧の亢進を示唆する症状の有無をもとに決める。
- 低 Na 血症は診断カテゴリーであり，単一疾患でない。さまざまな疾患により，自由水の腎排泄が減少した結果である。低 Na 血症の原因を常に探索しなければならないし，慢性低 Na 血症の治療は，個々の病態を合わせたものでなければならない。

症例 10-1：悲劇は回避すべきだった

25 歳の女性（体重 50 kg）。18 ヶ月前に中枢性尿崩症を発症した。明らかな原因はなかった。治療は，デスモプレシン（dDAVP）によって，多尿を抑え，P_{Na} を 140 mmol/L に維持することであった。今回の問題は 1 週間前に微熱，咳，鼻水を伴う風邪を引いた後に始まった。

症状を和らげるために，氷水のように冷えた飲み物をすすった．時間とともに徐々に具合が悪くなってきたので，昨日の午後，かかりつけ医を受診した．3 kg の体重増加を指摘され，P_{Na} を測定したところ，125 mmol/L であった．医師から飲み物を飲まずに，ただちに病院を受診するよう指導されたが，次の朝まで待ってから受診した．救急外来に到着したときには，嘔気と中等度の頭痛を訴えていた．身体診察では特に新たな所見はなかった．残念ながら，体重は測定しなかった．検査結果は下表のとおり．

	血漿	尿
Na^+	112 mmol/L	100 mmol/L
K^+	3.9 mmol/L	50 mmol/L
Cl^-	78 mmol/L	100 mmol/L
BUN（尿素）	6 mg/dL（2.0 mmol/L）	（120 mmol/L）
クレアチニン	0.6 mg/dL（50 μmol/L）	0.6 g/L（5 mmol/L）
ブドウ糖	90 mg/dL（5.0 mmol/L）	0 mg/dL
浸透圧	230 mOsm/kg H_2O	420 mOsm/kg H_2O

Q 質問
現時点で，患者に迫っている危険は何か？
治療中に予想される危険は何か？ それを避けるためにはどうすればよいか？

症例 10-2：エクスタシーにはほど遠い

19 歳の女性．神経性食思不振症を患っている．レイブパーティーにでかけ，エクスタシー（MDMA）を摂取した．パーティーに同席した人から言われて，激しい汗で脱水にならないように，その夜は大量の水を飲んだ．時間がたつと，気分が悪くなりはじめ，倦怠感と集中力の欠如が強くなった．静かな部屋で 2 時間ほど横になったが，症状は改善せず，ひどい頭痛がしてきたため，病院に搬送された．救急外来で，全身性強直間代発作を起こした．けいれんがおさまった後，ただちに採血がおこなわれた．主な電解質異常は，P_{Na} 130 mmol/L，代謝性アシドーシス（pH 7.20，P_{HCO_3} 10 mmol/L）であった．

Q 質問
これは，急性低 Na 血症であるか？
P_{Na} の低下はわずかで，130 mmol/L であるのに，なぜけいれん発作が起こったのか？
この臨床像の中で神経性食思不振症はどのような役割を果たしたか？
この患者に，どのような治療をおこなうか？

症例 10–3：茶色の色素斑のある低 Na 血症

22 歳の女性。重症筋無力症の患者である。過去 6 ヶ月で，活力が著明に減少し，体重が 3 kg 減って，50 kg から 47 kg になった。急に立ち上がったときに，しばしば，気が遠くなった。身体診察では，血圧 80/50 mmHg，脈拍 126/分，頸静脈圧は胸骨角より低く，末梢浮腫はなかった。茶色の色素斑が頬粘膜に見られた。心電図は特に問題なかった。来院時の血液生化学所見は下表のとおり。

	血漿	尿
Na^+	112 mmol/L	130 mmol/L
K^+	3.9 mmol/L	20 mmol/L
BUN（尿素）	6 mg/dL（2.0 mmol/L）	（130 mmol/L）
クレアチニン	1.7 mg/dL（150 μmol/L）	0.7 g/L（6 mmol/L）
浸透圧	240 mOsm/kg H_2O	430 mOsm/kg H_2O

Q 質問

有効動脈血液容量（EABV）がきわめて少ない原因として最も考えられるのは何か？

現時点で患者に迫っている危険は何か？

治療中に予想される危険は何か？ それを避けるためにはどうすればよいか？

症例 10–4：サイアザイド利尿薬を服用している患者の低 Na 血症

71 歳の女性。高血圧の治療のためにサイアザイド利尿薬の服用を開始した。虚血性腎症のため，推定糸球体濾過量（GFR）は 28 mL/分（40 L/日）である。減塩，低タンパク食をとり，1 日 8 カップの水を飲んで，脱水を防いでいる。利尿薬を開始して 1 ヶ月で，かかりつけ医に具合が悪いことを伝えた。血圧 130/80 mmHg，脈拍 80/分で，血圧も脈も体位によって変化しなかった。頸静脈圧は胸骨角の 1 cm 下くらいであった。P_{Na} 112 mmol/L。主な検査所見は下表のとおり。

	血漿	尿
Na^+	112 mmol/L	22 mmol/L
K^+	3.6 mmol/L	
HCO_3^-	28 mmol/L	
BUN（尿素）	28 mg/dL（10.0 mmol/L）	
クレアチニン	1.3 mg/dL（145 μmol/L）	0.7 g/L（6 mmol/L）
浸透圧	240 mOsm/kg H_2O	325 mOsm/kg H_2O

Q 質問

この患者の低Na血症の原因として最も考えられるのは何か？

治療中に予想される危険は何か？ それを避けるためにはどうすればよいか？

Part A
背景

関連する生理の概要

血漿 Na^+ 濃度は ICF 量を反映する

　水はアクアポリン（AQP）水チャネルを通じて，細胞膜を通過するので，細胞外液（ECF）とICFの有効浸透圧物質の濃度は等しくなる。有効浸透圧物質とはECFまたはICFに分布が制限されている粒子のことである。ECFの主な有効浸透圧物質はNa^+と，その対になる陰イオン（Cl^-とHCO_3^-）である。ICFの主な陽イオンはK^+であり，陰性荷電した細胞内の有機リン酸エステル〔RNA，DNA，リン脂質，リンタンパク質，アデノシン三リン酸（ATP），アデノシン二リン酸（ADP）〕が存在することで電気的に中性になる。これらの有機リン酸エステルは比較的分子量が大きいので，浸透圧への寄与は少ない。他の有機溶質がICF内での浸透圧に寄与している。有機溶質の種類は臓器によって異なる。骨格筋で最も濃度が高い有機化合物はクレアチンリン酸とカルノシンであり，それぞれ約25 mmol/kg存在する。他の溶質には，アミノ酸（グルタミン，グルタミン酸，タウリンなど），ペプチド（グルタチオンなど），糖誘導体（ミオイノシトールなど）などがある。

　ICF内の粒子の数や荷電は比較的一定なので，ICF内の粒子濃度が変化するのは，通常，水の量が変化したときである。ICFの張度がECFの張度を超えると，水が細胞内に流入する。ECFの張度は主にECFのNa^+濃度が決めているので，ICFの容積を決める最も重要な因子はECFのNa^+濃度であるといえる。例外は，ECFに他の有効浸透圧物質，たとえば，ブドウ糖（インスリン作用が相対的に不足しているとき）やマンニトールがある場合である。したがって，原因がNa^+の喪失でも水の増加でも，低Na血症には，ICF量の増加が伴っている（**図10-1**）。

Na^+ 量が ECF 量を決める

　有効浸透圧物質は浸透作用により水分子を引き寄せるので，それぞれのコンパートメントの有効浸透圧物質の数がコンパートメントの体積を

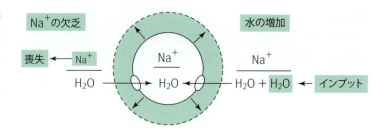

図 10-1 低 Na 血症における細胞膨張　実線による円は通常の細胞内液（ICF）量を表している。低 Na 血症の原因が Na^+ の欠乏（左）でも水の増加（右）でも，ICF 量は増加する（点線による円）。楕円は細胞膜のアクアポリン（AQP）水チャネルを表している。

決定する。ECF の最も多い有効浸透圧物質は Na^+ と，それと対になる陰イオンであるので，それらが，ECF の体積を決めている。しかし，ECF の Na^+ 濃度は ECF の Na^+ 量と水の体積の比で決まる。低 Na 血症は，ECF 量が減少した患者，ECF 量が正常の患者，ECF 量が増加した患者でみられる。

　ECF 量の減少した患者では，Na^+ 量は減少し，水の体積も減少しているが，Na^+ 量の減少の方が大きいので，Na^+ 濃度の低下（すなわち低 Na 血症）がみられる。たとえば，ECF 量 10 L，P_{Na} 140 mmol/L の患者を考えてみる。ECF の Na^+ 量は 140 mmol/L × 10 L で 1,400 mmol である。この患者の ECF 量が 8 L，P_{Na} 120 mmol/L になったとすると，ECF の Na^+ 量は 960 mmol である。ということは，患者の ECF 量は 20％減少したが，ECF の Na^+ 量は（1,400 − 960）/ 1,400 ＝ 440/1,400，すなわち 31％減少したことになる。この患者の ECF 量 10 L，P_{Na} 120 mmol/L になったとすると，ECF の Na^+ 量は 200 mmol 減ったことになる。最後に，ECF 量の増加と ECF の Na^+ 量の増加を伴う患者においても，ECF の Na^+ 量の増加が ECF 量の増加よりも少なければ，ECF の Na^+ 濃度の減少はみられる。ECF 量が 10 L から 14 L に増加し（40％の増加），P_{Na} は 140 mmol/L から 120 mmol/L に低下しているうっ血性心不全の患者を考えてみる。ECF の Na^+ 量は，14 L × 120 mmol/L で 1,680 mmol であるので，(1,680 − 1,400)/1,400 ＝ 280/1,400，すなわち 20％増加していることになる。

　したがって，低 Na 血症は ECF 量の減少，正常，増加のいずれでもみられる。つまり，患者の P_{Na} を見ただけでは，ECF 量を結論づけることはできないといえる。

脳容積の制御

　脳は固い箱である頭蓋に収まっているので，脳細胞の容量が増えないような防御が必要である（**図 10-2**）。数時間で低 Na 血症が進行するような場合には，脳細胞に浮腫が起こる。最初の防御機構として，できるだけ多くの NaCl と水を脳の間質から脳脊髄液に移して，頭蓋内圧の大きな上昇を防ぐ。それでもなお，脳細胞の容積増大が続くと，この防御機構は突破される。頭蓋内圧が上昇すると，固い頭蓋によって物理的に制限されるため，脳は尾側に押し出され，脳血管は大後頭孔の骨端に圧迫される。それにより，静脈からの流出が減少する。動脈圧は血流が流れ込み続ける程度に高いので，頭蓋内圧はさらに，そして急激に亢進する。これは，重篤な症状（けいれん，昏睡）につながるとともに，最終

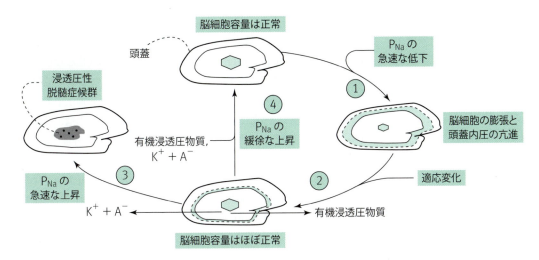

図 10-2　低 Na 血症における脳細胞容量の変化　イラストは脳を表しており，六角形は脳室，太線は頭蓋を表している。P_{Na} が低下すると，脳細胞に水が入ってきて，頭蓋内圧（ICP）が亢進する（①）。この ICP の亢進が脳の細胞外液を脳脊髄液に移行させる。P_{Na} が 120 mmol/L に近づくと，ヘルニアの危険が高まる。しかし，P_{Na} の低下がゆっくりであれば（②），適応の時間が稼げ，K^+ や有機物質の排出が起こると，低 Na 血症にもかかわらず，脳細胞のサイズは通常に近くなる。このプロセスで，P_{Na} の上昇が早すぎると，浸透圧性脱髄症候群を発症する（③）。P_{Na} の上昇が緩徐で，失った K^+ や陰イオンや有機浸透圧物質を再蓄積できれば，この合併症は防ぐことができる（④）。

的には大後頭孔への脳ヘルニア，非可逆的な中脳の障害，死につながる。

　低 Na 血症の進行がゆっくりであれば，脳細胞は有効浸透圧物質を排出して，容積を減じることで，浮腫に適応する。これには少なくとも 24 時間かかる。約 48 時間までに，これらの適応は進み，脳細胞の容積は通常サイズまで戻る。排出される粒子の約半分は電解質（K^+ と対になる陰イオン，第 9 章参照）であり，残り半分はさまざまな由来の有機溶質である。脳細胞から排出される主な有機浸透圧物質は，アミノ酸のグルタミン，グルタミン酸，タウリンと，糖誘導体のミオイノシトールである。このような状況で低 Na 血症の補正が早すぎれば，脳細胞は失った有機浸透圧物質を再獲得する時間がなく，浸透圧性脱髄症候群を発症する可能性がある。この重篤な神経合併症の病態は十分には理解されておらず，P_{Na} の急速な上昇による浸透圧ストレスによって，脳の血管内皮細胞が虚脱することが関係していると考えられている。これは，血液脳関門の破壊につながり，リンパ球，補体，サイトカインが脳に入り，オリゴデンドロサイトの障害や脱髄を起こす。ミクログリアの活性化も，このプロセスに関与していると考えられている。

水の生理の概要

　水バランスの制御は，インプットの側面とアウトプットの側面がある。水の摂取は口渇によって刺激される。P_{Na} が低下するほどの水を摂取し，視床下部の浸透圧受容体（実際には張度受容体）である細胞の容積が大きくなると，バソプレシン放出が抑制される。バソプレシンの作用がないと，皮質および髄質の集合管主細胞の管腔側膜に，AQP2 が挿入されず，低張尿が排泄される。

　主たる浸透圧感知細胞は終板脈管器官と，視床下部の視索上核と室傍

核に存在すると考えられている。浸透圧感知の仕組みの少なくとも一部は，伸展受容体として機能する非選択的 Ca 透過性陽イオンチャネル transient receptor potential vanilloid（TRPV）の活性化を介していると考えられている。浸透圧受容体は，口渇中枢とバソプレシン放出中枢の両方に神経接続を介してつながっている。TRPV4 の遺伝子多型が低 Na 血症の遺伝的感受性に関わっている。ある TRPV4 の遺伝子多型をもった健康な高齢の男性は，もっていない男性に比べ，軽度の低 Na 血症になりやすい。

バソプレシンは視床下部の視索上核と室傍核の大型の神経細胞で合成され，視索上下垂体路の軸索に沿って輸送され，下垂体後葉（神経性下垂体）に貯蔵され，そこから放出される。バソプレシンは皮質および髄質集合管主細胞の基底側膜に存在する 2 型バソプレシン受容体（V2R）に結合すると，アデニル酸シクラーゼが活性化され，サイクリックアデノシン一リン酸（cAMP）が産生され，それにより，プロテインキナーゼ A（PKA）が活性化される。PKA はエンドサイトーシス小胞にある AQP2 をリン酸化し，マイクロチューブとアクチン線維を介したシャトル機構により，AQP2 は主細胞の管腔側膜まで運ばれる（図 9-16 参照）。AQP2 が管腔側膜にあるときには，集合管主細胞は，水の透過性が非常に高くなる。同じ水平面にある周囲の間質の有効浸透圧と集合管内の有効浸透圧が等しくなるまで，水が吸収される。

バソプレシンが放出される主な刺激は，P_{Na} の上昇であるが，EABV または血圧の大きな変化もバソプレシン放出の刺激になりうる。頸動脈洞や動脈弓に存在する圧受容体は EABV の変化を感知する伸展受容体である。EABV が増加すると，求心性の神経インパルスがバソプレシン分泌を抑制する。逆に，EAVB が減少すると，抑制信号が減少し，バソプレシンが放出される。しかし，健常成人において，EABV が急速に 7％減少しても，血漿バソプレシン値にほとんど影響を与えない。血漿バソプレシン値が 2 倍になるには，10〜15％の EABV の減少が必要である。圧受容体経由の促進刺激が，低張による抑制刺激を上回るには EABV の大幅な減少が必要である。

嘔気，痛み，ストレス，薬物〔たとえば，カルバマゼピン，選択的セロトニン再取り込み阻害薬，3,4-メチレンジオキシ-メタンフェタミン（エクスタシー）〕などさまざまな刺激によってもバソプレシンの放出が起こる。

水摂取によって動脈の P_{Na} が低下し，循環するバソプレシンがなくなれば，皮質および髄質の集合管の主細胞は，管腔側膜の AQP2 チャネルを失う。その結果，続いて，大量の水利尿が起こる。このような状況で水の排泄を制限する因子は遠位尿細管に到達する尿の量（尿の遠位到達量）と内髄質集合管に存在するバソプレシン非依存性の経路（これを残存水透過性と呼ぶ）による水の再吸収量である。

● 尿の遠位到達量

遠位曲尿細管（DCT）の前半部に到達する原尿量は健常成人で 27 L/日と考えられている（表 9-3 参照）。Henle ループの細い下行脚

（DtL）には AQP1 が存在せず，水はほぼ不透過であり，糸球体濾過量（GFR）から近位曲尿細管（PCT）で再吸収される原尿を差し引いたものが遠位部への原尿の到達量となる．第9章でも議論したように，GFR の 83％近くが PCT 全体で再吸収される．EABV が減少すると，交感神経系の活性化とアンジオテンシンⅡの放出によって PCT での GFR の再吸収率は上昇する．よって，水排泄を最大化するためには EABV の減少がないことが必要である．反対に，EABV の減少により，GFR の減少，原尿の再吸収の増加があると，遠位尿細管に到達する原尿量はきわめて少なくなる．遠位到達量から内髄質集合管の残存水透過性を介して再吸収される水の量を差し引いた量が，飲水量を超えないと，1日飲水量が少なくバソプレシン作用がないときでも，慢性低 Na 血症は進行する．

● **残存水透過性**

内髄質集合管における水輸送経路には2つある．1つは，AQP2 を介したバソプレシン反応性経路であり，もう1つは，残存水透過性と呼ばれるバソプレシン非依存性システムである．残存水透過性を介して再吸収される水の量に影響する因子には2つある．1つは，水利尿の際の管腔内と内髄質集合管周囲の間質との浸透圧の大きな差が生み出す駆動力である．もう1つは，腎盂の収縮である．腎盂が収縮するたびに，腎盂内液の一部は内髄質集合管に逆流し，一部は2回目（または3回目）に，内髄質集合管に流入した際に，残存水透過性を介して再吸収される．水利尿の際には，成人において5Lを超える量が毎日，内髄質集合管の残存水透過性を介して，再吸収されている（第9章参照）．

低 Na 血症（すなわち，体液過剰）に対する適切な腎臓の反応は，最大希釈尿〔尿浸透圧（U_{Osm}）が約 50 mOsm/kg H_2O，*1〕をできるだけ多く（約 10～15 mL/分，つまり，約 15～21 L/日）排泄することである．この反応がみられないなら，バソプレシンが作用しているか，尿の遠位到達量が少ないと考えられる．

低 Na 血症の原因

急性低 Na 血症においては，通常，バソプレシンは存在し，作用している．しかし，健常人は口渇中枢が正常で精神状態も正常のときには，たくさんの水を飲みたくならないので，なぜそんなにたくさんの水を飲んだのか理由を探さなければならない（**表 10-1**）．低 Na 血症のほとんどは院内，特に，周期期に発症している．大量の水を飲みたくないという防御機構があっても，輸液の静脈投与によって水が投与されてしまっている．

慢性の低 Na 血症の主な病態生理は水の排泄障害である（**表 10-2**）．低 Na 血症の病態への従来のアプローチではバソプレシン作用によって自由水の排泄が減少していることに焦点をあてる．バソプレシン放出が EABV の減少によると考えられる症例もある．しかし，一部の患者では，EABV の減少の程度がバソプレシン放出を誘導するほどではない

*1
水利尿時の尿浸透圧
- バソプレシン作用がないとき，U_{Osm} は排泄される浸透圧物質数と尿量に依存する．後者は，尿の遠位到達量と内髄質集合管での残存水透過性による再吸収量によって決まる．
- P_{Osm} よりずっと低い U_{Osm} の尿を排泄し，バソプレシン作用がない2人の患者を考えてみよう．
- それぞれの患者は1日 600 mOsm 排泄する．患者2は GFR 低下と EABV が低いことによる PCT での再吸収増加により，原尿の遠位到達量が減少している．それぞれの患者の U_{Osm} の違いに注意する．

	尿量	U_{Osm}
患者1	10 L/日	60
患者2	5 L/日	120

表 10-1 低 Na 血症患者が摂取した大量の水の由来

大量の飲水
・大量の水を飲むことへの抵抗感が気分変調薬（例：MDMA）などで抑えられている
・脱水を予防するためにマラソン中に大量の水を飲む
・ビール多飲症
・精神病的状態（例：妄想型統合失調症）
5%デキストロース液（D_5W）の大量投与
・術後期（特に筋肉量の少ない若者）
大量の洗浄液の投与
・Na^+ が少ないか，含まれない水と有機溶質の投与（例：経尿道的前立腺摘除術後の低 Na 血症）
自由水の生成と貯留 "desalination"
・バソプレシン存在下で等張液を大量投与した際に，大量の高張尿を排出することによる

これらの患者においては，飲水したくない感覚がなくなっている理由を探索する．水の排泄率が減少している理由も探索する〔たとえば，バソプレシンの放出，または，尿の遠位到達量の減少（表10-2を参照）〕．MDMA：3,4-メチレンジオキシ-メタンフェタミン．

表 10-2 水の排泄率が予想よりも低下している原因

尿の遠位到達量の減少による水排泄率の低下
・非常に低い GFR
・EABV 減少による PCT での再吸収の増加
・汗への Na^+ と Cl^- の喪失（例：嚢胞性線維症，マラソンランナー）
・消化管からの Na^+ と Cl^- の喪失（例：下痢）
・腎臓からの Na^+ と Cl^- の喪失（例：利尿薬，副腎不全，腎性または中枢性塩類喪失）
・ECF は増加しているものの，EABV が減少している状態（例：うっ血性心不全，肝硬変）
バソプレシン作用による水排泄率の低下
・EABV の著明な低下による圧受容体経由のバソプレシン放出
・痛み，不安，悪心などを含む非浸透圧刺激
・薬物による中枢性のバソプレシン放出刺激（例：MDMA，ニコチン，モルヒネ，カルバマゼピン，三環系抗うつ薬，セロトニン再取り込み阻害薬，ビンクリスチン，シクロホスファミドなどの抗がん剤（おそらく，嘔気や嘔吐による）
・呼吸器疾患（例：細菌性またはウイルス性肺炎，結核）
・中枢神経疾患（例：脳炎，髄膜炎，脳腫瘍，硬膜下血腫，くも膜下出血，脳卒中）
・悪性腫瘍細胞からのバソプレシン放出（例：肺小細胞がん，口腔咽頭がん，嗅神経芽細胞腫）
・dDAVP の投与（例：尿失禁や尿崩症の治療目的）
・副腎不全
・重症の甲状腺機能低下症
・V2R の活性化変異（腎性 SIADH）

GFR：糸球体濾過量，PCT：近位曲尿細管，EABV：有効動脈血液容量，MDMA：3,4-メチレンジオキシ-メタンフェタミン，V2R：バソプレシンタイプ 2 受容体，SIADH：抗利尿ホルモン不適切分泌症候群．

場合もある．さらには，バソプレシンの作用がないのに低 Na 血症が進行する患者もいる．これには 2 つの重要な要因があり，尿の遠位到達量の減少と，内髄質集合管における残存水透過性の増加である．

慢性低Na血症患者で尿の遠位到達量の減少がなければ，診断は抗利尿ホルモン不適切分泌症候群（SIADH）である。SIADHのまれな原因としてV2Rをコードする遺伝子の活性化変異により，つねに受容体が活性化しているという遺伝子異常がある。これを腎性SIADHと呼ぶ。バソプレシンが検出感度以下で，V2R拮抗薬（トルバプタンなど）の投与に対して水利尿が起こらない原因不明の慢性SIADH患者の場合，この診断を疑う。

Part B
急性低Na血症

臨床アプローチ

低Na血症の患者へのアプローチは，次の3つのステップでおこなう。
1. 緊急事態に対応する。
2. 治療中に起こりうるリスクを予見し予防する。
3. 診断をおこなう。

緊急事態に対応する

発症から48時間未満の急性低Na血症の患者に起こる危険は脳細胞の浮腫と頭蓋内圧の亢進，さらには，脳ヘルニアである。脳細胞の浮腫による症状は初期では軽いことが多く，軽い頭痛，集中力持続時間の減少などである。頭蓋内圧の亢進が強いと，傾眠傾向，軽度の混乱，嘔気などの症状が出る。進行すると，混乱の程度がひどくなり，意識レベルが低下し，嘔吐，けいれん，さらには，昏睡に至る。それでも，初期の軽症から，最終的な重症に至るまでの時間経過はかなり短い。後述するような特定の状況では，急性の低Na血症であると判断できるが，多くの患者においては，低Na血症の発症からの時間はわからない。

けいれんや昏睡といった重篤な症状があるときには，緊急事態として取り扱い，急速にP_{Na}を上昇させる（**フローチャート10-1**参照）。重篤な神経障害のリスクと，脳浮腫による死亡の可能性は浸透圧性脱髄症候群のリスクよりも重要であると考える。さらに，脳神経外科の文献によれば，P_{Na} 5 mmol/Lの上昇（後述する慢性低Na血症の治療の際の1日のP_{Na}上昇の安全限界より少ない）でヘルニアの臨床徴候が速やかに改善し，実際には低Na血症ではない患者の頭蓋内圧を50%低下させる。低Na血症では正常Na血症の患者より，5 mmol/Lの上昇によるP_{Na}の増加の割合は大きい。さらに，高張食塩液の急速投与をおこなうと，初期のP_{Na}の上昇は動脈のP_{Na}の方が，上腕静脈で同時に測定したP_{Na}より高い。したがって，低Na血症とともに重篤な

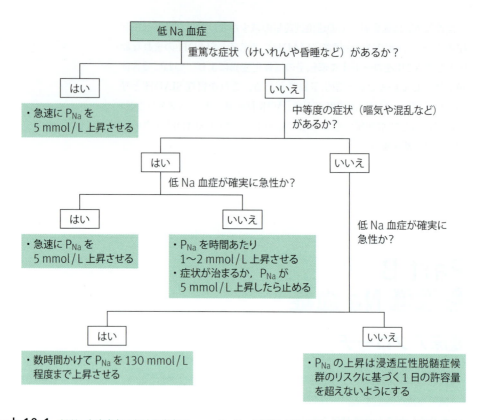

フローチャート 10-1　低 Na 血症患者における臨床アプローチの最初のステップ　低 Na 血症患者における臨床アプローチの最初のステップは，間近に迫っている危険と治療中に生じうる脅威に集中して取り組むことである。急性低 Na 血症（48 時間未満）は脳細胞の浮腫，頭蓋内圧の亢進，脳ヘルニアにつながる可能性がある。一方，慢性低 Na 血症（48 時間以上）で危険なのは，P_{Na} の急激な上昇であり，浸透圧性脱髄症候群（ODS）発症につながる可能性がある。低 Na 血症の発症からの時間は多くの場合不明である。重篤な症状（けいれんや昏睡）があれば，緊急症として扱い，P_{Na} を急速に上昇させることを目指す。このような状況においては，重篤な神経の障害や死亡のリスクは浸透圧性脱髄症候群のリスクより重要と考えられる。

症状のある患者では，3％高張食塩液を 60 分以内で投与して，迅速に P_{Na} を 5 mmol/L 上昇させることを目標にする。その際，3％高張食塩液の必要量の半分を最初の 30 分で投与する。3％高張食塩液の必要量は，後で述べる。P_{Na} が 5 mmol/L 上昇したにもかかわらず重篤な症状が持続する患者で，低 Na 血症が急性であることがたしかであれば，3％高張食塩液をさらに投与し，P_{Na} をさらに 5 mmol/L 上昇させる。P_{Na} が 5 mmol/L 上昇し，症状が少し落ち着いた患者で，低 Na 血症が急性であることがたしかであれば，3％高張食塩液の持続投与によって，数時間かけて P_{Na} を 135 mmol/L 近くまで上昇させる。脳がさらされているのは動脈 P_{Na} なので，動脈 P_{Na} をモニターする。特に，大量の水を摂取して，消化管にまだ水が残っているような場合は，動脈 P_{Na} をモニターする。

　低 Na 血症で，中等度の症状（嘔気や混乱など）があり，低 Na 血症が急性であるという明らかな病歴があれば，先ほど述べたのと同じ治療戦略をとる。低 Na 血症で，中等度の症状があるが，急性の低 Na 血症によるのか，低 Na 血症以外の原因によるのかが明らかにならない場合には，症状が消失するまで，時間あたり P_{Na} を 1〜2 mmol/L 上昇さ

せることを治療のゴールとする．しかしこの場合も，P_{Na} の上昇は 5 mmol/L を超えないようにする．症状が頭蓋内圧の亢進に由来するのであれば，P_{Na} 5 mmol/L の上昇で十分なはずで，それと同時に，P_{Na} 上昇を 5 mmol/L に制限することで，浸透圧性脱髄症候群のリスクを最小限にすることができる．

明らかな急性低 Na 血症で，P_{Na} が 130 mmol/L 未満（このカットオフは恣意的である）で，重篤な症状や中等度の症状もなければ，3％高張食塩液の持続投与によって，数時間かけて，P_{Na} 130 mmol/L 近くまで上昇させる．脳の適応変化が十分に起こっていないので，P_{Na} 上昇によって浸透圧性脱髄症候群を起こす可能性は少ないと考えるからである．一方で，さらに P_{Na} が低下することによって，患者が危険にさらされる可能性があると考えられる．その理由は，

1. 脳の毛細血管の P_{Na}（動脈 P_{Na} に反映される）は，通常用いられる上腕静脈から採血された P_{Na} より，ずっと低い可能性がある．それゆえ，静脈から採血された P_{Na} からは予想できないが，軽い症状（嘔気，軽度の頭痛など）が頭蓋内圧の亢進の症状であることもある．
2. 直近に大量摂取された水が胃に残っていて，短時間で吸収されて，さらに動脈 P_{Na} がかなり下がる可能性もある．
3. 筋肉量が少ない患者では，少量の水の摂取でも動脈 P_{Na} が大きく下がり，細胞浮腫の程度が強く，頭蓋内圧の亢進が強くなる可能性がある．
4. 頭蓋内に占拠性病変がある患者〔腫瘍，感染（髄膜炎，脳炎），くも膜下出血，最近の脳手術による浮腫など〕では，たとえ，わずかな脳細胞の浮腫でも，危険な頭蓋内圧の上昇につながる．
5. 潜在的なてんかん患者では，急速な P_{Na} の低下がわずかでも，けいれんを誘発することがある．

● 注意

低張洗浄液使用の初期では，洗浄液中の溶質の大半が ECF に残っているため，急激で大幅な P_{Na} の下降があっても明らかな脳細胞の浮腫が起こらない場合もある．これは，明らかな P_{Osm} の低下がないことから判断できる．低張洗浄液の残留に伴う急性低 Na 血症のトピックについては，本章の後半で議論する．

● 3％高張食塩液投与量の計算

3％高張食塩液の投与すべき量は，次の式（**式 1**）で計算する．

目的とする P_{Na} 上昇量（mmol/L）× 全体液量（L）× 2　　（**式 1**）

投与する NaCl 量は，NaCl が全体液（TBW）に分布するという仮定に基づいて計算している．TBW は体重（kg）の約 50％であると仮定して，体重から推定する．低 Na 血症は大幅に水バランスが過剰なので，以前の体重を使って計算すると，TBW を過小評価する可能性がある（*2）．この数式において 2 倍しているのは，3％高張食塩液は，1 L あたり 513 mmol の Na^+，つまり，1 mL あたり約 0.5 mmol の Na^+ を含んでいるからである．以上から，P_{Na} を 1 mmol/L 上昇させるに

*2
急性低 Na 血症における過剰な水バランス
急性低 Na 血症を起こす場合，貯留している水の量はかなり多い．
- TBW が体重の 50％だとすると，60 kg の人の TBW は 30 L である．
- もし，水の貯留によって，P_{Na} が 140 mmol/L から 120 mmol/L に低下すると，TBW は 14％増える．30 L の 14％は 4.2 L である．

は，体重あたり1 mLの3％高張食塩液の投与が必要である。

消化管に残っている水やけいれん後に骨格筋の中に含まれている水が，再び血中に移動することにより，P_{Na}が低下することがあるので，P_{Na}を頻回に測定すべきである（症例9-1の解説参照）。

診断に関すること

急性低Na血症は，ほとんどの場合，水バランスの大幅な過剰が原因となっている。診断プロセスにおいては水の由来を同定すべきである。大量の水を飲むことは通常は避けられるわけだが，それに対して違和感のない，気にならない理由を探すべきである。バソプレシン放出の非浸透圧性因子（痛み，不安，嘔気，薬物など）のため水の排泄率も低下しているはずである。

筋肉量の少ない患者は同じ量の水の貯留によって，より重度の低Na血症が起こる（*3）。若い人は，頭蓋の容量あたりの脳細胞の数が多く，P_{Na}の小さな低下によって，高齢者に比べて，脳細胞浮腫による頭蓋内圧の大きな上昇が起こる。また，髄膜炎，脳炎，脳腫瘍などの脳容量を増加させるような疾患をもつ患者は，脳浮腫に対応できるだけの余分なスペースが頭蓋内にないので，低Na血症による頭蓋内圧の亢進のリスクが高い。

急性低Na血症の原因疾患

院内発症の低Na血症

● 周術期低Na血症

周術期は，急性で生命の危機がおよぶ低Na血症がよく起こる状況である。閉経前の女性は急性低Na血症による脳細胞の浮腫のリスクが高いといわれている。細胞容量の変化に対する脳の適応を抑制するホルモンが原因と考えられている。しかし，若年であること（頭蓋の容量あたりの脳細胞の数が多い）や，体のサイズが小さいことなどの他の因子の方が重要だろう。高齢男性患者で急性低Na血症の発症が最も起こるのは，経尿道的前立腺摘除術（TURP）中の低張洗浄液の投与である。後で説明するが，この状況における低Na血症では，少なくとも最初の時期においては，明らかな脳浮腫は通常認められない。

周術期は，原疾患，不安，痛み，嘔気，薬物の投与などの理由により，バソプレシンが放出されている（表10-2）。このような患者の水の出所として，明らかなものが2つある。最も多いのが，5％デキストロース液（D_5W），（これについては，いつも誤解がある，*4）などのブドウ糖液や低張液（周術期に投与するのはまったくの間違いである）の投与である。もう1つは，氷のかけらや，少しずつ飲む水は意識されないが，意外と大量の水分摂取になる。気づかれない水としては，等張食塩液を投与して，高張尿が排泄されることによっても生まれる。これは，自由水の貯留を招く。これを食塩液による"desalination"と呼ぶ（図10-3）。簡単な外科手術であっても血圧を維持し，尿量を確保するために，周術期には，通常数リットルの等張食塩液が投与される。

*3
体の大きさが低Na血症の程度に与える影響
- 筋肉はICFの大半を占める（約2/3）。
- 2人の患者を考えてみる。1人は，筋肉量が多く（TBW 40 L），もう1人は非常に筋肉量が少ない（TBW 20 L）。それぞれ，4 Lの水が貯留したとしたら，前者ではP_{Na}が10％下がり（P_{Na} 126 mmol/Lになる），後者ではP_{Na}が20％下がる（P_{Na} 113 mmol/Lになる）。

*4
D_5W
- ブドウ糖（glucose）（glucoseの分子量は180）1 mmolは1 mmolの水（水の分子量は18）に結合するので，デキストロース（dextrose）の分子量は198 gである。
- 1 LのD_5Wは約45 gつまり250 mmolのブドウ糖を含んでいる。それゆえ，体液の浸透圧より低い浸透圧であるが，すべてのブドウ糖が代謝されると1 Lの電解質を含まない水を得られる（ブドウ糖はグリコーゲンに変換されるか，CO_2と水に酸化される）。

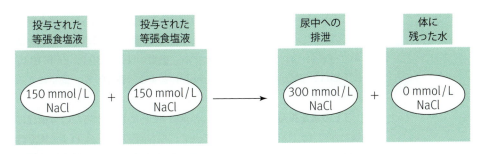

図10-3 desalination：食塩液から水を作り出す　左の2つの長方形はそれぞれ投与された1Lの等張食塩液を表している。Na^+濃度はそれぞれ150 mmol/Lである。投与された等張食塩液のゆくえは右の2つの長方形になる。バソプレシンの作用により，投与されたNaCl（300 mmol）は1Lの尿中に排泄され，1Lの自由水が体内に残る。

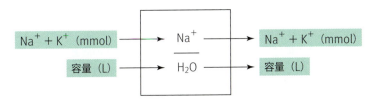

図10-4 張度バランスの維持　P_{Na}の低下を防ぐためには，張度バランスを保つべきである。すなわち，輸液量は尿量と同量にして，輸液中 $Na^+ + K^+$ 濃度は，尿中 $Na^+ + K^+$ 濃度と等しくすべきである。

バソプレシンの作用により尿が高張になったところに，EABVの増加により多くのNaClが排泄されると，自由水が体内に残る。体の小さい患者では，重篤な低Na血症を発症しやすい。

周術期に急性低Na血症を防ぐには

インプットとアウトプットについて注意が必要である。インプットに関しては，水排泄ができない患者に水を投与すべきでない。アウトプットに関しては，尿が高張のときは，大量の尿は急性低Na血症発症の危険なサインである。

くも膜下出血の患者などのように大量の等張食塩液を投与する状況やNa^+濃度の高い尿を排泄している状況では，張度のバランスを保って，P_{Na}の低下を防ぐべきである。すなわち，輸液量は尿量と同量にして，輸液中 $Na^+ + K^+$ 濃度は，尿中 $Na^+ + K^+$ 濃度と等しくすべきである（**図10-4**）。張度バランスを保つには，尿中 $Na^+ + K^+$ 濃度を150 mmol/L近くに低下させるループ利尿薬（フロセミドなど）を投与し，等張食塩液を排尿のスピードと同じスピードで投与する。

● 残留した低張洗浄液による低Na血症

このタイプの低Na血症は主に，高齢男性の経尿道的前立腺摘除術（TURP）の際に起こる。TURPを実施する際には，前立腺静脈叢を切断する可能性がある。出血量を減らすために，電気メスを用いる。出血部位を洗い流し視野を確保するために，大量の洗浄液が使われる。安全を確保するために用いる洗浄液は電解質フリー（止血のための電気メスによるスパークを避けるため）で，電荷をもたない有機溶質が含まれている。膀胱が比較的高圧なため洗浄液は静脈に流れ込みやすい。この洗浄液の溶質として，溶液が透明な，グリシンが好まれる。グリシンの分子量は75で，通常，溶液には1.5％のグリシンが含まれているので，15 gつまり200 mmolのグリシンが1Lに含まれていることになる。

この状況での低 Na 血症の量的な問題と脳細胞の容量への影響を理解するために，次の例を考える．3 L の水または 3 L の 1.5％グリシン液が投与され，体内に貯留したとする．患者の TBW 30 L，ECF 10 L，ICF 20 L，投与前の P_{Na} 140 mmol/L とする（**表 10-3**）．簡単にするため，有効 P_{Osm} は $2 \times P_{Na}$ とする．

3 L の水を投与した場合：3 L の水は ECF と ICF に当初の体積比にしたがって，分布する．したがって，投与後の ECF は 11 L，ICF は 22 L になり，ICF は 10％増加する．ECF と ICF の有効浸透圧は等しいので，投与前の有効浸透圧物質は $280 \times 30\,L = 8,400$ である．TBW が 33 L となったので，投与後の有効浸透圧（P_{Osm}）は 254 mOsm/kg H_2O で P_{Na} は 127 mmol/L となる．

3 L の 1.5％グリシン液を投与した場合：グリシンは初期においてはゆっくりとしか細胞膜を通過できないので，ECF に残る．よって，3 L の液体を 2 つに分けて考える．ECF に残る等浸透圧の液と，当初の体積比にしたがって，ECF と ICF に分布する浸透圧物質を含まない液である．1.5％グリシン液の浸透圧は 200 mOsm/kg H_2O（体液の浸透圧の約 2/3）なので，1 L 投与したときの 2/3 つまり 650 mL が ECF に残る．残りの 350 mL が ECF（1/3 なので 115 mL）と ICF（2/3 なので 235 mL）に分布する．3 L が投与されると，ICF の増加分は約 700 mL（235 mL × 3）で残りの 2,300 mL が ECF に残る．よって，投与後の ECF は 12.3 L で，ICF は 20.7 L になり，ICF はたった 3％しか増えないことになる．次に，投与後の P_{Osm} と P_{Na} を計算してみよう．600 Osm のグリシンが投与されたので，投与後の体内の有効浸透圧物質数は，8,400 ＋ 600 ＝ 9,000 Osm になる．3 L の水が投与されたので，投与後の有効浸透圧（P_{Osm}）は 9,000/33 ＝ 273 mOsm/kg H_2O である．600 Osm は ECF に分布し，ECF は 12.3 L なので，ECF 内のグリシンの濃度は 600/12.3 ＝ 49 mmol/L である．グリシン以外の浸透圧は 280 － 49 ＝ 231 mOsm/kg H_2O となる．この半分

表 10-3　3 L の水または 1.5％グリシン液の投与による効果

	水	1.5％グリシン液 (200 mmol/L)
投与量（L）	3	3
投与後の ECF 量（L）	11	12.3
投与後の ICF 量（L）	22	20.7
投与前の体内の総浸透圧物質	8,400	8,400
加えた浸透圧物質	0	600
投与後の体内の総浸透圧物質	8,400	9,000
投与後の浸透圧（mOsm/kg H_2O）	254	273
投与したグリシンのモル数（1 L の ECF あたり）	0	49
投与後の P_{Na}（mmol/L）	127	115

この例では，体液量 30 L，細胞外液（ECF）10 L，細胞内液（ICF）20 L，投与前の P_{Na} 140 mmol/L，投与前の P_{Osm} 280 mOsm/kg H_2O の人に，3 L の水または 1.5％グリシン液を投与した場合を考えている．グリシン液を投与された場合には，低 Na 血症が重篤であるが，ICF の増加はそれほど多くなく，水を投与したときの ICF の増加は 2 L に対し，グリシン液を投与したときは 0.7 L である．

が P_{Na} であるので，115 mmol/L となる．したがって，水を投与するよりグリシン液を投与する方が重篤な低 Na 血症になるが，ICF の増加は水を投与するときの 2 L に比べると軽度（0.7 L）である．つまり，グリシン液の投与は明らかな脳細胞の浮腫や，脳ヘルニアの脅威にはつながらない．

有機溶質は測定できない溶質なので，測定した P_{Osm} は計算した P_{Osm}（$2 \times P_{Na} + P_{Urea} + P_{Glucose}$，単位はすべて mmol/L）を上回ることになる．

グリシンは数時間かけて細胞の中に入り，代謝を受け，グリシンとともに投与した水は自由水としてふるまうことになるので，低 Na 血症によって脳細胞の浮腫のリスクが上昇する．P_{Na} が上昇するにもかかわらず，P_{Osm} と血漿浸透圧ギャップの両方が低下するような場合が臨床的な手がかりになる．

グリシンの代謝物〔アンモニウムイオン（NH_4^+）など〕は蓄積して，神経毒性をもつことがある．したがって，神経症状は頭蓋内圧の亢進やグリシン代謝物の神経毒性が原因となるため，臨床像は複雑になる．

TURP 後で低 Na 血症と神経症状のある患者は P_{Osm} を測定する．P_{Osm} が減少している患者では，頭蓋内圧亢進の可能性が高いので，高張食塩液による治療が勧められる．低 Na 血症が短時間で進行してきた場合には，高張食塩液による急激な P_{Na} の上昇を心配しなくてよい．P_{Osm} が正常ないしほぼ正常であれば，低 Na 血症の速やかな補正のためとグリシンおよび代謝物を除去するために，緊急血液透析を検討する．

院外発症の急性低 Na 血症

急性低 Na 血症が院外で発症したら，低 Na 血症にもかかわらず大量の水を飲んだことの理由を探すべきである．たとえば，気分変調薬〔3,4-メチレンジオキシ-メタンフェタミン（MDMA，エクスタシー）など〕を飲んでいる，重度の精神疾患（統合失調症など），マラソンレースのときなどに，脱水にならないように大量の水を飲むようアドバイスを受け，それに従った，などのケースがある．高い P_{Na} のようなバソプレシン放出の刺激がないのに，バソプレシンが放出されている原因を探索することも重要である．MDMA のような薬物の服用は低 Na 血症にもかかわらず，バソプレシンの放出を促す（表 10-2）．そうでなければ，尿の遠位到達量の低下によって大量の水の排泄能力が低下しているのかもしれない．したがって，Na^+ 欠乏の人が大量飲水すると，バソプレシン作用なしで，生命に危機をおよぼす急性低 Na 血症につながる．

前述したすべての状況において，短時間で大量の水を飲み，少し遅れて消化管から水が吸収されることが危険性を増す．脳が接している動脈の P_{Na} がより低下するので，より重篤な脳浮腫が起こる．血流量に比して，筋肉の体積はかなり大きく，より多くの水を取り込み（第 9 章，図 9-19），静脈 P_{Na} は動脈 P_{Na} よりもかなり高くなるから，上腕静脈の P_{Na} を測定してもわからない．

●MDMA 摂取による低 Na 血症

NDMA 摂取で急性低 Na 血症を発症する最も重要な原因は，正の水バランスである。多くの患者は，軽度の Na^+ 喪失も認める。

正の水バランス

正の水バランスが起こるためには体外排泄を超える飲水が起こっているはずである。

◉大量の飲水

MDMA のような薬物は，レイブと呼ばれる，長時間のダンスパーティーで服用されることが多い。そのようなパーティーに参加する人たちは，激しく汗をかくことによる脱水や主に男性で発生する横紋筋融解症を防ぐためにたくさんの水を飲むことを勧められている。さらに，薬物によるリラックス効果で，低 Na 血症にもかかわらず，大量の水をいやがらずに飲むことになる。消化管運動の低下によって水は胃や腸管の中に滞留しているかもしれず，この潜在的な水が視床下部の浸透圧センサー（osmostat）に認識されず，口渇中枢にも認識されない。しかし，この過剰な水の摂取は，特に筋肉量の少ない女性において，生命に関わる急性低 Na 血症発症という重大な問題につながる。

◉水排泄の低下

この状況においては，水排泄が低下する2つの理由がある。1つは，MDMA がバソプレシン放出を起こすことである。もう1つは，尿の遠位到達量の減少があり，水排泄率がさらに減少することである。汗として NaCl を失うことも EABV の低下につながる。さらに，薬物は静脈容量血管の収縮力を減じ，EABV の減少につながる。

NaCl の負のバランス

レイブパーティーでは，大量の汗をかくと，NaCl を喪失する。成人の汗の中の Na^+ 濃度は，約 25 mmol/L である。低張液を喪失することになるので，低 Na 血症の発症のためには，汗の量より多い水の摂取が必要である。

ECF から Na^+ を喪失する他の可能性がある。小腸管腔には消化運動の低下によって大量に摂取させた水が大量に滞留しており，Na^+ 透過性のある小腸の細胞から，小腸管腔に Na^+ が拡散する可能性がある。

●乳児や小児の下痢による低 Na 血症

乳児や小児の下痢では EABV の低下（下痢では Na^+ を含むほぼ等張の液体を失う）と急性疾患による非浸透圧刺激により，バソプレシンが放出される。EABV の低下により，尿の遠位到達量も減少する。これにより，摂取した水が体内に貯留する。消化管の安静と脱水の予防のために患児にはしばしば糖分を含む水が与えられるので，大量の自由水の摂取となることがよくある(*5)。

●運動誘発性低 Na 血症（マラソンランナーの低 Na 血症）

マラソンランナーはしばしば，ときに 2 L/時にもおよぶ発汗に対応して，しっかり水を飲むことを勧められている。この状況において水の正のバランス（体重増加に反映されている，*6）は急性低 Na 血症の

---

*5
脱水
- 本書ではこの用語はあいまいなので使わないようにしている。ある場合には，水の欠乏を意味するし，ある場合には，ECF 量の減少を意味する。
- 急性低 Na 血症患者では，ICF は減少というより過剰になっている。したがって，"脱水" という用語を使うことは，このような患者の実際の危険を意味しないことになる。

*6
マラソンランナーの体重増加と低 Na 血症のリスク
- 体重増加ではマラソンランナーの実際の水増加を過小評価してしまうのは以下の理由による。
  - 筋肉内のグリコーゲンを含む燃料は酸化され，約 0.5 kg の体重減少に相当する。
  - グリコーゲン 1 g は水 2～3 g とともに，貯蔵されている。したがって，グリコーゲンとともに貯蔵されてきた水が放出されても，体重増加には反映されない。

発症において最も重要な因子である。それに加えて，成人の汗のNa^+濃度は約 25 mmol/L であり，大量発汗によってNa^+が欠乏する。

次の因子が，マラソンランナーの重篤な低 Na 血症発症に関与している。

- 長時間のレース。なぜなら，その間に過剰な水を摂取する時間があるから。したがって，ゆっくり走るランナーは，よりリスクが高い。
- 筋肉量が少ないランナー（たとえば，女性）はリスクが高い。
- 女性のランナーは男性より大量の水摂取のアドバイスに従いやすいのでリスクが高い。レースの終盤になって，脱水になっていると考えて，大量の水をがぶ飲みするランナーもいる。
- 大量の水を短時間で吸収することは，脳に接している動脈 P_{Na} が大幅に低下し，脳神経細胞の重篤で急激な浮腫につながる。
- 胃や小腸に水が滞留すると，水が後から吸収され，動脈 P_{Na} がさらに低下する。
- ECF の減少が疑われる，または，高熱の治療として等張食塩液を急速に投与されると，食塩液のボーラス投与が血液脳関門を含む毛細血管内外の Starling 力を変化させる。その結果，脳の間質液の量が増える。ある程度の脳細胞の浮腫がひとたび起こると，頭蓋内の容量のわずかな増加でも，頭蓋内圧の亢進は危険なレベルにまで達することを思い起こしてほしい。そのため，EABV を増加させる必要がある場合，または，たとえ軽症でも神経症状がある場合には，等張食塩液より高張食塩液を投与すべきである。

質問

10-1 P_{Na} の変化の原因を同定するために自由水の計算がよく使われる。著者らはこの目的には，張度バランスの計算を好んで用いる。これらの 2 つの計算方法にはどのような違いがあるか？

10-2 高張食塩液が頭蓋内圧を低下させるのは，単に高張食塩液が脳細胞から水を除去することによるか？

Part C
慢性低 Na 血症

オーバービュー

慢性低 Na 血症（P_{Na} < 135 mmol/L，48 時間を超える）は入院患者で最も頻度の多い電解質異常である。低 Na 血症は，血漿電解質を

ルーチンで測定したときに初めて見つかることが多い。慢性低Na血症の患者で明らかな症状がない場合でも，歩行障害や集中力や認知能力の低下などわずかな臨床的な異常があり，転倒のリスクがある。低Na血症患者は正常者に比べ骨粗鬆症と骨折の頻度が高い。低Na血症はさまざまな疾患の入院患者の死亡率，合併症発生率の増加，入院期間の延長と相関がある。この相関は原疾患（心不全や，肝不全）の重症度，低Na血症の直接の影響，両者の相乗効果を反映しているのかどうかは明らかになっていない。

ポイント

1. 低Na血症は特定の疾患というよりは，診断カテゴリーである。低Na血症は副腎不全や肺小細胞がんといった重篤な原疾患の最初の症状であることがある。したがって，低Na血症の原因を常に考えるべきである。
2. 慢性低Na血症のすべての患者の，中心となる病態は，自由水の排泄が適切に行えないことである。バソプレシン作用によって起こる場合もあるし，尿の遠位到達量の減少によって起こる場合もある。
3. バソプレシン作用が消失する（表10-4），または尿の遠位到達量が増加することによって水利尿が起こる。例としては，低下していたEABVが回復した場合があげられる（たとえば，Na^+欠乏の患者に等張食塩液を投与したとき）。P_{Na}の急激な上昇を防ぐように水利尿を抑えないと，浸透圧性脱髄症候群が発症する。
4. 慢性低Na血症が急性低Na血症の要素をもつこともある。急性の要素のある慢性低Na血症の患者では，P_{Na}を急激に上昇させ頭蓋内圧を低下させるべきであるが，浸透圧性脱髄症候群を避けるために，P_{Na}の上昇は24時間での安全限界を超えないようにすべきである。
5. 浸透圧性脱髄症候群は慢性低Na血症での最大の危険であり，重篤になると，四肢麻痺，昏睡，死に至る。急速で大幅なP_{Na}の上昇が最大のリスク因子である。これは通常，水利尿の結果であり，尿の遠位到達量が増加する，もしくは，バソプレシンの作用がなくなったときに起こる。浸透圧性脱髄症候群の発症のリスクが高いのは，$P_{Na} < 105$ mmol/L，栄養不良，K^+欠乏，慢性アルコール症，進行した肝硬変の患者である。多くの患者では，P_{Na}の上昇は1日8 mmol/Lを超えないようにし，浸透圧性脱髄症候群のリスクが高い患者では，1日4 mmol/Lを目標として，1日6 mmol/Lの安

表10-4 バソプレシン作用が消失する状況

- 低下したEABVが，再度増加する
- コルチゾール不足の患者にコルチコステロイドを投与する
- バソプレシンの非浸透圧性刺激が消失する（不安，嘔気，恐怖などの解消，なんらかの薬物の中止など）
- dDAVP投与の中止（子どもの夜尿，高齢者の尿失禁，中枢性尿崩症患者など）

EABV：有効動脈血液容量，dDAVP：デスモプレシン。

的に排泄される場合には，EABV 減少があるにもかかわらず，U_{Na} が高くなる．他にも，Cl^- を強制的に排泄する陽イオンが尿中に存在する場合（下痢で $NaHCO_3$ を失うことによって，代謝性アシドーシスになった患者の NH_4^+ など）には，EABV が減少しているにもかかわらず，U_{Cl} が高くなる．NaCl の摂取が少ない患者では，EABV の明らかな減少がなくても，U_{Na} と U_{Cl} は低くなる．別の言い方をすれば，EABV は減少しているというより，他の人ほど増加しているわけではない．したがって，NaCl の摂取が少ない SIADH 患者においては，U_{Na} と U_{Cl} は低値になりうる．

血漿中の尿素と尿酸濃度

EABV の増加は PCT における尿素と尿酸の再吸収率を下げるため，血漿中のそれらの濃度は低下する．定常状態では，尿素と尿酸の排泄と産生のスピードは等しいので，分画排泄率を調べるのが有用である．分画排泄率は濾過量に対して補正してくれるためである．低い血漿尿素濃度〔P_{Urea} < 3.6 mmol/L，血液尿素窒素（BUN）< 21.6 mg/dL〕，低い血漿尿酸濃度〔< 0.24 mmol/L（< 4 mg/dL）〕，高い尿素分画排泄率（> 55%），高い尿酸分画排泄率（> 12%）は，EABV が増加している可能性が高いので，SIADH の可能性が高い．

他の検査

血漿 K^+ 濃度（P_K）の低下，血漿クレアチニン濃度（$P_{Creatinine}$）の上昇，血漿 HCO_3^- 濃度（P_{HCO_3}）の上昇は，EABV 減少を示唆する．

PCT における尿素の再吸収は EABV に強く影響を受けるので，EABV 減少患者においては，通常，$P_{Creatinine}$ に比べて P_{Urea} の上昇率が大きい．それゆえ，Na^+ 喪失のために，尿の遠位到達量が減少した低 Na 患者においては，$P_{Urea}/P_{Creatinine}$ 比は高くなりやすい（> 100，mmol/L 単位の場合，$BUN/P_{Creatinine}$ > 20，mg/dL 単位の場合）．しかし，タンパク質摂取が少ない場合には，あてはまらない．

慢性低 Na 血症の原因疾患

利尿薬による低 Na 血症

利尿薬，特にサイアザイド利尿薬は，低 Na 血症の原因として頻度が高い．利尿薬によって低 Na 血症が起こる従来の説明は，Na^+ の腎臓からの喪失により EABV が減少し，バソプレシンの放出を刺激するというものだった．しかし，多くの患者において，EABV の減少の程度はバソプレシンの放出を促すほど強くない．健常成人で EABV が急激に 7% 減少すると血漿バソプレシンレベルに影響があることがわかっている．血漿バソプレシン濃度が 2 倍になるには，EABV が 10〜15% 減少する必要がある．加えて，低張度による抑制シグナルを乗り超えるだけの圧受容器を介したバソプレシン放出刺激には，さらなる EABV の減少が必要である．利尿薬服用患者に起こる低 Na 血症の別の病態として，尿の遠位到達量の減少と残存水透過性を介した内髄質集合管における水再吸収の増加を指摘したい．尿の遠位到達量の減少を起こすのは，GFR の減少（たとえば，虚血性腎疾患による慢性的腎機能低下など）

とNaCl摂取の少ない患者が，尿中へNa^+を喪失することによってNa^+欠乏となり，EABVが低下してPCTでの再吸収率が増加する場合である．残存水透過性を介した内髄質集合管における水再吸収の増加は，食塩やタンパク質の摂取が少ない患者で，浸透圧物質の排泄率が低いことが原因となる．また，サイアザイド利尿薬は健常ラットやバソプレシンを欠失したBrattleboroラットにおいて内髄質集合管の水再吸収を増加させることが示されている．これは，おそらく習慣による水摂取の増加や，サイアザイド利尿薬が口渇作用をもっていることとも関連している．この病態の量的な問題や治療については，症例10-4の解説にくわしく書いてある．

ビール多飲症

　ビール多飲症の発症早期の病像は，主に，大量のビール飲酒により，大量の水分が摂取され，大量の水利尿をきたすというものである．患者のNaCl摂取が少なければ，尿には少量であるがNa^+が含まれているので，Na^+の欠乏が数日かけて進行する．たとえば，尿量が1日10LでU_{Na}が10 mmol/Lであると，1日に排泄されるNa^+は100 mmolになる．したがって，1日のNaCl摂取が100 mmolをかなり下回れば，数日かけて，Na^+欠乏が進行する．慢性低Na血症は通常，Na^+の負のバランスが続いた後にみられる．この状況において，水排泄能が低下する理由が2つある．1つは，尿の遠位到達量の減少であり，もう1つは，残存水透過性を介した内髄質集合管における水再吸収である．このような患者では，タンパク質や塩分の摂取がかなり少なく，浸透圧物質の排泄がかなり少なくなっているために，残存水透過性の効果は，かなり大きい．内髄質集合管の管腔内液の浸透圧が下がり，水再吸収の大きな浸透圧駆動力が生まれるからである．この状態では，U_{Osm}は低く，通常，P_{Osm}より低い．しかし，尿の遠位到達量の減少の程度，内髄質集合管で残存水透過性を介して再吸収される水の量，尿中のエタノール濃度によっては，しばしば，バソプレシンの作用がないにもかかわらず，U_{Osm}は高く，300 mOsm/kg H_2O近くになることもある．バソプレシン放出の非浸透圧刺激（痛みやアルコールによる胃炎による嘔気など）や，EABVの著明な減少（大量のNa^+欠乏，消化管出血など）によって，バソプレシンが放出されることもある．水の排泄が著明に低下しているのに大量のビール（水）を飲み続けると，急性の低Na血症の危険がある．さらに，直近に大量のビールを飲み，それが胃に残っていて，急激に吸収されると，電解質を含まない水が大量に投与されることになり，脳が接する動脈P_{Na}が低下し，頭蓋内圧がさらに亢進し，脳ヘルニアになるリスクがある．

　慢性アルコール症の患者の神経症状は低Na血症の急性要素とは関係がないが，いくつかの他の潜在的な病理（アルコール離脱，硬膜下血腫など）によって引き起こされるので，臨床病像は複雑なものになる．これらの患者は通常，栄養不良で，低K血症があるので，低Na血症の急速補正による浸透圧性脱髄症候群のリスクが高い．したがって，著者らは，P_{Na}の上昇は，1日4〜6 mmol/Lを超えるべきでないと考えて

いる。しかし，症状が重篤（けいれんや昏睡など）であれば，これらの症状は永続的な脳の障害や死への前触れである可能性があるので高張食塩液の投与を推奨する。P_{Na} の 5 mmol/L 程度の上昇で頭蓋内圧低下に十分であるので，P_{Na} の上昇は 5 mmol/L を超えるべきでなく，頻繁な P_{Na} のモニターが必要である。

原発性多飲症

原発性多飲症は，精神疾患，特に，統合失調症に続発する急性の精神病の患者によくみられる。これらの患者では，低 Na 血症の発症には大量の水の摂取が最も重要な因子であるが，同時に，自由水最大排泄能力が障害されている。これは尿の遠位到達量の減少と内髄質集合管における残存水透過性を介した水再吸収の増加によるのかもしれない。大量の尿と塩分摂取低下により，Na^+ 喪失が起き，Na^+ 不足が進行すると，軽度の EABV 減少が起き，PCT における NaCl 再吸収が増加し，尿の遠位到達量の減少が起こる。塩分とタンパク質の摂取低下による浸透圧物質排泄量の低下と管腔液量の増加によって，内髄質集合管の管腔内液の浸透圧が低下し，内髄質集合管における水再吸収が増加する。また，急性の精神症状のエピソードや，フェノチアジン系薬，カルバマゼピン，セロトニン再取り込み阻害薬などの薬物によってバソプレシンが放出されることもある。

"tea and toast" 低 Na 血症

これは，GFR が低く（たとえば，虚血性腎疾患により），塩分とタンパク質の摂取が少ないが，水をたくさん飲む高齢者に起こりやすい。このような食事と水分摂取のパターンは "tea and toast" 食と呼ばれてきた。このような患者では低い GFR と軽度の慢性 Na^+ 不足による，PCT での再吸収の増加により尿の遠位到達量はかなり少なくなっている。さらに，浸透圧物質排泄量の低下により内髄質集合管における水再吸収も増加している。飲水量が腎臓での排泄能力（尿の遠位到達量から内髄質集合管での再吸収量を差し引いたもの）を超えると，低 Na 血症を発症する。つまり，一般的に U_{Osm} は P_{Osm} より低いが，バソプレシン作用がないにも関わらず，しばしば高くなり，300 mOsm/kg H_2O 近くまで上昇する。これは尿の遠位到達量の減少の程度と内髄質集合管における残存水透過性を介した水の再吸収量によって決まる（症例 10-4 の解説を参照のこと）。

この病態生理の他の例としては，激しく運動して，体重を減らすために食事をかなり減らすが，脱水を防ぐためにたくさんの水を飲むような人があげられる。汗への NaCl の喪失と NaCl の摂取低下のため NaCl 不足となる。しかし，激しい運動を続けていれば，NaCl 不足や，それによる尿の遠位到達量の減少の程度は軽度である可能性が高い。低 Na 血症の進行には，大量の飲水に加えて，残存水透過性を介した内髄質集合管での大量の水の再吸収が必要である。たいていの若い健常人では髄質間質の浸透圧が高いので，内髄質集合管での水再吸収のための浸透圧駆動力が強い。腎盂の収縮により腎盂内の尿の大部分は内髄質集合管へ

逆流する可能性もあり，内髄質集合管での再吸収がより増える。

原発性副腎不全

原発性副腎不全は自己免疫疾患で起こることが最も多い。HIV患者のサイトメガロウイルス感染症の結果として起こることもある。今では珍しいが，結核も原発性副腎不全の原因となる。

原発性副腎不全ではミネラルコルチコイド不足があり，腎臓での塩類喪失とEABVの減少が起こる。低Na血症は，Na^+の喪失と，尿の遠位到達量の減少と圧受容体を介するバソプレシンの放出による水排泄の減少によって起こる。さらに，コルチゾールの欠乏が視床下部室傍核からコルチコトロピン放出ホルモンとバソプレシンを放出させる（くわしくは後で述べる）。

低Na血症，不適切に高い尿Na^+，Cl^-濃度を伴うEABVの減少と高K血症は原発性副腎不全を強く疑う。しかし，1/3の患者では受診時に高K血症がない。

中枢性塩類喪失

この疾患には2つの構成要素がある，すなわち，脳病変（くも膜下出血，頭部外傷，脳外科手術など）と，EABVの低下を招く腎臓からの塩類喪失，である。低Na血症は，EABV減少に反応してバソプレシンが放出され，水が貯留することが原因であると説明される。しかし，脳病変が明らかで，このような病態が疑われる多くの症例では，塩類喪失もEABVの減少もない。

通常，塩類喪失という判断は，低Na血症と同時に尿中へのNa^+の排泄率が高いという所見に基づいておこなわれる。しかし，これはNa^+の負のバランスを意味しているのではない。なぜなら，このような患者は体液量減少による脳血管の攣縮と脳血流の低下を防ぐために，大量のNaClの投与を受けていることが多いからである。Na^+の負のバランスを立証するためには，患者の経過にわたり投与されたすべてのNa^+を考慮に入れなければならない。これには，救急車，救急外来，手術室，病棟といったさまざまな場面で受けた治療を含む。摂取しているNa^+を排泄するシグナルを腎臓に送るために，通常のベースラインのEABVは実際には増加しているので，Na^+の負のバランスはかなり大きい必要がある。脳由来Na利尿ペプチドやジギタリス様物質は中枢性塩類喪失症候群と診断を受けた一部の患者では上昇しているが，上昇が認められない患者もいる。また，これらのホルモン濃度が高い患者において塩類の負のバランスが存在していることを示す基準がはっきりしない。

塩類喪失が存在するためには，EABVが低下しているにもかかわらず，Na^+の排泄率が高い必要がある。さらに，たとえ塩類喪失があるとしても，圧受容器を介したバソプレシン放出を引き起こすほどEABVは減少していない。これは，強いストレス下にある患者においてはアドレナリン作用が亢進しており，静脈容量血管の収縮と心筋収縮力の増強を引き起こし，Na^+の負のバランスにもかかわらずEABVが

保たれることによる。

　急性の神経疾患における低Na血症はSIADHと投与した食塩液による"desalination"によって引き起こされるのかもしれない。バソプレシン放出は，痛みや嘔気，周術期の状況，このような状況で使われるさまざまな薬物の投与など，多様な非浸透圧刺激によって引き起こされる。患者が正常な腎濃縮力をもっていると，尿中Na^+濃度は300 mmol/Lまで上昇する。この患者に大量の等張食塩液（Na^+濃度は150 mmol/L）を投与すると，1 Lあたり，150 mmolのNa^+が尿中に排泄され，0.5 Lの電解質を含まない水が生成され，体内にとどまり，低Na血症となる。このような状況において，NaClの投与は尿中に高張液を排泄することになるので，体液量減少を補正するために投与した等張食塩液は，低Na血症を悪化させる。

　このような状況において，圧受容器を介したバソプレシンの放出による低Na血症とSIADHによる低Na血症を鑑別するためのマーカーとして，尿素と尿酸の分画再吸収は信頼できない。中枢性塩類喪失の患者では，PCTでのNa^+の再吸収も障害されているので，尿素と尿酸の再吸収が減弱しているからである。

　血腫，浮腫，腫瘍などの頭蓋内に占拠病変がある患者においては，低Na血症は特に危険である。このような状況ではわずかな脳浮腫が頭蓋内圧を危険なレベルまで亢進させる。低Na血症による頭蓋内圧亢進を示唆する症状があれば，高張食塩液を投与して，P_{Na}を急速に5 mmol/L上昇させるべきである。

　体液量減少は脳障害を悪化させることがあり，これらの患者の低Na血症は，体液量減少による圧受容器を介したバソプレシン放出によると考えられるため，体液量減少を補正するために等張食塩液が通常投与される。食塩液を投与するときには，高張食塩液を用いるべきである。低Na血症が慢性であれば，P_{Na}上昇は1日補正量の安全限界を超えないようにすべきである。P_{Na}のさらなる低下を避けるために，著者らは投与するものの量と張度を尿量と張度に合わせるように張度バランスを計算する（図10-4と第11章を参照）。

抗利尿ホルモン不適切分泌症候群

　抗利尿ホルモン不適切分泌症候群（SIADH）は除外診断である。はじめに除外しなければいけないのは，EABV低下による尿の遠位到達量の減少，"tea and toast"低Na血症，重度のGFRの低下，コルチゾール不足，重度の甲状腺機能低下症である。SIADH患者では，U_{Osm}はP_{Osm}を超え，尿中Na^+が増えている（通常，>30 mmol/L）。そのうえ，通常，低いP_{Urea}，低いP_{Urate}とともに，尿素と尿酸の分画排泄率の上昇がみられる。次に，生理的な放出刺激（高浸透圧やEABV低下など）がないのにもかかわらずバソプレシンが放出されている原因を特定する（表10-2参照）。

　syndrome of inappropriate antidiuretic hormoneより，syndrome of inappropriate antidiuresisという用語を使うべきといわれている。これは，バソプレシンの作用がないのに，常に活性化するようなV2Rの遺

伝子変異をもつ患者も含めるためである。syndrome of inappropriate antidiuresis という用語では，不適切な抗利尿の病態がバソプレシンの作用ではなく尿の遠位到達量の減少である患者を区別することができないので，著者らはこの用語を使うのは気が進まない。

　一部の患者では，バソプレシン放出の刺激は永続的なものではない（たとえば，薬物，痛み，不安などに続発する刺激）。バソプレシンが消失すると，その後，水利尿が起こり，P_{Na} の急激な上昇が起こり，浸透圧性脱髄症候群のリスクとなる。バソプレシンレベルが持続的に高い患者では，大量の飲水，大量の低張液や等張液の投与により，続いて高張な尿が排泄され，自由水が体内に生成される（これを "desalination" という）ときに，さらに急速に P_{Na} が低下することが主な危険である。バソプレシンは隠れた重篤な疾患（たとえば，肺小細胞がんなど）に由来するかもしれない。

● SIADH の亜型

バソプレシンの自律的放出

　これらの患者ではバソプレシンレベルが常に高く，制御されていない（悪性腫瘍からのバソプレシン放出など）。このような亜型は SIADH 患者の約 1/3 を占めるといわれているが，調査する集団によって異なる。

reset osmostat

　この病態は SIADH 患者の約 1/3 を占める。reset osmostat の患者では，バソプレシンの放出は正しく制御されているが，閾値が低張側にずれている。診断の決め手は，P_{Na} がさらに低くなったときに，希釈尿を排泄できることである。しかし，P_{Na} が正常値に戻る前に，低張尿の排泄は止まる。この患者は水を飲んでも，バソプレシンの放出は抑制されるので，P_{Na} が大幅に低下する危険はない。それでも大量の水の投与は P_{Na} の危険な低下につながるので，低 Na 血症の程度が重症でなければ，reset osmostat が SIADH の病態であるかどうかを調べる必要はない。

　reset osmostat 発症につながる可能性のある病態の 1 つが sick cell syndrome である。これは，慢性の異化状態にある疾病の患者で報告されてきた。考えられるメカニズムは，異化を伴う疾病のため，浸透圧センサーの細胞内の有効浸透圧物質が少ないことである。それゆえ，正常 P_{Na} より低い状態であっても，細胞の体積が減少し，バソプレシンが放出される。より重症の低 Na 血症において，これらの細胞は元々の容積より大きくなるので，バソプレシンの放出は抑制され，より低い P_{Na} には対応できる。浸透圧感受性神経における浸透圧感受性 Ca チャネルである TRPV4 をコードする遺伝子のある種の遺伝子多型の患者も，reset osmostat による SIADH の 1 例である。

非浸透圧性の（求心性）刺激過剰

　この推定モデルでは，非浸透圧性の求心性シグナルが浸透圧センサーの細胞またはバソプレシン放出中枢の細胞によって感知され，低い P_{Na} にもかかわらず，バソプレシンが放出される。このモデルに一致した所

見は，肺病変（肺炎など），脳病変（外傷後，osmostat とバソプレシン放出センターから離れた部位に起こった脳出血）などでみられる。

● **バソプレシン放出のない亜型**

SIADH と考えられる患者の一部の集団（約7％）では，血漿中のバソプレシンが検出されない。安定で簡単に測定できるバソプレシン放出の代替バイオマーカーであるコペプチンの測定を用いた最近の研究では，SIADH と考えられた患者の 12％の血漿コペプチンレベルが抑制されていた。おそらく，これらの患者の一部では，V2R をコードする遺伝子の機能獲得型変異があり，恒常的に受容体が活性化しているのであろう。しかし，コペプチン測定を用いた SIADH 患者の研究において，これらの患者に V2R をコードする遺伝子の変異は見つかっていない。これらの患者の一部では，V2R の発現増加があることも示唆されている。少なくとも一部の患者では，自由水排泄の減少を起こすような異常はバソプレシンに依存しないメカニズム，おそらく，尿の遠位到達量の減少（GFR の低下や PCT における再吸収の増加による）と内髄質集合管における残存水透過性を介した水再吸収の増加によると考えられる。

圧調節器のリセット

先に述べたコペプチン測定を用いた SIADH 患者の研究において新しい SIADH の亜型が同定された。この亜型（全体の 20％にのぼる）は EABV の明らかな減少は認めず，高張食塩液によってコペプチン放出が抑制される。伸展受容体を介した経路の感度が下がり（おそらく腫瘍浸潤または圧迫，または，他の神経障害），EABV の減少が模倣され，バソプレシン放出を刺激するのではないかと考えられた。体液量の増加はこのような伸展受容体を刺激し，バソプレシン/コペプチン放出を抑制する。しかし，この研究では，患者の血漿と等張であり，P_{Na} 上昇なしに体液量を増加させる等張食塩液の注入に対する反応については調べていない。

グルココルチコイド不足

単独のコルチゾール欠損は副腎皮質刺激ホルモン（ACTH）分泌減少を伴う下垂体疾患で起こる。アルドステロン分泌は主にレニン-アンジオテンシン系によって制御されているので，アルドステロンの欠損は起こらない。コルチゾールは視床下部室傍核からのコルチコトロピン放出ホルモン（CRH）の放出を抑制する。コルチゾールが存在しない場合には CRH とバソプレシンの両方の放出が刺激される。グルココルチコイド不足と低 Na 血症を呈する患者において，グルココルチコイドの投与はバソプレシン放出を抑制し，水利尿を起こし，P_{Na} の急速な増加を起こし，浸透圧性脱髄症候群の危険が生じる。この状況においては，大量の水利尿を避けるために，グルココルチコイドの投与には，dDAVP を予防的に併用することが勧められる。

甲状腺機能低下症

甲状腺機能低下症に続発する低 Na 血症は重症の甲状腺機能低下ないしは粘液水腫昏睡を伴うような高齢者にのみ起こる。水排泄の障害は心拍出量の低下による EABV の低下と GFR の低下が原因と考えられる。

心不全と肝硬変

低 Na 血症は通常, 重症の心不全 (New York Heart Association 分類Ⅲ度とⅣ度) と重症の肝硬変 (Child-Pugh 分類のグレード B とグレード C) に起こる。

心不全患者においては心拍出量の低下によって, 肝硬変患者においては全身の血管拡張によって, EABV が減少する。EABV の減少は伸展受容体を介した交感神経系とレニン-アンジオテンシン-アルドステロン系 (Na^+ の貯留を起こす) の活性化とバソプレシン放出 (水貯留を起こす) につながる。それに加え, アンジオテンシンⅡは浸透圧受容体を刺激し, 口渇を刺激する。体液量 (TBW) の増加が Na^+ 量の増加より大きいと, 低 Na 血症が発症する。

原因疾患の重症度または低 Na 血症の直接の影響を反映しているかは明らかではないが, 低 Na 血症はこれらの患者における予後不良と関連している。

慢性低 Na 血症の治療

低 Na 血症補正のスピードと, P_{Na} 上昇が最大値を超えたときに P_{Na} を再度下げることについては, すでに述べた。このセクションでは, 原因病態に基づいた低 Na 血症の特定の治療法について述べる。

EABV 減少または尿の遠位到達量の減少によって起こる低 Na 血症

EABV の増加は, バソプレシン放出の抑制と尿の遠位到達量の増加 (GFR の増加と PCT における再吸収率の低下による) を引き起こし, 水利尿と低 Na 血症の改善につながる。

循環動態的に明らかな EABV の減少がある患者では, 等張食塩液の静脈投与が必要になる。等張食塩液それ自体はたいして P_{Na} を上昇させない。しかし, その後, 水利尿が起こると, P_{Na} はかなり上昇する。たとえば, TBW が 30 L で P_{Na} が 120 mmol/L の患者に 1 L の等張食塩液 (154 mmol/L) を投与しても, P_{Na} はわずか 1 mmol/L しか上昇しない。しかし, 1 L の等張食塩液を投与して, 1 L の自由水が排泄されると, P_{Na} は 125 mmol/L まで上昇する。

併発する低 K 血症 (たとえば, サイアザイド利尿薬による慢性低 Na 血症の患者など) の治療のために KCl を投与すると同量の NaCl を投与したときと同じくらい P_{Na} の上昇が起こることを強調しておきたい。体液の張度という観点においては, Na^+ (主たる ECF の陽イオン) と K^+ (主たる ICF の陽イオン) は等価であるからである。低 K 血症が進行すると, K^+ が細胞から出てきて, ECF コンパートメントの Na^+ と

交換される．KCl を投与すると，K^+ は細胞に入り，Na^+ が細胞から出る．それゆえ，KCl の投与は，体液の張度を上昇させ，TBW の変化がなければ，同量の Na^+ を投与したときと同じだけの P_{Na} の上昇が起こる．さらに，Na^+ は ECF コンパートメントに保持されるので，EABV は増加し，それに続いて水利尿が起こる．低 K 血症の患者は浸透圧性脱髄症候群のリスクが高いので，特に注意すべきであり，K^+ の投与は患者と等張の溶液に溶かして投与すべきである．たとえば，患者の P_{Na} が 120 mmol/L だと，40 mmol/L の KCl を含む 1/2 等張食塩液（0.45% NaCl，77 mmol/L）は，$Na^+ + K^+$ の濃度は理論的には患者の張度に近いといえる．水利尿を予防するために dDAVP を投与することも考慮する．

循環動態で明らかな EABV の低下がなければ，治療のデザインは ECF と ICF の組成と体液バランスの量的な分析で決まる．この計算式にはたくさんの仮定があるので，治療デザイン決定のおおまかな推定ができるだけである．これを説明するために，以下の患者を例としてあげる．サイアザイド利尿薬を服用していて，定期的な血液検査で，P_{Na} 120 mmol/L，P_K 3.6 mmol/L であったため，かかりつけ医から救急外来に紹介された患者である．以前の P_{Na} は 140 mmol/L であった．サイアザイド利尿薬を開始する前の体重は 60 kg であり，TBW は 30 L（ECF 量 = 10 L，ICF 量 = 20 L）と推定された．血圧は 110/70 mmHg，脈拍は 92/分，頸静脈圧は胸骨角の 1 cm 下であり，ECF 量は軽度減少していると考えられた．

ECF 分析：患者の ECF 量については，減少しているが，具体的にどのくらいと推定する正確な方法はない．臨床的な評価に基づき，頸静脈圧の低下から軽度の ECF 量の減少があると判断された．ECF 量は通常の値の 10 L から約 9 L に減少していると判断するのが妥当である．ECF コンパートメントに，1 L の水の喪失がある．ECF コンパートメントにおける Na^+ 量に関しては，はじめの Na^+ 量は 10 L × 140 mmol/L で 1,400 mmol であった．現在の推定 ECF 量 9 L とすると，現在の ECF の Na^+ 量は 9 L × 120 mmol/L で 1,080 mmol となり，ECF コンパートメントにおいて Na^+ が 320 mmol（1,400 − 1,080）失われた．

ICF 分析：ICF 量の増加は P_{Na} の減少に比例している．P_{Na} が 14% 減少したので，ICF 量は約 3 L（20 L × 14%）増加している．

バランス：患者は水が 2 L 増加（ICF コンパートメントで 3 L の水の増加があり，ECF コンパートメントで 1 L の水の喪失があった）し，320 mmol の Na^+ を喪失した．そのため，P_{Na} 上昇のための治療デザインは Na^+ の正のバランスを導入することになる．尿の遠位到達量が増加したら，水利尿が引き続いて起こる．

● 治療のデザイン

さらなる P_{Na} の減少を防ぐため，水摂取を約 800 mL/日に制限する．多くの患者はこの程度の水制限には耐えられる．Na^+ の正のバランスを作り出して，1 日で P_{Na} を 5 mmol/L 上昇させたい．現在の TBW は 32 L なので，P_{Na} を 5 mmol/L 上昇させるには，32 L × 5 mmol/Lで160 mmolのNa$^+$の正のバランスが必要である。K$^+$の投与が必要であれば，K$^+$の量はNa$^+$の160 mmolの正のバランスの一部に含めてもよい。InとOutをモニターして，P_{Na}の最大上昇量を超えないように頻回に，P_{Na}を測定すべきである。水利尿が起こらなければ，2日目も同じ治療をおこなう。

浸透圧性脱髄症候群発症のリスクの評価に基づき，水利尿が起こったら，尿中への水の喪失を減らし，P_{Na}の上昇が1日最大量を超えないようにするために，dDAVPの投与も必要になるかもしれない。しかし水利尿は，尿の遠位到達量の増加する程度にEABVが回復したことを示している。まだ低Na血症があれば，治療プランとしては1日あたりのP_{Na}の上昇の目標を達成するに十分な水の負のバランスをもたらすようにする。たとえば，TBWが32 LでP_{Na}が125 mmol/Lであれば，P_{Na}を5 mmol/L上昇させるためには，1.2 Lの水の負のバランスが必要である（つまり，尿量が水摂取量より1.2 L多い）。著者らは，水利尿によってP_{Na}の上昇が1日最大量を超えるようであれば，尿量を抑制するためにdDAVPを投与するだろう。

EABVが増加しても水利尿が起こらないのであれば，SIADHの原因を探すべきである。

SIADHによる低Na血症

SIADHのいくつかの原因は一過性のものであり（痛み，不安，嘔気，急性肺炎など），またいくつかの原因は特定の治療（コルチゾール欠乏の患者にグルココルチコイドを投与する，など），薬物の中止（dDAVP，選択的セロトニン再取り込み阻害薬など）により速やかに治療が可能である。いずれの場合も，引き続いて水利尿が起こり，P_{Na}が急速に上昇するので，浸透圧性脱髄症候群のリスクがある。

SIADHによる軽度の慢性低Na血症の患者（P_{Na} 130〜135 mmol/L）においては，低Na血症の補正は必要ないと考える。中等度の低Na血症（P_{Na} 125〜129 mmol/L）では，患者が臨床的に無症候であるにもかかわらず，神経学的診察では注意力の低下や歩行障害があり，転倒や骨折のリスクが高いことが示されている。さらに，たとえば水摂取の増加や水排泄の低下（塩分やタンパク摂取が少ないなど）があれば，急性症状につながるようなP_{Na}のさらなる低下のリスクがある。したがって，これらの患者ではP_{Na}を上昇させることが勧められる。より重症の低Na血症の患者でもP_{Na}を上昇させることが明らかに勧められる。

SIADH患者の低Na血症の病態は基本的にはバソプレシン効果による水の保持である。しかし，その後に続くEABV増加はNa利尿を引き起こす。にもかかわらず，摂取した塩分の排泄のシグナルを出すようなEABVの増加が存在し続ける。治療のデザインを理解するために，次の症例を考える。肺がんから自律的にバソプレシンが放出されるSIADHの患者。P_{Na} 125 mmol/Lのため受診した。以前の体重は60 kgであった。次の計算のために，TBWは30 Lで，ECF量は10 L，ICF量は20 Lと仮定する。

ECF分析：わずかなECF量の増加（10 Lから10.5 Lに増加した程度）がありそうである。したがって，ECFコンパートメントに0.5 Lの水の増加がある。ECFコンパートメントのNa^+量に関しては，最初のECFのNa^+量は140 mmol/L×10 Lで1,400 mmolとなり，現在のECFのNa^+量は125 mmol/L×10.5 Lで1,312 mmolとなる。したがって，ECFでは88 mmolのNa^+の喪失がある。
　ICF分析：P_{Na}の10％の減少があるので，ICFの水は約10％の正のバランスであり，2 Lの水の増加がある。
　バランス：2.5 Lの水の増加とNa^+量はわずかに88 mmolの喪失がある。よって，P_{Na}を上昇させる治療のデザインは主に，水の負のバランスを導入することになる。

● 治療のデザイン

　SIADHでP_{Na}を上昇させるさまざまな治療オプションを理解するために，バソプレシン作用があるときに尿量は有効浸透圧物質（Na^+＋K^+とそれに伴う陰イオン）の排泄量と内髄質間質コンパートメントの有効浸透圧〔尿の有効浸透圧＝2（U_{Na}＋U_K）に等しい〕によって決まることが重要である。SIADH患者においてバソプレシンは常に存在するので，尿の有効浸透圧はだいたい決まっている。したがって，患者の尿量は有効浸透圧物質の排泄量により決まることになる。

水制限

　TBW 30 Lの患者においてP_{Na}を125 mmol/Lから130 mmol/Lまで5 mmol/L上昇させるには，1.2 Lの水の負のバランスが必要である。先に述べたように，SIADH患者の尿量は有効浸透圧物質（Na^+＋K^+とそれに伴う陰イオン）の排泄量で決定される。通常の1日Na^+ 150 mmolとK^+ 50 mmolを摂取しており，尿中に排泄される有効浸透圧物質はこれらの陽イオンの合計200 mmolと，それと対になる陰イオン200 mmolで，合計400 mmol/日となる。内髄質間質コンパートメントの有効浸透圧が600 mOsm/kg H_2O（これは最終的な尿の有効浸透圧でもある）であり，尿量は400 mOsm/600 mOsm/Lで0.67 L/日となる。したがって，1.2 Lの水の負のバランスを作るためには，水の摂取を約2日間止める必要がある。したがって，水制限のみをおこなうことは，P_{Na}を上昇させる有効な方法でなく，P_{Na}がいったん目標レベルまで上昇した後に維持する方法としても有効ではない。有効浸透圧物質の排泄量を増加させ，髄質間質の有効浸透圧を下げる（ループ利尿薬を投与することによって）ことによって，尿量を増やす必要がある。しかし，P_{Na}を上昇させるためには，インプットの張度はアウトプットの張度より高い必要があるので，これらの治療とともに飲水は制限すべきである。

ループ利尿薬と塩分摂取の増加

　ループ利尿薬（たとえば，フロセミド）はHenleの太い上行脚でのNa^+とCl^-イオンの再吸収を減少させ，髄質間質の有効浸透圧を減少させる。この目的を達成するには少量のフロセミドが必要であるが，作用時間が短いので，フロセミドは1日2回の投与が必要である。この

治療によって，尿の有効浸透圧は 300 mOsm/kg H$_2$O まで低下し，NaCl の摂取が 200 mmol/日まで増加したとすると，排泄される有効浸透圧物質数は 500 mOsm/日（NaCl 400 mOsm と K$^+$ とそれに伴う陰イオン 100 mOsm）となる。そのため，尿量は 500 mOsm/L/300 mOsm/L，すなわち 1.7 L/日に増加する。

尿素

バソプレシンが作用すると，AQP2 と尿素輸送体は内髄質集合管の管腔側膜に挿入される。その結果，このネフロンセグメントにおいて尿素と水が再吸収されるので，尿素は尿の有効浸透圧物質ではない。にもかかわらず，尿素の遠位ネフロンへの到達が十分多く内髄質集合管での再吸収能力を超えると，内髄質集合管の管腔内では尿素は有効浸透圧物質となりえ，余分な水の排泄に働く。これは，尿素を大量ボーラス投与するときに起こる。髄質間質の障害があり，内髄質集合管での尿素の輸送が制限されている高齢者では，その効果はさらに大きい。SIADH 患者に投与する尿素の通常量は約 30 g/日（500 mmol/日）である。ヨーロッパでは使われているが，北米では，製剤化されていないので，利用は限られている。さらに，味がよくないので，患者は長期間服用できない。

尿素の効果は大量のタンパク質摂取を模倣するわけではないようである。タンパク質の摂取による尿素の産生はゆっくりと持続したものである。したがって，タンパク質の摂取増加は尿素輸送体の能力を超えるような尿素の大量ボーラス効果は生み出さない。

バソプレシン受容体拮抗薬（vaptan）

バソプレシン受容体には 3 種類ある。V_{1A}，V_{1B}，V_2 受容体である。V_{1A} 受容体と V_{1B} 受容体の刺激は細胞内 Ca の上昇で伝えられる。V_{1A} 受容体を介して，バソプレシンは血管収縮と von Willebrand 因子の放出を起こす。V_{1B} 受容体を介してバソプレシンは下垂体前葉からの ACTH の放出に関わる。V_2 受容体は集合管主細胞に発現している。バソプレシンが V_2 受容体に結合すると，細胞内 cAMP レベルが上昇し，AQP2 チャネルが主細胞の管腔側膜に挿入される。

vaptan はバソプレシンの非ペプチド性拮抗薬である。すべての vaptan が V_2 受容体の同じ場所に結合するわけではないが，vaptan が受容体に結合すると構造変化が起こり，バソプレシンの受容体への結合が変化し，Na 利尿なしに水利尿を起こす（だから，水利尿薬と呼ばれるわけである）。

conivaptan（V_{1A} と V_2 受容体の両方を阻害する）は静注薬として利用可能である。tolvaptan（より選択的な V_2 受容体阻害薬）は経口の錠剤として利用可能である。conivaptan と tolvaptan はともに米国では体液量正常型および過剰型の低 Na 血症の治療薬として認可を受けており，カナダとヨーロッパでは体液量正常型の低 Na 血症の治療薬として認可を受けている。両薬物は肝臓のチトクローム P450 酵素 CYP3A4 によって代謝される。conivaptan はこの酵素の強い阻害薬なので，薬物相互作用について懸念があり，4 日間の静脈投与に使用が限られている。

多くの臨床研究において，SIADH，うっ血性心不全，肝硬変患者におけるvaptanのP_{Na}の上昇についての効果が報告されている。多くがP_{Na} 125 mmol/L超の軽症ないし中等症の低Na血症である，2,900症例を含む20のRCTを対象としたEuropean Clinical Guideline Groupによるメタアナリシスによれば，バソプレシン受容体拮抗薬を投与した場合，プラセボ群に対して，3～7日でのP_{Na}の上昇の中央値が4.3 mmo/Lであり，7ヶ月では3.5 mmol/Lであった。しかし，vaptanを使用した場合，低Na血症の過剰補正と浸透圧性脱髄症候群のリスクについて懸念がある。Study of Ascending Levels of Tolvaptan in Hyponatremia 1 and 2（SALT 1，SALT 2）試験において，223人の患者のうちP_{Na}の上昇速度が0.5 mmol/L/時間を超えたのが4人であり，P_{Na}が146 mmol/Lを超えたのも同じ例数であった。Safety and sodium Assessment of the Long-term Tolvaptan（SALTWATER）試験において，tolvaptan投与群のうち，P_{Na}が一度でも145 mmol/Lを超えたのは111名中18名であった。急速な過剰補正の事象はP_{Na}上昇の上限値を8 mmol/Lとすると，多くなる傾向がある。それに加え，熟練した医師によっておこなわれる研究とは別の状況で薬物が使われた場合には，急速な過剰補正と高Na血症のリスクはより高くなる可能性がある。浸透圧性脱髄症候群の発症や診断されたケースはいずれでも認められないが，軽症の神経障害は臨床的には容易に認識することはできないという懸念がある。

　他の懸念として，tolvaptanによる肝障害のリスクがある。多発性囊胞腎の成人患者の病気進行に対するtolvaptanの効果を調べた研究において，tolvaptanの使用（慢性低Na血症に使用する量の4倍の用量であったが）はプラセボ群に対して，肝酵素の2.5倍以上の上昇が頻繁に起こっていた。tolvaptanを投与されていた2人の患者は肝障害のため研究から脱落したが，tolvaptanの中止によって回復した。tolvaptan使用に関するFood and Drug Administration（FDA）発行の安全勧告に基づき，使用は30日に制限され，肝疾患（肝硬変を含む）患者への使用は禁忌となった。

　有害事象が起こりうること，患者の生存やQOL（低Na血症患者に有効なQOLの測定法を用いて）の改善につながる利益のエビデンスがないことを考えると，著者らはSIADH患者の治療にこれらの薬物を使おうとは思わない。これらの薬物はコストがかかる（30 mgの錠剤が300～350ドル）ことも覚えておくべきである。

心不全患者における低Na血症

　軽症の低Na血症でさえ心不全患者の予後不良に相関しているにもかかわらず，この関連は心機能低下の重症度を反映しているのか，低Na血症そのものが患者の予後不良に寄与しているのかは明らかでない。低Na血症の補正が心機能低下の循環動態異常を改善したり臨床予後を改善するというエビデンスはない。もし存在したとしても，神経症状と低Na血症が関係しているか，心拍出量の低下と関係しているかを確認することも難しい。これらの患者の低Na血症を管理することが難しく，

効果を示すエビデンスがないことを考えると，120 mmol/L 未満になったときのみ P_{Na} の増加を試みるのが合理的なようにみえる。このような状況での補正による有益なエビデンスがないとしても，もし，P_{Na} がそれ以上下がるようなら患者にとってリスクとなるであろう。

心不全と低 Na 血症のある患者は体内の Na^+ 量の増加よりも TBW の増加の方が多い。ECF 量は増えているが，EABV は減少しているので，バソプレシンは存在している。この状況で尿量は有効浸透圧物質の排泄量によって決定される。明らかに，塩分摂取の増加は心不全患者にとって取るべき治療選択ではない。このような患者では P_{Na} を上昇させる主な治療法は水制限であると一般的にいわれる。しかし，張度バランスに基づいた量的解析はこのような状況では水制限には限界があることを示している。ループ利尿薬を服用している心不全患者を考えてほしい。この患者は TBW 40 L で，P_{Na} 125 mmol/L である。血漿の有効浸透圧は 250 mOsm/kg H_2O である（この計算の目的から，P_K は無視した）。それゆえ，患者の全身の有効浸透圧物質の合計は，250 mOsm/L × 40 L で 10,000 mOsm である。前に述べたように，体の張度という観点では，Na^+ と K^+ は等価である。したがって，ループ利尿薬を投与され，1 日に 2 L の尿があり，尿中の Na^+ + K^+ 濃度の合計が 150 mmol/L で，Na^+ + K^+ 150 mmol を含む食事を食べていれば，1 日 Na^+ + K^+ 150 mmol の負のバランスとなる（すなわち，患者の有効浸透圧物質の全体数は 300 Osm 減少して，9,700 mOsm となる）。飲水を 1 日 500 mL に制限する（多くの患者には耐えられない）と，水バランスは 2 L の排尿から 0.5 L の飲水量を差し引いたもの，つまり，1.5 L の負のバランスとなり，TBW は 38.5 L まで減少する。このようなバランスの変化の結果，体の有効浸透圧は 9,700 mOsm/38.5 L = 252 mOsm/kg H_2O となり，P_{Na} はわずか 1 mmol/L だけ上昇し，126 mmol/L となる。

尿素を使った場合の限界についてはすでに議論した。

必要があるなら，vaptan の使用は P_{Na} を上昇させる 1 つの方法である。これらの患者では尿の遠位到達量が少ない（低い GFR と PCT での再吸収増加）ので，水利尿は抑えられ，低 Na 血症の急速な過補正の危険性は少ない。しかし，肝障害のリスクに対する懸念があり，先に述べたように，FDA からの安全勧告があり tolvaptan は 30 日までしか使えない。さらに，薬価が高い。しかし，心臓の状態が改善するなら，その使用はきわめて短期間になるので，P_{Na} 120 mmol/L 未満の心不全の急性悪化の入院患者に対して，P_{Na} を上昇させる治療として適切だと考える。

肝硬変に伴う低 Na 血症

心不全患者で議論したのと同じような判断が肝硬変患者にもあてはまる。肝硬変患者の重症低 Na 血症は予後不良であり，病気の重症度を反映している。肝硬変患者で P_{Na} を上昇させることは難しく，予後を改善するというエビデンスもない。肝硬変患者では，腸内細菌によって尿素が分解されることにより腸内の NH_4^+ 産生のリスクがあり，血中の

NH_4^+ レベルの上昇は肝性脳症を悪化させることから，尿素の使用は勧められない．FDA は tolvaptan に関する安全勧告を出し，肝疾患患者（肝硬変を含む）では禁忌となっている．肝硬変患者は浸透圧性脱髄症候群のリスクが高いため，P_{Na} の上昇は 1 日 4 mmol/L を超えないようにする．

> **質問**
>
> **10-3** K^+ 不足は低 Na 血症の重症度の決定にどのような役割を果たしているか？

Part D
症例の解説

症例 10-1：悲劇は回避すべきだった

● **現時点で患者に迫っている危機は何か？**

この患者の昨日の P_{Na} は 125 mmol/L であり，今日は 112 mmol/L と，低 Na 血症は急激に悪化している．重要なことは，新しい症状（嘔気，頭痛）は頭蓋内圧の亢進の可能性を示唆しているので，高張食塩液による緊急の治療が必要であるということである．治療の目的は，頭蓋内からただちに水を除去することであり，高張食塩液をボーラス投与して，迅速に P_{Na} を 5 mmol/L 上昇させる．症状がなくなれば，高張食塩液の投与を中止する．頭蓋内圧亢進を示唆する症状が続いていれば，P_{Na} 上昇の上限を 10 mmol/L として，高張食塩液の投与を続けるべきだと考える．このようにかなり積極的な低 Na 血症の補正をおこなうのは，この患者の低 Na 血症が急激に増悪しているからである．さらに，彼女の症状が頭蓋内圧の亢進によるものだとすると，永続的な神経障害や脳ヘルニアによる死亡の危険性さえある．さらに，1 日あたり P_{Na} の上昇が 10 mmol/L であれば，浸透圧性脱髄症候群の危険性はまだ低い．

● **治療中に予想される危険は何か？ それを避けるためにはどうすればよいか？**

最初の危険は，これまでに飲んだ大量の水が消化管から吸収され，動脈中の P_{Na} が低下することである．動脈血中の P_{Na} を測定し，上腕静脈から採取した血液の P_{Na} と比較することで，水が現在も消化管から吸収されているかが明らかになる（第 9 章参照）．それに加え，頭蓋内圧の亢進を示唆する症状はたとえ軽症でも，危険の前兆であることがあるので，注意が必要である．

2つ目の危険は，慢性低Na血症という側面があることから，急激なP_Naの上昇が浸透圧性脱髄症候群を発症させることである。dDAVPの作用が切れて，大量の利尿が生じたときに最も起こりやすい。最初の24時間で，P_{Na}の上昇のスピードは1日8 mmol/Lを超えないように制限したい。P_{Na}の上昇が安全限界を超えないように，dDAVPを投与して，尿量をコントロールする。dDAVPが投与されているときは水制限を確実におこなう必要がある。P_{Na}は頻繁に測定すべきである。

症例10-2：エクスタシーにはほど遠い
● これは，急性低Na血症であるか？

　急性低Na血症と考えるのが妥当である2つの理由がある。1つ目に，直近に大量の水を飲んでいること。2つ目に，バソプレシンを分泌する薬物MDMAを飲んでいること。重要なことは，急性低Na血症では，たとえ，当初症状が軽くても（頭痛，眠気，軽い混乱など），病状は短時間で重篤になるということである。だから，この患者には3%高張食塩液を用いた緊急治療をおこなって，脳細胞のサイズを小さくする必要がある。

● P_{Na}の低下はわずかで，130 mmol/Lであるのに，なぜけいれん発作が起こったのか？

　一般的には，低Na血症の程度が軽ければ，このような重篤な症状は起こらない。考えられる説明は2つある。1つの説明は，わずかな脳細胞の浮腫でもけいれん発作が誘発されるような，感受性が高い中枢神経潜在病変があったかもしれないということである。もう1つの説明は，到着時のP_{Na}は，けいれんを起こした後に測定した値より，ずっと低かったというものである。くわしく述べると，けいれんによって，骨格筋の中で，大量の新しい浸透圧物質が生成されるため，ECFからICFに水の移動が起こり，けいれん前に比べ，P_{Na}の測定値は大幅に上昇する。

　けいれんによって筋肉内の浸透圧物質数が増加するのには，主に2つの理由がある（図9-22を参照）。1つ目の理由は，筋肉の収縮によって，ホスホクレアチニンはクレアチニンと2価のリン酸（HPO_4^{2-}）に変換され，筋肉内の有効浸透圧物質の数が増えることになることである。2つ目の理由は，激しい筋肉の収縮は筋肉内にADPを産生し，解糖系によってL-乳酸の産生が起こるからである（第6章参照）。このような状況では，細胞内のP_{CO_2}が上昇するので，産生された新規H^+はHCO_3^-よりもタンパク質に結合し，HCO_3^-の喪失なしにL-乳酸が上昇し，それゆえ，巨大分子グリコーゲンの分解によりブドウ糖が産生されるため細胞内の浸透圧物質数は増加する。また，L-乳酸の筋細胞からの排出は，産生のスピードほど速くはないので，新規に産生されるL-乳酸は浸透圧物質として筋細胞内に蓄積する。

● この臨床像の中で神経性食思不振症はどのような役割を果たしたか？

　体の中の約50%の水は骨格筋に存在する。この患者の骨格筋は非常に少ないため，水バランスがわずかに正に傾いただけで，筋肉量の多い

人が同量の水を飲んだときより，大きく P_{Na} が低下する。

● **この患者に，どのような治療をおこなうか？**

治療の目的は，頭蓋内から水を取り出して，頭蓋内圧を下げることであり，高張食塩液の投与で，速やかに P_{Na} を 5 mmol/L 上昇させる。

重要なのは，消化管にまだ残っている水や，けいれんのために筋細胞に溜めこまれた水が血管内に吸収されないか観察することである。この患者は明らかに急性低 Na 血症であり，急激に P_{Na} を上昇させても浸透圧性脱髄症候群を起こす可能性は少ないので，P_{Na} は正常値付近まで上昇させてもかまわない。

症例 10-3：茶色の色素斑のある低 Na 血症

● **有効動脈血液容量（EABV）がきわめて少ない原因として最も考えられるのは何か？**

この症例の，EABV の大幅な減少（低血圧，頻脈より明らか），P_{Na} 低値，P_K 高値（5.5 mmol/L），Na^+ の腎喪失が強く示唆する診断は原発性副腎不全である。患者は他の自己免疫疾患として重症筋無力症をもっていることから，原発性副腎不全の原因は自己免疫性副腎炎の可能性が高い。Na^+ の腎喪失の原因はアルドステロンの欠如である。グルココルチコイド不足によって容量血管である静脈の収縮が弱いことも EABV 減少の原因の 1 つである。

● **現時点で患者に迫っている危険は何か？**

初期治療の中で起こりうる緊急事態が 2 つある。原発性副腎不全が疑われるので，EABV が極端に減少していることとコルチゾール不足である。前者に対して，血行動態の安定性を回復するために，初期輸液として 0.9％食塩液を投与する。血行動態が安定したら，P_{Na} を変えずに EABV をさらに増加させるために，"患者にとって等張" の食塩液に輸液を変更すべきである。患者の P_{Na} は 112 mmol/L である。等張食塩液（0.9％ NaCl）の Na^+ 濃度は 154 mmol/L で，1/2 等張食塩液（0.45％ NaCl）の Na^+ 濃度は 77 mmol/L である。したがって，0.9％ NaCl と 0.45％ NaCl の量を調整して，Na^+ 平均濃度 112 mmol/L の輸液を投与することができる。2 つ目の緊急事態はコルチゾール不足に関連したものであり，グルココルチコイドの投与で対応することができる。

入院時には別の緊急事態があるかもしれない。それは，患者の低 Na 血症には急性の要素があるということである。しかし，患者は直近に大量の水を飲んでいないと言っているし，急性低 Na 血症に関連する明らかな症状もなかったので，本患者にはあてはまらないと考えられる。

● **治療中に予想される危険は何か？　それを避けるためにはどうすればよいか？**

EABV が再度増えることによって，尿の遠位到達量が増え，バソプレシンの分泌が抑制されるので，水の尿中排泄が増加する。それに加

え，コルチゾールの投与は循環動態を改善するとともに，CRH の放出を抑制し，バソプレシンの放出を抑制する。これは大量の水の排泄につながり，P_{Na} の危険な上昇につながる。患者は筋肉量が少ない（よって，体液量も少ない）ので，比較的少量の水の排泄でも，大幅な P_{Na} の上昇につながる可能性がある。体重減少と ICF への大量の水の蓄積から明らかなように，患者の栄養状態はよくない。栄養状態が不良なので，1 日目の P_{Na} 上昇の安全限界はより低くすべきで，4 mmol/L 未満に設定すべきである。水利尿を防ぐために，治療の開始時点で，dDABP の投与を考えたい。水制限は実施すべきである。

　本患者の低 Na 血症の主たる原因はアルドステロン不足による Na^+ の欠乏である。外来性のミネラルコルチコイドの投与を始めた。患者の異化の亢進は浸透圧性脱髄症候群発症のリスクとなるので，2 日目も，Na^+ 上昇の安全限界は 4 mmol/L とする。水制限を続け，全身体液（全身体液量は体重の 50% と推定する）の Na^+ 4 mmol/L 分の正のバランスを作り出す。2 日目に水利尿が起こらなければ，3 日目は，4 mmol/L を超えない範囲で P_{Na} を上昇させるように NaCl の投与を続ける。水利尿が始まれば，dDAVP を投与して，P_{Na} がさらに上昇するのを防ぐ。その後，水の負のバランスを誘導し，理想とする水の負のバランスを達成できるような十分な水利尿を起こし，P_{Na} をさらに上昇させる。水利尿を止める必要があれば，dDAVP を投与し，P_{Na} の上昇のスピードをコントロールする。P_{Na} が 130 mmol/L に達したら，dDAVP の投与は中止する。

症例 10-4：サイアザイド利尿薬を服用している患者の低 Na 血症

● **この患者の慢性低 Na 血症の原因として最も考えられるのは何か？**

　患者はサイアザイド利尿薬を内服しているが，EABV の減少の程度はバソプレシンの放出を起こすほどではない。患者の推定 GFR は 40 L/日と低い。利尿薬の使用と減塩食は Na^+ 不足と EABV の軽度の低下につながる。わずかな EABV の減少でも交感神経の亢進につながり，β アドレナリン刺激はレニン-アンジオテンシン-アルドステロン系を賦活化し，PCT における Na^+ と水の再吸収を起こす。通常では GFR の約 83% が PCT で再吸収されるが，この患者の GFR（40 L/日，EABV の軽度減少によりいくぶん少なくなっているかもしれない）の 90% が PCT で再吸収されるとすると，4 L/日未満が遠位に到達することになり，これが患者が排泄できる尿の最大量になる。この量は通常の 1 日の水分摂取量を超えているが，バソプレシンの作用がなくても内髄質集合管には水の吸収能が残っており，それによって水が再吸収されるからこのような患者においても低 Na 血症は進行する。

　塩分とタンパク質の低摂取により，尿中への浸透圧物質の排泄率は低下する。1 日の浸透圧物質の排泄量が 300 mOsm で内髄質集合管に達する尿流量が 4 L だとすると，内髄質集合管内の尿の浸透圧は 75 mOsm/kg H_2O になる。間質の浸透圧が通常より大幅に低く，たとえば 375 mOsm/kg H_2O だとしても，1 mOsm/kg H_2O の浸透圧差

は約 19.3 mmHg の圧較差を生み出すので，内髄質集合管では，浸透圧差により強い水再吸収駆動力が生じる．興味深いことに，通常のラットや Brattleboro ラットでは，サイアザイド利尿薬は，バソプレシンの作用なしで，内髄質集合管で水の再吸収を誘導することが示されている．

● 治療中に予想される危険は何か？　それを避けるためにはどうすればよいか？

　病態を理解することが，低 Na 血症の患者を治療することに，臨床的な示唆を与えてくれる．もし，この患者が低 Na 血症になったのが，EABV の減少によるバソプレシン放出によると考えるなら，EABV を増やすために，等張食塩液を投与する．（特にボーラスで投与するなら）比較的少量の食塩液で，PCT における原尿の再吸収率を下げて，遠位到達量を増やすには十分である．GFR 40 L/日の PCT での再吸収率がたとえば 83％だとすると，遠位到達量は約 7 L/日まで増えることになる．この量は水透過性による水再吸収量を超えるので，水利尿が起こることになる．患者の筋肉量が少ないことを考えると，わずかな水利尿でも，急激な P_{Na} の上昇には十分であり，特に，栄養不良や K^+ 不足があると，浸透圧性脱髄症候群の危険がある．

　この患者の治療デザインについては，本章の前半で議論した．

質問の解説

10-1 P_{Na} の変化の原因を同定するために自由水の計算がよく使われる．著者らはこの目的には，張度バランスの計算を好んで用いる．これらの 2 つの計算方法にはどのような違いがあるか？

　　自由水の体積の計算は，溶液の体積を等張食塩液とそれ以外に分けて，後者があれば，それを自由水と呼ぶ．たとえば，3 L の溶液で Na^+ 濃度が 50 mmol/L だと，1 L の等張食塩液（1 L の水に 150 mmol の Na^+ が含まれている）と 2 L の自由水に分けられる．よって，低張液の投与は，体に，自由水を投与することになる．

　　自由水は等張食塩液の投与でも体内に生成される．150 mmol の Na^+ を含む 1 L の溶液を投与し，投与した Na^+ のすべてが 0.5 L の尿中に排泄されたとすると（尿の Na^+ 濃度は 300 mmol/L），0.5 L の自由水が体内に残ったことになる．この現象を desalination という．desalination が起こるには，尿中の Na^+ + K^+ 濃度は，輸液の Na^+ + K^+ 濃度より明らかに高いことが必要である（輸液をしていない場合には，尿中の Na^+ + K^+ 濃度が患者の血清の Na^+ + K^+ より高いことが必要である）．

　　自由水バランスに基づく分析は P_{Na} の変化を正確に予測するが，原因を特定したり，適切な治療を決定することはできない．たとえば，患者が 300 mmol の Na^+ の正バランスがあれば，自由水バランスに基づくと，この患者は 2 L の水の負

のバランスをもつことになる。これは，2 Lの水を失った患者と同じことになる。

この解析をもとにすると，この2人の患者に対する治療はともに2 Lの水の正のバランスを誘導することである。たしかに，この治療は2人の患者のP_{Na}を低下させるが，両者のECFとICFの容積と組成を適正にする治療ではない。この治療は2人目の患者の治療としては適切であるが，1人目の患者では，300 mmolのNa^+の喪失を治療のゴールとすべきである。自由水バランスに基づく解析では，2つの選択肢のうちどちらが患者を治療する正しい方法であるかはわからない。2人の患者のそれぞれに適切な治療を考えるにはNa^+と水の個々のバランスが必要なのである。これを張度バランスと呼んでいる（図10-4）。

10-2 高張食塩液が頭蓋内圧を低下させるのは，単に高張食塩液が脳細胞から水を除去することによるか？

水は圧縮することができないので，固い箱（頭蓋）の中での水の増加は頭蓋内圧を亢進させる。頭蓋に収まる脳のICFとECFの間を水が移動しただけでは頭蓋内圧は低下しない。頭蓋内圧を下げるためには，水を頭蓋からくみ出さなければならない。水はNa^+より早く毛細血管壁を通過するので，高張食塩液を迅速に投与することによって，頭蓋内圧を低下させることができる（**図10-5**）。

10-3 K^+不足は低Na血症の重症度の決定にどのような役割を果たしているか？

体内の98％のK^+は細胞内にある。したがって，K^+が体から失われるとき，ほとんどはICFコンパートメントから失われる。このK^+の喪失が体の張度に与える影響を決定するには，K^+が体から失われたときに電気的中性がどのようにして達成されるかを考えてみる必要がある。

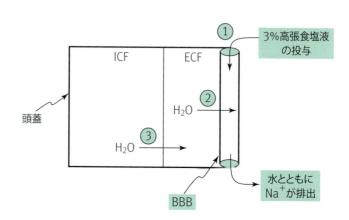

図10-5 高張食塩液の投与による水の頭蓋からの除去 高張食塩液が血液脳関門（BBB，①）に到達すると，Na^+が毛細血管から外に出るのは遅いので，水が細胞外液（ECF）（②）からBBBを通過して毛細血管へと引っ張られる。その結果，脳の間質液のNa^+濃度は上昇し，脳細胞（③）から水が汲み出される。全体の効果として，水はBBBを通過して頭蓋から除去される。ICF：細胞内液。

まず，K^+ が細胞内の陰イオンとともに細胞から出ると，水が細胞から出るので，P_{Na} が低下する．次に，K^+ が細胞から出ると，同量の Na^+ が細胞内に入り，細胞内の浸透圧物質の数は変わらない．さて，これらの K^+ が Cl^- とともに排泄されると，ECF コンパートメントは有効浸透圧物質（Na^+ と Cl^-）を失い，水は細胞内に移動する．Na^+ と Cl^- の喪失により，EABV は減少するが，特に NaCl を喪失するような他の原因のある患者（たとえば，利尿薬服用）や塩分摂取が少ない患者では顕著である．EABV の減少は尿の遠位到達量の減少を起こし，それによって水の排泄の減少を起こす．飲水量が比較的多いと低 Na 血症を発症する．

　K^+ 欠乏が低 Na 血症の重症度に影響する他のメカニズムは重症の低 K 血症の患者の腸の運動が低下することである．その結果，消化管液が消化管管腔に滞留する．Na^+ に透過性のある傍細胞経路を通じて Na^+ は ECF コンパートメントから滞留した消化管管腔液に喪失する．これによって P_{Na} はさらに低下する．

Chapter 11

高 Na 血症

	イントロダクション	314
	本章のポイント	314
	症例 11-1：目の前の危険に集中する	315
	症例 11-2：部分型中枢性尿崩症の"部分型"とは？	315
	症例 11-3：水はどこに行った？	315
Part A	**背景**	**316**
	関連する生理の概要	316
	高 Na 血症の病態	319
Part B	**臨床アプローチ**	**322**
	高 Na 血症患者への臨床アプローチのためのツール	322
	高 Na 血症患者への臨床アプローチのためのステップ	325
Part C	**高 Na 血症の原因疾患**	**329**
	尿崩症	329
	高 Na 血症患者の治療	334
Part D	**統合生理**	**335**
	新生児における腎性尿崩症	335
	症例の解説	336
	質問の解説	340

イントロダクション

高 Na 血症は血漿 Na^+ 濃度（P_{Na}）が 145 mmol/L を超える場合と定義される。高 Na 血症は診断名ではなく，さまざまな原因による多くの病気に認められる検査所見である。したがって，原因を見極めることが必要である。高 Na 血症患者の臨床アプローチの最初のステップは，緊急症に対処することと，治療によって起こりうる危険を防ぐことである。細胞内液（ICF）量は P_{Na} に逆相関するので，急性高 Na 血症では細胞の容量が減少する。最も影響を受けるのは脳である。脳の細胞の容量が減少すると，頭蓋内面からの血管が伸展され，破綻し，局所的脳出血やくも膜下出血につながる。慢性高 Na 血症患者では，脳細胞の有効浸透圧物質数が増加する。適応反応が完了するのにどのくらいの時間がかかるかは不明であるが，脳に有効浸透圧物質が蓄積して容量が正常に戻るには約 48 時間かかると考えられている。適応反応が完了した後，患者に起こりうる危険は P_{Na} の急速な低下である。P_{Na} の急速な低下は脳細胞の浮腫を招き，頭蓋内圧が上昇し，脳ヘルニアによる永続的な神経障害や死につながることさえある。

臨床アプローチの次のステップは，高 Na 血症で起こるべき反応（口渇感と，バソプレシンの放出により有効浸透圧物質濃度が最高の最小量の尿が排泄される）が起こっているかを調べることである。

院外発症の高 Na 血症は通常，大量の水の欠乏が原因である。院内発症の高 Na 血症患者も水の欠乏があるが，多くの場合，Na^+ の正のバランスが原因である。高 Na 血症患者の一部では，Na^+ と水の両方の欠乏があるが，Na^+ より水の欠乏の程度が強い。

高 Na 血症患者の治療は，第 10 章で述べた低 Na 血症患者の治療と原理的には同じである。P_{Na} の上昇が 48 時間未満に起こった場合で，高 Na 血症に関連した重症の症状があれば，P_{Na} は急速に下げるべきである。慢性高 Na 血症患者では，P_{Na} の低下は 24 時間で 8 mmol を超えないようにする。

高 Na 発症が有益である場合があることも強調しておきたい。たとえば，小児の糖尿病性ケトアシドーシス（DKA）においては，治療開始後 15 時間は血漿有効浸透圧（$P_{Effective\ osm}$）を大幅に低下させることは避けるべきである。なぜなら，$P_{Effective\ osm}$ の低下は脳浮腫発症のリスクであり，多くの場合，治療開始 3〜13 時間に起こるからである。Na^+ と対になる陰イオンの両方が $P_{Effective\ osm}$ に貢献するので，治療デザインでは，血漿ブドウ糖濃度（$P_{Glucose}$）低下の 1/2 だけ P_{Na} を上昇させるべきである。高 Na 血症がいくぶん進行するが，このような状況では有益と考えるべきである（詳細は第 5 章を参照のこと）。

本章のポイント

- 高 Na 血症では，細胞外液（ECF）で水の量に比べて Na^+ 量が増加している。高 Na 血症の主な原因は水の負のバランスか Na^+ の正のバランスである。しかし，高 Na 血症が発症するためには，口渇感の欠如，飲水希望を伝えられない，飲水することができない，などがあるはずである。
- 高 Na 血症患者にとっての危険は急性（発症から 48 時間未満）か慢性（発症から 48 時間を超える）かによって異なる。
- 病態の理解に基づく高 Na 血症患者の診断アプローチを示す。
- 急性か慢性かに分けて，高 Na 血症患者の治療アプローチを示す。

症例 11–1：目の前の危険に集中する

16 歳男性。以前の体重は 50 kg であった。頭蓋咽頭腫切除術を受けた。手術中，5 時間で 3 L の尿量があった。P_{Na} が 140 mmol/L から 150 mmol/L に上昇した。この間，3 L の等張食塩液が投与された。尿浸透圧（U_{Osm}）は 120 mOsm/kg H_2O で，尿 Na^+ 濃度と尿 K^+ 濃度（U_K）の和（$U_{Na} + U_K$）は 50 mmol/L であった。デスモプレシン（dDAVP）の投与により，U_{Osm} は速やかに 375 mOsm/kg H_2O に上昇し，U_{Na} は 175 mmol/L となった。

Q 質問
なぜ，高 Na 血症を発症したか（*1）？
高 Na 血症治療の目標は？

*1
この患者の多尿の病態に関する議論は症例 12-2 の解説を参照のこと。

症例 11–2：部分型中枢性尿崩症の"部分型"とは？

32 歳の健康な男性。最近，頭蓋底骨折を起こした。頭部外傷以来，持続して尿量が 1 日約 4 L で，何回か測定した 24 時間蓄尿の U_{Osm} は約 200 mOsm/kg H_2O であった。早朝採血の P_{Na} は約 143 mmol/L であった。同時に採血した血液ではバソプレシンは検出されなかった。日中の U_{Osm} はいつも約 90 mOsm/kg H_2O で，P_{Na} は約 137 mmol/L であった。dDAVP を投与すると，尿量は 0.5 mL/分に減少し，U_{Osm} は 900 mOsm/kg H_2O に上昇した。夕食後の飲水をやめると，排尿のために目が覚めることがなくなった。そのときの早朝尿は約 425 mOsm/kg H_2O であった。興味深いことに高張食塩液を投与した後，尿量は 0.5 mL/分に減少し，U_{Osm} は 900 mOsm/kg H_2O に上昇した。

Q 質問
この患者の多尿の病態は何か？
治療選択にはどのようなものがあるか？

症例 11–3：水はどこに行った？

55 歳男性。肥満で体重が 80 kg あり，15 年前から 2 型糖尿病である。数ヶ月前から大量に食事をした後，強い口渇感を感じるようになった。口渇感は通常，数時間続き，弱まる。しかし，今回，通常より多い食塩を含む食事をたくさんとった後，大量の水を飲んだにもかかわらず，12 時間，強い口渇感が続いた。大量の尿は出ていないと言っている。救急外来に到着したときには意識清明で，質問に適切に答えた。血圧は 150/90 mmHg，脈拍 96/分（いつもと変わらない），通常より体重が 1 kg 増えていた。ECF は正常のようにみえた。眼底鏡では糖尿病性網膜症に矛盾しない所見であった。身体診察では末梢神経障害を認めた。救急外来到着時におこなった採血の結果は表のとおりである。2 時間後の再検でも同じ値が得られた。動脈血ガスの pH は 7.40。ヘマトクリットは以前の検査結果と変わりがなかった。

Na⁺	169 mmol/L
K⁺	5.2 mmol/L
Cl⁻	133 mmol/L
HCO₃⁻	25 mmol/L
ブドウ糖	180 mg/dL（10 mmol/L）
BUN（尿素）	22 mg/dL（8 mmol/L）
クレアチニン	1.8 mg/dL（157 μmol/L）
アルブミン	3.8 g/dL（38 g/L）
ヘモグロビン	12.5 g/dL（125 g/L）
ヘマトクリット	36%

Q 質問

高 Na 血症の原因は？ Na^+ の正のバランスか？ それとも水の負のバランスか？

なぜ，重度の高 Na 血症になったか？

この患者の高 Na 血症の治療は？

Part A 背景

関連する生理の概要

血漿 Na^+ 濃度

P_{Na} は ECF 中の Na 量と水の量の比である。血漿の水分画中の実際の Na^+ 濃度は 152 mmol/kg H_2O である。しかし，血漿には 6〜7％ の非水分画（脂質とタンパク質）があるので，血漿で測定すると P_{Na} は 140 mmol/L である。P_{Na} の正常値は 136〜145 mmol/L であるので，"P_{Na} > 145 mmol/L" を高 Na 血症と定義する。

高 Na 血症は主に，水の負のバランスか Na^+ の正のバランスで起こる（**図 11-1**）。高 Na 血症は ICF 量の減少を伴う。例外は，ICF の有効浸透圧物質が増えて，細胞内への水のシフトが原因になっているときである（けいれんや横紋筋融解症など，図 9-22 参照）。一方，P_{Na} の上昇の原因によって，ECF 量は増加（Na^+ の正のバランス），正常，減少（水の負のバランス，または，水と Na^+ の両方の負のバランスがあるが，水の負のバランスの方が Na^+ の負のバランスより大きい場合）のいずれもある。

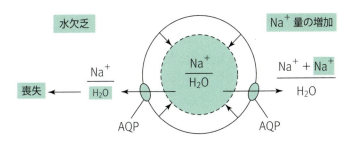

図 11-1　高 Na 血症時の細胞の容量　実線の円は正常の細胞内液（ICF）量を表している。高 Na 血症の病態が水欠乏（左側）か Na$^+$ 量の増加（右側）かによらず，ICF 量は減少する（点線の円）。楕円は細胞膜のアクアポリン（AQP）水チャネルを表している。

高 Na 血症に対する反応

P_{Na} が上昇すると，脳細胞の容量がさらに減少することを防ぐために水制御システムが P_{Na} を低くするような 2 つの反応を引き起こす。インプット反応（口渇の刺激）とアウトプット反応（尿量を減らすこと）である。P_{Na} の上昇は視床下部の細胞集団（浸透圧受容体，正確には，張度受容体と呼ばれる）によって感知される。主な浸透圧感知細胞は終板脈管器官に存在するようだ。高い P_{Na} に反応して，この張度受容体は口渇中枢に飲水を刺激するというメッセージを送り，下垂体後葉にバソプレシンを放出するというメッセージを送る（図 11-2）。

●口渇

口渇反応が正常で，飲水可能であれば，P_{Na} が正常値を上回ることは

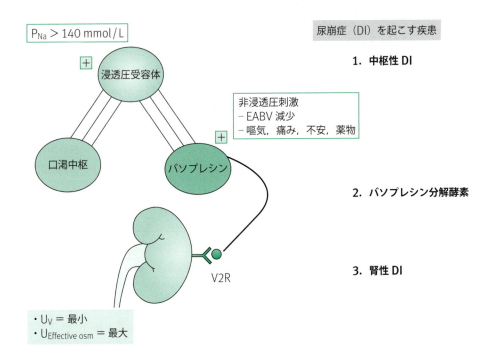

図 11-2　水制御システム　最初のセンサーは浸透圧受容体であり，P_{Na} の変化による自身の容量の変化を検出する細胞群である。したがって，浸透圧受容体というより張度受容体の方が正確である。これらの細胞は飲水を制御する細胞群（口渇中枢）とバソプレシン放出をおこなう細胞群とリンクしている。バソプレシンは 2 型バソプレシン受容体（V2R）と結合し，アクアポリン 2 チャネルを遠位ネフロンの主細胞管腔膜に挿入し，最大の有効浸透圧物質濃度の尿を最小量排出させる。有効動脈血液容量（EABV）の減少や多くの求心性刺激（嘔気，痛み，不安，薬物など）などの他の因子もバソプレシンを放出させる原因となる。水利尿となる疾患（尿崩症など）と原因部位が図の右側に示されている。$U_{Effective\ osm}$：尿中有効浸透圧物質濃度，DI：尿崩症，U_V：尿量。

ない。重度の高 Na 血症患者では，口渇を感じないか飲水ができない理由を探す必要がある。たとえば，意識低下，浸透圧受容体や口渇中枢の疾患（くも膜下出血後など），飲水したいことを伝えられない（幼児，脳卒中患者など），飲水できない（動けないなど），繰り返す嘔吐，上部消化管の機械的閉塞（食道がんなど）などがある。

●腎臓の反応

P_{Na} の上昇がバソプレシン放出のきっかけとなり，皮質と髄質の集合管が水透過性となる。これにより水が保持され，最大の有効浸透圧の尿が最小量排泄される（後で述べる）。

バソプレシンは視床下部の視索上核と室傍核の大細胞性ニューロンで産生され，視索上核–下垂体路で軸索輸送され，下垂体後葉（神経性下垂体）に貯蔵され，放出される。集合管主細胞の基底側膜に存在する V2 受容体（V2R）にバソプレシンが結合するとアデニル酸シクラーゼが刺激され，サイクリックアデノシン一リン酸（cAMP）が産生され，プロテインキナーゼ A（PKA）が活性化される。PKA は AQP2 をリン酸化し，AQP2 は細胞内のストアから，主細胞管腔膜に移動する。

バソプレシンが作用しているときに，尿量を決めているのは有効浸透圧物質排泄量と内髄質間質の有効（非尿素）浸透圧である。バソプレシンが作用しているときは内髄質集合管（MCD）細胞は尿素輸送体（UT–A1 と UT–A3）を管腔膜に発現しているので，通常，尿素は非有効浸透圧物質（尿素濃度は膜の両側でほぼ等しい）であり，水排泄を促進しない。それゆえ，尿の有効浸透圧物質は Na^+ と K^+ と対になる陰イオンであり，尿の有効浸透圧物質濃度は $2(U_{Na} + U_K)$ で計算できる。典型的な西洋食では，尿の有効浸透圧物質量は 1 日 450 mOsm であり，内髄質間質の有効浸透圧物質濃度は約 600 mOsm/kg H_2O である。したがって，最小尿量は約 0.75 L/日（0.5 mL/分）である。有効浸透圧物質の排泄量が増えれば，尿量は増える。

バソプレシンが作用しているときには，有効 U_{Osm} は，内髄質間質の有効浸透圧に事実上等しい。しかし，いくつかの原因によって内髄質間質の有効浸透圧が低くなることがある。髄質間質障害を起こす疾患，薬物，Henle ループの機能を損う疾患，以前より体内に蓄積されている水や浸透圧利尿によって腎髄質が洗い流されることなどによる。

バソプレシンが作用していないとき〔中枢性尿崩症（DI）患者など〕や作用できないとき（先天性腎性尿崩症など）は，遠位尿細管後半部の管腔膜に AQP2 が存在せず，水に不透過である。この状態での尿量は，遠位到達量から内髄質集合管の残存水透過性を介した水再吸収量を引いたものとなる。遠位到達量は糸球体濾過量と近位曲尿細管（PCT）での再吸収量によって決まる（第 9 章参照）。バソプレシン作用がないときは，有効浸透圧物質排泄量は U_{Osm} に影響するが，尿量には影響しない。

脳細胞容量の制御

慢性の高 Na 血症に反応して，脳細胞は有効浸透圧物質を細胞内にた

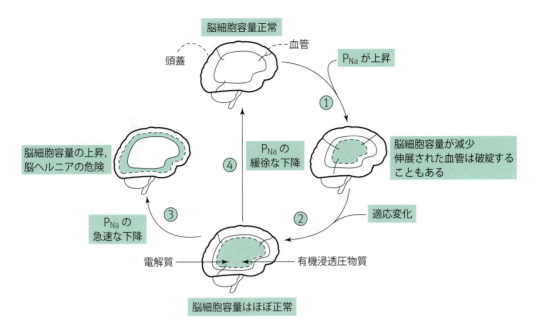

図11-3 高Na血症時の脳細胞容量の制御　太線は頭蓋を表し、細い線は脳細胞の容量を表している。頭蓋から脳への曲線は血管を表している。P_{Na}が急速に上昇すると（①）、脳細胞の容量は減少し、血管を伸展させ破綻する可能性もある。48時間かけて、適応変化はほぼ完成し、脳細胞の容量は正常に戻る。この過程では電解質や有効浸透圧物質が脳細胞に流入する（②）。この後、P_{Na}が急速に低下すると、脳細胞の容量は増加し、脳ヘルニアが起こる（③）。このリスクはP_{Na}を緩徐に低下させることで避けられる（④）。

めこむ。まず、Na^+とCl^-が流入するが、これは、フロセミド感受性Na^+-K^+-$2Cl^-$共輸送体-1（NKCC-1）を介しているが、Na^+/H^+陽イオン交換体とCl^-/HCO_3^-陰イオン交換体の共役輸送を介している可能性もある。次に、脳細胞内の有機化合物（タウリンやミオイノシトールなど）の数が増えることで、減少した脳細胞の容量が再度増加する。この適応反応における有効浸透圧物質増加の約半分が有機化合物である。その結果、水はECFから脳細胞内に移動し、脳細胞の容量は正常に戻っていく（**図11-3**）。十分な量の有効浸透圧物質が蓄積するには48時間かかると推定されているが、この適応反応が完了するのがいつかは正確にはわからない。したがって、慢性高Na血症と急性高Na血症を区別する明確な時間の区切りはわからないし、患者によって異なる。P_{Na}の低下が急速だと、脳細胞はむくみ、頭蓋内圧の危険な上昇を起こすので、この適応変化を評価することが重要となる。

高Na血症の病態

高Na血症は基本的には水の負のバランスかNa^+の正のバランスによって起こる（**表11-1**）。高Na血症患者の中には、Na^+と水の両方が欠乏しているが、水の欠乏がNa^+の欠乏を上回っている患者もいる。高Na血症が発症するには、口渇を感知することに異常があるか、飲水を要求するコミュニケーションに問題があるか、水を入手できないかのいずれかの要因があるはずである。

表 11-1 高 Na 血症の原因

水の欠乏が主体
長期間，飲水量が減少
・水不足 ・水へアクセスできない，飲水できない ・精神状態の変調，精神病，浸透圧受容体や口渇中枢の異常により，口渇感に異常がある
水喪失の増加
・腎臓からの喪失：中枢性尿崩症，壊死組織からのバソプレシン分解酵素の放出，腎性尿崩症，浸透圧利尿 ・消化管からの喪失：嘔吐，浸透圧性下痢 ・皮膚からの喪失：過度の発汗 ・呼吸器からの喪失：過換気
水の細胞への移動
・細胞内液での有効浸透圧物質の増加（けいれんや横紋筋融解症などによる）
Na^+ の増加が主体
・浸透圧利尿または水利尿の際に $Na^+ + K^+$ 濃度が尿より高い輸液の投与 ・乏尿患者に高張 NaCl または $NaHCO_3$ を輸液する ・海水を飲む。乳児の粉ミルクの砂糖を NaCl と間違える

水欠乏が原因の高 Na 血症

● 飲水量の減少

　数日間飲水量が減ると，腎臓が適切に反応し尿量を減らしても，高 Na 血症を発症する。これは，皮膚や気道からの水の喪失が続くため（成人では 1 日約 800 mL で，高温で乾燥した環境や運動時には増える），水欠乏が生じるからである。浸透圧受容体や口渇中枢を含む中枢神経系の領域に異常がある患者や十分な水を摂取できない患者では高 Na 血症が発症する。高齢者では運動量が減少することに加え，口渇への感受性が低下する。母乳で育てられている乳児の飲水は完全に母親に依存している。十分なミルクを飲めなかったり，母乳に何らかの問題があれば，高 Na 血症を発症する。乳児は腎外水喪失による高 Na 血症のリスクもある（嘔吐など）。それに加え，生後 1 ヶ月の乳児は尿量を減らす能力が低下しており，生理的な腎性尿崩症ともいえる状態である（くわしくは Part D を参照）。

● 水の喪失

　水の喪失は高 Na 血症の最も頻度の多い原因である。水を喪失する部位については，この後，述べる。

腎外水喪失

◉汗

　1 L の水の蒸発が 500〜600 kcal の蒸発熱を発生するので，汗は熱制御に重要である。汗は低張液であり，Na^+ 濃度は 20〜30 mmol/L である。汗に含まれる水は体液全体ではなく，ECF からのみ失われ，汗

の Na^+ 濃度が低いので，激しく汗をかいても，有効動脈血液容量（EABV）の明らかな減少は通常起こらない．成人の通常の汗の量は約 0.5 L/日である．汗による喪失は発熱患者で増加し，暑い環境で運動をすると時間あたり 2 L を超える．

◉気道

吸気は水で飽和されていないので，正常体温では肺胞で加湿される．この水は，燃料の酸化によって産生される（代謝水）．食物の酸化は H_2O と CO_2 を 1：1 の比率で産生する．肺胞中の H_2O と CO_2 の分圧は同じ（47 mmHg と 40 mmHg）なので，H_2O と CO_2 も約 1：1 の比率で失われる．したがって，患者が過換気でなければ，肺胞からの水の喪失では体液の明らかな減少は起こさない（図 11-4）．

しかし，上気道での水の蒸発は，体液の喪失につながる．呼吸数が多いと上気道での水の喪失はかなり大きくなる．

◉消化管

HCl を含む消化液の喪失は低張液の喪失となる．pH 1 のとき，胃液の Cl^- 濃度は 100 mmol/L であり，Cl^- が 1 mol 失われるごとに，HCO_3^- が 1 mol，体に追加される（図 7-1 参照）．胃液と小腸液の両方を含む液の喪失も低張液の喪失となる．たとえば，胃液の 1 L の等張 HCl と小腸液の 1 L の等張 $NaHCO_3$ が反応すると，2 L 中に 150 mmol の Na^+ と 150 mmol の Cl^- を含む液ができあがる．つまり，この液の喪失は 2 L の半等張食塩液の喪失になる．

低張液の喪失は浸透圧性下痢では起こるが，分泌性下痢では起こらない．浸透圧性下痢で失う便には有機浸透圧物質（ラクツロースなど）が含まれるので，Na^+ 濃度は低く，血漿より低張な液を喪失することになる．

腎臓からの水の喪失

腎臓からの水の喪失は水利尿（尿崩症），浸透圧利尿，腎濃縮力障害で起こる（詳細は第 12 章参照）．尿崩症の原因は，バソプレシンの産生と放出を制御する視床下部-下垂体後葉のいずれかの異常，バソプレシンを分解する循環バソプレシン分解酵素の存在，バソプレシンの V2R への結合が阻害されるか，遠位尿細管主細胞の管腔膜への AQP2 の挿入シグナルが阻害されるような腎臓の異常（腎性尿崩症，*2）である．

ブドウ糖や尿素による浸透圧利尿の患者（第 12 章参照）では，尿 $Na^+ + K^+$ 濃度は典型的には 50 mmol/L となるような低張尿となる．

*2
腎性尿崩症の分類
- 本書では，腎性尿崩症という用語は，遠位ネフロン主細胞の管腔膜に AQP2 の挿入を起こすバソプレシンの機能が低下しているような疾患群にのみ用いる．
- 髄質間質の浸透圧を低下させるような障害は，病態が異なるので，腎性尿崩症という用語は用いない．この疾患に対しては，"腎濃縮力障害" という用語を用いたい．

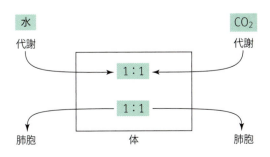

図 11-4 代謝水の運命 体は大きな長方形で表されている．水は左に，CO_2 は右に示されている．燃料の酸化による水と CO_2 の産生（上部矢印）と肺胞での水と CO_2 の喪失（下部矢印）は，どちらも約 1：1 の比率である．それゆえ，代謝水が産生され，肺胞から失われても，体液のバランスの変化は実際には起こらない．

したがって，水喪失と高Na血症が発症しうる。

水喪失は腎濃縮力障害でも起こる。髄質間質障害やHenleループの機能を障害する薬物や病気などにおいては，髄質間質の有効浸透圧が低下する。

● 水の移動

骨格筋細胞内の有効浸透圧物質数が急激に増加する状態（けいれん，横紋筋融解症など）では，ホスホクレアチンが2価の無機リン酸とクレアチンに加水分解され，細胞内の有効浸透圧物質数が上昇する。ECFから筋細胞内に大量の水が急速に移動するのは2つの理由がある。臓器の容量が大きいこととホスホクレアチンの濃度が非常に高い（約25 mmol/kg）ことである。けいれんの最中，筋細胞内でL-乳酸が産生され，H^+は細胞内タンパク質により中和されると，L-乳酸陰イオンの蓄積によって筋細胞内の有効浸透圧物質数が増加する（症例9-1の解説を参照）。

消化管管腔への急激な水の移動が起こると，高Na血症となる。小腸腸管への水の移動には，消化管のうっ滞や閉塞による，食物の消化由来の大量の浸透圧物質の蓄積が必要である。この病態については症例11-3でふれている。

Na^+増加が原因の高Na血症

院外でNa^+の増加による高Na血症が起こることはまれである（海水摂取，乳児のミルクを準備するときに砂糖のかわりに塩を用いた場合，高張食塩液による堕胎，自殺企図など）。一方，Na^+増加による高Na血症は通常院内で起こり，原因は高張Na^+の輸液の投与（心停止の際の$NaHCO_3$など）や，低張Na^+喪失に対し等張食塩液を投与したとき（尿崩症患者の治療中，ブドウ糖や尿素などの有機溶質による浸透圧利尿など）などがある。

Part B
臨床アプローチ

高Na血症患者への臨床アプローチのためのツール

高Na血症の病態を決定するためのツール

バランスデータが入手できる，緊急状態の高Na血症患者では，張度バランスを計算することで高Na血症の病態を決定し，ICFとECFの量と比率を元に戻す適切な治療を決めることができる。著者らは，この

目的に自由水バランスは使わないが，その限界を説明するために，まず，自由水バランスについて説明する。

● 自由水バランス

自由水バランスでは，すべての $Na^+ + K^+$ で正常血漿張度（1 L の水の中に 150 mmol）に等しい溶液を作るためにはどのくらいの水が必要かを計算する。この計算には，インプットと尿それぞれの，量と $Na^+ + K^+$ 濃度を知る必要がある。

たとえば，3 L の 0.9％食塩液（Na^+ 濃度 150 mmol/L）の投与を受け，$Na^+ + K^+$ 濃度 50 mmol/L の尿 3 L を排泄した患者を考える。インプットの中には自由水はない。アウトプットに関しては，1 L の等張 Na^+ 溶液（150 mmol/L）と 2 L の自由水に分けることができる。したがって，患者は 2 L の自由水の喪失があり，P_{Na} は上昇する。別の例として，3 L の 0.9％食塩液の投与を受け，$Na^+ + K^+$ 濃度 200 mmol/L（合計 600 mmol）の尿 3 L を排泄した患者を考える。インプットには自由水はない。アウトプットに関しては，$Na^+ + K^+$ 600 mmol を等張液にするためには，3 L ではなく 4 L 排尿しなければならないので，自由水 1 L の正のバランスなので，P_{Na} は減少する。$Na^+ + K^+$ 150 mmol が水なしで尿に排泄されたため，1 L の体液が "desalination" され，1 L の自由水が生まれたと考える。

表 11-2 は 3 つの異なる症例について同様の解析をおこなった結果を示している。$Na^+ + K^+$ バランスと水バランスは 3 症例で大きく異なっているが，自由水バランスの計算は，"自由水 2 L の負のバランス"という点で同じである。自由水バランスの計算は P_{Na} の変化を正しく予想するが，病態が水バランスの変化なのか $Na^+ + K^+$ バランスの変化なのかは明らかにしない。したがって，この計算は ECF と ICF の量と組成を正常に戻すための治療方法を考えるうえでは役立たない。

表 11-2　高 Na 血症患者の自由水バランスと張度バランスの比較

	$Na^+ + K^+$ (mmol)	水 (L)	自由水 (L)
3 L の等張食塩液の投与			
インプット	450	3	0
アウトプット	150	3	2
バランス	＋300	0	－2
4 L の等張食塩液の投与			
インプット	600	4	0
アウトプット	150	3	2
バランス	＋450	＋1	－2
輸液の投与なし			
インプット	0	0	0
アウトプット	150	3	2
バランス	－150	－3	－2

P_{Na} が 140 から 150 mol/L に上昇する 3 つの状況が示されている。それぞれで異なるのは投与した等張食塩液の量だけである。3 つの症例において自由水バランスは －2 L である。しかし，$Na^+ + K^+$ バランスと水バランスは 3 症例で大きく異なっている。この比較で明らかなように，張度バランスを計算しないと高 Na 血症の原因を見極めて，高 Na 血症を補正し，ECF と ICF の組成を元に戻す治療の目標を決められない。

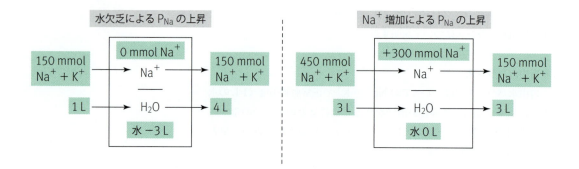

図 11-5 P_{Na} 上昇の病態を決定するために張度バランスを使う　張度バランスをおこなうには，インプットとアウトプット量と輸液の $Na^+ + K^+$ 量と尿の $Na^+ + K^+$ 量が必要である．P_{Na} が 140 mmol/L から 150 mmol/L に上昇した体重 50 kg（体液量 30 L）の 2 症例が示されている．左の症例では，P_{Na} 上昇の原因は 3 L の水の負のバランスである．右の症例では，P_{Na} の上昇の原因は 300 mmol の Na^+ の正のバランスである．

● 張度バランス

　P_{Na} の変化の病態が何かを決定し，ECF と ICF の量と組成を正常に戻すための適切な治療を決めるには，水のバランスと $Na^+ + K^+$ バランスを分けて計算する必要がある．張度バランスをおこなうためには，P_{Na} が変化した期間に投与された水の量と $Na^+ + K^+$ 量，排泄された水の量と $Na^+ + K^+$ 量を調べる（図 11-5）．実際には，張度バランスが計算できるのは，入院してインプットとアウトプットが正確に記録されているときだけである．発熱患者では，測定できない汗による喪失が大きくなるので，正確なバランス計算はできない．しかし，アウトプットを尿のデータに限定しても，急性期には十分である．

　特定の期間の最初と最後の P_{Na}，尿量と輸液量と輸液中の $Na^+ + K^+$ 量がわかれば，臨床医は尿中に排泄された $Na^+ + K^+$ 量を計算し，なぜ P_{Na} が変化したかを判断できる（質問 11-1 の解説を参照）．

> **質問**
>
> **11-1** 50 kg の男性が 3 L の等張食塩液（150 mmol/L）の投与を受け，3 L の排尿があったが，尿 Na^+ 濃度はわからない．この間，P_{Na} は 140 mmol/L から 150 mmol/L に上昇した．他にインプットもアウトプットもないとしたら，尿 Na^+ 濃度は何 mmol/L か？

高 Na 血症の原因を決定するためのツール

　慢性高 Na 血症の最も多い原因は水の負のバランスである．水を喪失する可能性がある部位は 4 つである．汗，消化管，過換気患者の気道，そして最も多いのが，$Na^+ + K^+$ 濃度の低い大量の尿が出たとき（大量の水利尿または，ブドウ糖や尿素の排出に伴う浸透圧利尿）の腎臓である．水の負のバランスが原因のときは，EABV が減少することが多く，水欠乏と同等の体重の減少を伴う．反対に，高 Na 血症の原因が水の移動（けいれんや横紋筋融解症などによる）だとすると，ECF は減少するが，体重は減少しない．外来患者の慢性高 Na 血症が Na^+ の正のバランスで起こることはまれだが，ECF が増加していたら疑うべきである．それに加えて，これが高 Na 血症の唯一の原因であるときは，体重減少はないはずである．増加した Na^+ の由来を探すべきである．

高 Na 血症に反応して，バソプレシンが放出され，典型的な西洋食をとっている成人なら尿量は 0.5 mL/分（30 mL/日）まで減少し，尿中有効浸透圧が約 600 mOsm/kg H_2O になる。これらの所見は，高 Na 血症の原因が飲水量の減少，腎外からの水の喪失，水の移動（筋肉の ICF または消化管管腔へ）のいずれかであることを示している。

水喪失が原因の高 Na 血症患者では，U_{Osm} と浸透圧物質の排泄量が，水喪失が水利尿によるのか浸透圧利尿によるのかを決める助けになる。$U_{Osm} < 250$ mOsm/kg H_2O で浸透圧物質排泄量 < 900 mOsm/日であれば，水喪失は水利尿が原因である。一方，$U_{Osm} > 300$ mOsm/kg H_2O で浸透圧物質排泄量が明らかに 1,000 mOsm/日を超えていれば，水喪失の原因は浸透圧利尿である（第 12 章を参照）。

水制限試験は，すでに高 Na 血症のある患者には実施すべきでない。血漿バソプレシン濃度の測定は技術的に困難がある。信頼できる商用のバソプレシンアッセイはきわめて少ない。しかも，バソプレシンは分離した血漿中では不安定である。バソプレシンはプレプロホルモンとして合成され，シグナルペプチド（バソプレシン），ニューロフィジンⅡ（バソプレシンのキャリアタンパク質），コペプチンという名前の C 末端ペプチドからできている。コペプチンはバソプレシンより安定しており，測定はバソプレシンほど複雑でない。健常人ではコペプチンとバソプレシンレベルは，血漿浸透圧の広い範囲で強く相関している。高 Na 血症/多尿患者の臨床診断におけるコペプチンの有用性については定まっていない。

中枢性尿崩症やバソプレシン分解酵素の放出による水利尿患者では，dDAVP の投与によって，U_{Osm} は血漿浸透圧（P_{Osm}）より高くなる。バソプレシン分解酵素の放出が疑われる理由があるときは，dDAVP の効果があった後，徐々に効果が切れたときに，バソプレシンを投与して，再び水利尿が起こるかを調べるべきである。バソプレシン分解酵素のある患者では，dDAVP の投与への反応と対照的に，少量のバソプレシン投与には反応がない。dDAVP の投与に対し，U_{Osm} が P_{Osm} の値を超えないときは，腎性尿崩症と診断する（第 12 章参照）。

高 Na 血症患者への臨床アプローチのためのステップ

高 Na 血症患者への臨床アプローチでとるべき手順は，他の水，電解質，酸塩基平衡異常患者に対するものと同じである。1 つ目に，治療の前に緊急症があるかどうかを判断し，2 つ目に，治療中に起こりうる危険を予見し，回避し，3 つ目に，治療と高 Na 血症の原因の診断に進む。

治療の前に緊急症を同定する

簡潔にするため，原因はさておいて，高 Na 血症に直接関連する緊急症のみを考慮する。治療開始前の緊急症は急性高 Na 血症患者（48 時間未満，**フローチャート 11-1**）に存在する。水欠乏と Na^+ 欠乏のあ

フローチャート 11-1 高 Na 血症に伴う緊急症　急性高 Na 血症患者の緊急症は，脳細胞容積の減少と血管の破綻による局所的な脳内出血とくも膜下出血である．慢性高 Na 血症患者にとっての危険は急速で大幅な P_{Na} の低下であり，脳浮腫と脳ヘルニアを招く．

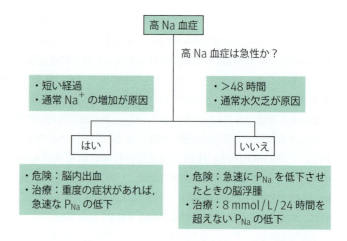

る慢性高 Na 血症患者では，EABV の著明な減少による循環動態の緊急症が起こりうる．ここでは，急性高 Na 血症に関連した緊急症に注目することにする．

院内発症の重度の急性高 Na 血症の典型的な状況の 1 つは，尿崩症患者（リチウムによる腎性尿崩症など）が手術を受ける際に血圧低下を防ぐために大量の等張液を投与された場合である．加えて，この患者が口渇を感じないか飲水できない場合にも起こる．この状況の高 Na 血症は主に Na^+ の増加による．

急性高 Na 血症患者の緊急症が起こるのは，脳が固い入れ物に入っていて頭蓋内面から伸びる血管から血流を供給されていることによる．脳細胞の容量が減少すると，脳が萎縮し，血管が伸展し，破綻し，局所的な脳内出血またはくも膜下出血を起こし，悲惨な結果となりうる（図 11-3）．

高 Na 血症が急性で，急性高 Na 血症による明らかな症状（意識レベルの低下，けいれんなど）があれば，現在のレベルから少なくとも 5 %，P_{Na} を速やかに低下させるべきである．この状況で P_{Na} を下げる方法は急速な Na^+ の除去か急速な水の投与である．両アプローチとも短い時間でおこなうことは難しい．症例によっては，血液透析が急速で大量に P_{Na} を低下させる唯一の選択肢である．

● Na の負のバランスの誘導

Na^+ の増加によって，P_{Na} を 140 mmol から 155 mmol/L に上昇させるには，体重 70 kg，体液量 40 L の成人では，約 600 mmol の Na^+ の正のバランスが必要である．利尿薬のみで高張液として急速に大量に Na を排出させることはほとんど不可能である．ループ利尿薬は尿中への Na^+ 排泄増加には水の排泄を伴ううえ，尿から失われるものは低張液である．Na^+ の負のバランスを高張液として作り出すには，ループ利尿薬によって，失った水を体に戻さなければならない．そうしても，尿中に失われる Na^+ は P_{Na} の急激な低下を起こすには十分ではない．

● 水の正のバランスの誘導

　70 kg の体重で体液量 40 L の患者において，水の追加によって P_{Na} を 10％低下させるためには，水を 4 L 投与する必要がある．消化管からの水の吸収は非常に遅く，経口で短時間で P_{Na} を大きく低下させることはできない．病気の患者では酸化できるブドウ糖の量には制限があるので（約 0.25 g/kg/時），5％デキストロース液〔D_5W（1 L あたり約 45 g のデキストロース）〕の経静脈投与で急速に大量の水を投与することは勧められない．1 時間で 70 kg の人に投与できる D_5W は約 0.3 L である．大量の D_5W の投与は高血糖を引き起こす可能性があり，浸透圧利尿を引き起こし，水喪失が高 Na 血症を悪化させる．水の投与によって，急速に P_{Na} を低下させる唯一の方法は中心静脈に蒸留水を投与することである．蒸留水は，少量の血漿と混ざり合うと，血漿が希釈され溶血を起こすので，末梢静脈から投与してはならない．しかし，この劇的な治療法でも，P_{Na} の急速で大量の減少を起こすことは難しい（症例 11-3 の解説を参照）．

治療中に起こりうる危険を予測し予防する

　慢性高 Na 血症患者では，高 Na 血症に関連した重大な緊急症はない．高 Na 血症が 48 時間以上続くと，脳細胞は有効浸透圧物質をため込み，容量が正常に戻る（図 11-3 参照）．したがって，この状況での危険は，P_{Na} が急激に大幅に下がることによって脳細胞の浮腫が起こり，頭蓋内圧が上昇し，脳ヘルニアに至るという，治療デザインの誤りである．したがって，P_{Na} の減少は 24 時間で 8 mmol/L を超えないようにする．

P_{Na} 低下の適切なスピードを決める

　高 Na 血症が急性で，急性高 Na 血症に起因する明らかな症状（意識レベルの低下やけいれんなど）があるときには，P_{Na} は，少なくとも現在の 5％，速やかに低下させる．高 Na 血症が急性だが，無症候のときは，P_{Na} 低下はゆっくりとおこなう（1〜2 mmol/L/時など）．有機浸透圧物質の蓄積による脳の適応反応が十分におこなわれておらず，脳浮腫を起こす可能性がわずかにある．しかし，適応反応にかかる時間は不明で，患者によって異なることから，著者らは，このような状況の患者の最初の 24 時間での P_{Na} の低下は 12 mmol/L に制限している．

　介入試験の結果はないが，慢性高 Na 血症患者の P_{Na} の低下は，24 時間で 8 mmol/L を超えないことを勧めている．慢性高 Na 血症の治療に特有の問題は本章の後半で述べる．

● 急性高 Na 血症の発症が有益となる状況を認識する

　高 Na 血症を維持し頭蓋内圧亢進を最小限に抑えることが，他の理由で頭蓋内容量が増加している患者（脳外科手術後の脳浮腫液や，脳腫瘍，外傷，出血，感染など）には有益である．

　特に小児の DKA 患者では脳浮腫の発症を防ぐために治療開始後 15 時間は高い $P_{Effective\ osm}$ を維持することが重要である．そのために，

$P_{Glucose}$ が低下したとき，$P_{Glucose}$ の低下の半分程度 P_{Na} を上昇させ，$P_{Effective\ osm}$ が低下するのを防ぐ．この目的達成のため，しばしば一定レベルの高 Na 血症を発生させる必要がある（くわしくは第 5 章参照）．

口渇と高 Na 血症に対する腎臓の反応を評価する

フローチャート 11-2 を参照．

高 Na 血症の原因と治療デザインを決定する

高 Na 血症の原因のリストを表 11-1 にあげる．高 Na 血症の原因への診断アプローチに用いるツールについては先に述べた．尿量の多い高 Na 血症の鑑別診断を**フローチャート 11-3** に示す．

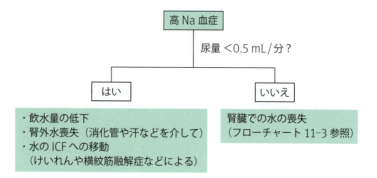

フローチャート 11-2　高 Na 血症：腎臓の反応の評価　目的はバソプレシンが存在し，腎臓が反応しているかどうかを評価することである．バソプレシンが作用していると，典型的な西洋食をとっている成人だと，尿量が < 0.5 mL／分になる〔有効浸透圧物質排泄量，2（U_{Na} + U_K）は約 450 mOsm／日，内髄質間質の有効浸透圧は約 600 mOsm／kg H_2O〕．ICF：細胞内液．

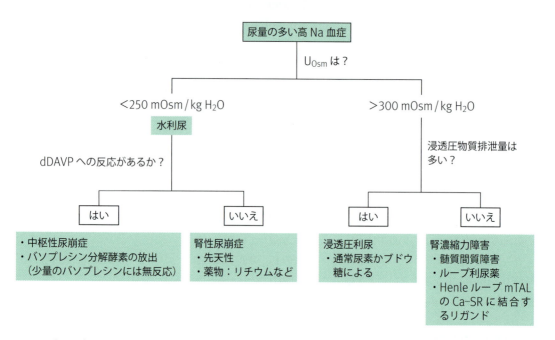

フローチャート 11-3　尿量の多い高 Na 血症　はじめのステップは，水の喪失が水利尿によるか浸透圧利尿によるか，腎臓の濃縮障害があるかを決めることである．主なツールは U_{Osm} の評価と浸透圧物質排泄量の計算である．中枢性尿崩症やバソプレシン分解酵素の放出による水利尿の患者では，1-デアミノ 8-D-アルギニンバソプレシン（dDAVP）の投与に反応して U_{Osm} が P_{Osm} より高値まで上昇する．そうでないなら，腎性尿崩症が水利尿の病態である．U_{Osm} が 300 mOsm／kg H_2O を超えていて，浸透圧物質排泄量が 1,000 mOsm／日をかなり超えていれば，高 Na 血症の病態は浸透圧利尿であり，浸透圧物質排泄量がそれほど高くないときは，高 Na 血症の病態は腎濃縮力障害である．Henle ループの太い上行脚髄質部（mTAL）における Ca 感受性受容体（Ca-SR）に結合するリガンドには，高 Ca 血症患者や陽イオン薬物（ゲンタマイシン，シスプラチンなど）を服用している患者における Ca^{2+} イオンがある．

中枢性尿崩症と循環バソプレシン分解酵素による尿崩症の患者の治療の最初のステップはdDAVPを投与して，現在の水の喪失を止めることである。

　バランスデータがある緊急状況での急性高Na血症患者では，張度バランスを計算することで高Na血症の病態を決定し，ICFとECFの量と組成を元に戻す適切な治療を決定するための正しい方法が得られる。

　院外発症の慢性高Na血症の最も多い原因は水欠乏である。院内発症の高Na血症患者は水欠乏もあるが，多くの場合，Na^+の正のバランスが主な原因である。Na^+も水も欠乏しているが，水喪失の割合が多いような高Na血症患者もいる。高Na血症の病態と治療デザインを決定するために，ICFとECFの水バランスとNa^+バランスの個別の解析をおこなう必要がある。高Na血症の治療のセクションでくわしく述べる。

Part C
高Na血症の原因疾患

尿崩症

　尿崩症は，バソプレシン放出の減少（中枢性尿崩症），循環バソプレシン分解酵素によるバソプレシンの破壊，またはバソプレシンの作用減弱による遠位ネフロン主細胞管腔膜にAQP2が挿入できない（腎性尿崩症）ことにより，腎臓が水を保持できない疾患群である。

中枢性尿崩症

　中枢性尿崩症では，先天性欠失（遺伝性中枢性尿崩症），または，浸透圧受容体，バソプレシン産生部位（視床下部の視索上核と室傍核），浸透圧受容体とこれらの核をつなげている神経回路，これらの核と下垂体後葉を接続している経路，下垂体後葉などの障害によって，バソプレシンの産生が低下している。臨床的には，浸潤性，悪性新生物，血管性，外傷などがバソプレシン放出の異常と関係している（**表11-3**）。

循環バソプレシン分解酵素

　バソプレシンを破壊する酵素（バソプレシン分解酵素）の放出が報告されており，その多くは，壊死した胎盤が残存している患者であるが，広範囲の組織障害（大きな膿瘍など）のある他の疾患でもみられる。このペプチダーゼ群はバソプレシンのN-末端のアミノ酸またはL-アルギニンを標的にする。この診断の切り札は，腎臓が生理的なバソプレシンには反応せず，バソプレシン分解酵素が加水分解できない少量のdDAVPには反応するということである。

*3
遺伝性中枢性尿崩症
- 常染色体優性遺伝の中枢性尿崩症はバソプレシンのキャリアタンパク質であるニューロフィジンⅡの遺伝子の変異で起こる。
- これらの患者は，出生時は無症状である。バソプレシンレベルが進行性に低下するので，小児期の後半で多尿と高Na血症を発症する。

*4
経蝶形骨洞手術後の中枢性尿崩症
- 手術後の中枢性尿崩症の発生率は約20％であるが，長期間 dDAVP 治療が必要になる患者は約2％に過ぎない。
- 障害された下垂体からのバソプレシン放出による抗利尿ホルモン不適切分泌症候群（SIADH）は約25％の患者にみられる。少数の患者では3相性の臨床経過を取る。初期に一過性の中枢性尿崩症のあと，SIADH となり，永続的な中枢性尿崩症となる。

表 11-3 尿崩症の原因

中枢性尿崩症
- 遺伝性（*3）
- 外傷（特に頭蓋底骨折）
- 脳手術後（経蝶形骨洞手術後，*4）
- 視床下部-下垂体部位の腫瘍：原発性（頭蓋咽頭腫など），二次性（肺がん，白血病，リンパ腫など）
- 視床下部-下垂体部位の浸潤性疾患（サルコイドーシスなど）
- 脳や髄膜の炎症（結核，組織球増殖症，インフルエンザなど）
- 血管の疾患（脳動脈瘤，脳虚血後など）
- 特発性（家族性）

壊死組織から放出されたバソプレシン分解酵素によるバソプレシンの破壊
- 最も多いのは壊死した胎盤残留であるが，他の組織障害（大きな膿瘍など）でも起きる

腎性尿崩症
- 薬物（最も多いのはリチウム）
- 先天性腎性尿崩症

腎性尿崩症

この疾患群はバソプレシンの作用が低下し，遠位ネフロン主細胞管腔膜に AQP2 が挿入できない。腎性尿崩症の診断の切り札は dDAVP によって尿量が低下せず，U_{Osm} が P_{Osm} 以上に上昇しないことである。

● 先天性腎性尿崩症

先天性腎性尿崩症は V2R をコードする遺伝子に影響を与える変異または AQP2 をコードする遺伝子に影響を与える変異で起こる。

V2R をコードする遺伝子の変異

V2R をコードする遺伝子は X 染色体上にあり，X 連鎖劣性遺伝様式をとり，男性のみが発症する。ほとんどの先天性腎性尿崩症（約90％）は V2R をコードする遺伝子に変異がある。これらの患者は重度の多尿となる。

AQP2 をコードする遺伝子の変異

先天性腎性尿崩症の約10％の患者は常染色体優性または常染色体劣性の遺伝病である。これらの家族では AQP2 をコードする遺伝子に変異がある。常染色体劣性遺伝の患者では，変異によって AQP2 のソーティング異常のため，小胞体にとどまる。常染色体優性遺伝の患者では，AQP2 のカルボキシル末端に変異がある。後者の変異のある AQP2 は水透過性をわずかに維持している。多尿は生後の最初の数ヶ月ではなく，0歳の後半で発症し，多尿の程度は軽い（他のタイプの先天性尿崩症患者の尿量の約半分）。大量の dDAVP に反応して，尿量が少なくなり，U_{Osm} が上昇する。

● リチウムによる腎性尿崩症

リチウムは双極性障害の治療に使われ，腎性尿崩症の最も頻度の高い

薬物である。リチウムによる長期治療を受けている患者の約50％が腎性尿崩症を発症する。リチウムは管腔膜の上皮型Na$^+$チャネル（ENaC）を介して上皮細胞に入り，glycogen synthase kinase-3（GSK-3）を含むシグナル経路を抑制する(*5)。GSK-3の抑制はアデニル酸シクラーゼ活性，cAMP産生，AQP2リン酸化，AQP2の遠位ネフロン主細胞管腔膜への挿入を低下させる。リチウムによるGSK-3の抑制は髄質間質細胞によるシクロオキシゲナーゼ-2の発現を増加させ，プロスタグランジンE_2産生を増加させる。これらのプロスタグランジンは主細胞に作用して，バソプレシンにより産生されたcAMPを減少させる。

バソプレシンのシグナリングへの効果に加え，リチウムはAQP2タンパク質の発現量を減少させることによっても腎性尿崩症を発症させる。リチウムは皮質集合管細胞のAQP2をmRNAレベルで減少させるので，リチウムはAQP2をコードする遺伝子の転写を抑制するか，mRNA安定性を低下させる。

興味深いことに，リチウムによる腎性尿崩症はしばしば薬物をやめても非可逆的になる。特に，2年以上薬物を使っている患者に多い。非可逆性腎性尿崩症のメカニズムはよくわかっていない(*6)。

● 低K血症

低K血症はしばしば腎性尿崩症の原因にあげられる。しかし，慢性低K血症は腎性尿崩症よりは腎濃縮障害を起こす可能性が高い。

*in vitro*のラットMCDセグメントにおいて，低K血症はバソプレシンによるcAMP産生を低下させる。低K血症のラットでは遠位ネフロン管腔膜のAQP2密度が低下している。しかし，観察されたAQP2発現低下が水再吸収の律速段階であると結論するためには，内髄質の管腔液の浸透圧が髄質間質の浸透圧よりも明らかに低いことを示すデータが必要である。

一方，慢性低K血症の患者では，慢性低K血症の作用による髄質間質障害によって，髄質間質の浸透圧が低下している。それに加えて，K欠乏がマウスの髄質での尿素輸送体の密度を減らすことが示されている。それゆえ，尿素は内髄質集合管では有効浸透圧物質となり，水の排泄を促す。

● 高Ca血症

高Ca血症では，バソプレシンが作用しているのに，尿量が増加し，U_{Osm}がP_{Osm}に近くなるので，高Ca血症は腎性尿崩症の原因であると考えられている。Ca感受性受容体（Ca-SR）とAQP2が内髄質集合管由来の小胞で共在しているという知見もある。また，ラットの内髄質集合管をCa^{2+}濃度の高い溶液で灌流すると，水の透過性が減少する。高Ca血症または高Ca尿症による腎性尿崩症は，Ca含有結石の沈殿のリスクを下げるので，有益と考えられている。表9-7にあるように，遠位尿細管の後半部全体を含む腎性尿崩症が発症しなくても，エンドサイトーシスによるネフロン終末部のAQP2数の減少によって，

*5
glycogen synthase kinase-3（GSK-3）
- GSK-3はもともと，グリコーゲン合成の重要な制御分子であるグリコーゲンシンターゼをリン酸化し抑制することから名付けられた。
- GSK-3は多くの細胞で発現しており，たくさんのシグナル経路を調節し，遺伝子転写，細胞周期の進行，細胞の分化などの細胞の機能を制御する重要な酵素であることが知られている。

*6
リチウムによる非可逆性の腎性尿崩症
- 1つの説明は，リチウムがAQP2をコードする遺伝子を修飾する作用をもっていて（シトシン塩基のメチル化や他のエピゲノムメカニズムなど），この遺伝子の永続的な不活性化をおこなっているというものである。

わずかに尿量が増えるだけで，終末ネフロンでの Ca 含有結石の沈殿のリスクが減る。

高 Ca 血症患者で観察される多尿と低 U_{Osm} は，真の腎性尿崩症によるものではないことを示唆している臨床データがある。1 つ目に，高 Ca 血症患者の U_{Osm} はバソプレシンが作用しているときには P_{Osm} より低くない。2 つ目に，人では，尿中 Ca^{2+} 濃度が最大となるのが観察されるのは尿量が最少の人である。

高 Ca 血症患者の多尿のメカニズムとして最も考えられるのは，塩誘発性利尿である。これは，Henle ループの太い上行脚での NaCl の再吸収が抑制されることで起こる。まず，髄質間質のイオン化 Ca^{2+} 濃度が上昇する。その結果，多くのイオン化 Ca^{2+} が Henle ループの太い上行脚髄質部の基底側膜の Ca-SR に結合する。これによりループ利尿薬と同様の作用が起こり，Na^+ と Cl^- の排泄量が増大し，髄質間質の有効浸透圧が低下する（第 9 章参照）。

腎濃縮力障害

腎濃縮力障害による水の喪失は髄質間質の有効浸透圧が低いことによって起こる。これは，髄質間質の疾患による髄質障害によって起こる。たとえば，感染，浸潤，低酸素症（鎌状赤血球症など），ループ利尿薬の投与，Henle ループの太い上行脚の Ca 感受性受容体への結合（高 Ca 血症患者のイオン化 Ca^{2+}，アミノグリコシドなどの陽イオン薬，蛋白異常血症患者における陽性荷電タンパクなど）によって起こる。

遠位ネフロン後半部はバソプレシン作用があると水透過性があるが，これらの患者の U_{Osm} は P_{Osm} より明らかに高いわけではない。これは，髄質間質の有効浸透圧が健常者よりだいぶ低いからである。加えて，これらの患者では尿素が尿中の有効浸透圧物質になるからである。バソプレシンが内髄質集合管に尿素輸送体を挿入するため，内髄質集合管管腔と内髄質間質の尿素濃度はほぼ等しくなるため，尿素は通常，尿中有効浸透圧物質ではない。しかし，傍髄質ネフロンを含む髄質間質疾患患者では髄質間質の尿素蓄積が減少する。したがって，尿素分子は内髄質集合管管腔では有効浸透圧物質であり，水の排泄を促進する。

したがって，患者が 1 日 450 mmol の尿素と 450 mmol の電解質を排泄するとし，髄質間質の浸透圧が 300 mOsm/kg H_2O だと，尿量は 3 L/日となる。よって，飲水量はこの強制的に排泄される水の量に比べ少ないので，高 Na 血症を発症する。

質問

11-2 他の腎髄質疾患に比べて鎌状赤血球貧血による腎髄質疾患では，多尿の程度がひどくなるのはなぜか？

11-3 腎性尿崩症患者が Na^+ の欠乏を誘導するために，ループ利尿薬で治療されている。U_{Osm} は 100 から 200 mOsm/kg H_2O に上昇した。この治療で腎性尿崩症は改善するか？

水の移動による高Na血症

ECFから細胞内へ水が移動することによって高Na血症が発症することもある。水の移動は細胞内の有効浸透圧物質の増加による。多くの場合, 体内のほとんどの水が存在する骨格筋細胞が関わっている。よくある原因はけいれんや軽度の横紋筋融解症である。他には, 消化管活動が非常に遅い患者において, 食事の消化物由来の大量の浸透圧物質が消化管管腔内に蓄積することで, 水の移動が起こる（症例11-3参照）。

診断は, 体重変化がないのに, ECF量の減少があるという臨床経過によって疑うことができる。しかし, 脳細胞容積の減少の脅威は, Na^+増加や体液減少による高Na血症と同様に重要である。

高齢者での高Na血症と多尿

高齢者で慢性高Na血症を発症する3つの状況がある。1つ目は, 飲水量の低下。2つ目は, タンパク質サプリメントを投与している患者で尿素による浸透圧利尿が起こること。3つ目は, うっ血性心不全患者にループ利尿薬を投与すること, である。

● 飲水量の減少

高齢者では水喪失（発熱など）と口渇感の低下, 口渇を訴えたり, 伝えることができない, 水飲み場に行けない（脳卒中の既往など）などが複合的に原因となっている。一定期間続くと, 高Na血症を発症する。

● 尿素による浸透圧利尿

タンパク質サプリメントを高齢者に与えると, 尿素の産生と排泄が増える。にもかかわらず, 排泄される尿素の量は典型的な西洋食をとっている人より少ない。したがって, 尿素による浸透圧利尿と水喪失により高Na血症を発症する他の理由があるはずである。これらの患者はしばしば髄質間質の疾患をもっている。したがって, 髄質間質の尿素の蓄積が低下し, 内髄質集合管管腔内で尿素が有効浸透圧物質として機能し, 水排泄を促進する。飲水量も低下すると, 高Na血症を発症する。

● うっ血性心不全患者でのループ利尿薬の使用

この状況では高Na血症の病態に関わる2つの要素がある。1つ目は, $Na^+ + K^+$濃度が非常に低い大量の尿が出ていること。これはループ利尿薬の作用であり, 大量の$Na^+ + K^+$を排泄し, 浮腫液を移動させる。U_{Osm}は通常約350 mOsm/kg H_2Oなので, 有効U_{Osm}はそれより低くなる。これは, ループ利尿薬の作用がHenleループmTALでのNa^+とCl^-再吸収を抑制することと髄質血量を増加させることで, 髄質を洗い流すからである (*7)。したがって, 大量のNa^+とCl^-が低張尿に排出され, 自由水の喪失につながる。それに加え, この状況では, 尿素は, 少なくとも一部が有効浸透圧物質になり, 水の排泄を促す (*8)。

水喪失が増えるにもかかわらず, この状況ではほとんどの患者が低Na血症となる。EABVの減少により放出されたアンジオテンシンⅡに

*7
ループ利尿薬の投与によるU_{Osm}の低下
ループ利尿薬の作用により直血管の血流が増加し, 尿素の洗い出しが増え, 内髄質間質の尿素濃度が低下する。これがU_{Osm}が低下することの説明である。

*8
尿素排泄の亢進（urea exaltation）
利尿薬の作用により管腔液が大量になるので, 内髄質集合管の管腔内の尿素濃度は非常に低くなる。したがって, 尿素濃度差が作られ, 間質から内髄質集合管腔へと尿素の受動的な移動が起こる。つまり, この状況では尿素が分泌されているのである。これを古い文献では"尿素排泄の亢進（urea exaltation）"と呼んだ。このような状況では, 尿素は, 少なくとも一部が有効浸透圧物質になり, 水の排泄を促す。

よって浸透圧受容体は刺激を受けるので，口渇感の増加，飲水量の増加が起こるからである。したがって，これらの患者で高 Na 血症が起こる 2 番目の要素は口渇を感じないか，伝えられないか，水を飲むことができないことである。

高 Na 血症患者の治療

急性高 Na 血症

この話題は本章ですでに述べた。

慢性高 Na 血症

慢性高 Na 血症は全身倦怠感などの症状を呈することがある。しかし，慢性高 Na 血症患者の危険は，P_{Na} を急速に下げたときに起こる脳浮腫であり，頭蓋内圧の亢進，脳ヘルニアのリスクにつながる。介入試験のデータはないが，著者らは，P_{Na} の低下スピードが 8 mmol/L/24 時を超えないことを推奨している。

慢性高 Na 血症の多くの原因は水欠乏である。治療の最初のステップは，中枢性尿崩症や循環バソプレシン分解酵素の患者に dDAVP を投与して進行中の水喪失を止めることである。治療は ICF と ECF 両方の量と組成を元に戻すことであり，そのためには，水バランスと Na^+ バランスを ICF と ECF で別々に分析することが必要である。治療すべき ICF の水欠乏があるが，ECF への治療は ECF 量の状態によって定まる。このポイントを理解するために，高 Na 血症発症前の体重が 60 kg で体液量 30 L の 2 人の女性症例を考えてもらいたい。ともに，P_{Na} は 140 から 154 mmol/L に上昇した。臨床評価から，1 人の患者の ECF 量は正常で 10 L，もう 1 人の患者は ECF 量が減少して 7 L であった（ECF 量の推定量を得るためにヘマトクリットを使う方法については第 2 章の解説を参照）。これらの計算にはたくさんの仮定を用いているので，治療デザインの大まかな指標を与えるだけと心得た方がよい。

●細胞内液の分析

P_{Na} 高値は ICF の水欠乏を示唆している。稀な例外には，筋肉の ICF への水の移動によって起こる高 Na 血症がある（けいれんや横紋筋融解症後に高 Na 血症を認める患者）。ICF の張度と量を元に戻すために必要な水の量は次の計算により推定できる。この計算のために 2 つの仮定をおこないたい。1 つは，正常の ICF 量は体液の 2/3 である。もう 1 つは，ICF 内の溶質数は大きくは変化しない。

$$ICF の水欠乏 = 正常 ICF 量 - 現在の ICF 量$$
$$ICF 量 = \frac{正常 P_{Na}（140 \text{ mmol/L}）\times 正常 ICF 量（20 \text{ L}）}{現在の P_{Na}（154 \text{ mmol/L}）}$$

この計算により，ICF の水欠乏は 2 人の患者とも 2 L となる。

● 細胞外液の分析

患者1は正常 ECF 量(10 L)である

P_{Na} 154 mmol/L で ECF 量が正常の 10 L だと,ECF の Na^+ は 140 mmol(154 − 140 mmol/L × 10 L)の正のバランスである。

患者2の推定 ECF 量は 7 L である

ECF の水欠乏が 3 L ある。ECF の Na^+ 量は正常の 1,400 mmol(140 mmol/L × 10 L)に比べ,1,078 mmol(154 mmol/L × 7 L)であり,Na^+ は約 320 mmol の欠乏がある。

患者1の治療

全体としてみると,2 L の水の負のバランスと 140 mmol の Na^+ の正のバランスがある。1日目に P_{Na} を 7 mmol/L 上昇(14 mmol/L の P_{Na} の上昇の半分)させるためには,治療の目標は 1 L の水の正のバランスと 70 mmol の Na^+ の負のバランスを作り出すことである。1日目に P_{Na} がどのくらい低下するかを見て,同じ目標に向かって,第2日目の治療プランを決める。

患者2の治療

この患者は 5 L の水の負のバランス(ICF 2 L と ECF 3 L)と 320 mmol の Na^+ の負のバランスがある。ECF と EABV に明らかな減少がある。患者の循環動態が不安定であれば,はじめに等張食塩液を投与して,循環動態を安定させる。この患者にとって等張食塩液であるので(より重度の高 Na 血症患者にとってはやや低張液でさえある),P_{Na} はほとんど変化しない。残っている Na^+ と水の欠乏の正のバランスを導入するために,低張食塩液を輸液し P_{Na} を約 8 mmol/L/日低下させる。

Part D
統合生理

新生児における腎性尿崩症

新生児は,バソプレシンが作用しているとき(または投与された後)に遠位ネフロン主細胞管腔膜に十分な数の AQP2 が挿入できないので,腎性尿崩症である。この機序の統合生理を理解するためには,それが生存に必要かどうかという観点から検討する必要がある。この文脈において,生存できるかどうかは,本質的な生物学的仕事ができるだけの十分なアデノシン三リン酸(ATP)があるかどうかにかかっている。新生児の脳で,ATP を再生できる主な(ほぼ唯一の)燃料はブドウ糖である。実際,生後 1ヶ月では,脳の代謝要求が高く,循環している利用可能なケト酸量が少なく,ブドウ糖の貯蔵プールが小さいので,低血糖

は脅威である。それゆえ，新生児は，脳の低血糖を避けるために，外部からの唯一のカロリー摂取源である母乳からの定常的な糖の供給が必要である。この脳の燃料源は大量の水負荷となり，新生児はただちに排泄しなければならない(*9)。水の一部は蒸発による熱放散に使われるが，ほとんどの水は尿として排泄しなければならない。したがって，生理的な腎性尿崩症は，ミルクに含まれる大量の水を素早く排泄できるので，生存の上で有益である。だから，乳児は喉が渇き，おむつが濡れ，ブドウ糖の源を求めて泣くのである。

新生児腎性尿崩症には，もう1つ有利な点がある。非浸透圧性のバソプレシン放出刺激（嘔気，痛み，苦痛など）があっても，重症の急性低 Na 血症は発症しないという点である。頭蓋の大泉門は脳細胞の軽度の容量増加に簡単に適応できるが，2つの理由で問題になる。毎日の飲水が非常に多いことと，小腸での急速な水の吸収があり，動脈 P_{Na} を低下させる可能性があることである（水のがぶ飲みと同じである。くわしくは第9章を参照）。

症例の解説

症例 11-1：目の前の危険に集中する
● なぜ，高 Na 血症を発症したか？

いくつかの明らかな事実がある。患者は高 Na 血症（P_{Na} 150 mmol/L）があるにもかかわらず，希釈尿（U_{Osm} 120 mOsm/kg H_2O）を排泄しており，尿崩症と考えられる。バソプレシンが，放出されないか，障害された組織からのバソプレシン分解酵素によって破壊されているか，遠位ネフロンの主細胞に作用できないかのいずれかが考えられる。患者は脳外科手術を受けており，dDAVP に速やかに反応していることから，中枢性尿崩症が最も考えられる。高 Na 血症の原因は希釈尿を大量に排出していることによる水欠乏であると結論づけたくなるが，Na^+ と水バランス（張度バランス）を計算するためのデータが利用可能なので，高 Na 血症の病態を決定するために計算してみる。図 11-6 のように，水のインプットとアウトプットは等しい。よって，高 Na 血症の原因は Na^+ の正のバランスである。輸液の Na^+ 濃度は 150 mmol/L であるが，尿 Na^+ 濃度はわずか 50 mmol/L であり，300 mmol の Na^+ の正のバランスが生じている。体重が 50 kg なので，体液量は約 30 L である。よって，P_{Na} の上昇は 10 mmol/L（300 mmol/30 L）と予想され，実際，P_{Na} は 140 mmol/L から 150 mmol/L に上昇している。

*9
母乳からの水負荷
新生児は1日体重kgあたり約150 mLの母乳を飲む（体重の15％）。これは50 kgの成人の7.5 L/日に等しい。したがって，この水は速やかに排泄し急性低 Na 血症を避けなければならない（1日に飲む水が体内に残ると，P_{Na} は 140 か 120 mmol/L に低下する）。

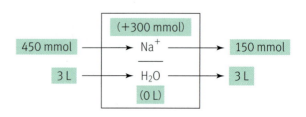

図 11-6 症例 11-1 の張度バランス
患者は3Lの等張食塩液（450 mmol の Na^+）を投与され，3Lの尿〔尿中 Na^+ と K^+ の和 50 mmol/L(150 mmol)〕を排泄した。したがって，Na^+ は 300 mmol の正のバランスで，水はゼロバランスである。

● 高 Na 血症治療の目標は？

　高 Na 血症の原因は 300 mmol の Na^+ の正のバランスなので，水はゼロバランスのまま，Na^+ を 300 mmol 取り去るべきである．患者の高 Na 血症は急性であるが，手術後のため脳浮腫が起こっている可能性が高いので，次の 24 時間で P_{Na} の目標を約 145 mmol/L とすることを勧める．頭蓋内圧がモニターできれば，治療の有用なガイドとなる．

　Na^+ の負のバランスを作って，P_{Na} を下げるためには，輸液スピードを尿量と同じにしながら，輸液の Na^+ 濃度を尿の Na^+ 濃度より低くしなければならない．dDAVP を投与した後の U_{Na} は 175 mmol/L だったので，尿が 1.5 L 排泄される間に 1.5 L の 1/2 等張食塩液（75 mmol/L）を投与すると，150 mmol の Na^+ の負のバランスが作れて，P_{Na} は 145 mmol/L まで低下する．

症例 11-2：部分型中枢性尿崩症の "部分型" とは？

● この患者の多尿の病態は何か？

　患者の U_{Osm} は 200 mOsm/kg H_2O で 1 日尿量は 4 L であるので，水利尿であり，典型的な西洋食（800 mOsm/日）をとっている人の典型的な尿中浸透圧物質の 1 日排泄量に等しい．dDAVP に腎臓は適切に反応して，U_{Osm} が 900 mOsm/kg H_2O まで上昇している．したがって，患者は中枢性尿崩症である．尿量は 4 L/日にとどまり，10～15 L/日ではないので，診断は部分型中枢性尿崩症となる．

中枢性尿崩症

　中枢性尿崩症の診断は容易だが，"部分型" 中枢性尿崩症を起こす部位は不明である．口渇感を訴えているので，浸透圧受容体と口渇中枢と，両者をつないでいる線維は機能が正常である（図 11-7 参照）．同様に，早朝尿の U_{Osm} は P_{Osm} を上回っている（P_{Na} が 143 mmol/L のとき，U_{Osm} が 425 mOsm/kg H_2O）ので，バソプレシン放出中枢は，バソプレシン放出の比較的強い刺激があるときに限って機能している．高張食塩液を投与したときに，尿量が 0.5 mL/分まで低下し，U_{Osm} が 900 mOsm/kg H_2O まで上昇するという事実は，この仮説に合致する．それゆえ，破壊されていると考えられるのは浸透圧受容体とバソプレシン放出中枢を結ぶ線維の一部で，全部ではない（**図 11-7**）．このことは入眠する前の数時間，飲水しなければ，バソプレシンが放出されるような P_{Na} 上昇の刺激が起こらずに，一晩中多尿がなかったことを説明できる．

原発性多飲症

　早朝の血漿 Na 濃度は 143 mmol/L とバソプレシンの放出を刺激するには十分高い．一方，日中は P_{Na} 137 mmol/L，U_{Osm} 約 90 mOsm/kg H_2O であり，起きているときには原発性多飲症がある．これは，いやな口渇感をさけるための "学習行動" であると考えられる．

　この解釈は病態を理解し，患者の部分型中枢性尿崩症の治療選択を決めるうえで論理的根拠を与えてくれる．

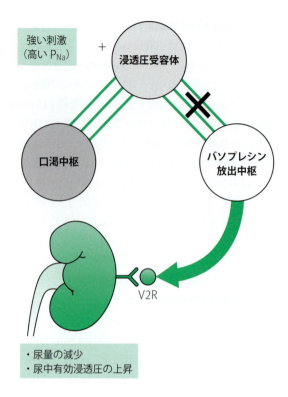

図11-7 "部分型"中枢性尿崩症の障害部位 「浸透圧受容体」とラベルされた上の円はセンサー，左下の円は口渇中枢，右下の円はバソプレシン放出中枢である．×は浸透圧受容体とバソプレシン放出中枢をつなぐ線維の全部ではなく一部で，障害部位と推定される部位である．強い刺激（高い P_{Na}）はバソプレシンの放出を起こすので，尿量が減り，尿中有効浸透圧（$U_{Effective\ osm}$）が高くなる．V2R：2型バソプレシン受容体．

● 治療選択にはどのようなものがあるか？

患者の P_{Na} が高ければバソプレシンの放出は刺激される．P_{Na} を上昇させる2つの方法がある．Na^+ の正のバランスと水の負のバランスである．起きている時間帯はNaCl錠剤を飲んで P_{Na} を上昇させることを患者は選んだ．この治療により，dDAVPを投与したときや習慣的に大量の水を飲むときに起こりうる急性低Na血症のリスクを避けられる．また，夜間の飲水を避けることで P_{Na} を上昇させ，睡眠が妨げられなくなった．

症例11-3：水はどこに行った？

● 高Na血症の原因は？ Na^+ の正のバランスか？ それとも水の負のバランスか？

Na^+ の増加が原因か？

高Na血症の病態が Na^+ の増加だとすると，定量的には，1,100 mmol以上のNaClの正のバランスがなければならない（*10）．それほど大量のNaClを摂取したとは考えられない．身体所見とヘマトクリット値（36％），ヘモグロビン値（125 g/L），アルブミン濃度（38 g/L）が変わらないことから，大量の Na^+ 増加によって起こるべきECF量の増加がなかったと考えられる．したがって，高Na血症の主な原因として大幅な Na^+ の正のバランスは考えられない．

水の欠乏が原因か？

自由水の喪失源はなく，明らかなEABV減少もない．水欠乏が高Na血症の原因だとすると20％の体液量の減少（約8 Lまたは8 kg）があるはずだが，実際には，1 kgの体重増加がある（*11）．それゆえ，

---

*10

P_{Na} 169 mmol/Lの原因が Na^+ 増加だとしたら

- 体液量40 Lとして計算する（肥満の度合いから考えて，80 kgの体重の50％）．
- 急激な P_{Na} 29 mmol/Lの上昇では，1,000 mmolを超える（40 L×29 mmol/L＝1,160 mmol）Na^+ の正のバランスがあったはずである．これは，ECFコンパートメントの Na^+ 量（約14 L×140 mmol/L＝約2,000 mmol）の50％を超える．
- ECF量は約5 L増加しているはずである（ECFの Na^+ 量 3,160 mmolをECFの Na^+ 濃度169 mmol/Lで割ると，新しいECF量は18.7 Lとなる）．ECF量増加の明らかな徴候がないことを考えると，これだけのECF量の増加は考えられない．

*11

P_{Na} 169 mmol/Lの原因が水欠乏だとしたら

- P_{Na} 29 mmol/Lの上昇は20％上昇にあたる（29/140 mmol/L）．したがって，40 Lの体液量は20％減少しているはずで，8 L減少しているはずである．

高 Na 血症の原因として水の欠乏は考えられない。

● なぜ，重度の高 Na 血症になったか？

突然の P_{Na} 上昇は Na^+ 量の増加や水欠乏では説明できないので，急激で大幅な P_{Na} の増加を説明できるのは，Na^+ や水の移動である。

● 水の移動

大量の水が ECF から他のコンパートメントに移動するためには 2 つのことが必要である。

1. 8 L の水が入るだけの大きさが必要である。考えられる臓器は骨格筋しかない。本章で述べてきたように，けいれんや横紋筋融解症などで筋肉内の有効浸透圧物質数が増えることが水の移動の駆動力になる。しかし，けいれんもなかったし，血漿クレアチンキナーゼ値が上昇していないことから，横紋筋融解症の可能性も低い。

2. 大量の水が入るために，"伸展"できるコンパートメントでなければならない。したがって，大量の水が移動する先としてもう 1 つの可能性は消化管である。水が移動する駆動力は小腸管腔内の有効浸透圧物質数の大幅な上昇である。

   少量の Na^+ を含む食事を消化する前と間で P_{Na} を測定することで，健常人で小腸管腔に水が移動するのは食後であることが明らかになっている。たとえ，消化管管腔に Na^+ が分泌されても，通常 P_{Na} の増加は約 3 mmol/L である。P_{Na} の上昇がもっと大きくなるには，長い時間が必要（おそらく長期の 2 型糖尿病による自律神経障害による消化管運動の低下など）で，食事中の栄養素（ブドウ糖やアミノ酸など）の消化によって大量の浸透圧物質が生み出され消化管に滞留することが必要である。この点から考えると，通常食に含まれる 270 g の炭水化物（1,500 mmol のブドウ糖）と体重あたり 1.5 g のタンパク質（成人では約 1,000 mmol のアミノ酸）は，P_{Na} の大幅な上昇の原因となる大量で急速な水の移動を起こすだけの浸透圧物質数である。

   明らかな EABV の減少がないので，水が小腸管腔に移動したときに，食事からの有効浸透圧物質（Na^+ と Cl^-）の一部が吸収されたと考えられる。それゆえ，P_{Na} の上昇は体から消化管管腔への水の移動と ECF への Na^+ の追加の両方が起こった結果と考えられる。

● この患者の高 Na 血症の治療は？

この時点での主な危険は頭蓋内出血であり，急性高 Na 血症による脳細胞容量の減少によって，頭蓋内面から伸びる血管が伸展され，破れることによって起こる。

水が消化管に持続的に移動して P_{Na} がさらに上昇するのか，それとも，逆に，消化管運動が亢進してブドウ糖やアミノ酸や水が吸収され P_{Na} が大きく低下するのかを判断することはできない。したがって，初期治療で最も重要なのは経鼻胃管を挿入し，上部消化管の液を吸引することである。P_{Na} を約 10 mmol/L 低下させ，状況を再評価し，さらな

る治療方針を決めたい．患者は症状がないので，経鼻胃管を通して水を投与したい．P_{Na} を 10 mmol/L 下げるために必要な水の量は約 2.5 L である．大きな正の Na^+ バランスがある可能性はきわめて少ない．実際，正の Na^+ バランスは，大量の水の移動に伴う，大幅な EABV の減少を防ぐ意味で，有益である．したがって，大量の水が投与されるまでは，EABV 増加に伴う症状がなければ，Na 利尿薬の投与による，Na^+ 除去はおこなわない．

質問の解説

11-1 50 kg の男性が 3 L の等張食塩液（150 mmol/L）の投与を受け，3 L の排尿があったが，尿 Na^+ 濃度はわからない．この間，P_{Na} は 140 mmol/L から 150 mmol/L に上昇した．他にインプットもアウトプットもないとしたら，尿 Na^+ 濃度は何 mmol/L か？

この質問に答えるためには，水バランスと Na^+ と K^+ バランスを調べなければならない．水バランスはゼロバランスであり，P_{Na} は 10 mmol/L 上昇しているので，患者は 300 mmol の Na^+ の正のバランスがあるはずである（150 − 140 mmol/L = 10 mmol/L，体液量 30 L なので，10 × 30 = 300 mmol）．Na^+ 450 mmol が投与（3 L × 150 mmol/L）されて，300 mmol が残るとなると，尿には 150 mmol の Na^+ が含まれているはずである．尿量は 3 L なので，尿 Na^+ 濃度は 50 mmol/L（150 mmol ÷ 3 L）である．

11-2 他の腎髄質疾患に比べて鎌状赤血球貧血による腎髄質疾患では，多尿の程度がひどくなるのはなぜか？

浸透圧利尿による尿量は髄質間質の有効浸透圧に反比例し，排泄する有効浸透圧物質数に比例する．髄質間質の有効浸透圧について，浸透圧の減少が鎌状赤血球貧血によるのか他の病因によるのかによって違いはない．しかし，鎌状赤血球貧血患者では，排泄される浸透圧物質の総数の増加なしに，有効浸透圧物質数が増加する．その理由は以下のとおりである．低酸素で高浸透圧の環境（内髄質など）で赤血球が鎌状に変形する．その結果，この領域が障害される．この領域は，MCD 細胞の管腔膜に尿素輸送体が発現する主な部位なので，尿素の再吸収が減少し，尿素が尿の有効浸透圧物質になる．通常，尿素の浸透圧物質数は，尿の有効浸透圧物質総数の半分（残りの半分は電解質）なので，尿素が尿の有効浸透圧物質になると有効浸透圧物質の排泄量が 2 倍になる．

11-3 腎性尿崩症患者が Na^+ の欠乏を誘導するために，ループ利尿薬で治療されている．U_{Osm} は 100 から 200 mOsm/kg H_2O に上昇した．この治療で腎性尿崩症は改善するか？

ループ利尿薬が作用すると，遠位ネフロンに流入するNa$^+$量が大幅に増加する。排泄すべき浸透圧物質が多くなった結果，U_{Osm}は上昇するが，U_{Osm}の上昇は遠位ネフロン後半部で，より多くの水が再吸収されていることを示しているわけではない。ループ利尿薬の投与でEABVが減少すると，遠位到達量の減少の結果，尿量は減少し，U_{Osm}は上昇する。しかし，遠位ネフロン主細胞管腔膜に挿入されるAQP2が増加するわけではないので，ループ利尿薬の投与が腎性尿崩症を改善することを意味しているわけではない。

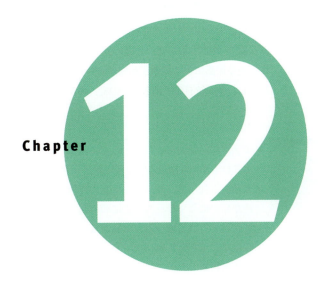

Chapter 12

多尿

	イントロダクション	344
	本章のポイント	344
	症例 12-1：1 日尿量 4L の乏尿	344
	症例 12-2：失っているのは塩分と水だけではない	344
Part A	**背景**	**345**
	生理の概要	345
	多尿の定義	347
Part B	**水利尿**	**349**
	水利尿患者の評価に使うツール	349
	水利尿患者への臨床アプローチ	350
	治療に関すること	351
Part C	**浸透圧利尿**	**352**
	浸透圧利尿患者の評価に使うツール	352
	浸透圧利尿患者への臨床アプローチ	354
	治療に関すること	355
Part D	**症例の解説**	**356**
	質問の解説	358

イントロダクション

多尿は水利尿でも浸透圧利尿でも起こる．多尿患者では，ナトリウム（Na^+）濃度とカリウム（K^+）濃度の和が低い大量の尿を排泄するので，高 Na 血症を伴うことが多い（例，尿崩症患者や尿素による浸透圧利尿患者）．そのため，本症は第 11 章の高 Na 血症と重複がある．しかし，多尿特有の事項も多いので，本章ではそれに焦点をあてる．

本章のポイント
- 多尿は尿量が通常より多いことに基づいて定義されるわけではなく，おかれた状況で想定される適切な尿量よりも多いかどうかに基づいて定義される．
- 大量の水利尿は，バソプレシンの作用が欠如することによって，遠位ネフロンの水透過性が完全になくなったときにのみ起こる．この状況では，水利尿の程度は遠位ネフロンに到達する低張液の量と内髄質集合管（MCD）の残存水透過性（RWP）を介した再吸収量によって決まる．
- 浸透圧利尿のときにはバソプレシンが作用しているはずなので，尿量は遠位ネフロンへ到達する有効浸透圧物質数と髄質間質の有効浸透圧によって決まる．
- 多尿患者の診断と管理に関する臨床アプローチを解説する．

症例 12-1：1 日尿量 4 L の乏尿

22 歳女性．健康のため毎日 5～10 km ランニングしている．「体に悪い」食べ物をとらないように気をつけていて，減塩に努めている．暑い地域に住んでおり，脱水にならないように大量の水を飲んでいる．1 日尿量は約 4 L である．かかりつけ医を受診して，何回か測定したが，血漿 Na^+ 濃度（P_{Na}）は 130 mmol/L で，スポット尿の尿浸透圧（U_{Osm}）は約 80 mOsm/kg H_2O であった．

Q 質問
患者は多尿であるか？
この患者に起こりうる Na^+ と水に関する危険は何か？

症例 12-2：失っているのは塩分と水だけではない

70 歳男性．最近，骨髄移植を受けた．治療には，メチルプレドニゾロンの大量静注療法も含まれていた．24 時間前に敗血症を発症した．この間の 24 時間尿量は 6 L であり，スポット尿の U_{Osm} は 500 mOsm/kg H_2O であった．マンニトールは投与されていない．$P_{Glucose}$ は 180 mg/dL（10 mmol/L）で，P_{Urea} は 75 mmol/L〔血液尿素窒素（BUN）210 mg/dL〕であった．

Q 質問
この患者は浸透圧利尿か？
尿素の由来は？　治療はどのようにすればよいか？

Part A
背景

生理の概要

水利尿

　大量飲水で，P_{Na}が低下し，バソプレシンの放出が抑制されると，アクアポリン水チャネル2（AQP2）が集合管主細胞管腔膜に挿入されない。同ネフロンセグメントの水透過性がなくなり遠位ネフロン到達量が尿量となる（ただし，内髄質集合管の残存水透過性を介した再吸収量を差し引く。この再吸収にはバソプレシンを必要としない）（**図12-1**）。健常成人の典型的な最大尿量は10～15 mL/分であり，大量の水を急いで飲んだ60～90分後に起こる。24時間尿量だと，約15～22 Lとなる。

● **遠位到達量**

　遠位到達量は糸球体濾過量から皮質遠位ネフロンより手前のセグメントで再吸収された量を差し引いたものである。ヒトの遠位ネフロンへの到達量は，ラットのマイクロパンクチャー研究において，遠位曲尿細管（DCT）後半部から得た管腔液（TF）のイヌリン濃度と血漿（P）のイ

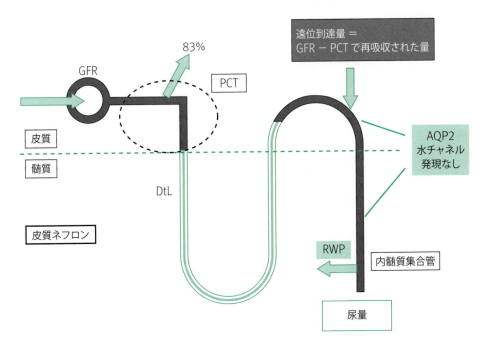

図12-1　水利尿時に尿量を決める因子　図は，皮質ネフロンを表している。AQP1水チャネルは皮質ネフロン（全ネフロンの85%）のHenleループの細い下行脚（DtL）の管腔膜には発現していない。したがって，Henleループ全体が水に不透過である。バソプレシンの作用がないと，AQP2水チャネルは皮質および髄質集合管の主細胞管腔膜に発現しない。この場合の尿量は，遠位到達量から内髄質集合管の残存水透過性（RWP）を介した再吸収量を差し引いたものになる。遠位到達量はGFRから直部を含む近位曲尿細管（PCT）で再吸収された量を差し引いたものである。PCTでの再吸収は糸球体濾過量（GFR）の約83%である。

*1
近位曲尿細管で再吸収される糸球体濾過量
- 近位曲尿細管（PCT）全体でGFRの66%が再吸収されていると考えられる。これは，ラットのマイクロパンクチャー研究での$(TF/P)_{inulin}$の測定値が約3であるということに基づいたものである。
- しかし，このマイクロパンクチャー研究では，腎皮質表面にあるPCTの最終部分で測定されていたので，近位尿細管直部を含むPCTのより深部での再吸収量を含んでおらず，PCTでの再吸収量を過小評価している。
- 全ネフロンの85%を占める皮質ネフロンの細い下行脚（DtL）の管腔膜にはAQP1は発現していないという最近の報告がある。それゆえ，大多数のHenleループは全体にわたって水の透過性がみられない。したがって，Henleループに流入する量はDCT前半部のマイクロパンクチャーから得られた$(TF/P)_{inulin}$の最小値から推定することができる。この値は約6であり，ラットのPCTで再吸収されているのが5/6（83%）であると推定される。

*2
遠位到達量
- 傍髄質ネフロンにおいてはDtLでAQP1を発現している。全ネフロンの15%で，1日27Lの糸球体濾過量（180L/日の15%）を傍髄質ネフロンが担当し，83%がPCTで再吸収されるとすると，DtLに到達するのは1日4.5Lである。
- 間質浸透圧は外髄質で3倍に上昇するので（300 mOsm/kg H_2Oから900 mOsm/kg H_2O），2/3，すなわち4.5Lのうちの3Lが，傍髄質ネフロンのDtLで再吸収される。したがって，DCTに到達するのは27L/日となる（30L/日がPCTから流出し，傍髄質ネフロンのDtLで3L/日が再吸収される。表9-3参照）。

ヌリン濃度の比$(TF/P)_{inulin}$によって推定される。イヌリンは糸球体で自由に濾過され，尿細管では再吸収も分泌もされないので，$(TF/P)_{inulin}$が約6であるということは，マイクロパンクチャーで穿刺可能なDCTより近位のセグメントで約83%の濾液が再吸収されていることを意味している。このデータをGFR 180 L/日のヒトにあてはめると，毎日30Lが皮質遠位ネフロン前半部に到達していることになる。第9章でも述べ，*1にも簡単に述べたが，GFR 180 L/日の成人の遠位到達量は約27 L/日のようである（*2）。

● 残存水透過性（RWP）

内髄質集合管での水の輸送には2つの経路がある。バソプレシンに反応したAQP2を介したシステムと，バソプレシンに非依存のシステム（RWPと呼ぶ）である。RWP経由の水の再吸収量には，2つの因子が影響する。水利尿時には，管腔と髄質間質の大きな浸透圧の差が駆動力となる。もう1つの因子は，腎盂の収縮である。腎盂が収縮するたびに，尿の一部が内髄質集合管に逆流し，一部がRWPを介して再吸収される。特に乱流があると，拡散を助長し，接触時間が延長する。

健常人では，遠位ネフロンへの到達量は27 L/日と推定される。最大水利尿時の尿量は約10〜15 mL/分で，24時間最大大水利尿が続くとすると，尿量は約15〜22 L/日となるため，水利尿時にRWPを介した内髄質集合管からの再吸収量は5Lを超える。

● 尿細管管腔液の"desalination"

水利尿の生理のもう1つの要素は，Na^+は再吸収するが水チャネルを発現していないセグメントにおける尿細管管腔液の"desalination"である。この"desalination"はHenleループの太い上行脚（TAL）の皮質部と髄質部とDCTの前半部で起こる。Henleループの太い上行脚髄質部（mTAL）でのNa^+とCl^-の再吸収の制御は，髄質間質に存在するインヒビター（おそらく，イオン化Ca^{2+}，図9-17）の濃度が腎髄質の水透過性のあるセグメント（髄質集合管と傍髄質ネフロンのDtL）で再吸収された水によって希釈されることで起こる。

浸透圧利尿

大量の浸透圧物質の排泄によって多尿となるためには，バソプレシン作用が必要である（**図12-2**）。バソプレシンが作用すると，AQP2が皮質と髄質の集合管主細胞管腔膜に発現し，管腔液の浸透圧は髄質間質の浸透圧と等しくなり，尿量が浸透圧物質の排泄量によって決定される。しかし，すべての浸透圧物質の尿量増加作用が等しいわけではない。髄質集合管の管腔液と髄質間質の濃度が等しくならない浸透圧物質だけが，有効浸透圧物質である。したがって，浸透圧利尿の際の尿量は有効浸透圧物質の排泄量と髄質間質の有効浸透圧によって決まる。

バソプレシンが作用すると，内髄質集合管細胞の管腔膜に尿素輸送体が発現するので，尿素は通常，非有効浸透圧物質であり（尿素濃度は膜の両側で等しい），水排泄を促進しない。過剰な尿素の排泄はU_{Osm}を

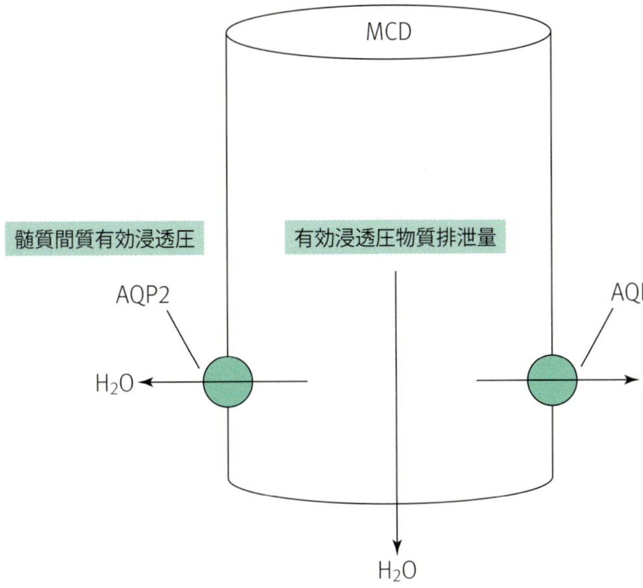

図 12-2　浸透圧利尿時に尿量を決める因子　円筒は髄質集合管（MCD）を表している。大量の浸透圧物質排泄量による多尿が起こるには，バソプレシンが作用し，MCD の主細胞管腔膜にアクアポリン水チャネル 2（AQP2）が挿入されることが必要となる。浸透圧利尿時の尿量を決めているのは，有効浸透圧物質排泄量と髄質間質の有効浸透圧である。

上昇させるが，尿量を増やさない。しかし，ある環境では，尿素も有効浸透圧物質となる。尿素の排泄が大量になると，速やかに再吸収できず，内髄質集合管管腔と内髄質間質の濃度が等しくならない。そのため，尿素は内髄質集合管内では部分的な有効浸透圧物質となり，水排泄を促進する。内髄質集合管管腔内の電解質濃度が低いときも，尿素が尿中有効浸透圧物質になりうる。

浸透圧利尿，または髄質の洗い流しによって水利尿がみられたときには，髄質間質の浸透圧が低下する。浸透圧利尿時には髄質集合管に大量の尿が流れ込み，再吸収される。したがって，髄質の洗い流しが起こり，髄質間質の浸透圧が低下する。排泄される浸透圧物質量がやや多いときには，髄質間質の有効浸透圧は約 600 mOsm/kg H_2O となり，非常に大量の浸透圧物質が排泄されるときには，血漿浸透圧（P_{Osm}）に近くなる。

多尿の定義

多尿の定義には 2 つある。通常用いられる定義は，患者の尿量と通常の西洋食をとっている健常人の尿量とを比較するものである。この場合の多尿は 24 時間尿量が 2.5 ないし 3 L を超える場合と定義される。

しかし，著者らが好むのは，尿量を決める生理的な原理に基づいて多尿を定義することである。この場合，臨床状況において予想される尿量を超えていれば，多尿であると考える。P_{Na} が 136 mmol/L 未満であれば，バソプレシンの放出は抑制され，尿量は可能なかぎり増える〔正常の GFR 180 L/日の健常成人で，有効動脈血液容量（EABV）の低下がなければ，約 10～15 mL/分〕。このケースでの尿量はたとえ 3 L/日を超えていても，上記よりも少なければ多尿ではなく，乏尿ということになる。一方，尿量が 2.5 ないし 3 L/日を超えていなくても，バソプ

レシンが作用して有効浸透圧物質排泄量に応じた尿量を超えていれば，多尿ということになる．この生理的な多尿の定義の有利な点は，症例12-1の解説と質問12-1と12-2の解説を読んだ後に明らかになるだろう．

多尿の鑑別診断は**フローチャート12-1**と**表12-1**で説明してある．バソプレシン作用がないときには，有効浸透圧物質排泄量が尿量には直接影響しないので，水利尿と浸透圧利尿が同時に起こることはない．

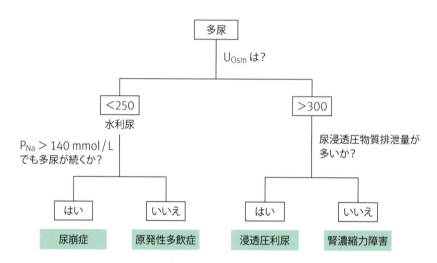

フローチャート12-1　多尿患者へのアプローチ　多尿の原因の鑑別の最初のステップは，U_{Osm}を測定することである．U_{Osm}が250 mOsm/kg H_2O未満であれば，多尿の原因は水利尿である．$P_{Na} > 140$ mmol/Lで多尿が続いていれば，診断は尿崩症とつけられる．U_{Osm}が250 mOsm/kg H_2O以上であり，尿浸透圧物質排泄量が1,000 mOsm/日以上であれば浸透圧利尿であり，それ以下であれば腎濃縮力障害である．

表12-1　多尿の鑑別診断

原因	重要な特徴	診断の手がかり
水利尿		
・原発性多飲症	$P_{Na} < 136$ mmol/L	飲水をやめるとU_{Osm}上昇，尿量低下
・中枢性尿崩症	中枢神経系の疾患	dDAVPの投与により，U_{Osm}上昇，尿量低下
・バソプレシン分解酵素	壊死組織の存在	dDAVPには反応するが，少量のバソプレシンには反応しない
・腎性尿崩症	しばしばリチウムによる	dDAVPに反応しない
浸透圧利尿		
・有機物質（尿素，ブドウ糖），電解質（Na^+，Cl^-）	$U_{Osm} > 300$ mOsm/L かつ浸透圧物質排泄量 > 1,000 mOsm/日	浸透圧物質排泄量を計算する 尿中浸透圧物質を同定する
腎濃縮力障害		
・腎髄質の浸透圧低下	最大$U_{Osm} < 600$ mOsm/kg H_2O 浸透圧物質排泄量 < 1,000 mOsm/日	腎間質に影響する疾患や薬物

dDAVP：デスモプレシン

Part B
水利尿

水利尿患者の評価に使うツール

尿量

水利尿時の最大尿量は約 10〜15 mL/分である。24 時間で計算すると，尿量は 15〜22 L となる。水利尿時の最大尿量は，遠位到達量から RWP を介した内髄質集合管での再吸収量を差し引いたものに等しい。尿量が明らかに 10 L/日を下回ったら，遠位到達量低下の原因（GFR の低下や EABV の低下による PCT での再吸収の増加など）を探さなければならない。遠位到達量は最終的には減少し，多尿は持続しない。

中枢性尿崩症患者にデスモプレシン（dDAVP）を投与すると尿量は減少する。しかし，典型的な西洋食をとっている健常人に dDAVP を投与した場合よりも，尿量は多い。その理由として，水利尿の際に間質の洗い流しが起こり，髄質間質の浸透圧が低いためだと考えられている（*3）。

尿浸透圧（U_{Osm}）

U_{Osm} は浸透圧物質排泄量を尿量で割ったものに等しい。したがって，水利尿時には，U_{Osm} は浸透圧物質排泄量と遠位到達量（この状況では尿量を決める主要な因子）を反映している。たとえば，浸透圧物質排泄量が 1 日 800 mOsm の場合，24 時間尿量が 16 L であれば，U_{Osm} は 50 mOsm/kg H_2O で，24 時間尿量が 8 L であれば，U_{Osm} は 100 mOsm/kg H_2O である。中枢性尿崩症患者やバソプレシン分解酵素の放出による水利尿の患者では，dDAVP の投与によって，U_{Osm} は上昇して P_{Osm} を超える。ただし，以下の注意が必要である。dDAVP による U_{Osm} の上昇は，dDAVP の腎作用による主細胞管腔膜への AQP2 の挿入というよりも，血圧と GFR の低下による遠位到達量の減少によって起こっている可能性がある。エタノールによる U_{Osm} への影響について記載した（*4）。

浸透圧物質排泄量

浸透圧物質排泄量は U_{Osm} と尿量の積である（**式 1**）。典型的な西洋食をとっている人では，浸透圧物質排泄量は 1 日 600〜900 mOsm であり，電解質と尿素がそれぞれ尿中浸透圧物質の半分ずつを占める。水利尿時には，浸透圧物質排泄量の変化は尿量に直接影響しない。なぜなら，水利尿時には，AQP2 は遠位尿細管後半部の主細胞管腔膜に挿入されず，水の再吸収がないからである。しかし，dDAVP が投与され腎臓に作用しているときは，浸透圧物質排泄量が多いと浸透圧利尿による多尿を起こすことがあるので，水利尿患者の浸透圧物質排泄量も計算する必要がある。

*3
予想される dDAVP への反応
- 健常人の髄質間質の有効浸透圧は 600 mOsm/kg H_2O で，毎日 450 mOsm の有効浸透圧物質を排泄している。したがって，dDAVP の投与によって，平均尿量は約 0.5 mL/分となる［訳注：450/600 L/日 ≒ 0.5 mL/分］。
- 水利尿時には，髄質間質の浸透圧が典型的には 400 mOsm/kg H_2O まで低下するので，dDAVP が作用しているときには尿量は約 0.8 mL/分となり，有効浸透圧物質の排泄量が増加すれば，さらに増える［訳注：450/400 L/日 ≒ 0.8 mL/分］。
- 一方，dDAVP の投与の後，血圧が低下すると，GFR が低下し，PCT での NaCl と水の再吸収が増加する。それによって，遠位到達量が低下し，dDAVP に対する腎の反応がないにもかかわらず，尿量はかなり減少する。

*4
エタノールと U_{Osm}
- エタノールは血漿では有効浸透圧物質ではない。尿中でも有効浸透圧物質ではない。水利尿時にエタノールが存在する場合は，U_{Osm} が上昇していても，バソプレシンが作用していると誤解してはならない。

$$浸透圧物質排泄量 = U_{Osm} \times 尿量 \quad (式1)$$

水利尿患者への臨床アプローチ

水利尿患者の診断ステップをフローチャート12-1とフローチャート12-2にまとめた。

Step 1：U_{Osm}はいくらか？

U_{Osm}が250 mOsm/kg H_2O未満であれば、多尿の原因は水利尿が疑われる。動脈P_{Na}が136 mmol/L以下に下がるほどの大量の飲水をすると、生理反応で大量の水利尿が起こる。この場合、診断は原発性多飲症である。P_{Na}が正常範囲に戻ると、尿量は減少し、U_{Osm}は適切に上昇する。水利尿の既往は髄質の洗い流しによる、髄質間質浸透圧の低下を引き起こす可能性があることに注意が必要である。P_{Na}が140 mmol/Lを超えても水利尿が続く場合は尿崩症である。

浸透圧物質排泄量を計算してみる（式1参照）——典型的な西洋食をとっている人では、通常、約0.5 mOsm/分（600〜900 mOsm/日）である。浸透圧物質排泄量が多い場合、dDAVPの投与に対して腎臓が反応すると、浸透圧利尿が起こる。この認識が重要なのは、低張あるいは等張輸液が投与されているときに、高張尿が排泄されると、P_{Na}が著明に低下し、脳細胞浮腫につながるからである。

Step 2：バソプレシンまたはdDAVPに対する腎臓の反応を調べる（フローチャート12-2）

尿崩症は、バソプレシンの産生と放出を制御する視床下部-下垂体後葉の病変（中枢性尿崩症）、バソプレシンを分解するバソプレシン分解酵素の血中の存在、腎臓における2型バソプレシン受容体（V2R）への結合や主細胞の管腔膜へのAQP2の挿入の阻害（腎性尿崩症）によって起こる。

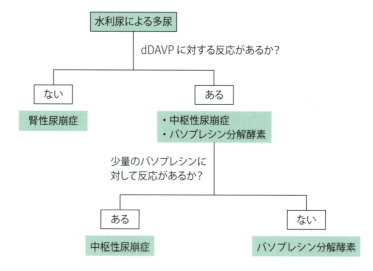

フローチャート12-2　水利尿患者へのアプローチ　中枢性尿崩症患者やバソプレシン分解酵素による水利尿患者では、デスモプレシン（dDAVP）を投与すると、U_{Osm}が上昇し、P_{Osm}を超える。そうでなければ、腎性尿崩症が考えられる。dDAVPに対する反応と対照的に、バソプレシン分解酵素放出が原因である水利尿患者では、少量（5単位）のバソプレシン投与には反応がみられない。

多尿患者の診断アプローチでは，P_{Na} が上昇しているときのみ dDAVP の投与をおこなうべきである．dDAVP を投与するなら，飲水は制限すべきである．dDAVP の投与に対する腎臓の反応があれば（前述を参照），診断としては中枢性尿崩症か，血漿中にバソプレシンを分解する酵素（バソプレシン分解酵素）が存在することを示している．後者を疑う理由があるなら，dDAVP の効果が切れて再び水利尿となった後に，バソプレシンを投与して反応をみる．dDAVP 投与への反応とは対照的に，バソプレシン分解酵素が存在する患者では，少量（5 単位）のバソプレシン投与には反応しない．U_{Osm} が P_{Osm} 以上に上昇しなければ，水利尿の原因は腎性尿崩症である (*5)．

Step 3：中枢性尿崩症の原因を同定する

中枢性の水制御システムのどの部位が，バソプレシン合成や放出の障害を起こしているか調べる．この過程において重要なのは，高 Na 血症患者において，口渇感が存在しているかどうかである．口渇感が存在していない場合には，視床下部浸透圧中枢の障害が示唆される．中枢性尿崩症の原因のリストは第 11 章にまとめてある．

Step 4：腎性尿崩症の原因を同定する

遺伝性の腎性尿崩症は，頻度の多い X 連鎖性劣性遺伝の V2R をコードする遺伝子変異か，常染色体劣性，または常染色体優性の AQP2 をコードする遺伝子変異で起こる．非遺伝性の成人の腎性尿崩症で最も多い原因は，リチウムの服用である．腎性尿崩症の原因のリストは第 11 章にまとめてある．

治療に関すること

治療は，水利尿の原因に応じて，個別に考える．口渇感が保たれていれば，高 Na 血症になることは少ない．口渇感が正常でない，または，口渇感を伝えられなかったり，水を手に入れることができない場合には，一定量の水を頻繁に与える必要があり，全体液量の明らかな変化の指標とするために，体重と P_{Na} を測定すべきである．水利尿の原因が中枢性尿崩症なら，治療の基本は必要最低限の量の長時間作用型バソプレシン dDAVP の投与である．効果の指標は，尿量が約 1 mL/分（患者が典型的な西洋食をとっているなら）まで低下することである．早期には，遠位ネフロン後半部での V2R の過剰発現により，より少量の dDAVP で十分かもしれない．この治療のリスクは水の貯留であり，排泄できないほど大量の水を飲むと急性の低 Na 血症を発症する．このリスクを最小限にとどめるために，飲水量は約 1 L/日に制限すべきだが，患者はこれをなかなか守れない．低 Na 血症発症を防ぐために，毎朝体重測定する．1 kg 以上の体重増加を認めたら，P_{Na} を測定する．

部分型中枢性尿崩症患者をどのように治療するかは，症例 11–2 の解説で述べている．

腎性尿崩症患者では，遠位到達量を減らすことで尿量を減らすことが

*5
腎性尿崩症
- バソプレシンによる遠位ネフロンの主細胞管腔膜への AQP2 の挿入障害がある場合のみ，腎性尿崩症という用語を使う．
- 病態生理学的には異なるので，髄質間質の浸透圧低下をきたす疾患には "腎性尿崩症" という用語は使わない．このような疾患は，"腎濃縮力障害" という用語を使う．
- 腎性尿崩症患者では，バソプレシンの作用がないので，遠位到達量（内髄質集合管の残存水透過性を介した水再吸収量を減じた）によって，尿量が決まる．一方，腎濃縮力障害の患者では，有効浸透圧物質排泄量によって尿量が決まる．

> *6
> **腎性尿崩症患者に対するサイアザイド利尿薬の投与**
> - 遠位到達量が減少することに加え，この種の利尿薬はループ利尿薬のような髄質間質の浸透圧低下作用がないという利点がある。
> - 髄質間質の浸透圧が高いと，内髄質集合管とAQP1を発現する傍髄質ネフロンのHenleループの細い下行脚における残存水透過性を介した再吸収が促進される。後者は1日約3Lの水を再吸収する。

できる。そのためには，負のNa$^+$バランスが必要であり，NaCl摂取の制限と利尿薬の内服の両方で可能となる。利尿薬としては，髄質間質の浸透圧を低下させないサイアザイド利尿薬が使われる（*6）。非ステロイド系抗炎症薬もGFRを低下させる循環動態効果によって遠位到達量を減少させる。しかし，長期使用では慢性腎障害の発症の可能性が懸念される。

リチウムによる腎性尿崩症患者の治療にはamilorideが用いられる。amilorideは遠位尿細管主細胞の上皮型Na$^+$チャネル（ENaC）を阻害することによって，細胞へのさらなるリチウムの蓄積を低下させると考えられる。リチウムによる腎性尿崩症患者にamilorideを投与することでかなり尿量を減らすことが可能となったと報告している論文もあり，病初期からamilorideを投与された軽症の患者では効果がでやすい。しかし，遠位ネフロンの管腔内流量が多いので，ENaCを効果的に阻害するためにはamilorideの管腔内濃度は十分に高く保つ必要があり，高用量が必要となる。amilorideのNa利尿効果はEABVの減少を起こし，PCTにおけるリチウムの再吸収を増やすので，血清リチウム濃度は注意深くモニターする必要がある。2年以上リチウムを服用した患者がリチウムの服用をやめた後も数年にわたって多尿が続くことがある（第11章参照）。しかし，口渇を感じ，口渇感を伝え，飲水することが可能であるかぎり，多くの患者は飲水量を増やすことによって，多尿に対応することができる。

常染色体優性遺伝の遺伝性腎性尿崩症の患者はAQP2のカルボキシル末端に変異がある。変異したAQP2には水透過性を亢進する能力はわずかしかない。このタイプの遺伝性腎性尿崩症患者は大量のdDAVP投与に反応して，尿量が減少し，U_{Osm}が上昇する。

Part C
浸透圧利尿

浸透圧利尿患者の評価に使うツール

尿浸透圧（U_{Osm}）

U_{Osm}は血漿浸透圧（P_{Osm}）より高い。

浸透圧物質排泄量

浸透圧利尿の際には，浸透圧物質排泄量は1日1,000 mOsm（0.7 mOsm/分）を大きく超える。

尿浸透圧物質の種類

尿浸透圧物質の種類は，尿中の各浸透圧物質の排泄量を測定することで決定すべきである．大量で持続する浸透圧利尿の単独の原因となるほどの大量のマンニトールを投与することはまれである（*7）．血清濃度を測定することで，浸透圧利尿の原因となる溶質が何かを推定できる場合もある（例：ブドウ糖，尿素）．食塩液による浸透圧利尿は，大量の食塩液を投与された場合や中枢性または腎性塩類喪失がある場合に起こる．塩類喪失と診断できるのは，Na^+ の大量の排泄とともに EABV が明らかに減少している場合である．

尿浸透圧物質の由来

ブドウ糖や尿素による浸透圧利尿の患者では，浸透圧物質が体外由来か，体内のタンパク質の代謝によるのかを見極めることが重要である．

● 尿素の由来

尿素の由来が体外のタンパク質の代謝によるものか，体内のタンパク質の代謝によるものなのかは，尿素出現率を計算し，タンパク質摂取量がわかっているなら体外タンパク質の代謝によって生じた尿素量と比較することによって決める．

尿素出現率は体内にとどまる尿素量と一定時間に尿中に排泄される尿素量の合計から計算される．体内にとどまる尿素量は，尿素の分布量を体液量の総量（非肥満患者においては体重の約 60％）と仮定することで，血漿尿素濃度（P_{Urea}）の上昇から計算できる．

タンパク質の重量の約 16％が窒素なので，100 g のタンパク質が酸化されると，16 g の窒素が生成される．窒素の原子量は 14 なので，約 1,140 mmol の窒素が生成される．尿素 1 分子には 2 つの窒素が含まれているので，100 g のタンパク質の酸化で 570 mmol の尿素（窒素 1,140 mmol を 2 で割る）が生成される．つまり，1 g のタンパク質から 5.7 mmol の尿素が生成される．除脂肪体重という観点から考えると，水は主な体の成分であり（体重の約 80％），除脂肪体重 1 kg には 800 g の水と 180 g のタンパク質が含まれる．したがって，除脂肪体重 1 kg が分解すると，5.7 mmol × 180 g = 1,026 mmol の尿素が生成される．

● ブドウ糖の由来

アミノ酸の炭素骨格が糖新生前駆物質であるピルビン酸に変換される過程では，必ず，窒素が尿素に変換される過程が起こる．なぜなら，アルギニノコハク酸が両者の共通の中間体であるからである（第 16 章参照）．体内のタンパク質から生成されるブドウ糖は比較的少量である．よりくわしくいうと，ブドウ糖に変換されるタンパク質は 60％だけである．いくつかのアミノ酸は糖新生経路では代謝されず（たとえば，ケト原性アミノ酸であるロイシンとリシン），他のアミノ酸もブドウ糖新生前駆物質であるピルビン酸を生成するクエン酸回路では部分的にしか酸化されない（たとえば，タンパク質中に最も多い，グルタミンの 5

---

*7

マンニトールの投与と浸透圧利尿

- マンニトールの分子量は 180．
- 25％マンニトール溶液を 500 mL 投与すると，125 g すなわち約 700 mOsm 投与することになる．
- 浸透圧利尿を起こす化合物は，尿中濃度が少なくとも 300 mOsm／kg H_2O なければならない．
- したがって，25％マンニトール溶液 500 mL では，約 2 L の浸透圧利尿を起こすだけである．

つの炭素骨格は3つの炭素骨格のピルビン酸に変換される）。したがって，タンパク質から1Lの浸透圧利尿を生じさせるだけのブドウ糖（典型的には約300 mmolのブドウ糖）を生成するには，90 gのタンパク質を異化する必要がある（これは，およそ0.5 kgの除脂肪体重に等しい，*8）。したがって，大量のブドウ糖による浸透圧利尿があるときには，体外からのブドウ糖の関与が最も疑われる（たとえば，大量のフルーツジュースや糖分を含むソフトドリンクを摂取した場合）。

浸透圧利尿患者への臨床アプローチ

浸透圧利尿患者への臨床アプローチのステップをフローチャート12–1，フローチャート12–3にまとめた。

Step 1：U_{Osm} はいくらか？
● 浸透圧物質排泄量を計算する

多尿患者で，U_{Osm} が P_{Osm} より大きく，浸透圧物質排泄量が1日1,000 mOsm（0.7 mOsm/分）を超えていれば，浸透圧利尿が疑われる。しかし，注意しなければいけないのは，水利尿が間欠的に起きている場合には，スポット尿の U_{Osm} は，24時間蓄尿の U_{Osm} の代替にはならないということである。

Step 2：尿中の浸透圧物質を明らかにする

観察される程度の多尿を起こすほどの量のマンニトールが投与されていないか確認する。血漿濃度が測定でき，GFRが計算でき，腎でのハンドリングが知られているなら，溶質が多尿を起こす可能性を判断できる（*9）。Na^+ と Cl^- の排泄量が多く，尿中浸透圧物質の大半を占めているなら，食塩液による利尿は多尿の原因となりうる。

---

*8
消化管出血と尿素とブドウ糖の産生
- 100 gのタンパク質からは，60 g（333 mmol）のブドウ糖と16 gの窒素（570 mmolの尿素）が生成される。
- 1Lの血液に約180 gのタンパク質が存在する——すなわち，140 gのヘモグロビンと40 gの血漿タンパク質（血漿タンパク質濃度は60 g/Lで，40％ヘマトクリットのときは血漿成分は60％であるから）。したがって，消化管出血で1Lの血液が出血し，すべての血液が消化管内にとどまり，アミノ酸が再吸収され代謝されるとすると，600 mmolのブドウ糖と1,026 mmolの尿素が生成されることになる。

*9
計算例
- P_{Urea} 50 mmol/L，GFR 100 L/日の患者。糸球体で濾過される尿素は，P_{Urea} にGFRをかけて5,000 mmol/日となる。
- 濾過された尿素の約50％が再吸収され（2,500 mmol），2,500 mmolの尿素が排泄されると，尿中尿素濃度が500 mmol/Lになるには，尿量は5Lとなる。この状況を起こすためには，尿素のインプットが大量である必要がある。

フローチャート12–3　浸透圧利尿患者へのアプローチ　浸透圧利尿時では，浸透圧物質の排泄量が1日1,000 mOsm（0.7 mOsm/分）を大きく超える。大量のマンニトールが投与されることはまれであり，大量で持続する利尿の単独の原因になることはまれである。ブドウ糖または尿素が浸透圧利尿の原因になっているかどうかは血漿濃度を測定することで推定できる。食塩液による浸透圧利尿は，大量の食塩液の投与か中枢性または腎性塩類喪失患者に起こりうる。塩類喪失の診断においては，有効動脈血液容量（EABV）が明らかに減少している必要がある。

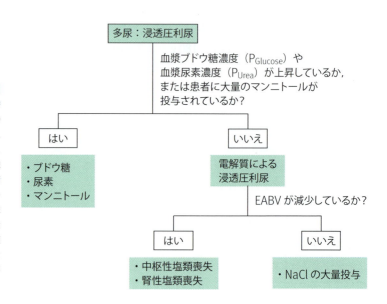

Step 3：尿中浸透圧の由来を同定する

　ブドウ糖や尿素による浸透圧利尿患者では，それらが体外由来なのか体内タンパク質の異化由来によるのかを見分けることが重要である．臨床医が覚えておくべきことは，消化管管腔内に隠れたブドウ糖があると，すぐに再吸収され，浸透圧利尿の原因になることである．

　食塩液による浸透圧利尿患者では，大量のNaClが排泄されている原因を特定する必要がある．大量の食塩液の投与（病院ではよくある），浮腫患者に対するループ利尿薬の投与，中枢性塩類喪失，腎性塩類喪失などが原因となることがある．

　さまざまな原因で起こる多尿のなかでも特別な例が閉塞後利尿であり，この後に議論する．

● 閉塞後利尿

　閉塞後利尿による多尿は，長時間続く尿細管の管腔内圧の上昇の結果起こるさまざまな異常によって生じる．

・食塩液による利尿．NaClと水の摂取や食塩液の投与によってEABVが増加することや，遠位ネフロンでのNa^+とCl^-の再吸収障害（腎性塩類喪失）によって生じる．腎髄質間質の有効浸透圧低下のために尿量は予測より多くなる．

・尿素による浸透圧利尿．長期の閉塞があるとGFRが低下し，P_{Urea}が上昇する．尿管閉塞が解除され，GFRが上昇すると，尿素が内髄質集合管管腔内で有効浸透圧物質であれば，尿素による浸透圧利尿が生じる．これが起こるのは，内髄質集合管に尿素輸送体の能力を上回るほどの大量の尿素が到達するか，長期の閉塞によって，内髄質集合管管腔への尿素輸送体の挿入ができないときである．

・腎性尿崩症．遠位ネフロンの主細胞管腔膜におけるAQP2の欠如によって起こる．この場合，尿量は主に遠位到達量に影響する因子によって決まる．

治療に関すること

　浸透圧利尿患者の治療で考慮すべき2つの重要なポイントがある．1つ目は，溶質と水の喪失が体液の張度（と脳細胞の体積）と細胞外液（ECF）量に与える影響を考えることである．2つ目は，尿中浸透圧物質の由来を同定することである．

尿組成が体液の張度とECF量に与える影響

　尿量と尿中Na^+，K^+の濃度と，輸液量とそのNa^+，K^+の濃度を調べる．それにより，張度バランスをおこない，P_{Na}の変化を決定し，ECFとICFの量と張度を元に戻すための適切な治療を決定する（第11章参照）．浸透圧利尿時には，ブドウ糖，尿素，またはマンニトールの排泄量が多いので，尿中Na^+とK^+濃度は低い．輸液中のNa^+とK^+濃度が尿中濃度に比べて高いと，P_{Na}は上昇し，ICF量（脳細胞体積を含め）は減少する．Na^+とK^+のバランスデータはECF量とK^+バラ

ンスの変化についても示唆を与える。K^+ の細胞への移動は他の因子でも促進されるので，後者は P_K では明らかにならない。

尿中浸透圧物質の由来

尿素またはブドウ糖による浸透圧利尿の場合，その由来は重要である。これらの浸透圧物質は体内のタンパク質の分解によっても生じるからである。異化状態の影響については，症例 12-2 の解説で述べる。

質問

12-1 減量プログラムで 2 週間の絶食をおこなった肥満患者。P_{Na} 145 mmol/L，1 日尿量 0.6 L，U_{Osm} 700 mOsm/kg H_2O，尿中尿素濃度 100 mmol/L。この患者に腎濃縮力障害はあるか？

12-2 低タンパク，減塩食をとっている肝硬変患者。入院中，1 日尿量 0.4 L，U_{Osm} 375 mOsm/kg H_2O，浸透圧物質の排泄量 150 mOsm/日。この患者に，乏尿，多尿，腎濃縮力障害はあるか？

12-3 中枢性尿崩症で多尿の患者。U_{Osm} が低く（50 mOsm/kg H_2O），P_{Na} 137 mmol/L。診断と治療に必要なのは何か？

12-4 過去 24 時間の尿量が 6 L の患者。輸液はおこなわれていない。P_{Na} は 150 mmol/L に上昇し，口渇感を訴えていなかった。24 時間尿のサンプルの一部を分析に回した。U_{Osm} 500 mOsm/kg H_2O，U_{Urea} 250 mmol/L，尿中 $Na^+ + K^+$ 濃度は 125 mmol/L。$P_{Glucose}$ と P_{Urea} は正常域。この患者は水利尿か，それとも浸透圧利尿か？

Part D
症例の解説

症例 12-1：1 日尿量 4 L の乏尿

患者は多尿であるか？
● 従来の解釈

尿量が 3 L/日を超えているので，多尿である。U_{Osm} が著明に P_{Osm} を下回っているので，水利尿である。P_{Na} 低値は，原発性多飲症を示唆している。

● **生理学的解釈**

患者の尿量（約 3 mL/分）は水利尿の尿量としてはかなり少ない。P_{Na} 130 mmol/L と低いので，バソプレシンは放出されておらず，尿量は 10〜15 mL/分になるはずである。したがって，生理学的観点からは，多尿ではない。

予想される尿量より少ないのは，非浸透圧刺激の存在により，間欠的にバソプレシンが放出されているのかもしれない。もしくは，軽度の EABV 減少のため，GFR が軽度低下しているか，PCT で再吸収が亢進しているために，遠位ネフロンへの到達量が減少しているのかもしれない（図 12–1 参照）。内髄質集合管の残存水透過性を介した水再吸収が増えている可能性もある。これは，浸透圧物質排泄量が減少している結果（通常の浸透圧物質排泄量は 1 日 600〜900 mOsm であるが，患者は U_{Osm} 80 mOsm/kg H_2O × 4 L/日つまり 320 mOsm/日である），内髄質集合管管腔液の浸透圧が低下していることによる（第 9 章参照）。

この患者に起こりうる Na^+ と水に関する危険は何か？

この患者は多尿ではなく，むしろ水排泄能力が低下していることが理解できれば，飲水量が増えたり水喪失が減少したときには，水貯留のリスクがあることがわかる。後者はバソプレシン放出の非浸透圧刺激（痛みや嘔気など）があると，起こる可能性がある。もしくは，1 日か 2 日ランニングをしなければ，汗への水の喪失が減少する（激しい運動のときの汗の量は 1〜2 L/時になる）。それによる P_{Na} の急速な低下は，急速な脳細胞の浮腫と脳ヘルニアのリスクとなる。

症例 12–2：失っているのは塩分と水だけではない

この患者は浸透圧利尿か？

U_{Osm} は 300 mOsm/kg H_2O を超え，浸透圧物質排泄量を計算すると 1 日 3,000 mOsm なので，この大量の尿は浸透圧利尿によるものである。フローチャート 12–3 での次のステップは尿中浸透圧物質の種類を決めることである。マンニトールは投与されていない。$P_{Glucose}$ は 180 mg/dL（10 mmol/L）であり，浸透圧利尿を起こすほどの尿中ブドウ糖は存在しない。一方，この患者は P_{Urea} が非常に高く，尿素による浸透圧利尿かもしれない。これは尿中尿素濃度が 400 mmol/L であることから確認できた。

尿素の由来は？　治療はどのようにすればよいか？

計算すると，1 日で約 2,400 mmol の尿素を排泄している（6 L/日 × 尿素 400 mmol/L）。前述のように，100 g のタンパク質の酸化によって，16 g の窒素が約 570 mmol の尿素に変換される。このため，尿素の排泄量から約 400 g のタンパク質が分解されたと推定される。患者は経腸栄養としてわずか 60 g/日のタンパク質を投与されただけであ

る。したがって，約340 gの体内のタンパク質が異化されたことになる。

除脂肪体重1 kgあたり約180 gのタンパク質を含んでいるので，その日排泄された尿素量は約2 kgの除脂肪体重に相当する。これが続けば，著明な筋肉萎縮になる。呼吸筋機能も障害し，気管支肺炎につながる。さらに，異化亢進は免疫防御機構にも影響を与える。異化亢進の原因（敗血症など）を探すべきである。治療面では栄養を強化すべきである。より多くのカロリーとタンパク質を投与し，除脂肪体重の異化を抑制する必要がある。タンパク同化ホルモン（低血糖予防のためのブドウ糖とともに，高用量インスリンなど）やタンパク同化ステロイドとアミノ酸グルタミンなどの栄養サプリメントは体内タンパク質の異化を抑制する。加えて，タンパク異化を刺激する高用量の薬物（高用量グルココルチコイドなど）の継続の必要性について再評価すべきである。

質問の解説

12-1 減量プログラムで2週間の絶食をおこなった肥満患者。P_{Na} 145 mmol/L，1日尿量0.6 L，U_{Osm} 700 mOsm/kg H_2O，尿中尿素濃度100 mmol/L。この患者に腎濃縮力障害はあるか？

P_{Na} 145 mmol/Lであるのに U_{Osm} が700 mOsm/kg H_2O しかないために腎濃縮力障害が疑われるが，有効浸透圧という観点から，尿量の制御について検討する必要がある。非尿素つまり有効浸透圧物質の U_{Osm} が600 mOsm/kg H_2O なので，腎濃縮力障害はない。むしろ尿素排泄量が少ない（0.6 L/日 × 100 mmol/L = 60 mmol/日）ことを考えれば，適切な U_{Osm} である。それに加えて，尿量が少ないこと（0.6 L/日）は髄質間質の有効浸透圧が適切な高さを保っていることを示唆している。

12-2 低タンパク，減塩食をとっている肝硬変患者。入院中，1日尿量0.4 L，U_{Osm} 375 mOsm/kg H_2O，浸透圧物質の排泄量150 mOsm/日。この患者に，乏尿，多尿，腎濃縮力障害はあるか？

患者の尿量は少ないようにみえるが，尿量が少ない主な原因は，低タンパク，減塩食により，浸透圧物質排泄量が少ないことによる。しかし，バソプレシンが作用しているのに，U_{Osm} が低いのは（375 mOsm/kg H_2O），髄質間質の有効浸透圧を最大（約600 mOsm/kg H_2O）にする能力に障害があることを疑わせる。したがって，この患者には腎濃縮力障害があり，生理的な観点からは乏尿というよりは多尿である。

12-3 中枢性尿崩症で多尿の患者。U_{Osm} が低く（50 mOsm/kg H_2O），P_{Na} 137 mmol/L。診断と治療に必要なのは何か？

U_{Osm} が低いので，多尿は水利尿による。P_{Na} が 137 mmol/L なので，患者は口渇によらない飲水過多もある。飲水過多のよくある原因は口渇のいやな感じを避けたいことである。多尿の原因が尿崩症であるかを判断するには，P_{Na} はあてにならない。

最終診断のためには，飲水を制限し，P_{Na} と U_{Osm} を測定する。P_{Na} が 140 mmol/L を超えて，U_{Osm} が低いままであれば，原発性多飲症を伴う尿崩症と診断できる。dDAVP を投与されても，多飲が続けば，急性低 Na 血症の重度のリスクとなることを考慮すべきである。

12-4 過去 24 時間の尿量が 6 L の患者。輸液はおこなわれていない。P_{Na} は 150 mmol/L に上昇し，口渇感を訴えていなかった。24 時間尿のサンプルの一部を分析に回した。U_{Osm} 500 mOsm/kg H_2O，U_{Urea} 250 mmol/L，尿中 $Na^+ + K^+$ 濃度は 125 mmol/L。$P_{Glucose}$ と P_{Urea} は正常域。この患者は水利尿か，それとも浸透圧利尿か？

本当に浸透圧利尿であるかを決定するには，著明な多尿をきたす程度の非電解質浸透圧物質が糸球体から濾過されているか（24 時間で少なくとも 3,000 mOsm）を調べる必要がある。$P_{Glucose}$ や P_{Urea} は高くなく，マンニトールの投与も受けていないので，浸透圧利尿をきたす可能性があるのは食塩液である。しかし，尿中 $Na^+ + K^+$ は食塩液による浸透圧利尿と診断できるほどには高くない。そのうえ，大量の食塩液も輸液されておらず，明らかな EABV の低下もない。したがって，すべての浸透圧利尿の原因は否定的である。その後，明らかになったのは，中枢性尿崩症のため，1 日のほとんどの時間は水利尿であるが，非浸透圧刺激（例：嘔気，痛み，不安）によって間欠的にバソプレシンが放出されていた。したがって，浸透圧受容体と，おそらく，口渇中枢に障害があり，バソプレシン放出の非浸透圧刺激があっても十分な放出能力がない。これは，スポット尿の所見を 24 時間尿の所見にあてはめる際に陥りやすい間違いである。それゆえ，多尿の原因を決めるためには短い間隔で複数の尿サンプルを検査すべきである。

Section 3
カリウム

カリウムの生理

	イントロダクション	364
	本章のポイント	364
	症例 13-1：なぜ力が入らなくなったのか？	365
Part A	カリウムの生理の原則	366
	細胞膜を介した K^+ の移動の基本概念	366
Part B	細胞膜を介した K^+ の移動	368
	細胞内の負の電位の増加	368
	代謝性アシドーシスと細胞膜を介した K^+ の移動	373
	高い張度と細胞膜を介した K^+ の移動	374
Part C	K^+ の腎臓からの排泄	375
	皮質遠位ネフロン（CDN）で K^+ 排泄に関わる要素	375
	髄質集合管における K^+ の再吸収	383
Part D	統合生理	384
	食事中の K^+ 摂取に対する反応の統合生理：旧石器時代の観点から	384
	高 K 血症の病態における，CDN 末端の流量と K^+ 分泌活性の統合	389
	K^+ 摂取制限に対する腎臓の反応の統合	391
	K^+ 欠乏と高血圧	392
	K^+ 欠乏と Ca 含有腎結石の病態	392
	症例の解説	392
	質問の解説	393

イントロダクション

　全身のカリウム（K^+）の恒常性は生存に重要である。血漿 K^+ 濃度（P_K）の変化は細胞膜内外の負の電位の変化と静止膜電位（RMP）に影響し，危険な結末（例，心臓の刺激伝導の変化による不整脈）につながるかもしれない。

　体内の K^+ の大部分は，細胞内に存在する。陰性に荷電した有機リン酸によって細胞内は負の電位であり，電気駆動力によって K^+ は細胞内に存在する。細胞膜の K^+ 特異的なチャネルによって，濃度勾配に基づいて K^+ は細胞外へ出る。これらの化学的勾配と電気的勾配は最終的には平衡状態に至り，細胞膜に十分な K^+ チャネルのコンダクタンスがあれば K^+ の平衡電位が達成される。細胞膜では Na^+ よりも K^+ の透過性が高いので，RMP は K^+ の平衡電位に近くなる。

　K^+ 恒常性の制御には次の 2 つの重要な特徴がある。(1) 膜内外の K^+ の分布の制御。これは P_K の急激な変化を抑制するので生存に重要である。(2) 腎臓からの K^+ 排泄の制御。全身の K^+ バランスを維持するが，時間がかかる。

　K^+ の細胞内への移動には細胞内の負の電位の増加が必要である。これは Na^+-K^+-ATPase によって達成され，トータルとして正の荷電を細胞外に排出する。

　腎臓における K^+ の排泄の主な場所は皮質遠位ネフロン（CDN）の後半部，すなわち，遠位曲尿細管（DCT）の後半部，接合部，皮質集合管（CCD）である。K^+ 排泄速度に影響するのは，次の 2 つの因子である――(1) CDN の主細胞での K^+ 分泌速度，(2) CDN 末端の流量（すなわち，CCD 末端を流出する流量）。K^+ 恒常性を制御するうえで生理学的知見を考察する際には，旧石器時代での恒常性の制御のプロセスを考えてみるとよい。古代の祖先がとっていた食事は主にフルーツとベリーであり，Na^+ と Cl^- の含有量は非常に少なく，間欠的に大量の K^+ が負荷される。循環動態におよぼす脅威を避けるには，腎臓で NaCl を保持するメカニズムが必要であった。危険な高 K 血症と不整脈のリスクを避けるために，摂取した K^+ が心臓に到達する前に肝臓に速やかに移動するメカニズムが必要であり，摂取した K^+ が肝細胞から放出された後，腎臓が NaCl 保持から K^+ 排泄にスイッチするメカニズムが必要である。

　高 K 血症と低 K 血症は特別な病気ではない。むしろ，さまざまな病態生理を背景とした多くの疾患の結果として生じていることを理解することが重要である。K^+ 恒常性の生理を理解することが，背景となる病態生理を理解し，適切な治療を決定するうえで重要である。

本章のポイント

- 細胞膜内外の K^+ の移動を制御するための共通した戦略について解説する。これには，駆動力（K^+ 保持領域の負の電位が増加する）と細胞膜に開口する K^+ チャネル数の制御が必要である。
- 細胞膜内外の電位がどのように制御されているか，K^+ の細胞内への移動を制御することの意味について解説する。
- 腎臓がどのように K^+ を排泄し，全身の K^+ バランスを維持しているかについて解説する。
- 旧石器時代の見地から，K^+ 恒常性の制御について解説する。

症例 13-1：なぜ力が入らなくなったのか？

非常に元気で活動的な 27 歳の白人女性。1 年前まで健康状態もきわめてよかった。既往歴として，軽い喘息があり，気管支拡張薬をときどき使用している。過去 1 年に合計 3 回の四肢脱力発作があった。それぞれの発作では症状が約 12 時間続き，発作が治まると，まったく症状がでなかった。さらにくわしく聞くと，最初の発作の前に大量の糖分を摂取していたという。しかし，それ以降の発作の前に，気管支拡張薬の使用，運動，大量の糖分の摂取，カフェインの含まれた飲み物の摂取はなかった。利尿薬や便秘薬の使用，過食，シンナー中毒，薬物乱用，甘草や OTC 薬の摂取については否定している。体重を過度に気をかけているようにもみえなかった。家族歴として低 K 血症，高血圧，麻痺のエピソードはない。脱力発作時の随伴症状としては，頻脈（130/分）と脈圧拡大を伴う軽い収縮期高血圧（150/70 mmHg）を認めるのみであった。甲状腺機能亢進症の徴候はない。P_K（約 2.1 mmol/L）であり，以前の発作時には比較的少量の K^+ 投与で速やかに回復したため，KCl の静脈投与が開始された。検査所見は下記のとおりである。加えて，甲状腺機能に関するすべての検査は正常域であった。褐色細胞腫の検査も陰性だった。最後の入院期間中に，血漿インスリン濃度が測定され，正常域であった。血中 C ペプチドは上昇していない。

P_{Na}	141 mmol/L
P_K	2.1 mmol/L
P_{HCO_3}	22 mmol/L
$P_{Glucose}$	133 mg/dL（7.4 mmol/L）
$P_{Creatinine}$	0.9 mg/dL（77 mmol/L）
BUN（P_{Urea}）	10 mg/dL（3.4 mmol/L）
動脈血 pH	7.38
動脈血 P_{CO_2}	38 mmHg
U_K	8 mmol/L
$U_{Creatinine}$	0.8 g/L（7 mmol/L）

Q 質問

繰り返す急性低 K 血症の原因として最も考えられるのは何か？
アドレナリン作用は急性低 K 血症と関係があるか？
急性低 K 血症の原因を示唆する所見が検査結果の中にあるか？

Part A
カリウムの生理の原則

全身の K^+ の約 98% が細胞内に存在する。細胞内は細胞外液（ECF）に比べ K^+ 濃度が非常に高い。これは、細胞内 K^+ が細胞内陰イオンの電荷とバランスを取っているからである。細胞内陰イオンは巨大分子であり、細胞機能に必要であるため（DNA，RNA，リン脂質，ATP やリン酸クレアチニンなどのようなエネルギー源となる化合物），細胞外へ出られない。したがって、大部分の K^+ は細胞内にとどまり、わずか 2% が ECF に存在する。しかし、ECF の K^+ 濃度の変化は非常に重要である。なぜなら、細胞内の K 濃度の変化に比べると比率的には大きく、細胞膜内外の K^+ 濃度の比で RMP が決定されるからである。

急性の K^+ の恒常性は細胞内液（ICF）と ECF の K^+ の分布の制御（すなわち、急性の体内の K^+ バランス）によっておこなわれる。長期の K^+ の恒常性は K^+ の腎排泄の制御（体外への K^+ バランス）によっておこなわれる。したがって、腎臓での K^+ 排泄が起こるまでに、一過性の P_K の変化を最小限にするような精度の高い制御メカニズムが必要である。

細胞膜を介した K^+ の移動の基本概念

K^+ が細胞膜を通過して移動するためには 2 つの条件が必要である。1 つは細胞膜を介した十分な電気化学的な駆動力があること、もう 1 つは細胞膜に十分な数の開口した K^+ チャネルがあること、である。

細胞膜を介した K^+ 移動の駆動力

細胞膜を介した K^+ 移動では、K^+ が移動するコンパートメントがより負の電位となることが駆動力となる。負の電位を生み出すには次の 2 つの方法がある。(1) 陰イオンを持ち込むか、(2) 陽イオンをくみ出すか、である。細胞内の負の電位が増加する現象は、Na^+-K^+-ATPase が Na^+ をくみ出すことによって起こる（図 13-1）。Na^+-K^+-ATPase は 3 つの Na^+ を排出して、2 つの K^+ を取り込み、細胞内の巨大分子

図 13-1 細胞膜を介した K^+ 移動の概念　左図の円は細胞膜、右図の円筒は皮質遠位ネフロン（CDN）を表している。細胞内の負の電位によって、細胞内の K^+ 濃度は細胞外液の K^+ 濃度よりかなり高い。細胞内負の電位が生じる理由の 1 つは、Na^+-K^+-ATPase によって Na^+ のくみ出しのほうが、K^+ のくみ入れよりも多いことである。K^+ が細胞膜を介して再分布するためには、細胞内の負の電位の程度、または K^+ チャネルの数、開口頻度、コンダクタンスのいずれかに変化が生じることが必要である（細胞内 K^+ 濃度は電気化学的平衡から予想される値より高いため）。CDN の管腔内の電位が負で、CDN の主細胞管腔膜に開口した ROMK チャネルがあると、K^+ は管腔に入る。管腔の負の電位は Na^+ が起電性に再吸収されることによって生じる。すなわち、随伴陰イオン（通常 Cl^-）なしに、Na^+ が再吸収される。Na^+ の再吸収は上皮型 Na^+ チャネル（ENaC）を介しておこなわれる。

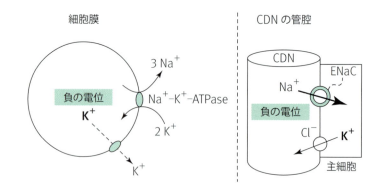

のリン酸陰イオンの排出は起こらないので，全体としては，細胞内の負の電位が増加する．これにより，化学的濃度差にしたがった K^+ の細胞外への排出が制限される．

腎臓では，CDN の主細胞において，管腔内の負の電位によって K^+ が排泄される（図 13-1）．これは，Na^+ が起電性に再吸収されるからである（すなわち，Na^+ の再吸収の際には通常，随伴して再吸収される Cl^- のような陰イオンが再吸収されない）．主細胞では上皮型 Na^+ チャネル（ENaC）を介して Na^+ が再吸収されるが，これは基底側膜の Na^+-K^+-APTase 活性による細胞内の低い Na^+ 濃度と負の電位によって駆動される．

細胞膜を介した K^+ 移動の経路

K^+ チャネルは選択的に K^+ を透過させる膜貫通タンパク質であり，多様なファミリーを構成している．K^+ チャネルは K^+ が細胞膜を通過するための孔と K^+ を選択するフィルターを備えている（*1）．細胞膜の K^+ チャネルにはいくつかの種類がある．電位依存型，イオン化 Ca^{2+} などのリガンド依存型，アデノシン二リン酸（ADP）などの代謝物依存型（これは K_{ATP} チャネルと呼ばれる）がある．駆動力が存在する場合，K^+ の移動は K^+ チャネル数，開閉状態，どのくらい素早く K^+ が通過するか（コンダクタンス）によって決定される．

K^+ が細胞外に移動すると，細胞内の負の電位が増加する．細胞内の K^+ 濃度は，電気化学的平衡から予想される濃度よりも高いので，細胞膜の K^+ チャネルの開口頻度や数の制御は細胞の電位の程度を制御するうえで重要であり，細胞の電位の程度は多くの重要な細胞機能に影響する．図 13-2 にあるように，K_{ATP} チャネルの制御は，細胞内の電位を変化させ，Ca^{2+} チャネルの開閉に影響する（K_{ATP} チャネルが開くと負の電位が増加し，閉じると減少する）．臨床例として，K_{ATP} チャネルが生理機能に重大な影響を与えることを質問 13-1 の解説で議論する．

腎臓においては，CDN の主細胞における K^+ の分泌のためには開口した K^+ チャネル（主に ROMK）が管腔膜に存在していなければなら

*1
K^+ チャネルの K^+ 選択性のメカニズム
- Na^+ は K^+ よりもかなり小さいが，K^+ チャネルは K^+ に選択的である．
- 溶液中のイオンは，水の層に囲まれているので，水和物のサイズに応じて考える必要がある．
- K^+ チャネルの開口部の化学構造によって，K^+ を囲む水の層は剥ぎ取られ，K^+ は Na^+ よりも小さくなる．Na^+ はチャネルを通ることができず，K^+ は通ることができる．

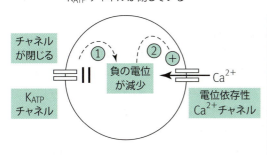
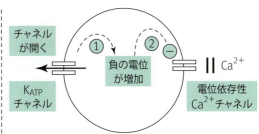

図 13-2　細胞機能における K_{ATP} チャネルの制御的役割
左図に示すように，K_{ATP} チャネルが閉じていると，陽イオン（K^+）は細胞から出ていくことができず，細胞内の負の電位が減少する．その結果，電位依存性 Ca^{2+} チャネルが開口して，イオン化 Ca^{2+} の細胞内濃度が上昇する．対照的に，右図では，K_{ATP} チャネルが開いている状態である．この場合，陽イオン（K^+）は細胞から出ていき，細胞内の負の電位が増加する．結果として，細胞内の Ca^{2+} 濃度が減少する．

ない。

> **質問**
> 13-1 K_{ATP} チャネルは ATP によって制御されているか？

Part B
細胞膜を介した K^+ の移動

細胞内の負の電位の増加

　K^+ が細胞内に移動し，細胞内にとどまるためには，負の細胞内電位の増加が必要である。これは，Na^+–K^+–ATPase によるイオンの移動によって生み出される。Na^+–K^+–ATPase のポンプ作用を急速に増加させる方法には 3 つある――（1）律速基質である細胞内 Na^+ 濃度の上昇，（2）既存の Na^+–K^+–ATPase の Na^+ 親和性の増加または最大速度（V_{max}）の増加，（3）細胞内プールから細胞膜にくみ入れられる活性のある Na^+–K^+–ATPase の数の増加。Na^+–K^+–ATPase 活性の持続的な増加には，新規の Na^+–K^+–ATPase の合成が必要で，運動時や持続的な甲状腺ホルモンが過剰な状態のときに起こる。

細胞内 Na^+ 濃度の上昇

　Na^+–K^+–ATPase を介した Na^+ 移動が増加する最初のメカニズムは，律速基質である細胞内 Na^+ 濃度が上昇することである。細胞外 K^+ 濃度は Na^+–K^+–ATPase の最大活性に十分なほど常に高い。しかし，ポンプによってくみ出される Na^+ の増加が電位に与える影響は，Na^+ の細胞内への流入が起電性か電気的中性かによって左右される。

●起電性の Na^+ の細胞内流入

　細胞膜の Na^+ チャネルは，通常の負の細胞内電位においては閉じている。骨格筋細胞膜の Na^+ チャネルが開くと（例：神経刺激に反応して，アセチルコリンが放出されることによる），細胞内の負の電位は減少する。これは，Na^+ が細胞内に移動するにあたり，1 つの正の電荷が細胞内に移動するからであり，Na^+–K^+–ATPase によって Na^+ が細胞から排出されるときには正の電荷が 1/3 だけ排出される（**図 13-3**）。細胞内の負の電位の減少は電位依存性 Ca^{2+} チャネルを介したイオン化 Ca^{2+} の流入を促進し，筋肉が収縮する。同時に，細胞膜の開口した K^+ チャネルを介して，K^+ の細胞外への流出を起こし，ECF の K^+ 濃度が増加する。

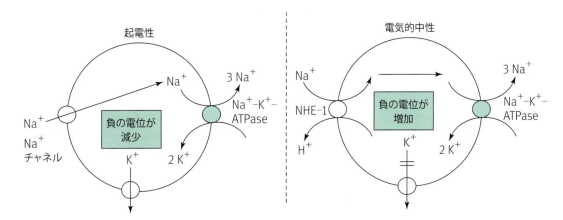

図 13-3 電気的中性と起電性の Na^+ 流入が細胞内の負の電位に与える影響 左図に示すように，ポンプでくみ出される Na^+ の起源が Na^+ チャネルから流入してきた Na^+ である場合，細胞内の負の電位は減少し（電荷数を計算してみるとよい），細胞膜に開口した K^+ チャネルが十分な数あれば，K^+ は排出される。一方，ポンプでくみ出される Na^+ の起源が，細胞内に存在する Na^+ であるか，電気的に中性に Na^+/H^+ 交換体（NHE-1）を介して流入してきた Na^+ である場合，Na^+-K^+-ATPase によって細胞内の負の電位は増加し，K^+ は細胞内にとどまる（右図）。

臨床との関連

骨格筋細胞膜の Na^+ チャネルを介した異常な量の Na^+ の流入と，それに続いて生じる Na^+-K^+-ATPase を介した流出は細胞内の負の電位を減少させる。これが，一部の高 K 血症性周期性四肢麻痺患者の病態である。

● 電気的中性な Na^+ の細胞内流入

これが起こるのは，Na^+ の流入が Na^+/H^+ 交換体-1（NHE-1）を介して，H^+ との交換で生じている場合である（図 13-3）。そのあとに起こる Na^+-K^+-ATPase を介した Na^+ の起電性の流出によって，細胞内の負の電位は増加する。細胞膜の NHE-1 は通常活動していない。このことは，それが電気的中性な交換体であるという事実と，定常状態の基質（ECF の Na^+ と ICF の H^+）濃度が輸送後の濃度（ICF の Na^+ と ECF の H^+）よりも明らかに高いという事実から，推測される。NHE-1 を活性化する因子は主に2つあり，間質液のインスリンレベルの急上昇，そして ICF の H^+ 濃度の増加である。

細胞内に K^+ を急速に移動させなければいけない主な状況は，大量の K^+ の摂取がおこなわれたときである（*2）。フルーツとベリーは旧石器時代には主な栄養源であった。それらは大量の糖（果糖とブドウ糖）と K^+ を含んでいる。K^+ が全身循環に入り心臓に届くと危険であるので，それを避けるために，防御の最前線として食事に含まれる K^+ を肝細胞内に移動させる働きがある。

食事中のブドウ糖の吸収後，門脈の血漿 L-乳酸$^-$濃度（$P_{L-lactate}$）が上昇することはよく知られている。この門脈の $P_{L-lactate}$ 高値の状態は食事からの K^+ 吸収後に肝静脈の高 K 血症を防ぐ作用があると考えられる。このプロセスは，より多くの代謝作業の結果，腸細胞の解糖系の亢進によって始まる。同部位の Na^+-グルコース共輸送体（SLGT）は

*2
K^+ の細胞内への速やかな移動が必要な主な状況
- 大量の K^+ 摂取の後：主に関与するホルモンはインスリンで，K^+ 移動は主に肝臓で起こる。
- 激しい運動後：主に関与するホルモンは $β_2$ アドレナリンで，"攻撃-逃走（fight-or-flight）" 反応で放出される。

SGLT1であるため，この余分な代謝作業が起こる．1 mmolのブドウ糖が吸収されると，2 mmolのNa^+が吸収される．したがって，1 mmolのブドウ糖に対して1 mmolのNa^+が吸収されるという輸送体より，同量のブドウ糖を再吸収するために多くのアデノシン三リン酸（ATP）が再生されなければならない．ピルビン酸の酸化より素早く解糖が起こらないと，L-乳酸が門脈中に放出される．肝臓ではモノカルボン酸輸送体（MCT）によってL-乳酸が取り込まれ，肝細胞内で，H^+とL-乳酸$^-$に分解し，NHE-1近傍の細胞膜直下のH^+濃度が上昇し，修飾部位に結合することでNHE-1が活性化する．肝細胞への電気的に中性なNa^+の流入とそれに続くNa^+-K^+-ATPaseを介した起電的な流出によって細胞内の負の電位は増加し，肝細胞内にK^+は保持される（図13-4）．このメカニズムにはインスリンが必要であり，フルーツやベリーの摂取による糖の負荷に反応して分泌される．高濃度のインスリンはNHE-1を活性化するとともに，より多くのNa^+-K^+-ATPaseを肝細胞の細胞表面に移動させる．

臨床との関連

HClまたはKCl投与によって急性の高K血症を起こしたラットと対照群ラットに，それぞれL-乳酸を投与すると，動脈血の血漿K^+濃度（P_K）が低下する．これは肝臓へのK^+の移動による．比較的大量のインスリンの投与は急性高K血症患者の主要な治療方法であるが，副作用として低血糖がよく起こる．高K血症の救急治療において，少量のインスリンとともに乳酸Naを投与することは，高用量のインスリンのみを投与する場合よりも低血糖のリスクが低く，P_Kを低下させる有効な方法である．この治療の有効性についてはさらなる研究が必要である．

既存のNa^+-K^+-ATPaseの活性化

Na^+-K^+-ATPaseポンプ作用を増やす2つ目のメカニズムも急速な

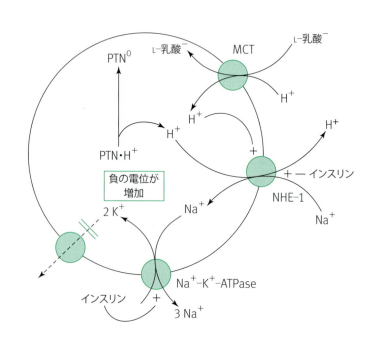

図13-4 肝細胞へのK^+の移動におけるインスリンとL-乳酸の協同作用

円は肝細胞の細胞膜を表している．モノカルボン酸輸送体（MCT）を介して，L-乳酸が肝細胞に入ると，ただちにNHE-1近傍にH^+が放出される．H^+が修飾部位に結合するとNHE-1は活性化する．その結果，H^+と交換されて，Na^+が細胞内に入る．H^+の由来は細胞内タンパク質（PTN・H^+）に結合したH^+である．細胞内のNa^+濃度上昇によって，Na^+-K^+-ATPaseを介したNa^+流出が促される．これにより，細胞内の負の電位は増加し，肝細胞内にK^+はとどまる．この過程にはインスリンが必要であり，インスリンはNHE-1を刺激するとともに，細胞膜のNa^+-K^+-ATPaseの活性と数を増やす．PTN^0：H^+が結合していない細胞内タンパク質．

ものである．すなわち，細胞膜に存在する既存の Na^+-K^+-ATPase を活性化するメカニズムである．リン酸化されていない FXYD1 (phospholemman) は Na^+-K^+-ATPase の α サブユニットに結合し，Na^+ 親和性と V_{max} を低下させることによって，ポンプ活性を抑制する．インスリンは非定型的プロテインキナーゼを介して FXYD1 をリン酸化し，それによって FXYD1 と Na^+-K^+-ATPase α サブユニットとの作用を阻害し，Na^+-K^+-ATPase の Na^+ 親和性と V_{max} を増加させる（図 13-5）．

$β_2$ アドレナリン作動薬はアデニル酸シクラーゼを活性化し，ATP をサイクリックアデノシン一リン酸（cAMP）に変換する．このセカンドメッセンジャーはプロテインキナーゼ A を活性化し，FXYD1 をリン酸化し，Na^+-K^+-ATPase の細胞内 Na^+ の親和性を高める（図 13-6）．細胞内 Na^+ の流出が増えると細胞内の負の電位は増加し，K^+ の細胞内への流入が促進される．

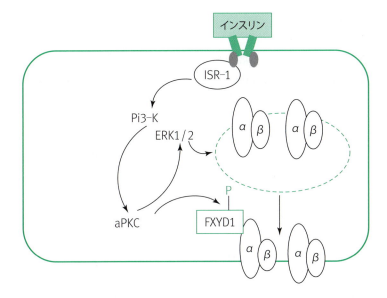

図 13-5　インスリンによって K^+ が細胞内へ移動するメカニズム　長方形は細胞膜を表している．NHE-1 の活性化と電気的に中性な Na^+ の流入に加えて，インスリンは非定型的プロテインキナーゼ C（aPKC）を介して FXYD1 をリン酸化する（図内 P）．インスリンは細胞膜の Na^+-K^+-ATPase の発現も増加させる．この効果はホスホイノシトール 3 キナーゼ（Pi3-K）と extracellular signal regulated kinase 1 and 2（ERK1/2）を介している．ERK1/2 キナーゼは Na^+-K^+-ATPase の α サブユニットをリン酸化し，Na^+-K^+-ATPase を細胞内プールから細胞膜へ移動させる．α と β とラベルされた，縦に長く互いに接する楕円は Na-K-ATPase を表している．インスリンは細胞表面の受容体に結合する．それにより，insulin receptor substrate（ISR-1）が活性化し，Pi3-K が活性化される．活性化した Pi3-K は aPKC をリン酸化し，次の 2 つの作用を発揮する．1 つは活性化した aPKC が FXYD1 をリン酸化すること．もう 1 つは，ERK1/2 を活性化して，細胞質の Na^+-K^+-ATPase の α サブユニットをリン酸化し，細胞膜へと移動させること，である．

図 13-6　$β_2$ アドレナリン作動薬によって K^+ が細胞内へ移動するメカニズム　長方形は細胞膜を表している．$β_2$ アドレナリン作動薬はアデニル酸シクラーゼを活性化し，アデノシン三リン酸（ATP）をサイクリックアデノシン一リン酸（cAMP）へと変換させる．このセカンドメッセンジャーはプロテインキナーゼ A（PKA）を活性化し，FXDY1 のリン酸化を起こす（図内 P）．これは，FXYD1 と Na^+-K^+-ATPase の α サブユニットの相互作用を阻害し，Na^+-K^+-ATPase の Na^+ に対する親和性と V_{max} を増加させる．細胞内 Na^+ の流出が増えると，細胞内の負の電位は増加し，結果として K^+ の細胞内への移動が増える．

このβ₂アドレナリン作動薬のK⁺の細胞内への移動を促す効果は，特に激しい運動の場合に重要であり，激しい運動はK⁺の速やかな細胞内移動が必要な2番目の状況である。"攻撃-逃走"反応では，筋収縮の刺激は，筋肉の活動電位の脱分極相における電位依存性Na⁺チャネルを介したNa⁺の流入である。陽イオンの流入は，細胞内の負の電位を減少させ，電位依存性Ca^{2+}チャネルを介したイオン化Ca^{2+}の流入を促進し，結果的に筋肉が収縮する。また，筋肉の活動電位の脱分極相では，K⁺が運動筋から排出される。したがって，高K血症の危険がある(*3)。この危険を最小限にとどめるために，放出されたアドレナリンによるβ₂が肝細胞と安静状態の筋細胞とに作用し，たくさんのK⁺を取り込ませ，P_Kの危険な上昇を防止している。

カテコラミンが大幅に上昇する状況下では，α作用がβ作用を上回る。α作用はインスリン放出を抑制し，K⁺を細胞外へ移動させる。したがって，高K血症が進行する。

● **臨床との関連**

急速なK⁺の細胞内への移動によって生じる低K血症は，カテコラミン急上昇の際（例：頭部外傷，くも膜下出血，心筋梗塞，過度の不安）にみられる。β₂作動薬が高K血症による緊急治療で使用されることもある。一方，非特異的なβ遮断薬は甲状腺機能亢進症における低K血症性周期性四肢麻痺の亜型の治療に用いられてきた。有効動脈血液容量（EABV）がきわめて低い状態では，強いα作用はK⁺を細胞外へ移動させる。このK⁺の細胞外への移動は大量のK⁺喪失を起こす疾患（例：コレラ患者や他の感染症により重篤な分泌性下痢をきたす場合）で，重度の低K血症を防ぐために有効である。治療によってEABVが回復すると，低K血症が顕著となる。

細胞膜上のNa^+-K^+-ATPase数の増加
● **インスリン**

K⁺の細胞内への移動を起こすインスリンのもう1つの作用は，細胞膜上のNa^+-K^+-ATPase発現を増加させることによって起こる。この効果はphosphoinositide 3-kinaseとextracellular signal regulated kinase 1 and 2(ERK1/2)を介している。ERK1/2はNa^+-K^+-ATPaseのαサブユニットをリン酸化し，Na^+-K^+-ATPaseを細胞内プールから細胞膜に移動させる（図13-5参照）。しかし，グルコース輸送体GLUT4とNa^+-K^+-ATPaseは骨格筋の同じ細胞内小胞には共存していないため，インスリンのK⁺の細胞内への移動効果はブドウ糖輸送に対する効果とは別物である。

臨床との関連

インスリンはさまざまな作用によってK⁺を細胞内に移動させるので，高K血症の心臓への副作用によって生じる緊急事態に対して用いられてきた。一方，糖尿病性ケトアシドーシス（DKA）患者では，インスリン作用がないので，K⁺が細胞外へ排出され，全身のK⁺は欠乏しているにもかかわらず，高K血症となる。

---

*3
運動時に筋細胞からK⁺が放出されるメカニズム
- 筋肉の活動電位の脱分極時に開口するNa⁺チャネルを介して，Na⁺が筋細胞に入る。それにより，細胞内の負の電位が減少する。再分極時に，K⁺が筋細胞の外に排出される。
- ホスホクレアチニンが加水分解されるとき，細胞内のアルカリ化が起こる。それにより，電気的に中性なCl⁻/HCO_3^-陰イオン交換体を通してHCO_3^-が流出し，Cl⁻が流入する。続いてCl⁻チャネルを介した起電性のCl⁻の細胞外への排出によって細胞内の負の電位が減少し，K⁺が排出される（第1章と図13-5を参照）。

● 運動

骨格筋細胞膜に，より多くの Na^+-K^+-ATPase が発現している。このことは，安静時には重要ではないが，激しい運動をする際にはきわめて重要である。細胞の脱分極からの回復に重要なこのポンプの活性と，激しい運動時の骨格筋の最大収縮能力には，強い正の相関がみられる。

● 甲状腺ホルモン

甲状腺機能亢進症も細胞膜の Na^+-K^+-ATPase の発現数の増加と関連がある。

臨床との関連

細胞内への K^+ の移動によって起こる重度の低 K 血症は，低 K 血症性周期性四肢麻痺の甲状腺中毒亜型患者でみられる。これらの患者は発作時に非選択的 β 遮断薬と少量の KCl 投与によって効果的に治療できる（くわしくは第 14 章参照）。これを支持する疫学データはないが，これらの多くの患者は大量の炭水化物をとった後に急性低 K 血症と麻痺を起こす。おそらく，甲状腺ホルモンがより多くの Na^+-K^+-ATPase を合成することに加え，インスリン高値が NHE-1 を活性化し，FXYD1 をリン酸化し，Na^+-K^+-ATPase を細胞膜に移動させることで，低 K 血症が重篤になるのであろう。

代謝性アシドーシスと細胞膜を介した K^+ の移動

P_K への酸負荷の効果は，H^+ に随伴する陰イオンがモノカルボン酸輸送体（MCT）を介して細胞内に移動できるかどうかで決まる。

モノカルボン酸（例：L-乳酸，ケト酸）は MCT を介して細胞内へ輸送される。これらの酸の細胞内への輸送は電気的には中性なので，細胞内の負の電位の程度は変化せず，K^+ の移動は起こらない。しかし，これらの酸が細胞内に流入した後に NHE-1 近傍の細胞膜直下の H^+ 濃度が上昇し，NHE-1 を活性化する。DKA 患者でインスリンを投与されている場合や，激しい運動のため L-乳酸アシドーシスとなり $β_2$ アドレナリンが放出されているなどの理由で Na^+-K^+-ATPase が活性化されている場合，細胞内の負の電位は増加し，K^+ の細胞内への移動が起こる。

無機酸（例：HCl）とモノカルボン酸以外の有機酸（例：クエン酸）は，MCT を通って細胞内に入ることはできない。NHE-1 は細胞から H^+ を排出するだけで，取り込むことはできないため，NHE-1 を通って H^+ が細胞内に入ることもできない。したがって，これらの H^+ が細胞内液の HCO_3^- で滴定されるには異なるメカニズムが必要となる。その 1 つに，Cl^-/HCO_3^- 陰イオン交換体の活性化があり（おそらく，P_{HCO_3} が低いことによるが，正確なメカニズムはわからない），この交換体は HCO_3^- を細胞外に排出して，Cl^- を細胞内に取り込む。1：1 の交換なので，電気的に中性で，細胞内の負の電位の程度を変化させることはない。しかし，細胞内の Cl^- が高いこと，細胞内の負の電位，

細胞膜に開口した Cl^- チャネルが存在することから，Cl^- は起電的に排出されてしまい，その結果，細胞内の負の電位は減少し，K^+ は細胞外へ移動する（**図 13-7**）。

臨床との関連

モノカルボン酸の産生亢進による代謝性アシドーシス患者で高 K 血症がみられる場合，アシデミアよりも高 K 血症の原因を探すべきである（例：DKA 患者でのインスリン欠乏，組織障害，L-乳酸アシドーシス患者における低酸素症によって Na^+-K^+-ATPase を駆動させる ATP 活性が低下していること）。

無機酸の投与（HCl の投与）によるアシデミアは K^+ を細胞外に移動させるが，慢性下痢で K^+ を過度に喪失していたり尿中に喪失しているような（例：遠位型尿細管性アシドーシス，詳細は第 4 章参照）慢性の高 Cl 性代謝性アシドーシス患者においては P_K は低い。

呼吸性の酸塩基平衡異常患者の P_K の変化は小さい。これは，Na^+ や Cl^- の細胞膜内外の移動が少なく，細胞内の負の電位に変化が起こらないからである。

高い張度と細胞膜を介した K^+ の移動

間質液の有効浸透圧（張度）が上昇すると，細胞膜の AQP1 を介して水が細胞外へ移動する。これにより，細胞内の K^+ 濃度が上昇し，K^+ が細胞外に移動する化学的駆動力となる（**図 13-8**）。これを浸透圧によるひきずり現象（osmotic drag）と呼ぶ人もいるが，この言葉はこの現象を適切に説明してはいない。なぜなら，K^+ が細胞外へ移動するのは，AQP1 を介してではなく，選択的な K^+ チャネルを通るからである。

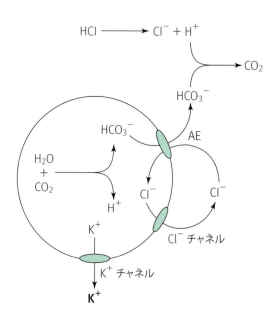

図 13-7 非モノカルボン酸による代謝性アシドーシス患者でみられる K^+ の細胞外への移動　円は細胞を表している。無機酸（例：HCl）やモノカルボン酸以外の有機酸（例：クエン酸）はモノカルボン酸輸送体を通って細胞内に入れない。したがって，細胞内液の HCO_3^- を使ってこれらの H^+ を滴定するには，なんらかのメカニズムが必要である。その 1 つに Cl^-/HCO_3^- 陰イオン交換体（AE）があり，HCO_3^- を細胞外に排出し，Cl^- を細胞内に取り込む。Cl^- には細胞膜に開口した Cl^- チャネルがあり，電気化学的勾配によって Cl^- は細胞外へ起電性に排出されるため，細胞内の負の電位は減少し，その結果 K^+ は細胞から排出される。

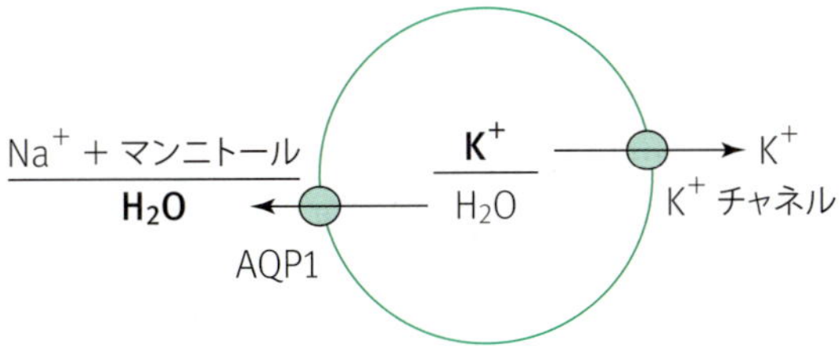

図 13-8　高張液にさらされたときの K^+ の細胞外への移動　間質液の持続的な張度の上昇（この例ではマンニトールの投与）は細胞膜のアクアポリン1（AQP1）を介して水の細胞外への移動を起こす。続いて，細胞内の K^+ 濃度の上昇が生じ，化学的な駆動力によって，K^+ は K^+ チャネルを通って細胞外に排出される。

臨床との関連

　脳浮腫予防のためのマンニトール投与の合併症として，重篤な高K血症がこれまでに報告されている。DKA 患者にみられる高K血症と重度の高血糖の病態の一部も，このメカニズムによって説明がつく。

Part C
K^+ の腎臓からの排泄

　腎臓の最も重要な機能は，大量の K^+ 負荷を排泄し，高K血症の発症と不整脈の危険を回避することであろう。K^+ 分泌の制御は主にCDN（DCT 後半部，接合部，CCD を含む）でおこなわれる。K^+ 分泌の大部分は DCT 後半部と接合部でおこなわれ，K^+ 負荷が大きいときのみ CCD でも K^+ が分泌される。

　典型的な西洋食をとっている成人では K^+ 摂取は通常，体重あたり約 1 mmol/kg であるが，K^+ の排出量は摂取量に応じて約5倍程度増減し，P_K の増減はきわめて少ない。K^+ の摂取のほとんどは夕食時であるが，排泄は典型的には翌日の正午前後に起こる（*4）。

皮質遠位ネフロン（CDN）で K^+ 排泄に関わる要素

　K^+ 排泄量に影響を与える2つの要素は，(1) CDN 主細胞による K^+ 分泌量，および (2) CDN 終末部の流量（CCD から流出する流量）である。

CDN での K^+ 分泌

　大量の K^+ が糸球体で濾過される（成人で 720 mmol，P_K 4 mmol/L × 180 L GFR/日）。この量の 5/6 は受動的に近位曲尿細管（PCT）で再吸収される。同じ比率で Na^+ と水も再吸収されるので，PCT 管腔液の K^+ 濃度は P_K に近い。PCT から流出する管腔液は1日あたり 30 L なので（第9章参照），120 mmol の K^+ が Henle ループに流入する（4 mmol/L × 30 L/日）。ROMK を介して Henle ループの管腔

*4
K^+ 排泄の日内変動
- K^+ 排泄の大半は正午前後に起こる。
- これには，血漿アルドステロンレベルの上昇や CDN への Na^+ 到達の増加とは関係ないようである。
- メカニズムについてはいまだ判明していないが，1 つの可能性として，アルカリ・タイドの間に，CDN に到達する HCO_3^- が増加することが原因としてあげられるかもしれない。

*5
Henle ループでの K⁺ の再吸収
- ラットのマイクロパンクチャー研究から，遠位曲尿細管（DCT）前半部の管腔内の K⁺ 濃度は約 1.5 mmol/L である。
- ヒトの遠位到達量を合理的に推定すると約 27 L/日である（第9章参照）。したがって，約 40 mmol の K⁺ が CDN に到達することになる（1.5 mmol/L × 27 L/日）。
- したがって，Henle ループでは約 80 mmol の K⁺ の再吸収がある。

内に大量の受動的な K⁺ の流入が生じるが，Henle ループでの K⁺ の再吸収の合計は約 80 mmol/日である（*5）。したがって，K⁺ 分泌がおこなわれる CDN には1日 40 mmol の K⁺ が到達する。

CDN での K⁺ 分泌には次の2つの要素が必要である——（1）管腔内の負の電位，（2）主細胞管腔膜に開口している K⁺ チャネルが存在すること，である。

管腔内負の電位の生成

K⁺ は基底側膜の Na^+-K^+-ATPase を介して，間質から能動的に取り込まれている。基底側膜には K⁺ チャネルも存在するが，電気化学的な勾配は，基底側膜よりも管腔膜から K⁺ を取り込むようになっているので，主細胞では K⁺ は主に管腔膜から取り込まれる。これは ENaC を介した管腔膜における起電性の Na^+ の流入によって起こり，管腔膜を脱分極させ，管腔内の負の電位を生成する。

● CDN における起電性の Na^+ 再吸収

CDN における Na^+ の起電性の再吸収〔陰イオン（通常 Cl^-）は伴わない〕によって，管腔内の負の電位が作られる。CDN の主細胞の管腔膜にある amiloride 感受性の上皮型 Na^+ チャネル（ENaC）を介して，Na^+ は起電性に再吸収される。

アルドステロンは主細胞管腔膜の開口する ENaC の数を増やす主要なホルモンである。ENaC を介した Na^+ 再吸収の駆動力は，主細胞内（約 10〜15 mmol/L）に対して CDN の管腔液の Na^+ 濃度が高いことと，基底側膜の Na^+-K^+-ATPase によって細胞内の電位が負になっていることである。1つの Na^+ が到達し，随伴する陰イオン（通常 Cl^-）なしに再吸収されるたびに，CDN では1つの K⁺ が排出される。ほとんどの状況下では，管腔内液の Na^+ 濃度は ENaC による Na^+ 再吸収を最大限おこなうために十分なほど高い。通常範囲での CDN の管腔内液の Na^+ 濃度の変化は，K⁺ 排泄量を制御しない。

アルドステロンの作用メカニズム

このステップには，主細胞の細胞質にある受容体へのアルドステロンの結合，ホルモン受容体複合体の核への移動，serum and glucocorticoid-regulated kinase-1（SGK-1）を含む新規タンパク質の合成が含まれる。SGK-1 は主細胞管腔膜の ENaC の発現を増加させる。そのメカニズムとして，SGK-1 がユビキチンリガーゼ Nedd-4-2 をリン酸化し不活性化しているようである。Nedd-4-2 は ENaC のサブユニットをユビキチン化し，細胞膜から除去し，プロテアソームで変成させる。したがって，Nedd-4-2 の抑制はエンドサイトーシスを減少させ，主細胞管腔膜の ENaC 発現を増加させる（図 13-9）。アルドステロンが ENaC を活性化するもう1つのメカニズムには，セリンプロテアーゼによるチャネルの"タンパク質分解的切断"がある。アルドステロンは"チャネル活性化プロテアーゼ"（CAP 1-3）の産生を促す。このプロテアーゼは，管腔膜上の発現を増やすのではなく，開口確率を増加させることで，ENaC を活性化する。

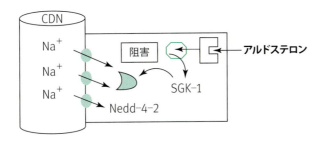

図 13-9　アルドステロンの作用メカニズム　筒形が皮質遠位ネフロン（CDN）で、長方形が主細胞を表している。主細胞管腔膜の楕円は上皮型 Na^+ チャネル（ENaC）である。アルドステロンは主細胞の細胞質にある受容体に結合する。このホルモン受容体複合体は核に入り、serum and glucocorticoid regulated-kinase-1（SGK-1）を含む新規タンパク質の合成をおこなう。SGK-1 はユビキチンリガーゼ Nedd-4-2 をリン酸化することで不活性化し、エンドサイトーシスを減らすことで、管腔膜の ENaC の発現を増加させる。

血漿中のコルチゾール濃度は少なくともアルドステロンの数百倍高く、これら 2 つのホルモンのアルドステロン受容体への親和性はほとんど等しいが、コルチゾールはミネラルコルチコイド作用を発揮しない。これは、コルチゾールが不活性体であるコルチゾンに 11β-hydroxysteroid dehydrogenase（11β-HSD）1 と 2 によって変換され、コルチゾンはアルドステロン受容体に結合しないからである。

● **CDN における電気的中性な Na^+ 再吸収**

CDN において電気的中性に Na^+ が再吸収され、Na^+ が陰イオン（通常 Cl^-）と一緒に再吸収されるので、管腔内の負の電位が生成されない。このような CDN での Na^+ 再吸収は K^+ 分泌につながらない。

CDN における Cl^- 再吸収の経路はよくわかっていないが、傍細胞経路が重要な役割を果たしていると考えられている。しかし、この可能性は低い。というのも、管腔液の負の電位の程度や血漿と管腔液の大きな Cl^- の濃度差は、Cl^- の傍細胞経路での再吸収を駆動するのに十分な電気化学的な勾配ではないためである。近年、電気的に中性な、サイアザイド感受性 amiloride 非感受性の Na^+ と Cl^- の輸送メカニズムが、ラットとマウスの CCD の β 間在細胞で同定された。この輸送は、次の 2 つの異なる Cl^-/HCO_3^- 陰イオン交換体の並行した活性によっておこなわれている――（1）Na^+ 依存性 Cl^-/HCO_3^- 陰イオン交換体（NDCBE）は電気的中性に、細胞内の 1 つの Cl^- と、管腔内の 1 つの Na^+、2 つの HCO_3^- を輸送する。(2) Na^+ 非依存性の Cl^-/HCO_3^- 陰イオン交換体（pendrin）（図 13-10）、である。この輸送メカニズムが、マウスの CCD のミネラルコルチコイド刺激による NaCl 再吸収の 50% を担っている。

管腔液の高い HCO_3^- 濃度とアルカリよりの pH は、CDN での K^+

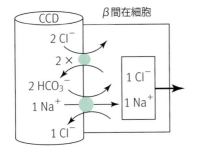

図 13-10　皮質集合管（CCD）における電気的中性な Na^+ の再吸収　筒形は CCD を表し、長方形は β 間在細胞を表している。図内の上の緑の円は pendrin、下の緑の円は、Na^+ 依存性 Cl^-/HCO_3^- 陰イオン交換体（NDCBE）を表している。pendrin が 2 回転すると（2× と表記している）、2 つの Cl^- と 2 つの HCO_3^- が交換される。続いて NDCBE が 1 回転すると 2 つの HCO_3^- と 1 つの Na^+ が再吸収され、1 つの Cl^- が排出されるため、全体としては、電気的中性な状態で、1 つの Na^+ と 1 つの Cl^- が管腔膜から再吸収され、2 つの HCO_3^- と 1 つの Cl^- がリサイクリングされることになる。

分泌量を増加させる．これは，Cl^-の明らかな透過性の減少とCDNのROMKの開口確率の増加によると考えられていた．CDNの管腔内のHCO_3^-濃度の増加が，Cl^-/HCO_3^-陰イオン交換体（pendrin）を抑制し，それによって，NDCBEと電気的中性なNaClの再吸収を抑制するため，Na^+の起電性の再吸収量が増加し，CDNでのK^+分泌量が増加するという可能性もある（図13-10）．

● **臨床との関連**

低K血症

　慢性の低K血症患者で，予想より多くのK^+が尿中に排泄されている場合，管腔内の負の電位が異常に増加し，CDN主細胞管腔膜に開口したROMKが存在することが考えられる．管腔内の負の電位が増加しているのは，CDNで電気的中性なNa^+再吸収より，起電性のNa^+再吸収が優位であるからである．主な理由はCDN主細胞管腔膜で開口したENaCの数が増えていることがあげられる．これは，次の2種類の疾患グループで起こる．1つ目の疾患グループでは，EABV低下に反応してアルドステロンが放出されることにより，ENaCの活性が2次的に亢進する（例：嘔吐の持続，利尿薬の服用，Bartter症候群，Gitelman症候群）．2つ目の疾患グループでは，原発性のENaC活性の増加に関連している（例：原発性高レニン性高アルドステロン症，原発性アルドステロン症，CDNでコルチゾールがミネラルコルチコイド作用を有する疾患，CDNの主細胞管腔膜でENaCが持続的に活性化するなど，第14章参照）．2番目のグループの患者は，高血圧で，EABVが低下していないはずである．一部の患者では，電気的中性なNa^+再吸収が減少することによって，起電性のNa^+再吸収の増加とそれによるK^+排泄の増加が起こっているかもしれない．この状態は，Na^+がCDNに到達するときにCl^-の到達が少ないときに起こる（例：最近嘔吐した患者のHCO_3^-やペニシリンのような薬物の陰イオンとともにNa^+が到達するなど）．

高K血症

　慢性の高K血症患者の中には，主細胞管腔膜での開口したENaCの数の減少によって，CDNでのNa^+の起電性の再吸収が減少している患者もみられる．このグループには，アルドステロン欠乏，レニン・アンジオテンシン・アルドステロン系やアルドステロン受容体やENaCを阻害する薬物の服用患者，アルドステロン受容体やENaCなどの分子異常などを有する患者がいる（第15章参照）．別の患者グループでは，DCT前半部の異常がみられ，Na^+-Cl^-共輸送体（NCC）を介した電気的中性なNa^+とCl^-の再吸収が増加している．EABVの増加によるアルドステロン放出の抑制はCDNの主細胞管腔膜での開口したENaCの数を減少させる．たとえば，高血圧高K血症症候群患者，カルシニューリン阻害薬服用患者，糖尿病性腎症患者で低レニン低アルドステロン症患者の一部などである．また，別の患者グループでは，pendrinとNDBCEの並行した輸送活性の増加によって，CCDにおける電気的中性なNa^+とCl^-の再吸収が増加していることが原因と

なっている。これは，以前 "chloride shunt disorder" と考えられていた病態であり，糖尿病性腎症で低レニン低アルドステロン症の患者にみられる（第 15 章参照）。

K$^+$ チャネル

CDN での K$^+$ 排泄の主なチャネルは ROMK である。big K$^+$ ion conductance channel ("BK" または maxi-K$^+$ チャネル) の腎臓での K$^+$ 排泄の制御における生理学的な役割についてはよく知られていない。

● ROMK チャネル

CDN の主細胞管腔膜にはさまざまな種類の K$^+$ チャネルが発現している。ROMK（Kir 1.1）は K$^+$ 排泄において最も重要な役割を果たしている。

ROMK チャネルの制御は，リン酸化/脱リン酸化を介したエンドサイトーシス/エクソサイトーシスによっておこなわれ，WNK キナーゼ（*6），チロシンキナーゼ，SGK-1 などのキナーゼとホスファターゼとの複雑な相互作用によるものである。アンジオテンシン II（ANG II）は K$^+$ 制限食を摂取したラットの ROMK 活性を抑制する一方，通常の K$^+$ 食を摂取したラットでは抑制しないことが示されている。ANG II の効果は，ROMK をリン酸化しエンドサイトーシスを起こすチロシンキナーゼの Scr ファミリーの発現を増加させることによって発揮される。

WNK4 はエンドサイトーシスを促進することによって，ROMK を阻害する。K$^+$ の摂取が多いと，ANG II は抑制されるが，アルドステロン作用により SGK-1 が増加する。この状況下で，SGK-1 は WNK4 をリン酸化し，ROMK の抑制を解除する（図 13-11）。

*6
WNK キナーゼ（with no lysine kinase）
- K はアミノ酸リシンの 1 文字表記であり，多くのキナーゼの触媒部位として重要である。
- このキナーゼでは，リシン残基は近くにはあるが，触媒部位にはない。

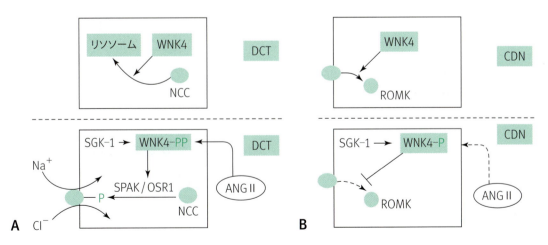

図 13-11 WNK4 の Na$^+$-Cl$^-$ 共輸送体（NCC）と renal outer medullary K$^+$ チャネル（ROMK）への効果　A：WNK4 は NCC をリソソームに運び分解することによって，管腔膜上の発現量を減らし，NCC の活性を抑制する。AT$_1$ 受容体によるアンジオテンシン II（ANG II）シグナルは WNK4 を NCC 阻害型キナーゼから NCC 活性型キナーゼへと変換する。WNK4 の活性型は STE 20-related proline-alanine-rich-kinase（SPAK）と oxidative stress response kinase type 1（OSR1）を活性化する。リン酸化された SPAK/OSR1 は NCC をリン酸化し活性化する。B：WNK4 はエンドサイトーシスを誘導することで ROMK を阻害する。ANG II が抑制されているが SGK-1 が存在するときには，SGK-1 は WNK4 をリン酸化して ROMK の阻害を解除する。CDN：皮質遠位ネフロン，DCT：遠位曲尿細管，WNK4-PP：ANG II と SGK-1 によって 2 ヶ所リン酸化された WNK4。

WNK1遺伝子の別のプロモーターによって腎臓特異的なWNK1の短い転写産物が転写される。これはKS-WNK1と呼ばれ、さまざまな臓器で発現する長い転写産物はL-WNK1と呼ばれる。L-WNK1はエンドサイトーシスを誘導してROMKを抑制するが、KS-WNK1はL-WNK1の作用を阻害する。WNK1アイソフォームの相対的な発現量は食事からのK^+摂取によって制御されている。食事からのK^+摂取が増えるとKS-WNK1のL-WNK1に対する比率が増加し、ROMKのエンドサイトーシスが減少する。食事中のK^+の制限によって比率が減少すると、ROMKのエンドサイトーシスが増える（**図13-12**）。

● big conductance K^+ チャネル（maxi-K^+ チャネル）

　ラットとマウスの髄質集合管（MCD）とCDNのα間在細胞には別のK^+チャネルが存在する。これは、big conductance K^+ チャネル（BK）またはmaxi-K^+チャネルと呼ばれている。BKチャネルは集合管の流量が多いと活性化する（開口確率が増加する）。これは、細胞内のイオン化Ca^{2+}濃度の増加による。BKチャネルの腎臓でのK^+分泌の制御における役割については明らかでない。BKチャネル活性は高K^+食を与えられたラットのCDNで増加する。さらに、BK αサブユニットをノックアウトしたマウス研究では、遠位ネフロンの流量増加によってK^+分泌は刺激されなかった。しかし、BK αサブユニットの欠失は高K^+食を与えられたマウスのK^+排泄の総量には影響をおよぼさない。これらのチャネルの役割は、典型的な西洋食をとっているヒトに比較して、体重あたり10倍ものK^+を摂取した実験室のげっ歯類で観

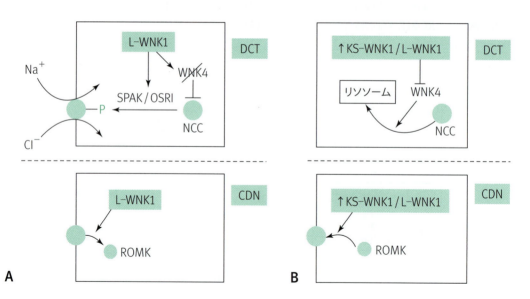

図13-12　WNK1のNa$^+$-Cl$^-$共輸送体（NCC）とrenal outer medullary K^+チャネル（ROMK）への効果　WNK1遺伝子の別のプロモーターによって、転写されたWNK1の腎臓特異的な短い転写産物をKS-WNK1と呼ぶ。一方、さまざまな臓器で発現する長い転写産物をL-WNK1と呼ぶ。**A**：L-WNK1はWNK4の抑制型を阻害するか、STE 20-related proline-alanine-rich-kinase（SPAK）と oxidative stress response kinase type 1 （OSR1）を直接リン酸化することによって、NCCを増加させる。L-WNK1はエンドサイトーシスを誘導することで、ROMKを抑制する。**B**：KS-WNK1はL-WNK1のこれらの作用を抑制する。食事中のK^+摂取が増えるとKS-WNK1/L-WNK1比が増加し、遠位曲尿細管の管腔膜におけるNCC発現が低下し、ROMKのエンドサイトーシスも減少する。CDN：皮質遠位ネフロン。

察されたことに留意することが重要である．したがって，非常に大量のK⁺摂取があり，CDNの流量が増えているときには，BKチャネルは迅速なK⁺排泄の1つの手段になっている可能性はある．流量の増加もENaC活性を刺激し，CDNでのNa⁺の起電性の再吸収を刺激しているという点は興味深い．さらにK⁺分泌の電気的駆動力に加えて，流量の増加は管腔液のK⁺濃度を低下させるので，K⁺のCDN管腔液への拡散を駆動する大きな濃度差がある．BKチャネル活性はプリン作動系によって刺激されるようである（*7）．

BKチャネルはROMKチャネルの機能喪失によって生じるBartter症候群のK⁺排泄に関わっているようである（第14章参照）．BKチャネルは，生後しばらく経って発現するので，新生児Bartter症候群患者では生後1ヶ月では重度の高K血症をきたすが，それ以降はこのチャネルがCDNに発現することで，臨床像は低K血症へと変わっていく．

WNKキナーゼ（with-no-lysine kinase）

DCT前半部のサイアザイド感受性Na⁺-Cl⁻共輸送体（NCC）への作用，NaClの輸送とCDNにおける起電性Na⁺再吸収量とROMKへの作用を介して，WNKキナーゼ，WNK4およびWNK1の複合的なネットワークが構築されている．このネットワークでは，食事中のアルドステロン放出がNa⁺摂取の減少によるか（EABV低値），食事中のK⁺摂取の増加によるかに応じて，アルドステロンの腎臓への反応をNa⁺保持か，K⁺排泄に変えるかのスイッチシステムの一部として機能しているようである．

● WNK4

NCCへの作用

WNK4はpost-Golgi NCCをリソソームに運び分解することによって，管腔膜の発現量を減少させ，その結果，NCC活性を抑制すると考えられる．ANG ⅡはEABVの低下（または減塩食）に反応して放出される．AT₁受容体を介したANG ⅡシグナリングはWNK4をリン酸化して，NCC阻害型キナーゼからNCC活性型キナーゼに変換する．WNK4の活性型はセリン/スレオニンキナーゼのSTE20ファミリーメンバーのSTE20-related proline-alanine-rich-kinase（SPAK）とoxidative stress response kinase type 1（OSR1）を特異的にリン酸化する．SPAK/OSR1のリン酸化はNCCをリン酸化し活性化する（図13-11）．

ROMKへの作用

WNK4はクラスリン被覆小胞を介してチャネルのエンドサイトーシスを促進することでROMKを阻害する．K⁺摂取が多いときなど，ANG Ⅱは抑制されているがSGK-1が存在するときには，SGK-1はWNK4をリン酸化し，ROMKの阻害は解除される（図13-11）．

● WNK1

前述したように，WNK1遺伝子の別のプロモーターによって

*7
プリン作動系とK⁺分泌
- 流量の増加に応じて，β間在細胞はATPを放出し，プリン受容体に結合し，α間在細胞のBKチャネルの活性化を起こすことが最近提唱された．
- しかし，このシグナル系は主細胞のENaC活性も阻害するため，プリン作動系がK⁺排泄の大幅な増加に果たす役割についてはいまだ不明である．

WNK1 の腎臓特異的な短い転写産物，すなわち KS–WNK1 が転写され，さまざまな臓器に発現する長い転写産物は L–WNK1 と呼ばれる。KS–WNK1 は L–WNK1 の作用を阻害する。食事中の K^+ の増加は KS–WNK1／L–WNK1 比を増加させ，食事中の K^+ 制限はこの比率を減少させる。

NCC への作用

L–WNK1 は WNK4 の抑制型を阻害するか直接 SPAK／OSR1 をリン酸化することによって，NCC の発現を高める。KS–WNK1 は L–WNK1 の作用を阻害する結果，DCT の管腔膜にある NCC の発現が減少する（図 13–12）。

ROMK への作用

L–WNK1 はエンドサイトーシスを促進することで ROMK を阻害する。KS–WNK1 は LP–WNK1 の作用を阻害する。食事中の K^+ の増加は KS–WNK1／L–WNK1 比を増加させ，ROMK のエンドサイトーシスを減らす。食事中の K^+ 制限はこの比率を減少させ，ROMK のエンドサイトーシスを増やす（図 13–12）。

アルドステロン・パラドクス

このパラドクスは，アルドステロンが NaCl 保持ホルモンでも K 排泄ホルモンでもありうるという事実に由来している。アルドステロンは EABV 低下時の ANG II や K^+ 大量摂取後の P_K 上昇など，個別の刺激に反応して放出される。アルドステロン放出の刺激はそれぞれ同じ効果をもち，主細胞管腔膜の開口 ENaC 数を増加させる。したがって，血漿アルドステロン濃度（$P_{Aldosterone}$）が高い場合，より多くの NaCl を再吸収するのか，あるいはより多くの K^+ を分泌するのか，いずれが適切な反応であるかを腎臓は見極めなければならない。WNK キナーゼと CDN へ到達する HCO_3^- の調節は協調することによって，アルドステロンの望ましい効果を発揮している。これらのメカニズムの複雑な相互作用は，旧石器時代の観点からとらえると理解しやすい。古代の祖先がとっていた食事は，主にフルーツとベリーであり，NaCl 含有量は少なく，間欠的な大量の K^+ 負荷が起こっていた。循環動態におよぼす脅威を避けるために，腎臓は NaCl を保持するためのメカニズムを備えることが求められた。危険な高 K 血症と不整脈を避けるために，K^+ 負荷時に腎臓の反応を NaCl 保持から K^+ 分泌に切り替えるメカニズムが必要であった。これについては，Part D でくわしく議論する。

皮質遠位ネフロン（CDN）の流量

時間あたりに CDN から排泄される K^+ 量は，CDN で分泌される K^+ 総量とその時間に CDN から流出する液体の量という，2 つの変数の関数である（*8）。

バソプレシンが作用しているときは，AQP2 が主細胞管腔膜に挿入され，遠位ネフロンの後半部は水透過性となる。CCD 終末部の管腔液の浸透圧は血漿浸透圧と等しく，比較的一定である。したがって，管腔液の浸透圧物質量が CDN 末端の流量（CCD を流出する流量）を決定

---

*8

CDN の流量と K^+ 分泌

- 流量の増加も K^+ 分泌を増やす。これは，おそらく，BK チャネルを介している。
- 流量の増加は ENaC 活性を刺激し，CDN の Na^+ の起電性再吸収を増加させる。
- 流量の増加は管腔内液の K^+ 濃度を低下させるので，CDN の主細胞から管腔液に K^+ が拡散するための濃度差が大きくなる。

する。主な浸透圧物質は，尿素，Na^+，Cl^-，K^+と随伴する陰イオンである。CDNよりも遠位のネフロンセグメントでは電解質の再吸収や分泌はほとんど生じないので，CDN終末部での電解質による浸透圧は尿中のものとほぼ等しいが，尿素についてはあてはまらない。腎内尿素リサイクリングのプロセスの量的解析によって，DCT前半部に到達する尿素量は尿中に排泄される尿素量の約2倍であることがわかっている。

腎内尿素リサイクリング

腎内尿素リサイクリングのプロセスと量的側面については第9章で詳細に議論した。典型的な西洋食をとっている人では，1日約600 mmolの尿素が内髄質集合管で再吸収され，DCT前半部に再度送られる。したがって，尿素リサイクリングによって，CDN終末部の流量は2L増える —— 600 mOsmを管腔内浸透圧（血漿浸透圧約300 mOsm/kg H_2Oに等しい）で割ったものである。CCD終末部から流出する管腔液の1日の流量を推定すると約5Lである —— CCD終末部から流出する1,500 mOsm/日である（尿素1,000 mOsm/日と電解質500 mOsm/日）を300 mOsm/kg H_2Oで割ったものである）(*9)。量的にみると，CDN終末部の流量の40％が尿素リサイクリングによることを意味している。食事中のK^+の2つ目の由来が動物の臓器（例：筋肉）であることを考えると，腎内尿素リサイクリングによるK^+排泄の重要性が明らかになる。K^+負荷に随伴する陰イオンは有機リン酸か硫酸イオンである。これらの陰イオンは，HCO_3^-と違って，CDN管腔液のCl^-濃度がきわめて低くなければ，CDNでのK^+分泌を増加させない。タンパク質を構成するアミノ酸が酸化されると，尿素が産生される。CDN終末部の流出量が増えることによって，尿素リサイクリングが起こり，食事中のタンパク質とともに摂取されるK^+の排泄を助ける。

● 臨床との関連

Part Dでは，尿素リサイクリングがK^+排泄を高めている作用について量的に解析する。このプロセスは，特にCDNの管腔における負の電位を減少させるような病気や薬物を考えるうえで重要である。

髄質集合管におけるK^+の再吸収

K^+の再吸収は主に髄質集合管で起こる（図13-13）。再吸収はK^+欠乏によって促進され，輸送体としてはH^+-K^+-ATPaseが関与する。この交換は電気的中性であるため，管腔内液のH^+の受け取り手（HCO_3^-またはNH_3）の存在が必要である (*10)。

---

*9
CDN終末部管腔液の浸透圧物質量
- CCDより遠位のネフロンセグメントではNa^+やK^+はほとんど再吸収も分泌もされないので，CCD終末部管腔における電解質の浸透圧物質量は尿中に排泄されるものとほぼ等しいと推定できる。したがって，典型的な西洋食をとる人では，1日にNa^+，K^+，随伴する陰イオンの合計約500 OsmがCCD終末部を流出する。

*10
管腔内でのH^+の受け取り手
- 低K血症はPCTの細胞内アシドーシスを起こす。PCTの細胞内アシドーシスはHCO_3^-の再吸収を増加させ，アンモニウムイオン（NH_4^+）の産生を刺激する。その結果，この状況下では集合管管腔でH^+を受け取る役割としては，HCO_3^-よりもNH_3が主なものとなる。
- Part Dで議論するが，PCTにおけるHCO_3^-再吸収の増加が起こっている場合，CDNへ到達するHCO_3^-が減少し，K^+欠乏時にK^+分泌の総量を減少させることになるといった，腎臓の統合的な反応の一要素となる。

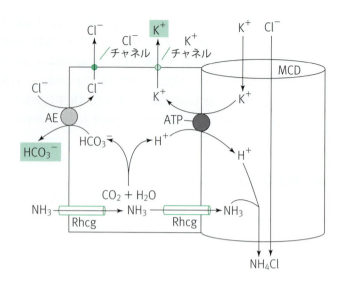

図13-13 髄質集合管（MCD）における K^+ 再吸収 筒形はMCDを表している。K^+の再吸収はK^+欠乏により刺激され，H^+-K^+-ATPaseを介して起こる。これには，管腔内にH^+の受け取り手が必要である。低K血症は近位曲尿細管の細胞内のアシドーシスを起こし，HCO_3^-の再吸収が増え，NH_4^+の産生が刺激される。その結果，MCD管腔内でのH^+の受け取り手はHCO_3^-よりもNH_3となる。H^+-K^+-ATPaseを介したK^+の再吸収は髄質間質にHCO_3^-を追加するので，アルカリ化し，Randallプラークのリスクが上昇する（Part D参照）AE：Cl^-/HCO_3^-陰イオン交換体，Rhcg：Rh C糖タンパク質。

Part D
統合生理

食事中のK^+摂取に対する反応の統合生理：旧石器時代の観点から

　生存に必要な制御メカニズムはおそらく旧石器時代にはできあがっていたと考えられ，旧石器時代に脅威をおよぼす状態を避け，バランスを獲得するために必要だったものが何かを調べることで，K^+恒常性の生理をよりよく理解できる。古代の祖先がとっていたものは主にフルーツやベリーであり，糖分，K^+，有機酸陰イオンを含むが，NaClはかなり少ない。循環動態におよぼす脅威を避けるために，腎臓はNaClを保持するためのメカニズムを備える必要があった。K^+の摂取は間欠的でときに大量であるので，危険な低K血症と不整脈のリスクを避けるためには，心臓に届く前に急速に摂取したK^+を肝臓に移動させるメカニズムが必要であり，腎臓の反応をNaCl保持からK^+排泄にスイッチさせるメカニズムが必要である。肝細胞内へのK^+の移動に関しては，著者らは食事中の糖を吸収する際に腸細胞から放出されたL-乳酸の役割を統合した新しいメカニズムを提案している。K^+の腎排泄の制御に関しては，望ましい腎臓の反応を得るために，CDNへのHCO_3^-の到達量調整と，WNKキナーゼの役割を統合して考察してみたい。

　加えて，旧石器時代の食事はNaCl含有量が少ないが，CDNでの起電性の1 mmolのNa^+の再吸収は1 mmolのK^+の分泌を伴うので，K^+の摂取が多いときにはCDNへのNa^+の到達量を増やすメカニズム

が必要になるはずである。この観点から，K^+ の髄質リサイクリングの役割について検討する。

最後に，K^+ の由来が動物の臓器であり，HCO_3^- とともに摂取されないとすれば，K^+ の排泄を増強する異なるメカニズムが必要となる。尿素は食事に含まれるアミノ酸の酸化産物なので，この観点から腎内尿素リサイクリングの役割について検討する。

肝細胞内への K^+ 移動のメカニズム

前述したように（図13-3），この K^+ の移動のメカニズムは，NHE-1を介した電気的中性な肝細胞内への Na^+ 流入の活性化によって説明できる。これは，インスリンの効果（フルーツやベリーの摂取による食事中の糖の負荷に反応して膵臓の β 細胞から放出される）と，腸細胞で産生された L-乳酸がモノカルボン酸輸送体を介して肝細胞に入った後，NHE-1近傍の肝細胞の細胞膜直下の H^+ 濃度が上昇することの複合効果である。糖の吸収時には，ATPの需要が高まるため，腸細胞では L-乳酸が産生される。これは，この部位の SLGT が SLGT1 であるためである。1 mmol のブドウ糖が吸収される際に，2 mmol の Na^+ が再吸収される。したがって，1 mmol のブドウ糖に対して 1 mmol の Na^+ が再吸収される輸送体に比べて，同量のブドウ糖を吸収するにはより多くの ATP が必要になる。解糖がピルビン酸の酸化よりも速く起これば，L-乳酸が生成され，門脈中に放出される。インスリンは NHE-1 の活性化に加えて，FXYD1 をリン酸化し，Na^+-K^+-ATPase を細胞内プールから細胞表面に移動させる。

K^+ 排泄の制御

● WNK キナーゼと CDN への HCO_3^- の到達量の統合

WNK4 と WNK1 は，DCT での NCC に対する効果と CDN での ROMK に対する効果を通して，アルドステロン放出が増えた原因が Na^+ 摂取が減少したのか K^+ 摂取が増加したのかに応じて，アルドステロンの腎臓での反応を Na^+ 保持か K^+ 排泄か切り替える機能を果たしている。

加えて，CDN への HCO_3^- 流入量を調整することで，CDN での Na^+ 再吸収が起電性なのか電気的中性なのかを決めて，CDN の管腔における負の電位の生成を決めている。

● NaCl の保持（図13-14A）

EABV の低下（または食塩摂取の低下）に反応して ANG Ⅱ が放出される。AT_1 受容体を介した ANG Ⅱ シグナリングは WNK4 を NCC 阻害型から NCC 活性型キナーゼへと変換する。WNK4 の活性型は SPAK と OSR1 をリン酸化する。リン酸化された SPAK/OSR1 は NCC をリン酸化して活性化し，DCT での Na^+ と Cl^- の再吸収が増加する。

しかし，ANG Ⅱ はアルドステロンの放出と SGK-1 の合成も誘導する。これは K^+ を排泄する方向に働くため，CDN でのアルドステロン

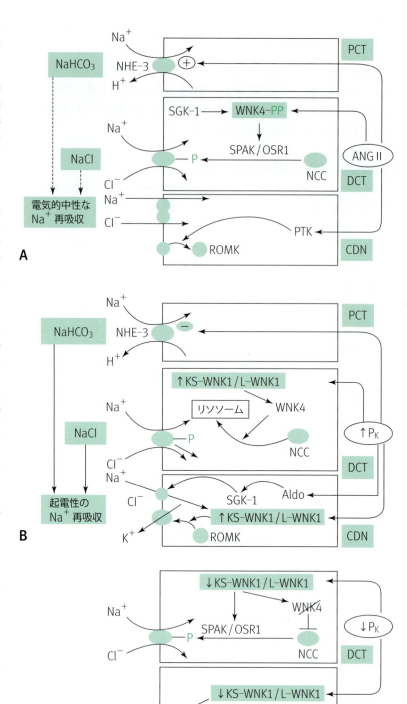

図13-14 皮質遠位ネフロン（CDN）でのK^+分泌制御におけるWNKキナーゼとHCO_3^-到達量調整の役割の統合　AとBの長方形は上から近位曲尿細管（PCT）細胞，遠位曲尿細管（DCT）細胞，CDN細胞（主細胞と間在細胞はこの図では区別していない）。CではDCT細胞とCDN細胞のみを示している。

A：NaCl保持の状態。アンジオテンシンII（ANG II）はWNK4をリン酸化し活性化する。活性化されたWNK4はSTE 20-related proline-alanine-rich-kinase（SPAK）とoxidative stress response kinase type 1（OSR1）をリン酸化し，Na-Cl共輸送体（NCC）をリン酸化し活性化する。K^+分泌を防ぐために，ANG IIはprotein tyrosine kinase（PTK）の発現を増やすことでrenal outer medullary K^+チャネル（ROMK）のエンドサイトーシスを促進する。ANG IIはPCT細胞のHCO_3^-の再吸収を促進し，CDNへの到達を減らし，pendrinとNDCBE（CDN細胞の管腔膜の2つの並んだ円）の共役輸送で起こる電気的中性なNa^+再吸収を促進し，CDN管腔内の負の電位を減少させる。

B：K^+負荷の後のイベント。ANG II放出が抑制され，KS-WNK1/L-WNK1比が増加するので，WNK4はNCC阻害型となる。管腔膜のリン酸化されたNCCは不活化されるか管腔膜から除去される必要がある（メカニズムは不明）。KS-WNK1/L-WNK1比の増加はCDNの主細胞管腔膜のROMKを増加させる。P_K高値はPCTでのHCO_3^-の再吸収を抑制する。管腔内のHCO_3^-濃度の上昇はCDNでの起電性のNa^+再吸収を増加させ，管腔内の負の電位が増加する。

C：NaCl保持状態の再構築に関わるイベント。KS-WNK1/L-WNK1比が低下し，L-WNK1がWNK4の阻害型を抑制するか，直接SPAK/OSR1のリン酸化をおこなうことで，NCCの発現を増やす。L-WNK1はエンドサイトーシスを介してROMKを阻害する。ANG IIが放出されるにつれ，WNK4はNCC活性型キナーゼに変換される。ANG IIによるCDNへのHCO_3^-の到達量の減少とROMKの阻害効果はアルドステロンの役割をCDNでのNaCl保持ホルモンとして再構築する。SGK-1：serum and glucocorticoid-regulated kinase-1, WNK4-PP：ANG IIとSGK-1によって2ヶ所リン酸化されたWNK4。

の機能をK排泄ホルモンではなくNaCl保持ホルモンとするための別のメカニズムが必要である。1つには，ANG Ⅱが，チロシンキナーゼの発現を増加させることで，ROMKのエンドサイトーシスを増加させる。2つ目に，ANG ⅡがNa$^+$/H$^+$交換体-3（NHE-3）の強力な活性化作用をもつことにより，PCTでのHCO$_3^-$の再吸収が増える。これにより，HCO$_3^-$のCDNへの流入量が減少し，pendrinとNDCBEの協働による電気的に中性なNa$^+$の再吸収が増加する（図13-10）。その結果，CDNでの起電的なNa$^+$再吸収の割合が減り，CDN管腔の負の電位とK$^+$の分泌も減少する。

● 大量のK$^+$負荷の排泄（図13-14B）

大量のK$^+$摂取に反応してANG Ⅱ放出が抑制され，アルドステロンとSGK-1が活性化される。K$^+$分泌を増加させるには，NaClのDCTでの再吸収を抑制し，CDNへの流入を増やす必要がある。十分なANG Ⅱがないと，WNK4はNCC阻害型となり，NCCはリソソームに運ばれて分解され，DCT管腔膜のNCCの発現が減少する（*11）。食事中のK$^+$摂取が増えるとKS-WNK1/L-WNK1比が増加する。L-WNK1はWNK4の阻害効果を備えている一方，KS-WNK1はL-WNK1のWNK4に対する効果を阻害する。KS-WNK1/L-WNK1比が増加するに伴い，WNK4はNCC阻害型となる。その結果，CDNへのNaClの流入量は増える。

CDNへのNaCl流入量が増えるにしたがい，CDNのK$^+$排泄量を増やすには，さらに次の2つのことが必要になる。CDNでの起電性Na$^+$再吸収が増えることと，CDNの主細胞管腔膜の開口したROMKの存在，である。

Na$^+$の起電性再吸収の増加

旧石器時代の食事中のK$^+$の主な由来はフルーツとベリーであった。この食事は，代謝されてHCO$_3^-$を生成できる有機酸陰イオンを供給できる。これによって，HCO$_3^-$の糸球体濾過量が増える。加えて，P$_K$高値はPCTの細胞のアルカリ化を起こし，PCTでのHCO$_3^-$の再吸収を阻害し，遠位ネフロンへのHCO$_3^-$の到達量を増やす。CDNでの管腔HCO$_3^-$濃度の上昇はCl$^-$/HCO$_3^-$交換体（pendrin），NDCBEと電気的中性のNaCl再吸収を阻害し，起電性のNa$^+$再吸収を増やす。

主細胞管腔膜の開口したROMK

ROMKのエンドサイトーシスを減少させるプロセスには次の2つがある。1つは，WNK4がエンドサイトーシスを促進してROMKを阻害する作用である。ANG Ⅱは抑制されているがSGK-1が存在するとき（K$^+$摂取が多いときなど），SGK-1はWNK4をリン酸化し，ROMKの阻害を抑制する。2つ目に，L-WNK1がエンドサイトーシスを刺激してROMKを阻害する作用である。KS-WNK1はL-WNK1の効果を阻害する。食事中のK$^+$摂取の増加はKS-WNK1/L-WNK1比を増加させ，ROMKのエンドサイトーシスを減少させる。

---

*11
管腔膜に存在するNCCの不活性化
- WNK4はNCCのエンドサイトーシスを起こさない。むしろ，NCCをリソソームに運び変成することで，前向きのトラフィック経路を阻害し，DCTの管腔膜での発現数を減少させる。
- 管腔膜上に存在するNCCを不活性化するためのメカニズム（おそらく脱リン酸化）や急速なK$^+$負荷に反応して細胞膜からNCCを除去するメカニズムが必要であるが，それらのメカニズムについては明らかになっていない。

● NaCl 保持状態の再構築（図 13-14C）

大量の K^+ 負荷に対する処理が終わった後，NaCl 保持モードを再構築する必要がある。P_K が低下するにつれ，KS-WNK1/L-WNK1 比が減少し，L-WNK1 は，WNK4 の阻害型を抑制するか SPAK/OSR1 のリン酸化によって，NCC 活性を上昇させ，DCT における NaCl 再吸収が増加する。L-WNK1 はエンドサイトーシスを介して ROMK も抑制する。ANG Ⅱ が放出されるにつれ，WNK4 は NCC 活性型キナーゼに変換される。ANG Ⅱ による CDN への HCO_3^- の流入減少効果と ROMK の抑制効果によって，CDN での NaCl 保持ホルモンとして，アルドステロンの役割が再構築される。

● CDN に到達する Na^+ の量を増加させるメカニズム

旧石器時代の食事に含まれる NaCl は非常に少ない。CDN において 1 mmol の K^+ が分泌されるときに，1 mmol の Na^+ が起電性に再吸収されるため，K^+ の摂取に反応して CDN への Na^+ 到達量を増やすために，CDN より上流のネフロンセグメントでの NaCl 再吸収を阻害するメカニズムが必要となる。しかし，このメカニズムによって大量の Na^+ の尿中排泄が生じてはならない。

この問題を調べるために，旧石器時代の食事内容を摂取させるようにしたラットの研究がおこなわれた。ラットは，4 日間少量の NaCl と K^+ 塩を含む餌を与えられ，実験当日に大量の KCl を腹腔内投与された。ミネラルコルチコイド作用を確実にするために，大量のデオキシコルチコステロンが投与された。その結果，K^+ 排泄量の大幅な増加があったが，2 つの異なる時相が観察された。最初の 2 時間では，CDN での K^+ 分泌総量が増加し，K^+ の排泄が大きく増加した。これは P_K 上昇による CDN 主細胞管腔膜への K^+ チャネルの挿入によるものと考えられた。次の 4 時間でも，かなりの K^+ 排泄増加が観察されたが，メカニズムは異なっており，主に CDN を流れる流量が増加していることによると考えられた。対照群のラットと比べて KCl を投与されたラットでは，尿浸透圧が著明に低い一方，尿量と $Na^+ + K^+$ の排泄量が明らかに多かったため，流量の増加は K^+ 負荷に反応した Henle ループの NaCl 再吸収の阻害として説明がついた。これらの所見はループ利尿薬の効果に似ている。注意すべきこととして，KCl を投与されたラットでは髄質間質の K^+ 濃度は著明に上昇していた。したがって，この現象を説明可能なメカニズムは，髄質間質の K^+ 濃度が高いため，Henle ループの太い上行脚髄質部（mTAL）での NaCl の再吸収が抑制されたというものである（図 13-15）。髄質間質の K^+ 濃度上昇は mTAL 細胞での基底側膜を介した細胞内の負の電位を減少させ，Cl^- の流出を減少させる。それにより，mTAL 細胞内での Cl^- 濃度が上昇し，フロセミド感受性の Na^+-K^+-$2Cl^-$ 共輸送体-2（NKCC-2）を介した Na^+ と Cl^- の再吸収が抑制される。全体の効果として，CDN への Na^+ と Cl^- の到達量が増える。mTAL での Na^+ と Cl^- の再吸収の抑制の程度は生体内では軽度にとどまるが，Na^+ の到達量と CDN の流量を増やすには十分であり，大量の Na^+ 排泄なしに K^+ 排泄を増加させる。

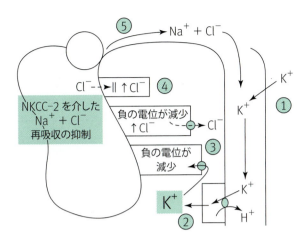

図13-15　K⁺負荷によるHenleループでのNaCl再吸収の抑制　曲線はネフロンを表す．(1) K⁺摂取直後は皮質集合管でのK⁺分泌がいくぶん増える．(2) その結果として，髄質集合管に到達するK⁺が増える．髄質集合管ではH⁺-K⁺-ATPaseによって一部のK⁺は再吸収される（H⁺-K⁺-ATPaseはそれまでK⁺欠乏であったので活性化している）．(3) 髄質間質のK⁺濃度上昇によって，Henleループの太い上行脚髄質部（mTAL）の細胞内の負の電位が減少する．mTAL細胞の負の電位は細胞からCl⁻が流出するための駆動力となっている．この駆動力が減少するため，mTAL細胞のCl⁻濃度が上昇する．この細胞内のCl⁻濃度上昇がNa⁺-K⁺-2Cl⁻共輸送体-2（NKCC-2）を介したNaClの再吸収を抑制する．

髄質でのK⁺のリサイクリングの再解釈

K⁺の負荷に反応して，内髄質集合管でのK⁺再吸収が増加することが知られている（*12）．このK⁺の髄質での再吸収は，逆説的に聞こえるが，尿中K⁺排泄量を増やす．前にも述べたが，髄質間質のK⁺濃度の上昇はHenleループのmTALでのNaCl再吸収を阻害し，CDNへのNa⁺の到達量とCDNの流量を増やすからである．

高K血症の病態における，CDN末端の流量とK⁺分泌活性の統合

慢性の高K血症患者は，P_Kを上昇させることなく1日で摂取するK⁺のすべてを分泌するために必要なCDNの管腔内負の電位を生み出せない．しかし，このような患者も，摂取あるいは再吸収したすべてのK⁺を尿中に排泄できるような慢性の定常状態に至る．この定常状態にどのようにして至るかを理解するために，健常人とCDNでの管腔内負の電位が十分に生成できない患者が1日70 mmolのK⁺負荷をどのように扱っているかを考える．この解析を始める前に，CDN終末での流量に関して強調すべきポイントが2つある．

1. バソプレシン作用があるときは，CCD終末部の管腔内液の浸透圧は比較的一定なので（P_{Osm}に等しい），CCDから流出する量はCCD終末の管腔液に存在する有効浸透圧物質量によって決まる．
2. 1日にCCD終末部を流出する量を合理的に推定すると約5Lである——約1,500 mOsm/日がCCD終末部に存在し（約1,000 mOsm/日の尿素と約500 mOsm/日の電解質），管腔液の浸透圧はP_{Osm}と等しく300 mOsm/kg H₂Oである）．

健常人は通常のK⁺摂取に比較して，CDNでのK⁺分泌を大きく増加させることができる．1日に摂取したK⁺の大部分は正午前後の比較的短い時間に排泄される．これはアルカリ・タイドのときにCDNにNaHCO₃がより多く到達することによって，CDNの管腔内の負の電位が増加する作用を反映している可能性がある．健常人のP_Kが4 mmol/Lで，CDNの電位が−61 mVだとすると，Nernst（ネル

*12
MCDでのK⁺の再吸収
- これは，H⁺-K⁺-ATPaseを介しており，先行するK⁺欠乏があると活性化する．
- 旧石器時代の食事はHCO₃⁻に変換される有機酸陰イオンを含み，P_K上昇はPCTでのHCO₃⁻の再吸収を抑制する．その結果，H⁺-K⁺-ATPaseが活性化するときに，H⁺の受け取り手であるHCO₃⁻が管腔内液に存在する．

表 13-1　皮質遠位ネフロン（CDN）での K^+ 分泌における管腔内電位と血漿 K^+ 濃度と流量の関係

管腔内電位 (mV)	K_{CDN}/P_K	P_K (mmol/L)	CDN の K 濃度 (mmol/L)	CDN 末端の流量 (L/日)	K^+ 排泄量 (mmol/日)
−29.1	3	4.7	14.1	5	70
−29.1	3	5.8	17.5	4	70
−29.1	3	7.8	23.4	3	70
−18.4	2	7.0	14	5	70

K_{CDN}/P_K は Nernst の式を用いて管腔内電位から計算した。太字の数値は 1 日約 70 mmol の K^+ を排泄するために必要な血漿 K^+ 濃度（P_K）と CDN 末端の流量。管腔内電位が−29.1 mV と大きくなくても CDN 末端の流量が通常の 5 L/日であれば，P_K の上昇なしに K^+ のバランスが保たれる。CDN 末端の流量が 4 L/日に低下すると，1 日に摂取した 70 mmol の K^+ を排泄し，K^+ バランスを維持するために P_K は 5.8 mmol/L に上昇する。

ンスト）の式による CDN の管腔内の K^+ 濃度（K_{CDN}）は P_K の 10 倍の 40 mmol/L になる。この電位が 5 時間維持されると（この間の CCD 終末部の流量が約 1 L），1 日に摂取する K^+ 70 mmol のうち 40 mmol がこの 5 時間で排泄される。残りの 19 時間では，CCD 末端の流量は 4 L になり，K^+ 濃度はわずか 7.5 mmol/L で，残りの 30 mmol の K^+ が排泄されて，K^+ バランスが完成する。

　強調すべき点は，たとえ CDN の管腔内における負の電位が大きく減少しても，CCD 終末の尿量の減少がなければ，高度な高 K 血症は起こらないことである。量的にこのポイントを解説するために，CDN の負の電位が大きく減少して，たった −29.1 mV しかない状態の患者を考えてみる。この電位において，K_{CDN}/P_K は 3 となる（表 13-1）。P_K 4.7 mmol/L のとき K_{CDN} は 14 mmol/L であるため，CCD 末端の通常の流量が 5 L/日の場合，この患者は 1 日摂取量の K^+ 70 mmol を排泄して，正常の P_K を保てる。CCD を流出する流量を 5 L から 4 L に下げ，K_{CDN}/P_K が 3 の場合，患者が 1 日 70 mmol の K^+ を摂取すると，K^+ バランスを維持するには P_K は 5.8 mmol/L まで上昇し，24 時間にわたって K^+ 分泌速度は最大の状態でなければならない。CCD 終末部の流量が 3 L/日しかないと，CDN の管腔電位は同じ −29.1 mV，K_{CDN}/P_K 3 の場合，1 日 70 mmol の K^+ を排泄するためには，P_K は約 8 mmol/L となる。しかし，表 13-1 に示されているように，最大の負の管腔内電位が −18.4 mV まで減少すると，K_{CDN}/P_K はわずか 2 となる。したがって，CCD 終末部の流量 5 L/日の場合，K^+ 摂取をかなり減らさなければ，高 K 血症を発症することになる。

　この解析は，CDN の管腔内負の電位形成に影響を与える病気を有していたり，薬物を服用している患者が P_K の上昇なしに K^+ バランスを維持するためには，CDN 末端の高い流量の維持が重要であることを示している。バソプレシンが作用しているときには，管腔液の浸透圧物質量が CCD 終末部の流量を決める。腎内尿素リサイクリングにより，CDN に流入する浸透圧物質の大部分は尿素である。そのため，タンパク質摂取制限はリサイクルする尿素量を減らし，CDN 終末部を流出する流量を減らし，ひいては K^+ の排泄量を減らす。CDN 終末部の管腔液に存在する他の浸透圧物質は主に Na^+ と Cl^- である。利尿薬を投与されている患者の血管内容量が減少すると，PCT での NaCl の再吸収が増加し，CDN 終末部の管腔液にある Na^+ と Cl^- の浸透圧物質量が

減少し，CDN末端部での流量が低下する。そのため，K^+排泄量を増やす目的で利尿薬を使うときには，血管内容量の低下を避けるように努めるべきである。

　この解析は，アンジオテンシン変換酵素（ACE）阻害薬やアンジオテンシンⅡ受容体拮抗薬（ARB）を内服している患者に起こる高K血症の病態の理解について，新たな知見を与えてくれるかもしれない。高K血症の原因に対するよく知られた説明は，ANG Ⅱがアルドステロンの分泌を促進するので，K^+分泌が減少するというものである。しかし，前述したように，CDNの管腔内の負の電位は大きく減少しても，CDN終末部の流量の減少がなければ，明らかな高K血症は起こらない。興味深いことに，バソプレシンが存在している時にANG Ⅱは内髄質集合管の尿素輸送を刺激する。さらにANG Ⅱの作用低下によって腎間質へ下降する血管トーヌスが低下すれば，外髄質の深部の尿素は洗い流されてしまう。これにより，髄質間質の尿素濃度は減少し，皮質ネフロンのHenleループの細い下行脚への尿素流入の駆動力が減少する。ACE阻害薬やARBを内服している患者がタンパク質制限をおこなうと，尿素リサイクリングを減少させ，K^+排泄を減らす別の理由となるので，高K血症が起こりやすい。

K^+摂取制限に対する腎臓の反応の統合

　K^+摂取制限に腎臓が反応してK^+排泄を減らすメカニズムには，次の3つの要素がある。

1. CDNにおける起電性のNa^+再吸収の減少

　　K^+摂取制限はKS–WNK1/L–WNK1比を減少させる。これにより，DCTにおけるNCCの再吸収が増加し，CDNへのNaClの到達量が減少する。さらに，K^+摂取制限はPCT細胞の細胞内アシドーシスとANG Ⅱの上昇を起こし，両者はPCTでのHCO_3^-の再吸収を刺激して，CDNへ到達するHCO_3^-の到達を減らす。CDNの管腔内HCO_3^-濃度低下はpendrinとNDCBEによるCDNでの電気的中性なNaCl再吸収を増やす。

2. CDNの主細胞管腔膜での開口したROMKの減少

　　protein tyrosine kinaseの発現の増加を介してANG ⅡはROMKをリン酸化し，エンドサイトーシスを促進する。KS–WNK1/L–WNK1比はK^+摂取制限で減少するが，これもROMKのエンドサイトーシスにつながる。

3. MCDでのK^+再吸収の増加

　　K^+欠乏はMCD間在細胞管腔膜のH^+–K^+–ATPaseの発現を増加させる。しかし，これによってK^+の再吸収を増やすためには，管腔内にH^+の受け取り手が存在する必要がある。低K血症はPCT細胞内のアシドーシスを起こし，アンモニア産生を刺激する。したがって，MCD管腔内ではNH_3がH^+の受け取り手となる。

K⁺欠乏と高血圧

　K⁺欠乏の高血圧発症における役割を示す実験と疫学的なエビデンスがある。K⁺の尿中排泄を減らす腎臓のメカニズムがEABVを増やすことにつながっているのであろう。

　K⁺欠乏はPCT細胞の酸性化を起こし，PCTでのHCO_3^-の再吸収を増加させ，CDNへのHCO_3^-の到達量を減らす。これはCDNでの電気的中性なNaCl再吸収を増やすことによって，望まないK⁺排泄を減少させる利点があるが，同時にEABV増加という対価を支払うことになる。K⁺欠乏はKS-WNK1/L-WNK1比を減少させる。これはDCTにおけるNCCによる再吸収を増加させCDNへのNaCl到達量を減らすことで，K⁺の排泄を減少させるという利点がある。繰り返しになるが，これもEABVの増加につながる。

K⁺欠乏とCa含有腎結石の病態

　特発性高Ca尿症患者のシュウ酸Ca形成の最初の固相は，Randallプラークとして知られるリン酸Ca（アパタイト）の病巣であり，Henleループの細い上行脚の基底側面に形成される。続いて集合管に浸食し，シュウ酸Ca沈殿の病巣となる。K⁺欠乏はMCD管腔膜の活性化されたH^+-K^+-ATPase数を増加させる。H^+-K^+-ATPaseによってK⁺が再吸収されると，K⁺とHCO_3^-が髄質間質に加えられ，よりアルカリ化が進み，Randallプラーク形成のリスクが増える。しかし，アパタイトが沈殿するには，髄質がかなりアルカリ化することが必要である。髄質のアルカリ化は炭酸Caの沈殿形成を促進し，アパタイト沈殿とRandallプラークの病巣となる。

　K⁺欠乏はまたPCT細胞の酸性化とも関連がある。PCTでのクエン酸陰イオンの再吸収を増やし，低クエン酸尿になる。これにより，尿中のイオン化Ca^{2+}濃度が上昇し，Ca含有結石形成のリスクとなる。

症例の解説

症例13-1：なぜ力が入らなくなったのか？
● 繰り返す急性低K血症の原因として最も考えられるのは何か？

　時間経過は時間単位であり，尿中K⁺排泄は低く（$U_K/U_{Creatinine}$は約1），大きな代謝性酸塩基平衡異常もなく，回復は早く，少量のKCl投与のみで良くなっているため，低K血症の主な原因はK⁺の細胞内への急速な移動である。

● アドレナリン作用は急性低K血症と関係があるか？

　発作の際，患者には頻脈と収縮期高血圧，脈圧の開大がみられているから，答えは"Yes"であろう。しかし，アドレナリン急上昇については明らかな原因が見当たらない。具体的には，$β_2$アドレナリン作用を有

する薬物（例：アンフェタミン，エフェドリン，サルブタモール）や大量のカフェイン摂取について否定している。同様のホルモン作用をもつ疾患（例：甲状腺機能亢進症，褐色細胞腫）の所見もない。したがって，β_2 アドレナリン急上昇の原因は明らかでない。

● 急性低K血症の原因を示唆する所見が検査結果の中にあるか？

前述したように，低K血症はカテコラミン急上昇によるK^+の急速なシフトであるが，その原因は不明である。興味深いことに，$P_{Glucose}$は133 mg/dL（7.4 mmol/L）と，やや上昇している。この所見から，急性低K血症発作は，インスリノーマからのインスリン放出によるもので，一定期間低血糖状態が続いたため，アドレナリン急上昇が起こったと推測される。低血糖に引き続いて，肝臓に貯蔵されたグリコーゲンが分解され，ブドウ糖が循環血漿中に放出され，このような$P_{Glucose}$高値が観察される。

質問の解説

13-1 K_{ATP} チャネルはATPによって制御されているか？

K_{ATP}チャネルは，実際には細胞内のATP濃度によって制御されていないため，この名前は正しくない。健常人では，細胞内のATP濃度はこれらのチャネルの流量を調節するほどに上昇したり低下することはないからである。事実，通常の細胞内ATP濃度では，チャネルは閉じている。しかし，このチャネルを開くADPの効果も含めると，通常の細胞内ATP濃度でも，チャネルは一定の開口確率をもつ。したがって，細胞内ADP濃度が上昇するとチャネルの開口確率が上昇し，細胞内ADP濃度が低下するとチャネルは閉じる。

K_{ATP}チャネルが開いているときの細胞内電位の変化を理解するためには，陽イオンが細胞から出ていくことを思い出してほしい。細胞内の負の電位は増加し，電位依存性チャネルの開閉に影響する。その良い例が電位依存性Ca^{2+}チャネルであり，細胞内の負の電位が増加すると閉じる。逆に，K_{ATP}チャネルが閉じていて細胞の外に出るK^+が少ないと，細胞内の負の電位は減少し，電位依存性Ca^{2+}チャネルが開き，細胞内のイオン化Ca^{2+}濃度が高くなる。イオン化Ca^{2+}は細胞内の多くのプロセスの主要なシグナルであるため，細胞内のイオン化Ca^{2+}濃度を調節することによって，多くの細胞機能に影響を与える。

● K_{ATP} チャネルとインスリンの放出

ADP濃度の低下によるK_{ATP}チャネルの閉鎖は膵β細胞からのインスリン放出に重要な役割を果たす。$P_{Glucose}$が高いと，非制御性のグルコース輸送体（GLUT-2）を介して，より多くのブドウ糖がβ細胞に入る。解糖系において，一部の

ADPはATPに変換され，細胞内ADP濃度が低下し，K_{ATP}チャネルが閉じる。細胞内の負の電位は減少し，電位依存性Ca^{2+}チャネルのコンダクタンスを上昇させる。イオン化Ca^{2+}濃度上昇はβ細胞からのインスリン放出の最終シグナルとなる。

● K_{ATP}チャネルと血管拡張

同様の論理で，細胞内Ca^{2+}濃度をシグナルとした運動筋への血流がどのように制御されているかを推定することができる。ヒトが走るとき，L-乳酸が運動骨格筋から放出される。L-乳酸が血管平滑筋に入ると，H^+とL-乳酸$^-$濃度が上昇する。細胞内のH^+とL-乳酸$^-$の濃度が上昇すると，ADPの効果とは関係なく，K_{ATP}チャネルが開く。その結果，K^+が細胞外へ出て，細胞内の負の電位は増加する。それにより電位依存性Ca^{2+}チャネルが閉じられ，細胞に入るイオン化Ca^{2+}が少なくなり，血管拡張が起きる。

K_{ATP}チャネルを閉じる作用のある薬物（例：スルホニル尿素）の使用は，血管拡張によるショック患者（例：敗血症性ショック）の治療に有用であることが示されている。

Chapter 14

低 K 血症

	イントロダクション	397
	本章のポイント	397
	症例 14-1：麻痺のある低 K 血症	397
	症例 14-2：低 K 血症と甘み	398
	症例 14-3：新生児の低 K 血症	399
Part A	K⁺ の生理の要点	399
	細胞外液（ECF）と細胞内液（ICF）間の K⁺ 分布の制御	400
	K⁺ の腎排泄の制御	401
Part B	臨床アプローチ	403
	低 K 血症患者の臨床評価に使うツール	403
	低 K 血症患者への臨床アプローチ	404
Part C	低 K 血症の原因疾患	410
	低 K 血症性周期性四肢麻痺	412
	遠位型尿細管性アシドーシス	413
	シンナー中毒	414
	下痢	415
	利尿薬	416
	低 Mg 血症	417
	嘔吐	418
	Bartter 症候群	419

Gitelman 症候群 421
　　　Ca-SR に結合する陽イオン性薬物 424
　　　原発性アルドステロン症 425
　　　グルココルチコイド奏効性アルドステロン症 426
　　　ACTH 産生腫瘍と重症 Cushing 症候群 427
　　　偽性ミネラルコルチコイド過剰症候群 427
　　　Liddle 症候群 428
　　　アムホテリシン B による低 K 血症 429

Part D　**低 K 血症の治療** 430
　　　緊急症の治療 430
　　　医学以外の緊急症に関わること 430

Part E　**症例の解説** 432

イントロダクション

低 K 血症は，通常，血漿カリウム（K^+）濃度（P_K）3.5 mmol/L 未満と定義され，外来患者でも入院患者でも頻度の高い電解質異常である．低 K 血症患者への最初のステップは，緊急症があるかを見極めることである．低 K 血症の最も重篤な緊急症は不整脈である．他の低 K 血症の緊急症としては，呼吸筋麻痺がある．これは，特に，低 K 血症と代謝性アシデミアを合併している下痢や尿細管性アシドーシス（RTA）患者では懸念される．低換気による呼吸性アシドーシスを合併すると，重篤なアシデミアとなるからである．緊急症がある場合には，P_K を上昇させるための治療を遅滞なく開始すべきである．

低 K 血症はさまざまな原因の多くの疾患によって起こることを認識することが重要である．原因疾患を同定することによって，診断だけでなく，治療の手がかりを得られる．低 K 血症の主な原因は，急激な K^+ の細胞内への移動である．この場合，過剰な K^+ の投与はリスクがある（リバウンドによる高 K 血症）．非選択的 β 遮断薬と少量の K^+ 製剤を投与するだけで速やかに低 K 血症が改善するので，原因が K^+ の細胞内への移動であることを認識することは重要である．慢性の低 K 血症は腎臓または腎臓以外からの K^+ 喪失による全身の K^+ 欠乏の結果起こる．尿中への不適切な K^+ 排泄のある慢性の低 K 血症の病態は，Na^+ の起電性再吸収の増加と皮質遠位ネフロン（CDN）の管腔内負の電位の増加であり，CDN における K^+ 分泌が増加する．原因疾患を見つける手がかりは，病歴，酸塩基平衡状態，有効動脈血液容量（EABV）の評価，血漿アルドステロン濃度（$P_{Aldosterone}$）の測定，血漿レニン量または活性（P_{Renin}）の測定から得られる．

本章のポイント
- 低 K 血症はときに命に関わる頻度の高い電解質異常である．しかし，低 K 血症というのは診断ではなく，多くのさまざまな疾患の結果を指している．
- 低 K 血症の臨床アプローチでは，細胞外液（ECF）と細胞内液（ECF）の間の K^+ の分布と腎臓での K^+ 排泄の制御の生理を理解する必要がある．
- 低 K 血症患者の治療アプローチを解説する．

症例 14-1：麻痺のある低 K 血症

45 歳男性．下肢と上肢の重度の脱力感が数時間続いている．この 2 ヶ月で同様のエピソードが 2 回あった．それぞれの発作の前に，甘い炭酸飲料を大量に飲んでいる．利尿薬，便秘薬を含め，薬は服用していない．低 K 血症，周期性四肢麻痺，甲状腺機能亢進症の家族歴はない．身体診察では，意識清明で見当識障害はない．血圧 150/70 mmHg で，脈拍 124/分，呼吸数 18/分．神経所見は四肢の反射消失を伴う弛緩性麻痺のみであった．動脈血の pH と P_{CO_2} は表に示すとおり．他のすべてのデータは静脈血のデータである．ECG は洞性頻脈と著明な U 波を認めた．甲状腺機能は正常であった．

	血漿	尿
Na^+	138 mmol/L	103 mmol/L
K^+	1.9 mmol/L	10 mmol/L
Cl^-	102 mmol/L	112 mmol/L
HCO_3^-	26 mmol/L	—
リン	2.0 mg/dL（0.7 mmol/L）	1.3 mg/dL（0.4 mmol/L）
pH（動脈血）	7.41	—
P_{CO_2}（動脈血）	36 mmHg	—
ブドウ糖	90 mg/dL（5.0 mmol/L）	—
クレアチニン	0.6 mg/dL（52 μmol/L）	1 g/L（9.0 mmol/L）

Q 質問

患者に緊急症はあるか？
この患者の低 K 血症の原因は何か？
この患者の低 K 血症の最適な治療は何か？

症例 14-2：低 K 血症と甘み

　76 歳のアジア系男性。今朝から強い脱力があり，6 時間にわたって歩くことができない。嘔気や嘔吐，下痢はない。利尿薬や便秘薬は服用していない。低 K 血症（P_K 3.3 mmol/L）と高血圧を約 1 年前にかかりつけ医に指摘されていたが，くわしい検査はしていない。同様のエピソードは初めてで，家族も経験していない。血圧 160/96 mmHg，脈拍 70/分。身体所見では，反射消失を伴う対称性の弛緩麻痺を認めるのみであった。ECG では著明な U 波と QT 延長を認めた。入院時の検査所見を次の表に示す。

	血漿	尿
Na^+	147 mmol/L	132 mmol/L
K^+	1.8 mmol/L	26 mmol/L
Cl^-	96 mmol/L	138 mmol/L
HCO_3^-	38 mmol/L	—
pH（動脈血）	7.50	—
P_{CO_2}（動脈血）	45 mmHg	—
クレアチニン	0.8 mg/dL（70 μmol/L）	0.6 g/L（5 mmol/L）

　大量の KCl を投与すると，P_K は 2.5 mmol/L まで上昇し，脱力は改善した。次の 2 週間，P_K と血圧は正常値に戻り，体重は 78 kg から 74 kg へ減少した。後日の結果によると，P_{Renin} 量は低値，$P_{Aldosterone}$ は低値，血漿コルチゾール濃度（$P_{Cortisol}$）は正常範囲であった。

Q 質問

入院時，患者に緊急症はあるか？
最初の治療において予見できる危険はあるか？
この患者の低 K 血症の原因は何か？

症例 14-3：新生児の低 K 血症

2 歳の男児。血族婚（いとこ婚）の第 1 子。妊娠中は重度の羊水過多があり，妊娠初期に 2 回羊水穿刺をおこなった。26 週で出産。出生時体重 1 kg。尿量が非常に多く，最初の 24 時間で体重の 20％以上を失った。尿中 Na^+ 濃度（U_{Na}）は非常に高く（98 mmol/L，通常は＜10 mmol/L），P_K 高値（5.5 mmol/L）であったが，等張食塩液の大量投与で，持続的な低 K 血症となった（P_K は約 3.3 mmol/L）。

生後 1 ヶ月は，尿量（約 250 mL/kg/日）に見合う大量の輸液をおこなった。大量の NaCl 排泄があり（約 12 mmol/kg/日），循環動態を保つために，NaCl 製剤が必要であった。プロスタグランジン合成阻害薬（インドメタシン）で治療され，腎臓からの塩類喪失はほぼ消失した。しかし，このことが 2 つ目の異常を明らかにすることとなった。100 mOsm/kg H_2O 未満の大量の尿という水利尿を発症した。1-デアミノ 8-D-アルギニンバソプレシンとしてデスモプレシン（dDAVP）を投与しても，尿量は減少せず，U_{Osm} は上昇しなかった。検査所見は次の表のとおりであり，主な測定は生後 1 ヶ月の間におこなった。

	血漿	尿
Na^+	133 mmol/L	89 mmol/L
K^+	3.3 mmol/L	26 mmol/L
Cl^-	96 mmol/L	92 mmol/L
浸透圧	276 mOsm/kg H_2O	250 mOsm/kg H_2O
クレアチニン	1.1 mg/dL（90 μmol/L）	10 mg/dL（850 μmol/L）

Q 質問

この患者に緊急症はあるか？
この患者の低 K 血症の原因は何か？
なぜ患者は腎性尿崩症を発症したのか？
インドメタシンはどのネフロンセグメントに作用して Na^+ の腎性喪失を著明に減少させたのか？

Part A
K^+ の生理の要点

K^+ 恒常性の生理については，第 13 章でくわしく述べた。本章では，低 K 血症の病態を理解するために必要な，重要なポイントについて述べたい。

細胞外液（ECF）と細胞内液（ICF）間のK$^+$分布の制御

　K$^+$が細胞内にとどまるのは，細胞内の負の電位による．K$^+$が細胞内に移動するためには負の電位の増加が必要である．これはNa$^+$-K$^+$-ATPaseのポンプ作用の増加によって生成される．Na$^+$-K$^+$-ATPaseは2個のK$^+$を細胞内に取り込む際に，3個のNa$^+$を細胞外に排出する起電性のポンプである（図13-1）．急速にNa$^+$-K$^+$-ATPaseのポンプ作用を増加させる方法は，3つある．(1) 律速基質である細胞内Na$^+$濃度の増加，(2) Na$^+$への親和性と最大速度（V_{max}）の増加，(3) 細胞内プールから新しいNa$^+$-K$^+$-ATPaseを細胞膜に運ぶことによる，細胞膜上の活性Na$^+$-K$^+$-ATPaseの数の増加，である．しかし，細胞内の負の電位を増加させるためにNa$^+$-K$^+$-ATPase活性を増加させるには，ポンプで排出するNa$^+$が細胞内に存在するか，電気的中性な方法で細胞内に入ってくる必要がある．Na$^+$が電気的中性な方法で細胞内に入ると，引き続いて起こるNa$^+$-K$^+$-ATPaseの起電性の排出によって，細胞内の負の電位は増加し，細胞からのK$^+$の排出は少なくなる．この電気的中性なNa$^+$の流入は，Na$^+$がH$^+$と交換で，Na$^+$/H$^+$交換体-1（NHE-1）を介して流入してくるときに起こる．

　インスリンはK$^+$の細胞内への移動を増加させる．その理由は3つある――(1) インスリンがNHE-1を活性化し，電気的中性なNa$^+$の細胞内への流入を増やすこと，(2) インスリンが，非定型的プロテインキナーゼC（aPKC）を介してFXYD1（phospholemman）のリン酸化を増加させ，FXYD1とNa$^+$-K$^+$-ATPaseのαサブユニットの相互作用を阻害し，V_{max}を増加させること，(3) インスリンがNa$^+$-K$^+$-ATPaseの細胞内プールから細胞膜への移動を促進すること．

　$β_2$アドレナリン作動薬は細胞内サイクリックアデノシン一リン酸（cAMP）を増加させることによってプロテインキナーゼA（PKA）を活性化し，FXYD1のリン酸化を増やすことでNa$^+$-K$^+$-ATPaseの細胞内Na$^+$への親和性を増加させる．

　Na$^+$-K$^+$-ATPase活性の慢性的な増加にはポンプの新規合成が必要であるが，これは，慢性の甲状腺ホルモン過剰の際に起こる．

臨床との関連

　ECFとICFの間のK$^+$の分布の生理を理解することによって，多くの臨床的意義が明らかとなる．糖尿病性ケトアシドーシス（DKA）患者にインスリンを投与すると，K$^+$の細胞内への急速な移動が起こる．P_Kが4 mmol/L未満のDKA患者では，インスリンの投与を1〜2時間控え，P_Kが4 mmol/L近くに上昇するまで積極的なKClの静脈内投与をただちに始めるべきである．これはインスリン投与による重度の低K血症と不整脈を防ぐためである．原則として，重篤な低K血症患者では，たとえ少量でもインスリンによるK$^+$の細胞内移動は危険なので，KClはブドウ糖を含む溶液で投与すべきではない．データによっ

て裏付けられてはいないが，大量の炭水化物摂取が低K血症性周期性四肢麻痺患者の発作を起こすのは，血中のインスリンの急上昇がK^+の細胞内への移動を引き起こすことが原因だと説明できる。

重度の低K血症と代謝性アシドーシスによるアシデミアを有する患者では，たとえ少量でもK^+が細胞内に移動するのは危険なので，$NaHCO_3$を投与する前に，P_Kを少なくとも3 mmol/Lまで上昇させなければならない (*1)。

急速なK^+の細胞内への移動はアドレナリンの急上昇と関連した状況で起こる（例：急性心筋梗塞，急性膵炎，くも膜下出血，外傷性脳障害，症例14-1の解説参照）。急性低K血症は大量の$β_2$作動薬（例：気管支喘息治療のためのサルブタモール，体重減少のためのアンフェタミン）を投与された患者でも起こる。大量のカフェインはアドレナリンの急上昇を起こすので，急性低K血症を起こす。非選択的$β_2$遮断薬はアドレナリンの急上昇による急性低K血症患者の治療に使われる。

DKAのような異化亢進状態の患者では，細胞から放出されて尿中に排泄されるため，K^+とリン酸陰イオンの欠乏が起こる。K^+の細胞内移動は，DKA患者がインスリンで治療され，食事からリン酸陰イオンを摂取しているときに起こる。したがって，十分なK^+が投与されないと低K血症が起こる。同様の状況が，経静脈栄養を受けている悪液質患者や悪性貧血患者のビタミンB_{12}治療の初期で起こる。

K^+の腎排泄の制御

K^+の分泌の制御は主にCDN〔遠位曲尿細管（DCT）後半部，接合部，皮質集合管（CCD）を含む〕でおこなわれる。K^+排泄量に影響する2つの因子は，CDN主細胞でのK^+分泌量（CDN管腔内でのK^+濃度を上昇させる）とCDNの流量である (*2)。

CDNでのK^+分泌

CDN主細胞でのK^+分泌プロセスには2つの要素がある。1つは，ENaCを介した起電性Na^+再吸収（Na^+の再吸収がCl^-などの陰イオンの再吸収を伴わない）によって管腔内に負の電位が生成されること。2つ目は，主細胞管腔膜に開口したrenal outer medullary K^+チャネル（ROMK）が発現していること，である。

アルドステロン作用はCDN主細胞管腔膜の開口ENaCの数を増やし，起電性Na^+再吸収を増やす。アルドステロンは主細胞細胞質の受容体に結合し，ホルモン受容体複合体が核に入り，serum and glucocorticoid-regulated kinase-1（SGK-1）を含む新規タンパク質の合成が起こる。SGK-1は，ユビキチンリガーゼNedd 4-2をリン酸化し不活化することで，主細胞管腔膜の開口ENaCの数を増やす（第13章，図13-9参照）。

血漿コルチゾール濃度はアルドステロン濃度の少なくとも100倍以上高い。また，コルチゾールは細胞内アルドステロン受容体に，アルドステロンと同様の親和性で結合する。にもかかわらず，コルチゾールが

*1
$NaHCO_3$投与によるK^+の細胞内への移動
- NHE-1を活性化する主な因子の1つは，細胞内アシドーシスである。H^+はNHE-1の基質であるだけでなく，NHE-1の修飾部位に結合してNHE-1を活性化する。
- 代謝性アシデミアと細胞内H^+の上昇によりNHE-1が活性化されている状況では，$NaHCO_3$の投与はECFのH^+濃度を減少させ，NHE-1を介した電気的中性なH^+の流出とNa^+の流入を促進する。
- 続いて起こるNa^+-K^+-ATPaseによる起電性のNa^+の流出によって細胞内の負の電位が増加し，より多くのK^+が細胞内にとどまる。

*2
皮質遠位ネフロン（CDN）の流量
- CDNの流量が多いことだけで低K血症の原因となる可能性は低い。
- 流量が多いとmaxi-K^+チャネルが活性化されるが，K^+の排泄量が増えるには，管腔内に負の電位が生成されなければならない。
- 尿崩症患者が，CDNの流量が多いにもかかわらず，通常低K血症にならないのは，上皮型Na^+チャネル（ENaC）を介したNa^+流入の増加にはバソプレシン作用が必要だからである。

通常はミネラルコルチコイド作用を発揮しないのは，コルチゾールがアルドステロン受容体に到達する前に，11β-hydroxysteroid dehydrogenase（11β-HSD）1と2によって不活性型（コルチゾン）に変換されるからである（第13章参照）。しかし，コルチゾールがミネラルコルチコイド作用を発揮する状況が3つある。(1) 11β-HSDが遺伝的に欠損している場合（例：偽性ミネラルコルチコイド過剰症候群），(2) 11β-HSDが抑制されている場合（例：甘草に含まれるグリチルリチン酸による），(3) 11β-HSD活性を上回る過剰なコルチゾールが存在する場合（例：ACTH産生腫瘍患者），である。

CCDでの電気的中性なNaCl輸送はNa^+非依存性Cl^-/HCO_3^-陰イオン交換体（pendrin）とNa^+依存性Cl^-/HCO_3^-陰イオン交換体（NDCBE）の共役輸送によっておこなわれる（第13章，図13-10参照）。管腔内のHCO_3^-濃度上昇と管腔内液pHのアルカリ化はCDNでのK^+分泌量を増加させる。管腔内HCO_3^-濃度の増加はpendrinを阻害し，NDCBEと電気的中性なNaCl再吸収を阻害する。それに加えて，管腔内HCO_3^-濃度の増加は主細胞管腔膜のENaCの発現量と活性を増加させる。これによって，起電性Na^+再吸収の割合が増えるため，主細胞管腔膜に開口したROMKが存在すれば，K^+分泌量が増える。

主細胞でのK^+の排泄は管腔内の負の電位の制御に加えて，主細胞管腔膜での開口ROMKの数が十分あるかどうかにかかっている。このチャネルの制御はROMKのリン酸化/脱リン酸化によるエンドサイトーシス/エクソサイトーシスでおこなわれる。これには，WNKキナーゼ，protein tyrosine kinase（PTK），SGK-1を含む複雑なキナーゼ，ホスファターゼ系が加わっている。アンジオテンシンⅡ（ANGⅡ）はPTKの発現増加を介してROMKをリン酸化し，エンドサイトーシスを起こす。KS-WNK1/L-WNK1比の低下は食事のK^+制限によって引き起こされ，ROMKのエンドサイトーシスを生じさせる。

ヒトでは，P_Kが3.5 mmol/L以下に低下しなければ，開口ROMKの数はK^+分泌の総量を制限することはない。慢性の低K血症時には，CDN主細胞管腔膜に対する十分な数の開口したROMKの挿入には時間がかかるので，積極的なK^+補充をおこなうと高K血症を起こす。

K^+再吸収は主に髄質集合管（MCD）で起こる（第13章，図13-13参照）。K^+欠乏に刺激されて起こり，輸送体はH^+-K^+-ATPaseが関わる。この交換体は電気的中性で，管腔内に十分なH^+の受け取り手（例：HCO_3^-，NH_3）の存在が必要である。

臨床との関連

低K血症患者では，尿中K^+排泄の亢進がみられる場合，CDNの管腔内の負の電位の増加を意味している。この管腔内の負の電位の増加は，CDN主細胞の開口したENaCの増加によるCDNでの起電性Na^+再吸収の割合が，電気的中性なNa^+再吸収よりも増えていることによる。これは2つの疾患グループで起こる。1つ目は，EABV低下によるアルドステロン放出によってENaC活性が二次性に増えている

グループ。2つ目は，ENaC 活性が一次性に増加する疾患グループ（例：原発性高レニン性高アルドステロン症，原発性高アルドステロン症，コルチゾールが CDN においてミネラルコルチコイド作用をもつ疾患，CDN 主細胞管腔膜の ENaC が持続的に活性化している疾患），である。

Part B
臨床アプローチ

低 K 血症患者の臨床評価に使うツール

尿中 K^+ 排泄量の評価

K^+ の 1 日の尿中排泄量の評価として，24 時間蓄尿は必要ない。クレアチニンの 1 日の尿中排泄が比較的一定であることを利用して，尿中 K^+ 濃度（U_K）と尿中クレアチニン濃度（$U_{Creatinine}$）の比（$U_K/U_{Creatinine}$）をこの目的に用いる（*3）。尿中 K^+ 排泄量の評価のために $U_K/U_{Creatinine}$ 比を使用することは 24 時間蓄尿を使うことに比べていくつかの利点がある。まず治療と診断の決定に必要なデータが短時間で利用可能になる点である。また，P_K と同じタイミングで測定することで，より関連性の高い情報が集められ，同時に存在する刺激に対し腎臓の反応を評価できる点である。一方で，K^+ 排泄量の日内変動のため制限もある。しかし，低 K 血症の解釈においては，その信頼性には影響がない。K^+ 細胞内移動による低 K 血症患者や K^+ の腎外排泄による慢性の低 K 血症患者における $U_K/U_{Creatinine}$ は 15 mmol/g（1.5 mmol/mmol）未満となる。

● transtubular K^+ concentration gradient（TTKG）

TTKG は CDN での K^+ 分泌の駆動力の半定量的な指標として開発された。この計算では CDN 終末部の管腔内 K^+ 濃度（K_{CDN}）を，下流のネフロンセグメント（MCD）で再吸収される水の量を用いて U_K を補正することで推定する。バソプレシンが作用して AQP2 が CDN 主細胞管腔膜に挿入されているときには，P_{Osm} は CDN 終末部の管腔内液の浸透圧と等しいので，K_{CDN} を計算するために，U_K を尿浸透圧（U_{Osm}）と血漿浸透圧（P_{Osm}）の比（U_{Osm}/P_{Osm}）で割る。

MCD で再吸収される水の量で補正するのに U_{Osm}/P_{Osm} 比を用いるのは，MCD に運ばれる浸透圧物質のほとんどはこのネフロンセグメントで再吸収されないと仮定しているからである。しかし，EABV の著明な減少がなければ MCD で再吸収される電解質の量は問題を起こさないが，尿素に関しては腎臓内尿素リサイクルがあるため，この仮定は

*3
クレアチニン尿中排泄量
● 1 日のクレアチニンの排泄量は通常，男性では 20 mg/kg 体重（200 μmol/kg 体重），女性では 15 mg/kg 体重（150 μmol/kg 体重）である。

成り立たない．典型的な西洋食をとっている人では，毎日 CDN より下流で約 600 mmol の尿素が再吸収されていると推定される（第 13 章参照）．したがって，$U_K/(U_{Osm}/P_{Osm})$ から得られる計算上の K_{CDN} は生体での実際の値よりもかなり高いと考えられる．したがって，著者らは低 K 患者の評価には TTKG は使用しない．かわりに，低 K 血症患者の腎臓反応を評価する場合，$U_K/U_{Creatinine}$ 比を信頼して使っている．

K^+ の腎排泄が不適切に多いことの原因を同定するためのツール

低 K 血症の患者において，K^+ 排泄量が不適切に多いということは，CDN 管腔の負の電位が増加し，CDN 主細胞管腔に開口 ROMK が存在していることで，K^+ 分泌が促進されていることを意味している．この管腔内負の電位の増加は，CDN 主細胞管腔膜の開口 ENaC 数の増加によって，CDN の電気的中性な Na^+ 再吸収よりも起電性の Na^+ 再吸収の割合が増えるために起こる．ENaC 活性の増加の原因を同定するために用いられる臨床指標は，EABV の評価と高血圧が存在するかどうかである．P_{Renin} と $P_{Aldosterone}$ も鑑別診断に有用である．

低 K 血症患者への臨床アプローチ

緊急症に対応する

低 K 血症に関連した最大の緊急症は不整脈と，呼吸不全につながる呼吸筋麻痺である（**フローチャート 14-1**）．大量で急速な K^+ の投与が必要になる可能性が高いので，輸液中の K^+ 濃度を高くする必要がある．そのため K^+ は太い中心静脈から投与し，心電図モニターを必ずおこなう．

治療中の危険を予測して防ぐ

低 K 血症に関わる緊急症がないとわかっても，個々の患者において，

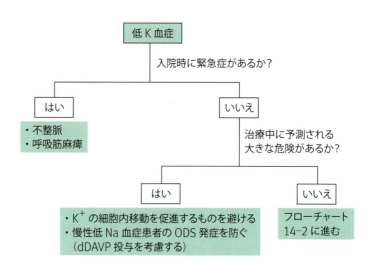

フローチャート 14-1 低 K 血症患者のマネジメントの最初のステップ
最初のステップでは緊急症に対応し，治療中に起こりうる危険を予測し予防する．dDAVP：デスモプレシン，ODS：浸透圧性脱髄症候群．

低 K 血症の原因に K^+ 欠乏ではない K^+ の細胞内への移動がどの程度関わっているのかを知ることができないため，急性高 K 血症につながる危険があり，K^+ 欠乏を急速に補正できない．治療としては K^+ を細胞内に移動させる化合物を含まないようにし，初期輸液にはブドウ糖，$NaHCO_3$，β_2 アドレナリン作動薬を含まないようにする．低 Mg 血症の症状を伴う患者においては，Mg 塩製剤を投与しないと，低 K 血症は KCl 投与に不応性である．このことは，特に不整脈患者で重要である．

慢性低 Na 血症患者では KCl が急速で過剰な P_{Na} の上昇をもたらし，浸透圧性脱髄症候群のリスクとなる理由は以下のとおりである．まず全身の張度の観点からは，Na^+（ECF の主な陽イオン）と K^+（ICF の主な陽イオン）は等価である．K^+ 喪失による低 K 血症の発症の際には，K^+ は主に ICF から失われる．ICF から失われた K^+ の一部は，ECF の Na^+ によって置き換えられる．K^+ を投与すると，K^+ は細胞に入り，細胞から失われた K^+ を置き換えるために細胞内に入った Na^+ は細胞外へ出る．したがって，K^+ の投与は全身の張度を増加させ，全身の水の量に変化がなければ，同量の Na^+ を投与したときと同じ P_{Na} の上昇として反映される．それに加え，Na^+ が ECF にとどまるので，EABV が増加し，水利尿が起こる．低 K 血症は浸透圧性脱髄症候群の高リスク要因なので，特に懸念される．したがって，K^+ の投与は患者と等張な溶液でおこなうべきである．たとえば，患者の P_{Na} が 120 mmol/L であれば，1/2 等張食塩液（0.45%，77 mmol/L）に 40 mmol/L の KCl を加えれば，患者の P_{Na} に近い $Na^+ + K^+$ 濃度の液ができあがる．水利尿の発生を防ぐために，dDAVP の投与を検討する．

低 K 血症の主な原因が急速な K^+ の細胞内への移動であるかを見極める（フローチャート 14–2）

尿中 K^+ 排泄の低下と代謝性酸塩基平衡異常がないことは，低 K 血症の主な原因が急速な K^+ の細胞内への移動であることを示唆している．

最初に，尿中の K^+ 排泄量を調べる．K^+ の細胞内への移動による低 K 血症患者では，腎臓は尿中 K^+ 排泄量を最小，つまり 15 mmol/日にまで減らす．

著者らは，尿中 K^+ 排泄量の評価に，スポット尿の $U_K/U_{Creatinine}$ を使う．K^+ の細胞内移動だけが原因で生じた急性低 K 血症患者の場合，通常のクレアチニン排泄量を 1 g（約 10 mmol/日）とすると，$U_K/U_{Creatinine}$ は 15 mmol/g，1.5 mmol/mmol 未満になる．

低 K 血症の原因が急速な K^+ の細胞内移動であるかどうか決定するために $U_K/U_{Creatinine}$ を使うことには注意が必要である．この比は腎外 K^+ 喪失や，現在はないが最近あった腎性の K^+ 喪失による慢性低 K 血症患者でも低値となる．しかし，両者では代謝性酸塩基平衡異常が存在する可能性が高い．

低 K 血症の主な原因が急速な K^+ の細胞内への移動であることが確定したら，次のステップはアドレナリンの急上昇が原因であるかどうか

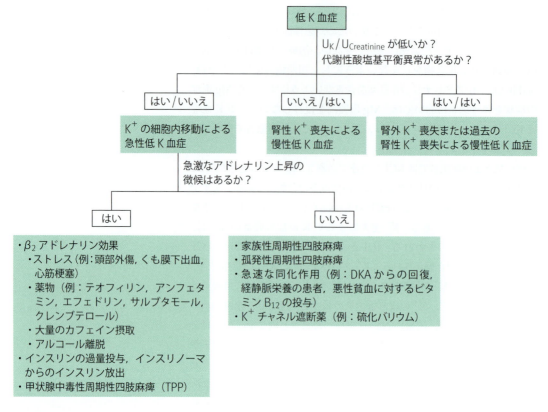

フローチャート 14-2　低 K 血症の主な原因が急速な K^+ の細胞内への移動であるかを見極める　尿中 K^+ 排泄の低下と代謝性酸塩基平衡異常がないことは，低 K 血症の主な原因が急速な K^+ の細胞内移動であることを示唆している．細胞内への K^+ 移動の原因はアドレナリンの急速な上昇の徴候の存在によって 2 つのグループに分けられる．DKA：糖尿病性ケトアシドーシス．

を見極めることである．この場合，頻脈，脈圧の拡大，収縮期高血圧がしばしばみられる．このグループの患者を認識することが非常に重要なのは，非選択的 β 遮断薬（例：プロプラノロール）が大量の KCl 投与なしで，P_K を急速に上昇させることができ，細胞内 K^+ 移動の刺激がなくなったときのリバウンドによる高 K 血症のリスクを避けることができるからである．

　アドレナリンの急上昇によって K^+ の急速な細胞内移動を起こしている低 K 血症患者は，$β_2$ アドレナリン作用が体外因子か体内因子かによって，2 つのグループに分けられる．$β_2$ アドレナリン作用の体外因子はいくつかある．アンフェタミンには食欲を抑え，体重を減少させるとともに，注意力を高める作用がある．気管支喘息患者が気管支けいれんを抑えるために $β_2$ 作動薬（例：サルブタモール）を大量に繰り返し使うことによっても，K^+ の移動は起こる．$β_2$ 作動薬であるクレンブテロール使用による低 K 血症は，同化ステロイドのかわりにクレンブテロールを使うボディビルダーや，不純物としてクレンブテロールが混合されたヘロインの使用者で報告されている．カフェインの大量摂取（例：コーヒー，カフェインの入った炭酸飲料水，ココア，大量のチョコレートの摂取）はカテコラミンの急激な上昇を起こし，K^+ の細胞内移動を誘導する．$β_2$ アドレナリン作用の由来は体内の場合もある．たとえば，低 K 血症は急性のストレス（例：頭部外傷，くも膜下出血，心筋梗塞，急性膵炎，アルコール離脱）で起こる．甲状腺中毒性周期性四肢麻痺（TPP）はアジア系やヒスパニック系の若い男性によくみら

れる。長期間の内因性アドレナリンの急上昇による急速な K^+ の細胞内移動を起こす疾患としては，インスリン過剰投与による低血糖やインスリノーマからのインスリン放出，褐色細胞腫患者における β_2 作用などがある。

アドレナリン上昇がみられない場合は，家族性周期性四肢麻痺，白人に多い孤発性周期性四肢麻痺，十分な K^+ が与えられていない急性の同化状態（例：DKA からの回復過程にある患者，経静脈栄養の患者，悪性貧血でビタミン B_{12} 投与治療の初期），K^+ チャネル遮断薬（例：硫化バリウムの摂取）などを疑う。

慢性低 K 血症患者への臨床アプローチ

慢性低 K 血症患者の低 K 血症の原因を診断する最初のステップは血漿の酸塩基平衡状態を調べることである。

● 代謝性アシドーシスを伴うグループ

慢性低 K 血症と代謝性アシドーシス（通常，高 Cl 性代謝性アシドーシス）の患者グループは，尿中 NH_4^+ 排泄量を調べることで 2 つに分けられる（**フローチャート 14-3**）。尿中 NH_4^+ 排泄量は尿浸透圧ギャップを計算することで推測する（第 2 章参照）。

● 代謝性アルカローシスを伴うグループ

このグループの患者で最初におこなうのは，尿中 K^+ 排泄量を評価することによって K^+ 喪失が腎性か腎外かを決定することである。これには $U_K/U_{Creatinine}$ 比を用いておこなう。低 K 血症，代謝性アシドーシス，$U_K/U_{Creatinine}$ 比＜ 15 mmol/g（＜ 1.5 mmol/mmol）であれば，汗などの腎外経路（例：嚢胞性線維腺症）か腸管〔例：大腸の downregulated in adenoma（DRA）Cl^-/HCO_3^- 陰イオン交換体の活性低下による下痢患者，第 4 章参照〕を介した K^+ 喪失の可能性が高い。しかし，$U_K/U_{Creatinine}$ 比は過去の腎性 K^+ 喪失患者でも低値となる（例：利尿薬を過去に使った）。

一方，低 K 血症，代謝性アシドーシス，$U_K/U_{Creatinine}$ 比高値の患者では，腎臓における K^+ 喪失が考えられる。このグループの患者での原因となる病態を決定するためのステップを**フローチャート 14-4** に

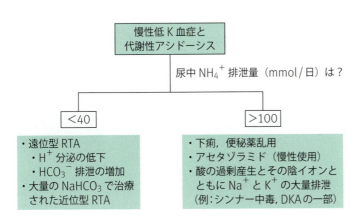

フローチャート 14-3 **慢性低 K 血症と代謝性アシドーシス** これらの患者の最初のステップは，高 Cl 性代謝性アシドーシスと低 K 血症の原因を決定するために，尿浸透圧ギャップを用いて尿中 NH_4^+ 排泄量を評価することである。DKA：糖尿病性ケトアシドーシス，RTA：尿細管性アシドーシス。

示した。フローチャートの目的は，CDN の起電性 Na^+ 再吸収が増加した原因を同定することである。主な病態は，CDN 主細胞管腔膜の開口 ENaC の発現数の増加である。これは 2 つの疾患グループに分けられる。最初のグループでは，EABV の低下によってアルドステロンが放出され，CDN 主細胞管腔膜の開口 ENaC の発現数が増える。これらの患者は血圧が高くない。最も多い原因は，長引く嘔吐と利尿薬の使用である。利尿薬の作用が Henle ループの太い上行脚（TAL）髄質部（Bartter 症候群）や DCT（Gitelman 症候群）の NaCl 再吸収に関する遺伝性の異常によって起こっている患者もいる。Henle ループ TAL 髄質部の Ca 感受性受容体に結合するリガンドとして，高 Ca 血症患者の Ca^{2+}，ゲンタマイシン，シスプラチンなどの薬物，陽イオン性タンパク質（例：骨髄腫患者の陽性荷電したモノクローナル免疫グロブリン）などは，Bartter 症候群に似た臨床像を示す。EABV が低下している患者での低 K 血症の鑑別における尿電解質は **表 14-1** にまとめてある。

2 つ目のグループでは，一次性に ENaC 活性が上昇している。EABV は低下しておらず，血圧は通常高い。このグループには，原発性高レニン性高アルドステロン症（例：腎動脈狭窄，悪性高血圧，レニン分泌腫瘍），原発性アルドステロン症〔例：副腎腫瘍，両側性副腎過形成，グルココルチコイド奏功性アルドステロン症（GRA）〕，CDN でコルチゾールがミネラルコルチコイド作用を示す疾患〔例：偽性ミネラルコルチコイド過剰症候群（AME），グリチルリチン酸による 11 β-HSD の抑制，ACTH 産生腫瘍〕，CDN 主細胞管腔膜の開口 ENaC の持続的な活性化を起こす疾患（例：Liddle 症候群）が含まれる。このグループの患者の鑑別には，P_{Renin} と $P_{Aldosterone}$ の測定が役立つ（**表 14-2**）。

一部の患者では，電気的中性な Na^+ 再吸収が低下することが起電性

フローチャート 14-4 代謝性アルカローシスと $U_K/U_{Creatinine}$ 比高値を伴う慢性低 K 血症　皮質遠位ネフロン（CDN）主細胞管腔膜の開口 ENaC の発現数を増やす原因を突き止めることが目的である。有効動脈血液容量（EABV）と血圧によって 2 つのグループに分けることができる。最初のグループでは，EABV の低下に反応してアルドステロンが放出され ENaC 活性が二次性に上昇している。血圧が高い可能性は低い。グループ内の鑑別は，尿中 Cl^- 濃度（U_{Cl}）の測定でおこなう。2 つ目のグループでは，一次性に ENaC 活性が上昇している。EABV は低下しておらず，血圧は高い。グループ内の鑑別は P_{Renin} と $P_{Aldosterone}$ の測定に基づいておこなう。ACTH：副腎皮質刺激ホルモン，AME：偽性ミネラルコルチコイド過剰症候群，GRA：グルココルチコイド奏効性アルドステロン症，Ca-SR：Ca 感受性受容体。

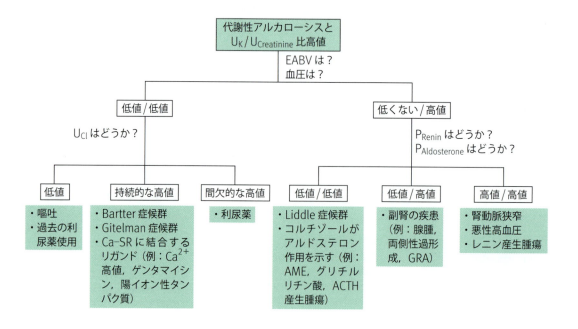

表 14-1　EABV が低下している患者での低 K 血症の鑑別における尿電解質

多尿があるときには尿電解質濃度を調整する		
	尿電解質	
状況	Na^+	Cl^-
嘔吐		
現在	高値	低値
過去	低値	低値
利尿薬		
現在	高値	高値
過去	低値	低値
下痢または便秘薬乱用	低値	高値
Bartter または Gitelman 症候群	高値	高値

高値：> 15 mmol/L，
低値：< 15 mmol/L．

表 14-2　原発性の ENaC 活性化による低 K 血症の原因疾患と血漿レニン，アルドステロン

	レニン	アルドステロン
原発性アルドステロン症	低値	高値
グルココルチコイド奏効性アルドステロン症	低値	高値
腎動脈狭窄	高値	高値
悪性高血圧	高値	高値
レニン産生腫瘍	高値	高値
Liddle 症候群	低値	低値
コルチゾールがミネラルコルチコイド作用をもつ疾患	低値	低値

Na^+ 再吸収の増加と，K 排泄増加に寄与している．このような例は，Na^+ が CDN に少量の Cl^- とともに到達するとき，たとえば最近の嘔吐によって HCO_3^- とともに Na^+ が到達したり，薬物の陰イオン（例：ペニシリン）とともに Na^+ が到達する場合などにみられる．

Mg^{2+} 欠乏はしばしば低 K 血症を合併する．この関係は，Mg^{2+} と K^+ を同時に喪失するような原因疾患によることが多い（例：下痢，利尿薬，Gitelman 症候群）．CDN での K^+ 分泌は ROMK を介しており，この過程は，細胞内の Mg^{2+} によって阻害を受ける．Mg^{2+} 欠乏による細胞内のフリーの Mg^{2+} 濃度の減少は ROMK の阻害を解除する．しかし，起電性 Na^+ 再吸収の増加には K^+ 分泌の増加が必要であるため，Mg^{2+} 欠乏だけでは必ずしも低 K 血症とはならない．

Part C
低K血症の原因疾患

低K血症の原因を**表14-3**に示す。K^+の細胞内移動による急性低K血症を起こす疾患から始め，K^+喪失による慢性低K血症を起こす疾患について議論する。

低K血症それ自体による症状は筋肉の脱力だけであるが，低K血症を有する人全員に起こるわけではない。しかし，急性で重度の低K血症患者では広くみられる。重度のK^+欠乏は横紋筋融解症につながりうる。呼吸筋を巻き込んだ場合，呼吸不全を起こすこともある。消化管の筋肉におよぶと，消化管運動の低下につながり，便秘から麻痺性イレウスにまで至る症状が起こる。

低K血症患者では，知覚異常と末梢神経伝導の遅延による深部腱反射の抑制を認める。低K血症とMg^{2+}欠乏がある患者では重篤な症状（例：テタニー）がみられる。

P_KとECG変化や不整脈との関連には個人差が大きい。低K血症に関連したECG変化には，T波の平坦化，ST低下，著明なU波などがある。低K血症の患者にみられる不整脈は多様で，心房性期外収縮，心室性期外収縮，洞性徐脈，発作性心房性あるいは房室接合部頻拍，AVブロック，心室頻拍，心室細動などがある。

低K血症はNaCl貯留による高血圧の発症，増悪が起こりやすいことが報告されている（第13章参照）。

慢性低K血症は耐糖能異常や明らかな糖尿病につながる。これはサイアザイド利尿薬の使用と糖尿病の新規発生との関連の原因の一部かもしれない。

慢性のK^+欠乏は腎機能障害と関係がある。慢性低K血症は，間質線維化，尿細管萎縮，嚢胞形成，腎機能低下（低K血症性腎症）などの，慢性の尿細管間質障害と関連がある。これに対する説明として可能なのは，低K血症とPCT細胞の細胞内アシドーシスが関係していることであり，PCT細胞の細胞内アシドーシスはNH_4^+の産生増加と髄質間質への蓄積を起こす。NH_4^+はアミド化によって補体成分を活性化し，尿細管間質障害を起こすと考えられている。低K血症はしばしば，腎性尿崩症の原因としてあげられる。しかし，腎臓の濃縮障害は，バソプレシンに反応した集合管主細胞の管腔膜へのAQP2挿入障害ではなく，慢性の髄質間質疾患による髄質間質の浸透圧の低下を反映している（くわしくは第11章参照）。慢性の低K血症は代謝性アルカローシスと関連している。低K血症はPCT細胞の細胞内アシドーシスと関連している。これによって，NH_4^+産生を刺激し，新しいHCO_3^-を産生することに加え，PCTでのHCO_3^-再吸収量を増やし，高いP_{HCO_3}が保たれる。慢性のK^+欠乏はCa含有結石形成と腎石灰沈着症とも関連している（第13章参照）。

表 14-3 低 K 血症の原因

A. K⁺の細胞内移動
- アドレナリンの急上昇を伴うもの
  - ストレスによる β_2 アドレナリンの急上昇(例:頭部外傷,くも膜下出血,心筋梗塞),薬物(例:アンフェタミン,テオフィリン,サルブタモール,クレンブテロール),大量のカフェイン,褐色細胞腫による β_2 アドレナリン急上昇
  - インスリンの増加による低血糖
  - 甲状腺中毒性周期性四肢麻痺
- アドレナリンの急上昇を伴わないもの:
  - 家族性周期性四肢麻痺,孤発性低 K 血症性周期性四肢麻痺
  - K⁺チャネル遮断薬(例:硫化バリウム)
  - 急速な同化状態(例:糖尿病性ケトアシドーシスからの回復)

B. 高 Cl 性代謝性アシドーシスを伴う K⁺喪失
- $NaHCO_3$ の消化管からの喪失(例:下痢,便秘薬乱用,瘻孔,イレウス,回腸導管への尿路変向)
- K⁺とともに陰イオンとして尿中に喪失する酸の産生(例:トルエン乱用における馬尿酸,糖尿病性ケトアシドーシスの一部)
- PCT での $NaHCO_3$ 再吸収の減少(例:大量の $NaHCO_3$ で治療された近位型尿細管性アシドーシス,アセタゾラミドの長期使用)
- 遠位型尿細管性アシドーシス
  - 遠位 H⁺分泌が低下する亜型(例:Sjögren 症候群)
  - 遠位 HCO_3^- 分泌の亢進(例:東南アジア楕円赤血球症で Cl^-/HCO_3^- 陰イオン交換体に 2 つ目の遺伝子異常があり,α 間在細胞の管腔膜への異常挿入がある)

C. 代謝性アルカローシスを伴う K⁺喪失
1. 腎外 K⁺喪失
   a. 汗への K⁺喪失(例:嚢胞性線維腺症患者)
   b. 下痢液中への K⁺喪失(DRA 活性低下による下痢患者)
2. 腎性 K⁺喪失
   a. EABV 低下によるアルドステロン放出による ENaC 活性の増加
   - 嘔吐,利尿薬使用・乱用
   - Bartter 症候群,Gitelman 症候群
   - Henle ループの mTAL の Ca-SR に結合するリガンドによる偽性 Bartter 症候群(例:高 Ca 血症患者における Ca^{2+},ゲンタマイシン,シスプラチンなどの薬物,陽イオン性タンパク質)
   b. 一次性の ENaC 活性の亢進
   - 原発性高レニン高アルドステロン症(例:腎動脈狭窄,悪性高血圧,レニン産生腫瘍)
   - 原発性アルドステロン症(例:副腎腺腫,両側性副腎過形成,グルココルチコイド奏効性アルドステロン症)
   - コルチゾールがミネラルコルチコイド作用を発揮する疾患〔例:偽性ミネラルコルチコイド過剰症候群(AME),グリチルリチン酸(例:甘草に含まれる)による 11 β-HSD 抑制,ACTH 産生腫瘍〕
   - ENaC の持続的な活性化(例:Liddle 症候群)

重度で長期間でなければ,K⁺摂取の低下が単独で慢性低 K 血症の原因になることはまれである。しかし,K⁺摂取の低下は,K⁺の喪失がみられるときには,より重篤な低 K 血症につながる。ACTH:副腎皮質刺激ホルモン,Ca-SR:Ca 感受性受容体,DRA:downregulated in adenoma,EABV:有効動脈血液容量,ENaC:上皮型 Na⁺チャネル,mTAL:太い上行脚髄質部,PCT:近位曲尿細管。

低K血症性周期性四肢麻痺

　麻痺を伴う急性低K血症は，持続するアドレナリンの急上昇を引き起こし，K^+の細胞内への持続的な移動を引き起こす，遺伝性疾患または後天的な原因により生じる（例：アンフェタミンの摂取，カフェインの大量摂取，気管支喘息の治療に$β_2$作動薬の大量使用）。遺伝性疾患には2つのグループがある。甲状腺中毒性周期性四肢麻痺と家族性周期性四肢麻痺である。

　甲状腺中毒性周期性四肢麻痺はアジア系とヒスパニック系の男性に多く，最初の発作は通常20～50歳の間に起こる。家族性周期性四肢麻痺は白人男性に多く，最初の発作は通常20歳未満で起こる。発作は通常大量の炭水化物の摂取時（インスリンの放出）や，激しい運動（$β_2$アドレナリンの急上昇）の後の安静時に発症するといわれているが，発作の明らかな誘発因子をもたない患者がほとんどである。

病態生理

　甲状腺ホルモン過剰によるNa^+-K^+-ATPase活性の亢進は，健常人であれば急性低K血症を起こさないような刺激によって，K^+の細胞内への移動が起こることで，甲状腺中毒性周期性四肢麻痺（TPP）の病態が生じるといわれてきた。近年の研究で，TPPにおける感受性の亢進は，骨格筋特異的な内向き整流性K^+チャネル（Kir），Kir2.1の機能喪失変異によると報告されている。活性化したNa^+-K^+-ATPaseの数の増加によるK^+の流入増加とKirチャネルの機能喪失によるK^+流出減少の両者の作用によって，これらの患者では筋肉の興奮性が低下し，低K血症をきたす。

　家族性周期性四肢麻痺は常染色体優性遺伝病である。家族性周期性四肢麻痺患者の遺伝子解析から，本疾患の多くの患者では，骨格筋のジヒドロピリジン感受性Ca^{2+}チャネルのαサブユニットをコードする遺伝子に異常があることが報告された。しかし，この遺伝子異常が周期性低K血症と麻痺にどのようにつながっているのかは不明である。

臨床像

　主な症状は，繰り返す一過性の脱力発作であり，重度の低K血症（P_Kはしばしば2.0 mmol/L未満）による麻痺に至ることもある。アジア系とヒスパニック系の人では，甲状腺中毒症と関連していることが多いが，甲状腺中毒症の徴候や症状はしばしば軽症である。

診断

　最初のステップは低K血症が急性であるか（K^+の細胞内への移動によって起こる），慢性であるか（体内K^+欠乏によって起こる）を判断することである。$U_K/U_{Creatinine}$比によって評価した尿中K^+排泄量が低く，代謝性酸塩基平衡異常を伴わなければ，低K血症の主な原因は急性のK^+の細胞内への移動であると考えられる。頻脈（脈圧拡大を伴

う収縮期高血圧）がみられる場合，急性の K^+ の細胞内移動の原因がアドレナリンの急上昇か甲状腺機能亢進症であることを示唆している。低 P 血症は通常，甲状腺中毒性周期性四肢麻痺と家族性周期性四肢麻痺の両者でみられる。甲状腺機能亢進症の症状は甲状腺中毒性周期性四肢麻痺の患者にはみられるが，通常，軽症である。血漿甲状腺ホルモン値の上昇によって診断がつけられる。

鑑別診断

臨床所見と検査所見は，低 K 血症性周期性四肢麻痺患者を，急性の K^+ の細胞内移動の要素をもつ K^+ 欠乏による慢性低 K 血症患者から鑑別するうえで役立つ。もう 1 つ鑑別に役立つポイントがある。低 K 血症性周期性四肢麻痺患者の場合，通常，P_K を安全域（約 3 mmol/L）まで増加させるには圧倒的に少ない量の KCl 投与でよい。しかし，体内 K^+ 欠乏による慢性低 K 血症患者では，大量の KCl 投与が必要である（約 1 mmol/kg 体重に対して KCl 3 mmol/kg 体重以上）。

治療

急性発作の際には，KCl の投与をおこなう。KCl 投与のスピードは，不整脈がなければ 10 mmol/時を超えないようにする。しかし，K^+ が ECF に戻ることに伴い，リバウンド高 K 血症発症のリスクがある。後ろ向き症例対照研究では，24 時間で 90 mmol 以上の KCl を投与した場合や 10 mmol/時以上のスピードで投与した場合に，リバウンド高 K 血症（$P_K > 5.0$ mmol/L）が，甲状腺中毒性周期性四肢麻痺患者の 30〜70％にみられた。甲状腺中毒性周期性四肢麻痺患者の場合，非選択的 β 遮断薬（プロプラノロール，3 mg/kg 経口）の投与によって，KCl の投与なしで，リバウンド高 K 血症を伴うことなく急速に脱力と低 K 血症が治療できることが報告されてきた。非選択的 β 遮断薬の投与は，アドレナリンの急上昇に関連した他の急性低 K 血症（例：アンフェタミンの摂取，カフェインの大量摂取）の治療にも有用である。甲状腺機能亢進症があれば，通常の方法で治療する。発作の再発を防ぐためには，通常，炭水化物の多い食事や激しい運動を避けるようにアドバイスをする。より長期には，非選択的 β 遮断薬の投与は麻痺発作の回数を減少させるかもしれないが，発作時の P_K 低下の程度にはほとんど効果がないようである。アセタゾラミド（250〜750 mg/日）は家族性周期性四肢麻痺の一部の患者の発作回数を減らすことに成功している。この炭酸脱水酵素がこの状況に有益な効果を発揮するメカニズムについては不明である。

遠位型尿細管性アシドーシス

病態

しばしば重篤になる低 K 血症は，H^+ 分泌が減少する遠位型尿細管性アシドーシス患者でよくみられる。H^+ 分泌の減少は，遠位ネフロンの H^+-ATPase の障害によるか（例：遺伝性疾患，さまざまな自己免疫疾

患による後天的疾患，異常蛋白血症），遠位尿細管でのHCO_3^-分泌を起こす異常（例：東南アジア楕円赤血球症でCl^-/HCO_3^-陰イオン交換体に2つ目の遺伝子異常があり，α間在細胞の管腔膜への異常挿入がある患者）である（このトピックについての詳細な議論は第4章を参照）。K^+分泌の増加はCDN管腔内のHCO_3^-がpendrin/NDCBEによる電気的中性なNaCl再吸収を減少させ，起電性のNa^+再吸収の割合を高め，CDNの負の電位を増加させることによる。

診断

臨床像は，低K血症，アニオンギャップ（$P_{Anion\ gap}$）正常の代謝性アシドーシス，NH_4排泄の低下，尿pH高値（約7.0）などである。多くの患者がリン酸Ca結石や腎石灰沈着症を繰り返す。

治療

低K血症の程度が重症であれば，KClの形でK^+の投与をおこなうべきである。$NaHCO_3$はP_Kが安全域（＞3 mmol/L）になるまで投与してはならない。$NaHCO_3$はK^+の細胞内への移動を促し，低K血症を悪化させる。K^+とともに，HCO_3^-の前駆物質（例：クエン酸陰イオン）を投与することは，低K血症と代謝性アシデミアを補正するうえで理にかなっている。しかし，この治療は尿pHをさらに増加させ，2価のリン酸である，尿中リン酸の総排泄量を増やし，リン酸Ca結石発症のリスクとなる。しかし，尿pHが7.0を超えて高値の場合，2価のリン酸濃度の増加は少ない（第4章参照，表4-8）。アシデミアと低K血症を補正させ尿中のイオン化Ca^{2+}濃度を減少させるので，尿中クエン酸陰イオンの排泄量が増えれば，このリスクを上回る。

シンナー中毒

病態

トルエンの代謝によって馬尿酸が産生される（図3-2参照）。尿中への馬尿酸の排泄がNH_4^+の排泄を上回ると，Na^+の喪失とEABVの低下が起こる。CDN管腔の負の電位が増加することによって，CDNにおけるK^+分泌が増加するので，低K血症は尿中へのK^+排泄亢進によるものである。この管腔内負の電位の増加はCDNでの起電性のNa^+再吸収の増加による。これは，EABV低下に反応してアルドステロンが放出されることとCDNで再吸収されない馬尿酸とともにNa^+が到達することで，CDN主細胞管腔膜の開口ENaCの発現量が増えることによって起こる。

診断

診断は，低K血症，$P_{Anion\ gap}$正常の代謝性アシドーシス，Cl^-以外の陰イオンを伴うNH_4^+排泄の増加によって診断する。馬尿酸陰イオンは糸球体で自由に濾過され，PCTでも分泌されるので，NH_4^+とともに尿中に排泄される陰イオンが馬尿酸であることは，分画排泄率の増

加によって推定できる。

治療

低 K 血症が重度であれば，K^+ を KCl として投与すべきである。P_K が安全域（＞ 3 mmol/L）になるまで，$NaHCO_3$ の投与は控えるべきである。

下痢

下痢で低 K 血症を伴う患者は，分泌性下痢患者と大腸での Na^+ と Cl^- の再吸収の減少による下痢患者の 2 つのグループに分けることができる。

分泌性下痢患者
● 病態

このタイプの疾患の原型はコレラ患者である。このタイプの下痢は急激な発症と，下痢液中に大量の Na^+，Cl^-，HCO_3^- を喪失する。主な病態はコレラ毒素による cAMP の増加によってプロテインキナーゼ A（PKA）の活性化，小腸前半部の腺窩細胞の管腔膜に CFTR Cl^- チャネルが挿入されることである。これにより再吸収できないほどの大量の Na^+ と Cl^- が大腸に流れ込む（詳細は第 4 章参照）。したがって，これらの患者では ECF に含まれる半分近くの Na と Cl^- の大量喪失をしばしば認める。

また，大量の K^+ も下痢液中に喪失する（約 15 mmol/L）。大量の下痢に加えて，cAMP の上昇が大腸の maxi–K^+ チャネルを介して K^+ 排泄を促す。しかし，重度の EABV の低下に対するαアドレナリン反応がインスリンの放出を抑制する。その結果，K^+ を細胞外に移動させる。したがって，体内 K^+ 欠乏にもかかわらず，P_K は通常，正常高値となる。大量の食塩液の投与によってαアドレナリン作用が抑制される。$β_2$ アドレナリン反応が持続すると，P_K は危険な程度まで低下する。

それゆえ，これらの患者では，最初に数リットルの食塩液の投与後，大量の KCl 投与が必要になる。K^+ に関わるさらなる治療を進めるには，P_K を注意深くモニターする必要がある。これらの患者は下痢液中への $NaHCO_3$ 喪失により，ECF の HCO_3^- は非常に欠乏している。にもかかわらず，ECF 量は 50％以上減少するので，P_{HCO_3} は正常域にとどまる（くわしくは第 2 章参照）。したがって，大量の食塩液の投与をおこなうと，重度のアシデミアを発症する。$NaHCO_3$ を投与しないと，一部の患者は肺水腫を発症する（このメカニズムについての説明は第 3 章参照）。それゆえ，重度のアシデミアの発症を防ぐために十分量の $NaHCO_3$〔または Na^+ とともに，代謝されて HCO_3^- を産生する陰イオン（例：Ringer 液の乳酸陰イオン）〕を投与すべきである。より重度のアシデミアの発症を予防するために投与するので（下痢液には約 40～45 mmol/L という高濃度の HCO_3^- が含まれているため），代謝

性アシドーシスと低K血症を合併している患者にNaHCO₃を投与してはいけないという原則からは外れる。P_{HCO_3}がかなり増加しないかぎりはK⁺の細胞内移動を促進することはないので，安全であると考えられる。EABVを増やすことが目標なら，輸液中のHCO₃⁻濃度はP_{HCO_3}と同じ濃度にすべきである。一方，現在失われているHCO₃⁻を補充することが目標なら，輸液中のHCO₃⁻濃度は下痢液中のHCO₃⁻と同じ濃度にすべきである。

大腸でのNa⁺とCl⁻の再吸収の減少による下痢患者

　これらの患者では大腸に到達するNa⁺とCl⁻が大量に増えているわけではない。したがって，下痢液の量と電解質の欠乏量は分泌性下痢患者に比べてはるかに少ない。

　これらの患者の病態は大腸細胞管腔膜のdownregulated in adenoma（DRA），Cl⁻/HCO₃⁻陰イオン交換体（AE）の活性低下である（第4章参照）。

　これらの患者は下痢液中に中等度のK⁺喪失があるので，K⁺の摂取が少ないと低K血症を発症する。EABVの軽度低下に反応したβ₂アドレナリン放出によってK⁺が細胞内に移動し，より重度の低K血症を呈する。

● 診断

　下痢の経過については聞き出せるだろうが，便秘薬の乱用は否定されるだろう。それが疑われるときには，尿電解質の測定が手がかりとなることがある（表14-2参照）。EABVが低下していればU_{Na}は低いが，代謝性アシデミアによるアンモニア産生亢進によって，NH₄⁺の尿中排泄が多ければ，U_{Cl}は高くなる。

　大腸での吸収障害による下痢患者では，EABVの正常化をはかるために食塩液の輸液が必要となる。低K血症の治療については本章のPart Dでくわしく述べる。

利尿薬

病態

　利尿薬を内服している患者のCDNにおけるK⁺分泌増加は，EABV低下に反応したアルドステロン放出の結果としてENaCを介した起電性Na⁺再吸収が増加することにより，CDNでの管腔の負の電位が増加することによる。

臨床像

　通常どおりK⁺を摂取していれば，低K血症の程度としては軽症である。3 mmol/L未満のP_Kは高血圧治療のためにサイアザイド利尿薬を内服している患者の10％未満でみられ，通常，治療開始した最初の2週間で観察される。

診断

診断は通常，明白である。しかし，患者は利尿薬乱用を否定することが多い。数回のスポット尿の U_{Na} と U_{Cl} の測定が利尿薬乱用患者（間欠的に U_{Na} と U_{Cl} が高値になる）から，Bartter 症候群や Gitelman 症候群（持続的に U_{Na} と U_{Cl} が高値になる）を見分けるのに役立つ。利尿薬乱用は利尿薬の尿分析でも確認できる。利尿薬の効果が反映された，尿 Na^+ と Cl^- が高い尿検体で尿分析をおこなうべきである。U_{Na} と U_{Cl} を調べることは，隠れた嘔吐や便秘薬乱用による低 K 血症患者から，利尿薬乱用による低 K 血症患者を見分ける手がかりも与えてくれる（表 14-1 参照）。

治療

虚血性心疾患や左室肥大でジギタリスを内服している患者では低 K 血症があると不整脈のリスクが増加する。それゆえ，軽度の低 K 血症でもそのような患者では避けるべきである。注目すべきはサイアザイド利尿薬で高血圧治療を受けている患者では，K^+ 欠乏は血圧を 5〜7 mmHg 上昇させ，利尿薬の降圧作用を減弱させるということである（第 13 章参照）。

慢性の K^+ 欠乏の他の作用としては，間質の線維化を伴う腎症の発症がある。それに加えて，低 K 血症では，細胞内アシドーシスのために，PCT 細胞でのクエン酸の再吸収が増加する。低クエン酸尿症を発症すると，Ca 結石の再発を防ぐ働きをもつサイアザイド利尿薬の利点が損なわれる。

利尿薬誘発低 K 血症を抑制するいくつかの方法がある。1 つは，低 K 血症のリスクは用量依存的であるため，効果がある範囲で最小量を用いるべきである。本態性高血圧患者はほとんどの場合，ヒドロクロロチアジド 12.5〜25 mg での降圧効果とより高用量での降圧効果とは同程度である。2 つ目に，K^+ 摂取は抑制しないことである。食塩を Co-Salt®（1 g あたり 14 mmol の K^+ が含まれている）で代用するのは，Na^+ の摂取を減らして，K^+ を摂取する安価な方法である。3 つ目に，K^+ 排泄量を抑制すれば低 K 血症の程度を最小化することができる。これは，NaCl の摂取と排泄を 100 mmol/日に抑制することで一部実現できる。K^+ の腎排泄は K 保持性利尿薬を使うことでも減少させることができる。著者らは，サイアザイド利尿薬またはループ利尿薬と ENaC 阻害薬（例：amiloride）が 1 錠にまとまった合剤を使うことは好まない。なぜなら，サイアザイド利尿薬またはループ利尿薬による遠位ネフロンの流量増加は ENaC 阻害薬の管腔内濃度を低下させ，効果を弱めるからである。

低 Mg 血症

低 Mg 血症と低 K 血症には臨床上，重要な関係がある。しかし，Mg^{2+} 欠乏それ自体が腎臓での K^+ 喪失と低 K 血症を起こすのか，低 Mg 血症と低 K 血症の両方を起こす背景疾患（例：下痢，利尿薬，

Gitelman 症候群）があるのかについては明らかでない。ただし，低 K 血症に関連した不整脈を有する患者は，Mg^{2+} 欠乏が補正されるまで，KCl 投与治療に反応しないことは覚えておく必要がある。

嘔吐

病態

ボランティアを対象とした実験的な胃液吸引研究のバランスデータでは，吸引後期間の最後には，Cl^- と K^+ の累積バランスは負であり，それらは同程度であった（くわしくは第 7 章参照）。胃液の K^+ 濃度は 15 mmol/L 未満であるので，嘔吐や胃液吸引患者の低 K 血症は基本的には，尿中への K^+ 喪失が原因である。腎臓での K^+ 喪失は，EABV 低下に反応して放出されたアルドステロンによって，CDN の開口 ENaC 数が増え，その結果，CDN での起電性 Na^+ 再吸収が増加することによって起こる。嘔吐によって起こる CDN 管腔液内の HCO_3^- 濃度の増加は，pendrin を抑制し，NDCBE と電気的中性な NaCl 再吸収を抑制し，CDN での起電性の Na^+ 再吸収の割合を高める。K^+ 総分泌の増加も，非吸収性の陰イオン（硫黄含有アミノ酸の酸化でできた SO_4^{2-} 陰イオンや有機酸陰イオン）とともに Na^+ が CDN に到達することによって起こる。

臨床像

臨床像の重要なポイントは，嘔吐（または胃液吸引）の経過，低 K 血症，代謝性アシドーシス，U_{Cl} の大幅な低下である。最近の嘔吐発作の患者では，HCO_3^- の尿中排泄によって Na^+ 排泄が強制的に生じるため，EABV が低下しているのにもかかわらず，U_{Na} は低下していない可能性がある。

患者は嘔吐を否定することがある。その診断を示唆する手がかりがいくつかある。特に体型を気にしたり，体重制限が重要な職業であったり（例：バレエダンサー，ファッションモデル），摂食障害や，精神障害があるために誘発嘔吐をしているかもしれない。身体診察も役立つ手がかりを与えてくれる。指の甲側や指関節の皮膚硬化病変は，しばしば嘔吐するために口に入れるときにできるものであり，HCl に繰り返し触れることで歯のエナメル質のびらんがみられることもある。

低 K 血症によって EABV 低下がみられる患者の鑑別における U_{Na} と U_{Cl} について表 14-1 にまとめた。

治療

治療は嘔吐の原因を調べることと，低 K 血症を補正するために K^+ を投与することである。これらの患者は Cl^- も欠乏しているので，KCl を投与する。

Bartter 症候群

病態

Bartter 症候群患者は，Henle ループの太い上行脚髄質部（mTAL）の NaCl 再吸収に関わる輸送体の 1 つに遺伝子異常を有しているため，腎性塩類喪失となる。K^+ の腎臓での喪失は主に，EABV 低下に反応して放出されたアルドステロンの作用によって CDN での開口 ENaC 発現数が増加し，CDN での起電性 Na^+ 再吸収が高まることによる。Bartter 症候群では，mTAL における機能が他にも 2 つ障害されている。1 つは，Na^+ と Cl^- の再吸収によって髄質間質の高い有効浸透圧が形成されるのに重要なネフロンセグメントであるため，この患者には腎濃縮力障害があり，dDAVP 投与に反応した尿中有効浸透圧上昇が予想より少ない（第 11 章参照）。もう 1 つは，mTAL では濾過された Ca^{2+} が大量に再吸収されるため，再吸収が減少すると，Ca^{2+} の遠位到達量が下流のネフロンセグメントでの再吸収能力を超えてしまい，その結果として，この症候群では高 Ca 尿症がよくみられる。一方，かなりの量の Mg^{2+} が mTAL で再吸収されるが，Bartter 症候群では低 Mg 血症は一般的ではない。これは，DCT 後半部での Mg^{2+} の再吸収が亢進しているからであり，尿中への Mg^{2+} 喪失を減少させ，低 Mg 血症を防いでいる。

分子病態

Bartter 症候群の原因となる遺伝子変異は，5 つの異なる遺伝子でみつかっている（**図 14-1**）。はじめの 2 つの遺伝子異常は出生前 Bartter 症候群を引き起こし，Na^+-K^+-2 Cl^- 共輸送体-2（NKCC-2）遺伝子と ROMK チャネル遺伝子の変異である。3 つ目は基底側膜の Cl^- チャネル（ClC-Kb）の遺伝子変異である。このチャネルは DCT の基底側膜にも発現しているので，DCT の NaCl 再吸収にも影響を与える。こ

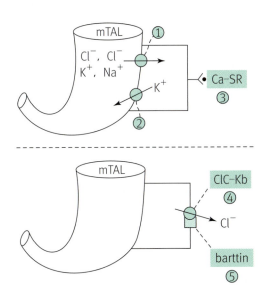

図 14-1 Bartter 症候群の分子病態

Henle ループの太い上行脚髄質部（mTAL）での Na^+ と Cl^- の再吸収が減少することによって Bartter 症候群となることがこの図にまとめてある。わかりやすくするため，2 つに分けてあるが，すべての輸送体は 1 つの細胞タイプに存在する。上図には，管腔膜の Na^+-K^+-2 Cl^- 共輸送体 2（NKCC-2，①），renal outer medullary K^+ チャネル（ROMK）（②），Ca 感受性受容体（Ca-SR，③）が描かれている。下図には，基底側膜の Cl^- チャネル（ClC-Kb）（④）とそのβサブユニット barttin（⑤）が描かれている。

の Cl⁻ チャネルの重要な β サブユニット，barttin の遺伝子の変異も Bartter 症候群と感音性難聴を合併する患者で報告されている。これは，barttin が内耳の Cl⁻ チャネルの機能にも関わっていることを示している。Bartter 症候群に低 Ca 血症を合併する患者も報告されており，この患者の病因は Ca 感受性受容体（Ca-SR）遺伝子の活性型変異である。

臨床像

この患者の症状は通常小児でみられる。しばしば家族歴や血族婚を認める。臨床像は EABV の低下と腎性塩類喪失，低 K 血症，代謝性アルカローシスである。高 Ca 尿症は頻度が高いが，低 Mg 血症は頻度が低い。Cl⁻ チャネル（ClC-Kb）遺伝子変異による Bartter 症候群は，ClC-Kb が DCT にも発現しているので，より重症になるか，Gitelman 症候群（例：低 Ca 尿症，低 Mg 血症）に似た表現型になる。

副甲状腺における Ca-SR の機能獲得型変異は受容体の閾値を下方へリセットする。血漿イオン化 Ca^{2+} が低くても，副甲状腺ホルモンの放出が抑制されるので，低 Ca 血症となる（常染色体優性副甲状腺機能低下症）。

後天的な疾患でもループ利尿薬作用を呈し，Bartter 症候群の臨床像を呈することがある（偽性 Bartter 症候群）。例としては，高 Ca 血症，Ca-SR に結合する陽イオン性薬物（例：ゲンタマイシン，シスプラチン）がある。陽イオン性タンパク質が Ca-SR に結合し，Bartter 症候群様の臨床像を呈することがあり，多発性骨髄腫や一部の自己免疫疾患が例としてあげられる。

治療

Gitelman 症候群の項で議論する。

出生前 Bartter 症候群

出生前 Bartter 症候群は NKCC-2 または ROMK をコードする遺伝子の機能喪失型遺伝子変異によって起こる。妊娠は通常，羊水過多，早産となる。

出生直後から大量の NaCl を腎臓から喪失するので，非常に重篤な疾患である。量的に考えると，大人で 1 日に 2,460 mmol の Na^+ が Henle ループの髄質部と皮質部で再吸収されていると推定される（第 9 章参照）。この量は 70 kg の体重の成人の ECF に存在する Na^+ 量よりも明らかに多い（ECF 量 15 L × P_{Na} 150 mmol/L ＝ 2,250 mmol）。Bartter 症候群患者は死を免れるので，何らかの Na^+ と Cl^- の喪失を抑えるメカニズムがあるはずである。

1. **Henle ループへ到達する Na^+ と Cl^- の減少**：最初の大量の Na^+ と Cl^- の喪失により，EABV が大きく低下する。その結果，GFR は大幅に低下し，PCT における Na^+ と Cl^- の再吸収が著明に増加する。
2. **Henle ループの下流のネフロンでの Na^+ と Cl^- の再吸収の増加**：

この反応はプロスタグランジンによって抑制されている。したがって，プロスタグランジン合成をシクロオキシゲナーゼ阻害薬によって阻害することによって，遠位尿細管後半部でのNa^+とCl^-の再吸収を増加させる。これによって，シクロオキシゲナーゼ阻害薬は出生前 Bartter 症候群患者での腎臓での塩類喪失を減少させる（より詳細は症例 14-4 の解説を参照）。

ROMK の不活化遺伝子変異をもつ患者は出生前 Bartter 症候群となるが，最初は高 K 血症で，低 K 血症ではない。生後数週間は，CDN では maxi-K^+ チャネルが発現しておらず，高 K 血症，著明な NaCl 腎喪失，EABV の著明な低下，アルドステロン高値のため，偽性低アルドステロン症と診断される。数週たつと，maxi-K^+ チャネルが CDN 管腔膜に発現してくるので，K^+分泌が増え，低 K 血症となる。

Gitelman 症候群

病態

この疾患の患者は DCT の Na^+ と Cl^- 輸送に関わる遺伝子に異常があり，腎性塩類喪失と EABV の低下をきたす。K^+ の腎喪失と低 K 血症は主に EABV の低下に反応して放出されたアルドステロンの作用によって CDN での開口 ENaC 発現数が増加し，CDN での起電性 Na^+ 再吸収が増えることによって起こる。Henle ループの機能は障害されないので，腎濃縮力障害はない。尿 Ca/Cr 比がきわめて低い低 Ca 尿症と腎臓からの Mg 喪失による低 Mg 血症は，Gitelman 症候群でよくみられる所見である（**図 14-2**）。

● 低 Ca 尿症

Gitelman 症候群患者の低 Ca 尿症は，EABV の低下によって二次的

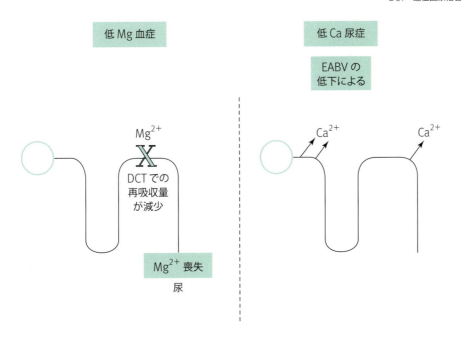

図 14-2 Gitelman 症候群患者における低 Mg 血症と低 Ca 尿症を説明する仮説　曲線はネフロンを表している。左図は Gitelman 症候群患者で Mg^{2+} 排泄が亢進しているメカニズムを表している。低 Mg 血症に至る Mg^{2+} の腎喪失の原因として最も考えられるのは，このネフロンセグメントが Mg^{2+} 再吸収の最後の部位であることである。右図はこの患者で起こる低 Ca 尿症のメカニズムを表している。Ca^{2+} の排泄が低下する主な理由は有効動脈血液容量（EABV）の低下により近位曲尿細管での Ca^{2+} の再吸収が亢進することである。おそらく，皮質遠位ネフロンの接合部尿細管での Ca^{2+} 再吸収も亢進している。DCT：遠位曲尿細管。

に PCT での Ca^{2+} の再吸収が増加することによって起こると説明される（図 14-2）。DCT の下流のネフロンでの Ca^{2+} の再吸収も増加しているようである。事実，接合部尿細管は Ca^{2+} 再吸収に必要なすべての要素を備えている。接合部尿細管での Ca^{2+} 再吸収の増加は Bartter 症候群での高 Ca 尿症の程度を減少させ，Gitelman 症候群の Ca^{2+} 排泄量をかなり低下させている。Gitelman 症候群患者の著明で持続する低 Ca 尿症にもかかわらず，Ca^{2+} バランスを維持できる理由を考えることは興味深い。

● 低 Mg 血症

糸球体で濾過された Mg^{2+} の大半（60〜70％）は Henle ループの TAL で再吸収され，DCT で再吸収されるのはわずか（5〜10％）であるが，Gitelman 症候群では Bartter 症候群より低 Mg 血症がよくみられる。Gitelman 症候群で，Mg^{2+} の腎喪失と低 Mg 血症がみられる理由は明らかでない。Gitelman 症候群で Mg^{2+} の腎喪失が生じる理由について著者らが好む説明は，DCT は Mg^{2+} 再吸収の割合は少ないものの，Mg^{2+} の再吸収が起こる最下流のネフロンセグメントであり重要であるというものである（図 14-2）。ラットでは長期間サイアザイド利尿薬を投与して DCT での Na^+ と Cl^- 再吸収を抑制すると同ネフロンの細胞がアポトーシスを起こし，細胞数が減少する。そのため，腎臓での Mg^{2+} の喪失が起こり，低 Mg 血症を発症する。

分子病態

Gitelman 症候群患者の大多数では DCT 前半部の Na^+-Cl^-（NCC）共輸送体（NCC）をコードする遺伝子に変異がある（図 14-3）。基底側膜の Cl^- チャネル（ClC-Kb）をコードする遺伝子の変異は通常 Bartter 症候群の臨床像を示すが，一部の患者は Gitelman 症候群に似た表現型を示す。

臨床像

Gitelman 症候群の大部分は若年成人で発症する。一方，Cl^- チャネル（ClC-Kb）異常による患者は，しばしば，より早期に発症し，Bartter 症候群の所見に似ている。家族歴や血族婚があることが多い。

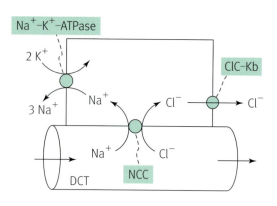

図 14-3 Gitelman 症候群の分子病態　Gitelman 症候群の主な障害は遠位曲尿細管（DCT）における Na^+-Cl^- 共輸送体（NCC）をコードする遺伝子の変異である。基底側膜の Cl^- チャネル（ClCN-Kb）遺伝子の変異は通常 Bartter 症候群の臨床像を呈するが，一部の患者では，表現形が Gitelman 症候群に似る。

主な臨床症状は手や足のけいれんであり，しばしば重篤で，テタニーを発症する。多尿と夜間頻尿/夜尿症はよくみられる。主な臨床所見はEABVの低下である。主な検査異常は，低K血症，低Mg血症，代謝性アルカローシス，Na^+，Cl^-，K^+，Mg^{2+}の腎喪失と尿Ca/Cr比の低下である。

診断

典型的な臨床所見があれば，診断は難しくない。しかし，Gitelman症候群とBartter症候群を臨床的に鑑別するには3つの困難がある。まず，慢性低K血症による髄質の障害があったり，高濃度の電解質排泄に伴う浸透圧利尿があると，U_{Osm}は予想ほど高くない。2つ目に，尿Ca/Cr比の低値は病気の後半でははっきりしてくるが，初期では濃縮した尿検体でのみ認められる。3つ目に，低Mg血症は病期の後半で発症する。

EABV低下を伴う低K血症の鑑別疾患は，Bartter症候群の項で議論したとおりである。

治療

これから述べる治療はBartter症候群とGitelman症候群患者の両方にあてはまる。

たとえ大量のK^+を投与しても，低K血症の補正はきわめて難しい。低Mg血症はGitelman症候群の一部の患者ではK利尿を亢進させる重要な因子である。経口Mg製剤による低Mg血症の補正は消化管の副作用によって，限界がある。アンジオテンシン変換酵素阻害薬は一部の患者に試みられ，ときにうまくいくが，低血圧が最大の懸念である。著者らは長期の非ステロイド系抗炎症薬の使用を，慢性の腎機能障害の可能性を考慮して，控えてきた。K保持性利尿薬（例：amiloride，スピロノラクトン，エプレレノン）はK^+を保持するには役立つが，腎性塩類喪失を悪化させる。たとえ大量のamilorideであってもBartter症候群やGitelman症候群の過剰なK利尿を減少させることはできないという報告が多い。この減弱した作用の説明の一部は，CDN管腔での薬物濃度の低下と関連している。HenleループまたはDCTでのNa^+とCl^-の再吸収の障害は，NaClの遠位到達量を増加させ，CDN管腔液量を増加させる。管腔液量の増加は希釈によってENaC阻害薬の濃度を下げる。したがって，効果を発揮させるには大量のamilorideを投与すべきである。また，Bartter症候群やGitelman症候群患者にこのような薬物を使う場合の懸念として，食事からのNaClの摂取が低下したり，NaClの腎外喪失に至る下痢を発症したりすると，Na^+喪失が大きな問題になる。

最近のオープンラベル，ランダム化，クロスオーバー，エンドポイント盲検化試験では，6週間にわたって一定のK^+とMg^{2+}補充に加えて，インドメタシン，エプレレノン，amilorideのP_Kへの影響と治療の安全性を調べた。インドメタシン追加群ではP_Kが0.38 mmol/L，エプレレノン追加群で0.15 mmol/L，amiloride追加群で0.19 mmol/L

上昇した。インドメタシンは最も効果があったが，胃腸障害による副作用とeGFRの低下があった。amilorideとエプレレノンの効果は低く，Na^+欠乏を悪化させた。研究期間が短く，その短期間でも副作用の発生が多かったことから，これらの薬物の長期投与の利点と欠点を明らかにすることは難しい。エプレレノンとamilorideは効果が弱く，これらの薬物の利点が長期間にわたって持続するかはわからない。

Bartter症候群とGitelman症候群の興味深い臨床観察として，大量の経口KCl補充にもかかわらず低K血症が持続するというのがある。したがって，K^+補充をおこなうと，K^+の排泄量はかなり増える。著者らはCDN主細胞管腔膜の開口ROMKチャネルの数の調整に焦点をあてて，次のように推定している。低K血症の程度がより重篤になると，CDNの管腔の開口ROMKの数が減少する。これによりCDNにおけるK^+排泄量が減少する。KCl補正でP_Kが上昇すると，CDN管腔膜の開口ROMKチャネルの数が増加する。したがって，P_Kがやや高い状態であるかぎり，CDN管腔の通常の負の電位でK^+分泌量は増加する。したがって，少量を複数回に分けてK^+補正をおこなうことで，効果的にP_Kを正常域近くに保てる。

Ca-SRに結合する陽イオン性薬物

病態

ゲンタマイシンとトブラマイシンはHenleループの基底側膜のCa-SRに結合する陽イオン性抗菌薬である（**図14-4**）。これらはROMKを抑制し，ループ利尿薬様の作用を示す。同様のメカニズムはシスプラチンなどのCa-SRに結合する陽イオン性薬物にもあてはまる。

臨床像

この疾患は腎性塩類喪失によるEABVの低下，低K血症，低Mg血症，高Ca尿症，代謝性アルカローシスをしばしば伴う。ゲンタマイシンやシスプラチンのCa-SRの共有結合は長時間続くので，薬物の中断後，その効果が消えるのに時間がかかる。Na^+，K^+，Mg^{2+}補充による補助治療を必要に応じておこなう。

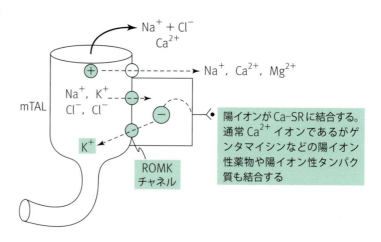

図14-4 Ca感受性受容体（Ca-SR）に結合する薬物による低K血症
イオン化Ca^{2+}やゲンタマイシンのような陽イオン性薬物がHenleループの太い上行脚髄質部（mTAL）の基底側膜にあるCa-SRに結合すると，ROMKチャネルが阻害される。HenleループのmTALの管腔に流入するK^+が減少し，Na^+-K^+-$2Cl^-$共輸送体を介したイオンの細胞内への流入が阻害され，管腔内の正の電位は減少する。結果として，HenleループでのNa^+，Cl^-，イオン化Ca^{2+}の再吸収は少なくなる。これはループ利尿薬のNa^+，Cl^-，K^+，Ca^{2+}を尿中に喪失し代謝性アルカローシスを起こす作用に似た所見である。

原発性アルドステロン症

病態
　原発性アルドステロン症患者は副腎腫瘍または両側性副腎過形成によりアルドステロン分泌が亢進している。

分子病態
　K^+ チャネル KCNJ5 をコードする遺伝子の点変異はアルドステロン産生腫瘍の 40％の患者で見つかっている。これらの変異はチャネルの選択フィルターの中または近くにあり，Na^+ のコンダクタンスを増やし，Na^+ の副腎の球状帯細胞への流入を増やす。これにより Ca^{2+} 流入の増加による脱分極を起こし，それがアルドステロン放出と細胞増殖のシグナルになる。

臨床像
　診断を疑うのは，高血圧と説明のつかない腎臓での K 喪失を伴う低 K 血症の患者に遭遇したときである。しかし，大部分の患者で低 K 血症はみられない。この理由は不明である。K^+ 排泄量を減少させる薬物（例：アンジオテンシン変換酵素阻害薬，アンジオテンシン II 受容体拮抗薬）を飲んでいるのに P_K が正常下限域であるような患者についても原発性アルドステロン症を疑う。

診断
　診断は高い $P_{Aldosterone}$ と非常に低い P_{Renin} による（表 14-2 参照）。随時採血の $P_{Aldosterone}/P_{Renin}$ 比が高いことはスクリーニングテストとして十分である。原発性アルドステロン症は，塩分を負荷しても $P_{Aldosterone}$ が抑制されないか尿中アルドステロン排泄が抑制されないことで確認する。副腎腺腫と両側性副腎過形成を鑑別するには CT スキャンを用いる。手術を考えるのであれば，CT スキャンで検出した腺腫が機能性であるかどうかを決定するために，副腎静脈サンプリングが必要である。

鑑別疾患
　非常に低い P_{Renin} と高い $P_{Aldosterone}$ は，高血圧と低 K 血症をきたす他の疾患から原発性アルドステロン症を鑑別するのに役立つ（表 14-2 参照）。グルココルチコイド奏効性アルドステロン症（GRA）患者でも高い $P_{Aldosterone}$ と低い P_{Renin} の状態となる。しかし，GRA の患者はグルココルチコイドによって $P_{Aldosterone}$ が抑制される。

治療
　腹腔鏡下の片側副腎摘出が副腎腺腫患者の治療に広く用いられる。成功すれば，アルドステロン分泌が抑制され，血圧が下がり，低 K 血症の改善が期待される。しかし，片側副腎摘出を受けた患者の多く，特

に，高血圧の家族歴がある患者や手術前に2ないし3種類の降圧薬を飲んでいたような患者では，高血圧が持続する。

両側性の副腎過形成患者や手術適応のない副腎腺腫患者では薬物治療をおこなう。しかし，治療の目標は血圧をコントロールし，低K血症を補正するだけでなく，高アルドステロン症の望ましくない心臓への効果を除去することである。したがって，ミネラルコルチコイド受容体拮抗薬（スピロノラクトン，エプレレノン）の投与が望ましい。amilorideはこれらの薬物が使えない患者への代替薬である。Gitelman症候群の治療の項で議論したように，CDNの流量を減らすためにNaCl摂取を抑えることが必要である。

グルココルチコイド奏効性アルドステロン症

病態

これは両側性の副腎過形成のまれな病型であり，ACTHによってアルドステロンの分泌が制御される。コルチゾールのC-18酸化産物である18-ヒドロキシコルチゾールや18-オキソコルチゾールの過剰産生を認める。

分子病態

この病気の原因遺伝子は，副腎皮質束状帯でコルチゾール合成に必要な酵素の遺伝子（*CYP11 B1*）の制御部位とアルドステロン合成に必要なアルドステロンシンターゼ遺伝子（*CYP11 B2*）のコーディング配列が不均等交差して，キメラ遺伝子ができることである。したがって，ACTHがアルドステロン分泌を制御することになる。また，副腎皮質束状帯でのこの酵素の過剰発現により，コルチゾール（C-17水酸化ステロイド）のC-18位が水酸化され，コルチゾールとアルドステロンのハイブリッドステロイドが産生される。

臨床像

この病気は常染色体優性遺伝となる。重度の高血圧は通常，成人早期に起こる。しばしば家系内に高血圧発症と若年者の心血管，脳血管疾患発症を認める。興味深いことに，これらの患者のかなりの数で低K血症は認められない。

診断

診断はグルココルチコイド（デキサメタゾン，プレドニゾロン）の投与でアルドステロンが抑制されること，尿中のコルチゾールのC-18酸化産物のレベルが非常に高いこと，最終的にはキメラ遺伝子の遺伝子検査での検出によって診断される。

鑑別疾患

高血圧に説明できない低K血症を伴う他の原因を除外する必要がある。

治療

グルココルチコイド（デキサメタゾンかプレドニゾロン）の投与はACTHの抑制によってアルドステロンの分泌亢進を補正できる。

ACTH産生腫瘍と重症Cushing症候群

病態

臨床像は原発性アルドステロン症と同じであるが，$P_{Aldosterone}$が低い。コルチゾールの過剰産生により，11β-HSD活性がCDN主細胞に入るコルチゾールを不活化するには足りなくなる。非常に高いレベルのACTHは11β-HSDの阻害もする。その結果，コルチゾールはミネラルコルチコイド受容体に結合し，ミネラルコルチコイド作用を発揮する。

臨床像

ACTHの過剰産生は肺小細胞がん患者によくみられる。ACTH産生腫瘍患者では，診断時にはグルココルチコイド過剰の徴候は明らかでないこともある。P_Kはしばしば非常に低い。

診断

$P_{Aldosterone}$とP_{Renin}はともに抑制されている（表14-2参照）。血漿コルチゾールレベルは高い。血漿ACTHレベルはACTH産生腫瘍では高く，副腎腺腫によるコルチゾールの過剰産生によるCushing症候群患者では著明に低い。

鑑別診断

高血圧に低K血症を伴う他の原因を除外する必要がある（表14-2参照）。

治療

治療は原因疾患に向けられる。低K血症の治療については大量のKCl補充とアルドステロン受容体阻害薬またはENaC阻害薬が必要になることが多い。

偽性ミネラルコルチコイド過剰症候群

病態

臨床像は原発性アルドステロン症患者と同じであるが，$P_{Aldosterone}$が非常に低い。11β-HSD酵素活性が減弱しているので，コルチゾールがミネラルコルチコイド受容体に結合して，ミネラルコルチコイド作用を発揮する。

分子病態

11β-HSD2の腎臓のアイソフォームをコードする遺伝子にいくつか

の変異が見つかっている。これらの変異は酵素活性を低下させ，コルチゾールの不活化を障害する。

臨床像

常染色体劣性遺伝の病気である。年少者での高血圧と低 K 血症の発症が特徴である。

診断

$P_{Aldosterone}$ と P_{Renin} はともに抑制されている（表 14–2）。診断は 24 時間蓄尿でのコルチゾール／コルチゾン比の増加で確認される。

鑑別診断

同様な臨床像は 11β–HSD を阻害する甘草の常用やグリチルリチン酸を含む化合物の摂取の場合にみられる。他の 11β–HSD 阻害薬には，大量のフラボノイドと胆汁酸がある。

治療

アルドステロン受容体拮抗薬や ENaC 阻害薬（例：amiloride やトリアムテレン，前述したように食塩の摂取は制限すべきである）の投与によく反応する。

Liddle 症候群

病態

Liddle 症候群の病態は CDN の ENaC が持続性に活性化することである。

分子病態

Liddle 症候群患者では ENaC の β や γ サブユニットをコードする遺伝子にいくつかの変異が見つかっている。これらの変異のいくつかは ENaC の β や γ サブユニットの細胞質部位を欠損させる。これらのサブユニットの proline–rich region（PxYY motif）のミスセンス変異もある。この部位は ENaC と Nedd4–2 のような細胞質内のユビキチンリガーゼの相互作用に重要である。Nedd4–2 が ENaC の β や γ サブユニットと結合すると，ENaC はエンドサイトーシスによって管腔膜から除去されるだけでなく，Nedd4–2 はユビキチンと ENaC を結合させて，プロテアソームに運び変成させる。したがって，この変異は ENaC の除去を障害し，CDN 主細胞管腔膜の開口 ENaC 数を増加させる。

臨床像

常染色体優性遺伝の疾患で，早期の重篤な高血圧と低 K 血症を呈する。興味深いことに，多くの患者は低 K 血症をきたさない。

診断

きわめて低い $P_{Aldosterone}$ と P_{Renin} に加えて，早期の高血圧と低 K 血症の家族歴が診断のポイントである（表 14-2 参照）。コルチゾールの過剰分泌はなく，尿コルチゾール/コルチゾン比は高くない。偽性ミネラルコルチコイド過剰症候群ではアルドステロン受容体拮抗薬は有効であるが，Liddle 症候群では有効ではない。遺伝子検査によって診断を確定できる。

鑑別診断

高血圧に低 K 血症を伴う他の原因を除外する必要がある（表 14-2 参照）。

治療

血圧のコントロールと低 K 血症の補正は大量の ENaC 阻害薬（amiloride またはトリアムテレン）の投与により可能であるが，アルドステロン受容体拮抗薬（例：スピロノラクトン）では補正できない。食塩制限すると ENaC 阻害薬の効果はより明らかになる。

アムホテリシン B による低 K 血症

病態

アムホテリシン B による低 K 血症は，CDN 管腔膜の人工的な ENaC 様チャネルが永久に開いた状態になることによって起こる。

臨床像

臨床像は，アムホテリシン B の投与が必要な背景疾患の臨床像になる。低 K 血症は通常 ECF 量の増加を伴う。

治療

P_K を正常域に上昇させるための十分な量の KCl の投与が必要であり，アムホテリシン B の投与の際には大量の食塩液を投与することは避けるべきである。これは，アムホテリシン B が作用しているときに，CDN の流量を増やすと，尿中の K^+ 喪失が増えてしまうためである。

Part D
低K血症の治療

緊急症の治療

　積極的な治療を必要とする低K血症に関連した致死的な合併症が2つある。最もよくあるのは不整脈であり，もう1つは特に代謝性アシデミア（例：遠位型尿細管性アシドーシスや重度の下痢患者）を合併しているときの呼吸筋麻痺である。低K血症に対して緊急治療を必要すると判断したら，これらの危険を避けるため，P_Kを素早く十分高い値（約3.0 mmol/L）まで上昇させるため，十分なK^+を投与すべきである。体内K^+欠乏はもっとゆっくり補正すべきである。短時間で大量のK^+を投与する必要があり，高濃度のK^+溶液が必要となるので，K^+は中心静脈から投与し，不整脈をモニターすべきである。緊急状態では，中心静脈アクセスが使えるまで，太い末梢静脈を一時的に用いることもある。K^+の細胞内移動を起こし，すでにある重度の低K血症を悪化させるので，原則として，輸液中にはブドウ糖（インスリン放出を誘発する）やHCO_3^-を含んではならない。緊急状態でどのくらいのK^+を投与すべきかのおおよその目安を次に述べる。P_K 2 mmol/Lで生命に関わる不整脈がある患者を考える。さしあたっての治療の目標は，心筋細胞が浸かっている間質液内のK^+濃度を急速に1 mmol/L上昇させて3 mmol/Lにすることである（不整脈に対処するためにまさに必要なこと）。70 kgの成人の血液量は5 L，心拍出量は5 L/分，血液の60%が血漿（3 L）なので，最初の5分間はK^+ 3 mmol/分で投与する。初回投与後は，K^+の投与速度を下げて，1 mmol/分で5分間投与する。そのあとP_Kを測定する（誤ってP_Kが高くなることを防ぐために少なくとも1分間投与を止める）。不整脈が続けば，同じことを繰り返す。不整脈が治まってもP_Kが3 mmol/L以下であれば，1時間かけてK^+ 20 mmolを投与し，P_Kを3 mmol/Lに近づける。

医学以外の緊急症に関わること

　低K血症患者の治療に関してはその原因によって対応が異なることをこれまでに述べてきた。以下では，大量のK^+欠乏を補充することの一般的なことを述べる。

低K血症患者の治療に関する一般的なこと
● K^+欠乏の程度
　一般的にはP_Kが4.0から3.0 mmol/Lに低下すると100〜400 mmolのK^+欠乏があり，P_K 2 mmol/Lはさらに多いK^+欠乏を示している（70 kgの成人なら800 mmol程度）。しかし個々の患者におけるP_Kと全身のK^+欠乏の間の有用な量的関係は存在しない。これ

は，K^+の細胞内への移動によって，低K血症の程度はかなり変動するからである。したがって，K^+欠乏に対する補充の際に，P_Kを注意深く測定することが必要である。

K^+投与の経路

経口投与が好まれる。治療の緊急性，意識レベル，胃腸障害などの要因により経静脈投与が必要になる。原則として，高濃度K^+は静脈炎を起こすので，末梢静脈から投与する輸液のK^+濃度は40 mmol/Lを超えないようにする。多くの状況では，K^+の投与速度は60 mmol/時を超えないようにすべきである。

K^+製剤

多くの錠剤からはK^+がゆっくりと放出される。通常，患者が服用できないということはないが，ときに潰瘍を起こしたり，局所の高濃度K^+による消化管の閉塞をきたすこともある。経口KClは結晶としても投与できる（例：1 gあたり14 mmolのK^+を含むCo-Salt®のような食塩代用物）。一般的には飲みやすく，K補充としては安価である。

電気的に中性を保つために，K^+喪失はCl^-またはHCO_3^-の喪失を伴うか，Na^+の増加を伴う。KCl欠乏（例：嘔吐の持続や利尿薬による）の場合，KClが必要である。一方，$KHCO_3$喪失（例：下痢による）の場合，K^+をHCO_3^-または代謝されてHCO_3^-を産生する陰イオン（例：クエン酸）とともに投与すべきである。注意が必要なのは，HCO_3^-の投与は，状況によってはK^+の細胞内移動を起こすことである。したがって，著明な低K血症，アシデミアの患者ではKClを最初に投与すべきである。$NaHCO_3$のようなアルカリはP_Kが安全域（約3 mmol/L）に近づいた後に投与すべきである。K^+喪失の一部にNa^+増加を伴っているような状況（例：原発性アルドステロン症患者）では，K^+は通常KClとして投与するが，同時にNaClを排泄する治療をおこなう（例：K保持性利尿薬であるENaC阻害薬のamilorideやアルドステロン受容体拮抗薬のスピロノラクトン）。急激な同化反応があるときには，リン酸塩としてK^+を補充する必要がある。たとえば，栄養補助を受けている患者，DKAのような異化状態から急速に回復している患者などである。投与するなら，リン酸は8時間で50 mmolを超える速度で投与してはならない。大量のリン酸の投与は転移性石灰化と低Ca血症のリスクがある。しかし，患者の食事には，同化時期に必要なリン酸を含んでいると考えられるので，著者らはDKA患者の治療にはK^+補充のためにKClを用いる。一般的なアドバイスであるが，K^+を含む食物の摂取を増やす（例：バナナ，フルーツジュース）ことは効果的でなく，K^+欠乏を補充する適切な方法ではない（*4）。

治療の補助

慢性低K血症患者にK保持性利尿薬を投与するとK^+の腎喪失を軽減できる。amilorideとトリアムテレンはスピロノラクトンより副作用が少ない。スピロノラクトンは胃腸障害の副作用とホルモン副作用があ

*4
K^+欠乏を補充するためにバナナを食べること
- バナナはカロリーに対するK^+の比率が非常に低い。したがって，バナナでたくさんのK^+を与えると，過剰なカロリー摂取によって，太ってしまう。
- 1年間，K^+ 50 mmol/日を補充するためにバナナを食べ，食事を変えず，運動量も変えないとすると，体重が22.68 kg以上増えることになる。

る（無月経，女性化乳房，性欲減退）。エプレレノンは選択性の高いミネラルコルチコイド受容体拮抗薬であり，内分泌副作用が少ない。しかし，スピロノラクトンよりもかなり高価である。ENaC阻害薬amilorideやトリアムテレンを使うときは，CDNの流量を低下させるのでNaClの摂取を制限すべきである。流量が少ないと，CDN管腔液内の薬物濃度が高くなり，より効果的にENaCを阻害する。重要な注意事項として述べるが，K保持性利尿薬とともにK^+製剤を投与すると高K血症を発症することがある。特に，K^+排泄が障害されるような他の状況があるときには起こりやすい。

治療のリスク

持続した低K血症では，CDNはアルドステロンのK利尿作用に対して低反応となる。これは，CDN主細胞管腔膜のROMKの発現が少なくなることによる。食事中のK摂取が少なくなると，KS-WNK1/K-WNK1比が低くなり，ROMKのエンドサイトーシスが起こる。これにより，アルドステロンはK利尿作用を低下させたままNaCl保持ホルモンとして持続する。したがって，低K血症の治療においては頻繁にP_Kをモニターすることが重要なのである。

腎不全や糖尿病患者，特にレニン・アンジオテンシン・アルドステロン系を阻害する薬，β遮断薬，NSAIDを服用している場合は，慢性的なK^+製剤の投与で高K血症になるリスクがある。このような患者は頻繁にP_Kをモニターすべきである。

Part E
症例の解説

症例14-1：麻痺のある低K血症

患者に緊急症はあるか？

低K血症に関連する最大の危険は不整脈と呼吸筋麻痺であり，特に換気の増加が必要になる場合（例：代謝性アシデミア）は危険である。この患者には緊急治療が必要となるような緊急症は存在しない。この患者の低K血症の主な原因は，後述するようにK^+の細胞内移動なので，大量のKClを投与した場合のリバウンドによる高K血症が，予測しうる最大の危険となる。

この患者の低K血症の原因は何か？

症状が短時間で発症していることから，この患者の低K血症の原因はK^+の細胞内への移動である。さらに，$U_K/U_{Creatinine}$比

（10 mmol/gまたは1 mmol/mmol）とK$^+$の腎排泄は抑制されていること，代謝性の酸塩基平衡異常がない点も，低K血症の原因が急速なK$^+$の細胞内への移動であることを支持している。頻脈，収縮期高血圧と脈圧の開大は，K$^+$の移動の原因がアドレナリンの急上昇であることを示唆している。甲状腺機能には異常がなかった。炭酸飲料（5Lのソーダ，*5）から大量のカフェインを摂取しており，これがアドレナリン急上昇の原因であると考えられる。甲状腺機能試験にも異常はなかった。これらの甘い炭酸飲料に含まれる大量の糖分によるインスリンの放出も，急速なK$^+$の細胞内への移動の原因であろう。

　図14-5に示すように，カフェインの大量摂取はアデノシンのA$_2$受容体への結合を阻害することでカテコラミンの急上昇を引き起こす。$β_2$アドレナリン作用は，Na$^+$-K$^+$-ATPaseの活性化によって，K$^+$の細胞内移動を起こし，K$_{ATP}$チャネルの開口確率を低下させることで，より多くのK$^+$を細胞内にとどめる。

　カフェインはチトクロームP450酵素の1つによって代謝される。この酵素のカフェインに対する親和性は高いが，最大速度は速くない。したがって，少量のカフェインはすばやく除去されるが，酵素が触媒する50％最大速度（K$_m$）を起こす濃度を大幅に上回る大量のカフェインの除去にはより長い半減期が必要なので，大量の除去には時間がかかる。したがって，大量のカフェインの摂取はカテコラミンの持続的な上昇と低K血症の原因として考えられる。

この患者の低K血症の最適な治療は何か？

　大量のKClを投与すると，リバウンドによる高K血症の危険がある。この患者には非選択的β遮断薬，プロプラノロールと少量のKClが投与された。この治療によって検査値も症状も改善がみられた。カフェイン摂取をやめた後は，それ以上の発作は起こらなかった。ただし，K$^+$を細胞内に移動させる強い刺激があるときに，発作を起こしやすくなるような，軽症の孤発性低K血症性麻痺が背景にある可能性は否定できない。

*5
飲料や食料に含まれるカフェイン量
- コーヒー：約60 mg/100 mL
- 炭酸飲料：約12 mg/100 mL
- チョコレート：1～35 mg/oz
  （1 oz ≒ 28 g）

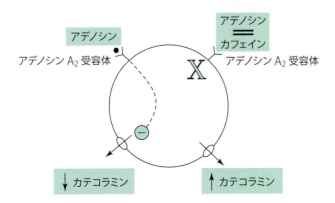

図14-5 カフェインとアドレナリンの急上昇の関係　円は中枢神経系の細胞膜を表している。ここで注目するのはアデノシンA$_2$受容体である。アデノシンがこの受容体（左に示す）に結合すると，カテコラミンの放出が減少する。一方，カフェイン（右に示す）が存在すると，アデノシンはこの受容体に結合できない（太い二重線）。その結果，アデノシンの阻害作用はなくなるので，カテコラミン放出が増大する。

症例 14-2：低 K 血症と甘み

入院時，患者に緊急症はあるか？
P_K は非常に低いが，心電図に変化を認めない。したがって，心臓に関する緊急症はない。麻痺にもかかわらず，動脈血 P_{CO_2} は高くないので，呼吸筋は影響を受けておらず，換気は障害されていない。

最初の治療において予見できる危険はあるか？
K^+ の細胞内移動が低 K 血症の主な原因なので，大量の KCl を投与すると，細胞内移動が止まったときに，リバウンドによる高 K 血症が生じるリスクとなる。

この患者の低 K 血症の原因は何か？
低 K 血症が存在しているのに，$U_K/U_{Creatinine}$ は 5 mmol/mmol と高い。さらに代謝性アシドーシスがあるので，低 K 血症の主な原因は尿中への K^+ 排泄を増加させるような異常である。しかし，急激に四肢脱力が起こったのは，慢性の尿中 K^+ 排泄過多に加えて，急激な K^+ の細胞内への移動があった可能性が高い。急速な K^+ の細胞内への移動は，発作の前の激しい運度か（β_2 アドレナリン効果），朝食で大量の炭水化物を摂取（インスリン放出）したことによるのかもしれない。

臨床評価において，EABV の低下はみられず，高血圧があった。したがって，CDN での起電性 Na^+ 再吸収の増加は原発性の ENaC 活性の増加によるものである。P_{Renin} と $P_{Aldosterone}$ の測定によって鑑別疾患が進められる（表 14-2 参照）。$P_{Aldosterone}$ と P_{Renin} の両方が抑制されているので，コルチゾールがミネラルコルチコイドとして作用しているか，CDN 主細胞管腔膜の ENaC が持続的に活性しているかのどちらかが考えられる。ENaC が持続的に活性化する遺伝病（Liddle 症候群）は，患者の年齢を考えると可能性が低い。血漿コルチゾールは上昇していない。CT スキャンでは肺の腫瘤を認めなかった。患者は甘草や噛みタバコは使用していないが，お茶に甘みを加えるために大量のグリチルリチン酸（甘草の活性をもつ成分）を含有する植物薬を使用していることがわかった。

症例 14-3：新生児の低 K 血症

この患者に緊急症はあるか？
［訳注：本患者は出生前 Bartter 症候群と考えられる］遺伝子異常により生涯にわたって NKCC-2 が欠損し，Henle ループでの NaCl 再吸収ができないので，尿中への過剰な Na^+ と Cl^- の喪失が起こり，緊急症が発症する懸念が常にある。この緊急症を発症させる因子は，突然の NaCl 摂取の低下，NaCl の吸収ができない状況，腎臓以外での大量の NaCl の喪失（例：下痢）である。

この患者の低 K 血症の原因は何か？

低 K 血症の原因は，EABV の低下に反応して放出されたアルドステロンの効果によって，CDN の開口 ENaC の数が増え，CDN での起電性 NaCl 再吸収が増加し，K^+ の過剰な腎排泄が増加したことである。

なぜ患者は腎性尿崩症を発症したのか？

腎性尿崩症は新生児の生理的な状態である（このトピックの詳細は第 11 章参照）。バソプレシンが作用していないときの U_{Osm} は主に浸透圧物質排泄量によって決まる。患者は腎性尿崩症であるが，電解質排泄量が多いので，U_{Osm} は非常に低いわけではない。インドメタシン投与後に U_{Osm} が低下したのは，新たな異常が起こったわけではなく（尿量は増えなかった），浸透圧物質，つまり NaCl の排泄量が低下したことを示している。

インドメタシンはどのネフロンセグメントに作用して Na^+ の腎性喪失を著明に減少させたのか？

尿量を減少させずに Na^+ 排泄を減少させるので，インドメタシンの作用部位は水透過性のある PCT 以降である。Henle ループの TAL に分子異常があり，NKCC-2 はほぼ完全に欠損しているので，インドメタシンが Henle ループでの Na^+ 再吸収を亢進させることは考えられない（図 14-6）。したがって，最も考えられるのは皮質部，髄質部を含む遠位ネフロンである。

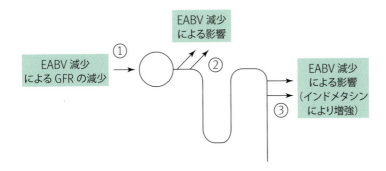

図 14-6 出生前 Bartter 症候群における Na^+ と Cl^- の排泄低下のメカニズム　曲線はネフロン，円は糸球体を示している。出生前 Bartter 症候群患者では，有効動脈血液容量（EABV）が減少している。Na^+ の排泄が低下する 3 つの原因がある。①にあるように，糸球体濾過量（GFR）の著明な減少とそれによる Na^+ 濾過量の低下。②にあるように EABV の著明な減少が近位曲尿細管における Na^+ と Cl^- の再吸収を著明に増加させる。③にあるように，遠位曲尿細管後半部と集合管において Na^+ と Cl^- の再吸収が増加する。インドメタシンは③における Na^+ と Cl^- の再吸収を増加させるようである。

Chapter 15

高K血症

	イントロダクション	439
	本章のポイント	439
	症例 15-1：この患者は偽性高 K 血症か？	439
	症例 15-2：トリメトプリムで治療を受けている患者の高 K 血症	440
	症例 15-3：2 型糖尿病患者における慢性高 K 血症	440
Part A	**K^+ 恒常性の生理の要点**	441
	細胞外液（ECF）と細胞内液（ICF）間の K^+ の分布の制御	441
	K^+ の腎排泄の制御	444
Part B	**高 K 血症患者の臨床アプローチのステップ**	447
	Step 1：緊急症に対処する	447
	Step 2：偽性高 K 血症を除外する	448
	Step 3：高 K 血症の原因が急速な K^+ の細胞外への移動であるかを見極める	449
	Step 4：慢性高 K 血症患者の K^+ の腎排泄は十分か？	450
	Step 5：K^+ 腎排泄障害の原因を同定する	450
Part C	**高 K 血症の原因疾患**	453
	慢性腎不全	453
	Addison 病	453
	アルドステロン合成に関わる遺伝性疾患による高 K 血症	455
	偽性低アルドステロン症 I 型	456
	低レニン低アルドステロン症	456

家族性高血圧症性高K血症 458
　　　高K血症性周期性四肢麻痺 458
　　　高K血症の原因となる薬物 459

Part D　**高K血症の治療** 462
　　　高K血症の緊急症 462
　　　緊急症ではない高K血症 466

Part E　**症例の解説** 468

イントロダクション

高K血症とは通常，血漿カリウム（K^+）濃度（P_K）が5 mmol/Lを超える状態をいう。高K血症はよくある電解質異常で，さまざまな疾患でみられる。高K血症には有害な作用があり，最も重篤なのは不整脈である。したがって，高K血症患者への臨床アプローチの最初のステップは緊急症がないか，すなわち高K血症による心電図（ECG）変化がないかを見極めることである。緊急症があれば，心臓への高K血症の作用を中和する治療法，細胞内へK^+を移動させる治療法をただちに開始する。しかし，ECG変化や心毒性をきたすP_K値は，個人差が大きい。

高K血症発症の時間経過が短いか，K^+摂取が少なかった場合は，高K血症の原因は急性のK^+細胞外への移動か，偽性高K血症である。逆に慢性の高K血症は腎臓におけるK^+排泄の制御に障害があることを意味している。皮質遠位ネフロン（CDN）でのK^+排泄の総量が減少している原因を同定するステップが必要である。たとえ，CDN管腔の負の電位を生み出す力に大きな異常がみられる患者でも，CDN終末部の流量低下がなければ，通常量のK^+摂取では，顕著な高K血症は発症しない。したがって，CDN終末部の流量が低くなる原因も調べるべきである。これらの解析によって，個々の慢性高K血症患者で，腎臓でのK^+排泄量を増加させる治療を決定することができる。消化管でのK^+排泄を増やすための陽イオン交換樹脂のポリスチレンスルホン酸Na（ケイキサレート®）の安全性と効果が懸念されている。新しい2つの経口ポリマー，patiromerとsodium zirconiumが，糖尿病やうっ血性心不全を合併しレニン・アンジオテンシン・アルドステロン系（RAAS）阻害薬を服用している慢性腎臓病患者のP_Kを低下させ，正常に保つことに効果があり，忍容性にすぐれていることを示すデータがある。

> **本章のポイント**
> - 高K血症はよくある電解質異常で，不整脈のリスクがあるため，患者に大きな危険をもたらす。
> - 高K血症は診断カテゴリーではなく，多くの疾患に存在しうる異常である。そのため，個々の患者の原因を見極める必要がある。
> - 高K血症患者への臨床アプローチはK^+の細胞内への移動とK^+の腎臓での排泄の制御の生理に基づいておこなう。
> - 高K血症患者の治療へのアプローチについて解説する。

症例15-1：この患者は偽性高K血症か？

5歳の男児。前頭葉の腫瘍の除去手術を受けた。術中には合併症はなく，集中治療室での経過に問題はなかった。病棟に転床する際のP_Kは4.0 mmol/Lであった。しかし，翌朝，P_K 6.0 mmol/Lとなった。溶血はなく，P_Kの測定についても問題なかった。再度の採血でも高K血症を認めた。K^+の細胞外への移動を起こす薬物は投与されておらず，K^+摂取も少なかった。家族に高K血症の者はいない。ECGでは高K血症の所見はみられなかった。尿中K^+濃度（U_K）はわずか10 mmol/Lで，多尿はなかった。ミネラルコルチコイドで治療することになった。数日後，P_Kは正常値に戻った。低アルドステロン症が疑

われ，血漿アルドステロン濃度（$P_{Aldosterone}$）が測定され，数日後の結果では，非常に低い値だった。

Q 質問
集中治療室を出て，すぐに低K血症を発症したのはなぜか？
病室に移動してはじめて P_K 高値が発覚した原因は何か？

症例15-2：トリメトプリムで治療を受けている患者の高K血症

23歳男性。後天性免疫不全症候群（AIDS）の長い経過がある。現在，ニューモシスチス・イロヴェチ（*Pneumocystis jirovecii*）による肺炎を発症している。食事摂取は少なく，栄養不良にみえる。入院時，発熱があり，有効動脈血液容量（EABV）は低下していなかった。血漿電解質の値はすべて正常範囲内であった。スルファメトキサゾールとトリメトプリムによる治療開始後3日目に，血圧が低下し，頻脈となり，頸静脈圧が下がった。P_K が6.8 mmol/Lであった。ECGでは高い尖ったT波を認めた。その日に採取した血漿と尿の検体の検査所見を次の表にまとめる。尿量は0.8 L/日であった。

	血漿	尿
Na^+	130 mmol/L	60 mmol/L
K^+	6.8 mmol/L	14 mmol/L
Cl^-	105 mmol/L	43 mmol/L
BUN（尿素）	14 mg/dL（5 mmol/L）	100 mmol/L
クレアチニン	0.9 mg/dL（100 μmol/L）	7 mmol/L
浸透圧	272 mOsm/kg H_2O	280 mOsm/kg H_2O

Q 質問
この患者の高K血症の原因は何か？
この患者の高K血症の治療で生じる主な問題は何か？
トリメトプリムを続けなければならないとしたらCDNの上皮型 Na^+ チャネル（ENaC）の活性を最小化するための方法は何か？

症例15-3：2型糖尿病患者における慢性高K血症

50歳男性。5年前より2型糖尿病で，高K血症の精査のため紹介された。この数週間で何度も採血がおこなわれ，P_K は5.5～6 mmol/Lであった。高血圧のためアンジオテンシン変換酵素（ACE）阻害薬を内服しているが，中断しても高K血症が持続している。微量アルブミン尿が指摘されていたが，糖尿病に関連する大血管や小血管病変の既往はない。現在1日1回アムロジピン10 mgを内服している。身体所見では，血圧160/90 mmHg，頸静脈圧は胸骨角レベルから2 cm上であり，足首周囲に圧痕性浮腫を認める。検査所見は次の表のとおりである。

P_{Na}	140 mmol/L
P_K	5.7 mmol/L
P_{Cl}	108 mmol/L
P_{HCO_3}	19 mmol/L
$P_{Albumin}$	4.0 mg/dL（40 g/L）
$P_{Creatinine}$	1.2 mg/dL（100 µmol/L）
P_{Renin}	4.50 ng/L（基準値 9.30〜43.4 ng/L）
$P_{Aldosterone}$	321 pmol/L（基準値 111〜860 pmol/L）

Q 質問

この患者の高K血症の原因は何か？

Part A
K^+ 恒常性の生理の要点

　K^+ の恒常性の生理の詳細については第13章で解説した。本章では，高K血症の病態を理解するのに必要な主なポイントについて，要点のみ解説したい。

細胞外液（ECF）と細胞内液（ICF）間の K^+ の分布の制御

　細胞内の有機リン酸の陰性荷電によって細胞内の電位は負になっているので，K^+ は細胞内にとどまる。K^+ が細胞内に移動するためには細胞内の負の電位が増加する必要がある。負の電位が増加するのは，Na^+–K^+–ATPase のポンプ作用の増加による。Na^+–K^+–ATPase は起電性のポンプであり，3つの Na^+ を細胞外に汲み出し，2つの K^+ を細胞内に取り込む。Na^+–K^+–ATPase ポンプ作用を急激に増加するには3つの方法がある。(1) 律速基質である細胞内 Na^+ 濃度の上昇，(2) Na^+ への親和性の増大または最大速度（V_{max}）の増大，(3) 細胞内プールから新しい Na^+–K^+–ATPase を細胞膜に移動させることによる細胞膜上の Na^+–K^+–ATPase 数の増加，である。

　しかし，Na^+–K^+–ATPase 活性増大によって細胞内電位がどうなるかは，排出される Na^+ が起電性に細胞内に入ってきたのか，電気的中性に細胞内に入ってきたのかによって決まる。

　起電性の Na^+ の細胞内への流入：細胞膜の Na^+ チャネルが開口していると，3個の Na^+ が細胞内に流入し，3個の正の電荷が流入する。

その後，Na^+-K^+-ATPaseによって3個のNa^+が細胞外へ排出されると，2個の正の電荷が細胞内に入る（2個のK^+が細胞内に入る）ので，合計では細胞外に出る正の電荷は1個だけである．したがって，細胞内の負の電位は減少し，K^+は細胞外へ移動する．

これは多くの臨床事項と関連がある．筋肉の収縮では，脱分極後，すぐに再分極が起こる．再分極相では，脱分極で流入したNa^+がNa^+-K^+-ATPaseによって細胞外へ排出される．これによって脱分極の際に放出されたK^+のほとんどは細胞に戻る．骨格筋細胞では，この過程を効率よくおこなうために，脱分極の際に放出されたK^+の大部分は局所（T管領域）にとどまり，筋肉収縮の際の高K血症が重度にならないようにしている．体力を消耗する運動，けいれんの後，てんかん重積状態患者などで高K血症が発症する．悪液質の患者は筋肉収縮の際にK^+をT管領域に効率よくとどめることができない．したがって，上腕採血の前に，拳を握ったり開いたりすることの繰り返しによって，偽性高K血症が起こる．高K血症性周期性四肢麻痺はNa^+チャネルに異常があり，脱分極の際に静止膜電位が$-50\ mV$に近づいても閉じない．骨格筋のNa^+の持続的な流入により，K^+の細胞外液への流出を起こし，高K血症となる．

電気的中性なNa^+の細胞内への流入：Na^+が電気的中性に細胞内に流入すると，続いて起電性のNa^+-K^+-ATPaseポンプによる流出が生じ，細胞内の負の電位は増加し，K^+は細胞内にとどまる．これが起こるのは，Na^+がNa^+/H^+交換体1（NHE-1）を介してH^+と交換に細胞内に入るときである．NHE-1は細胞膜上で通常不活化されているが，細胞外液（ECF）でのインスリンレベルの急上昇があったり，細胞内液（ICF）のH^+濃度が高いと，活性化される．

ECFとICFのK^+の分布に影響を与えるホルモン
● カテコラミン

第13章で述べたように，リン酸化されていないFXYD1（phospholemman）はNa^+-K^+-ATPaseのαサブユニットに結合して，Na^+への親和性やV_{max}を減少させることでポンプの活性を阻害する．β_2アドレナリン作動薬はcAMPの細胞内レベルを増加させることによって，プロテインキナーゼA（PKA）を活性化し，FXYD1をリン酸化し，Na^+-K^+-ATPaseのαサブユニットとの相互作用を阻害する．Na^+-K^+-ATPaseを介したNa^+の細胞外への排出の増加は細胞内電位を増加させ，K^+を細胞内にとどめる．

臨床との関連

高K血症の緊急症の治療には，K^+を細胞内に移動させるβ_2作動薬の使用が勧められている．しかし後述するように，著者らはこのような状況下での第1選択薬としてβ_2作動薬は用いない．

● インスリン

インスリンがK^+の細胞内への移動を起こす原因は，(1) インスリンがNHE-1を活性化して電気的中性なNa^+の細胞内流入を増加させ

ること，(2) インスリンは非典型的プロテインキナーゼCによるFXYD1のリン酸化を促進し，FXYD1とNa$^+$-K$^+$-ATPaseのαサブユニットの相互作用を阻害し，V$_{max}$を増加させること，(3) インスリンは細胞内プールからNa$^+$-K$^+$-ATPaseの移動を促進し細胞膜上の発現数を増加させること，による。

臨床との関連

インスリンは高K血症の緊急症の治療に使われてきた。糖尿病性ケトアシドーシス（DKA）患者ではインスリンの作用が欠如しているのでK$^+$が細胞外に移動し，体内のK$^+$欠乏にもかかわらず高K血症となる。

代謝性アシドーシスがECFとICFのK$^+$の分布に与える影響

モノカルボン酸輸送体（MCT）による細胞内へのモノカルボン酸（例：ケト酸，L-乳酸）の輸送は電気的中性であるので，K$^+$の細胞膜を介した輸送には直接影響を与えない。しかし有機酸の細胞内への流入は間接的にK$^+$の細胞内への移動を促進する。たとえば，激しい運動で産生されるL-乳酸は非興奮性の細胞（例：肝細胞）にMCTを介して流入し，細胞内でH$^+$を放出し，NHE-1近傍の細胞膜の内側に局所的なH$^+$の高濃度状態を作り出し，NHE-1を活性化し，電気的中性な細胞内へのNa$^+$流入を増加させる。Na$^+$-K$^+$-ATPaseによるNa$^+$の排出は細胞内の負の電位を増加させ，K$^+$を細胞内にとどまらせる。

逆に，MCTを介して細胞内に入ることができない酸（例：HCl，クエン酸）はK$^+$の細胞外への排出を促し，高K血症を起こす（第13章，図13-7参照）。

● **臨床との関連**

1. ケトアシドーシスまたはL-乳酸アシドーシス患者においては，高K血症の原因はアシデミアではなく，DKA患者ではインスリン不足であり，低酸素症によるL-乳酸アシドーシス患者ではNa$^+$-K$^+$-ATPaseのポンプ作用に必要なアデノシン三リン酸（ATP）の減少である。

2. L-乳酸を，食事を与えたラットや，HClやKCl投与によって急性高K血症を起こしたラットに投与すると，K$^+$の肝細胞への移動により動脈P$_K$が低下する。同じ作用はL-乳酸Naの投与でも観察された。大量のインスリン投与は高K血症の緊急症の主たる治療法であるが，しばしば副作用として低血糖がみられる。このような状況下で，L-乳酸Naと少量のインスリンを投与すると，大量のインスリンのみの投与時よりも低血糖のリスクが少なく，P$_K$を低下させることができる。この治療の効果を検証するため，臨床研究が必要である。

3. 非モノカルボン酸の投与はK$^+$の細胞外への移動を起こすが，慢性の高Cl性代謝性アシドーシス患者では低K血症を起こすことがある。これが起こるのは慢性の下痢患者における下痢液中へのK$^+$の過剰排泄，尿中へのK$^+$の過剰排泄（例：遠位ネフロンでのH$^+$分泌障害による遠位型尿細管性アシドーシス患者）である。

組織異化患者における高K血症

高K血症は挫滅外傷や腫瘍崩壊症候群患者でもみられることがある。これらの患者では通常，K^+の腎排泄障害の要素もある。DKA患者では，異化状態にある細胞から放出されたK^+とリン酸イオンが尿中に喪失するので，体内K^+量が減少する。K^+欠乏にもかかわらず，インスリンの欠乏によりK^+が細胞外へ移動するため，通常，高K血症となる。その結果，DKAの治療中には，細胞内構成成分（例：リン酸，必須アミノ酸，Mg^{2+}）の補充が終わり，同化シグナルが起こるまで，K^+欠乏を完全に補充するようなことはしない。

高張度とK^+の細胞外への移動

間質液の有効浸透圧（すなわち，張度）の上昇は，細胞膜のアクアポリン水チャネル1（AQP1）を介して，水を細胞外へ移動させる。ICFのK^+濃度が増加し，濃度勾配による細胞外へのK^+移動の駆動力を生み出す。これは浸透圧による引きずり現象（osmotic drag）と呼ばれることもあるが，K^+の細胞外への移動はAQP1ではなく，K^+選択性チャネルを介しているので，このプロセスを表現する用語としては正しくない（第13章，図13-8参照）。

● 臨床との関連

重症の高K血症は，脳浮腫の治療または予防に投与されるマンニトールの副作用として説明されてきた。このメカニズムはDKA患者や重度の高血糖患者の高K血症の病態の一部でもある。

K^+の腎排泄の制御

K^+分泌の制御は主にCDNでおこなわれ，CDNは遠位曲尿細管（DCT）後半部，接合部尿細管，皮質集合管（CCD）を含む。ほとんどのK^+はDCT後半部と接合部で分泌される。しかし，K^+負荷が大きいときには，K^+はCCDでも分泌される。CDNでのK^+排泄量に影響する要素は2つで，(1) CDN主細胞から分泌されるK^+の総量（これはCDN管腔内液のK^+濃度を上昇させる），(2) CDN終末部の流量（すなわちCDNから流出する管腔液のリットル数），である。

CDNでのK^+分泌

CDN主細胞でのK^+分泌には2つ必要なことがある。1つは，CDN主細胞管腔膜のENaCを介して起電性Na^+再吸収（Cl^-のような陰イオンを伴わずにNa^+が再吸収される）によって管腔内の負の電位が生成されること。もう1つは，主細胞管腔膜に開口ROMKが十分に発現していること，である。

アルドステロンは，CDN主細胞管腔膜の開口ENaCの数を増加させ，起電性Na^+再吸収を増加させる。アルドステロンは主細胞細胞質の受容体に結合し，ホルモン受容体複合体は核に移動し，serum and glucocorticoid-regulated kinase-1（SGK-1）を含む新規タンパク質

の合成が起こる。SGK-1は，ユビキチンリガーゼNedd4-2のリン酸化による不活化を介して主細胞管腔膜の開口ENaCの数を増加させる（第13章，図13-9）。

　CDNでの電気的中性なNaCl輸送はNa$^+$非依存性Cl$^-$/HCO$_3^-$陰イオン交換体（pendrin）とNa$^+$依存性Cl$^-$/HCO$_3^-$陰イオン交換体（NDCBE）の共役輸送によっておこなわれる（第13章，図13-10参照）。電気的中性なNaCl再吸収の増加は管腔内負の電位を減少させ，K$^+$分泌を減らす。管腔内のHCO$_3^-$濃度の上昇と管腔内液pHのアルカリ化はCDNでのK$^+$分泌量を増加させる。CDN管腔内HCO$_3^-$濃度の増加はpendrinを阻害し，NDCBEと電気的中性なNaCl再吸収を阻害する。これにより，起電性Na$^+$再吸収の割合が増え，CDNの負の電位が増加する。それに加えて，管腔内HCO$_3^-$濃度の増加はCDN主細胞管腔膜のENaCの発現量と活性を増加させる。

　WNKキナーゼ，WNK4とWNK1の複雑なネットワークは，DCTのNa$^+$-Cl$^-$共輸送体（NCC）とCDNのrenal outer medullary K$^+$チャネル（ROMK）を介して，腎臓のアルドステロン反応をNa$^+$保持かK$^+$排泄かに変更するスイッチとして機能する。

　WNK4はpost-Golgi NCCをリソソームに運搬して変成させ，管腔膜上の発現量を減らすことでNCC活性を阻害すると考えられている。アンジオテンシンⅡ（ANG Ⅱ）はAT$_1$受容体を介したシグナリングによって，WNK4をNCC阻害型キナーゼからNCC活性型キナーゼに変換する。WNK4の活性型は，STE-20 family of serine/threonine kinase，特にSPAKとOSR1をリン酸化する。リン酸化されたSPAK/OSR1はNCCをリン酸化し活性化する。*WNK1*遺伝子の別のプロモーターはWNK1の腎臓特異的な短い転写産物を転写する。これをKS-WNK1と呼び，多くの臓器に発現する長い転写産物をL-WNK1と呼ぶ。L-WNK1は阻害型WNK4を阻害するか，SPAK/OSR1を直接リン酸化することによって，NCCの活性を増加させる。DCTにおけるNaCl再吸収の増加はCDNに到達するNaClを減少させる。したがって，CDNでの起電性Na$^+$再吸収が減少し，管腔内負の電位は減少する。

　管腔内負の電位の制御に加え，主細胞でのK$^+$分泌は，主細胞管腔膜に開口ROMKチャネルが十分発現しているかどうかによっても制御されている。これらのチャネルの制御は，WNKキナーゼ，チロシンキナーゼ，SGK-1を含む複雑なキナーゼとホスファターゼが関与する，リン酸化/脱リン酸化によるエンドサイトーシス/エクソサイトーシスによっておこなわれる。L-WNK1はエンドサイトーシスによってROMKを阻害する。KS-WNK1はL-WNK1の作用を阻害する。K$^+$摂取量の増加はKS-WNK1/L-WNK1比を増加させ，ROMKのエンドサイトーシスを減らし，十分大きな管腔内負の電位があれば，K$^+$分泌を増やす。一方，K$^+$摂取の制限はKS-WNK1/L-WNK1比を減少させ，ROMKのエンドサイトーシスを増加させ，K$^+$分泌を減らす。

● 臨床との関連

慢性高K血症は，CDNでの十分な管腔内負の電位を生成できないことによるK$^+$の腎排泄障害を意味している。これは，CDN主細胞管腔膜に開口ENaCの数が少ないことによって生じ，その結果CDNでのENaCを介したNa$^+$再吸収が低下する。このような患者群には，アルドステロン不全を有し，レニン・アンジオテンシン・アルドステロン系阻害薬，アルドステロン受容体拮抗薬やENaC阻害薬の服用と，アルドステロン受容体やENaCの遺伝子異常がある。もう1つの患者群では，DCT前半部に異常があり，NCCによる電気的中性なNa$^+$とCl$^-$の再吸収が増加している。NCC活性の増加はNCC活性型WNK4の増加やL-WNK1の増加でも起こる。NaCl再吸収の増加はEABVの増加を起こし，アルドステロンの放出を抑制し，CDN主細胞管腔膜の開口ENaCの数を減らす。これらのキナーゼはCDN主細胞管腔膜のROMKのエンドサイトーシスも起こす。この病態を示す例として，家族性高血圧症性高K血症（Gordon症候群）患者，カルシニューリン阻害薬服用患者，糖尿病性腎症で低レニン低アルドステロン症の患者の一部などがあげられる。pendrinとNDBCEの共役輸送の増加によるCCDでの電気的中性なNa$^+$再吸収の増加を病態とする別の患者群もいる。これは"chloride shunt disorder"と考えられていた病態かもしれない。この病態を示す例として，糖尿病性腎症で低レニン低アルドステロン症の患者の一部があげられる。

CDN終末部の流量

バソプレシンが作用しているときは，主細胞管腔膜にはAQP2水チャネルが挿入されるので，CDNは水に透過性となる。CDN終末部の管腔液浸透圧は血漿浸透圧と等しく，比較的一定である。したがって，CDN終末部の流量（CDNを流出するリットル数）は管腔液に含まれる有効浸透圧物質量によって決まる。この浸透圧物質の大部分は尿素，Na$^+$，K$^+$と随伴する陰イオンである。腎内尿素リサイクリングがあるので，CDN終末部に流入する浸透圧物質のほとんどは尿素である。典型的な西洋食をとっている人では，リサイクルする尿素は1日約600 mmolとなる。尿素リサイクリングによってCCD終末部の流量は2L増加する（血漿浸透圧300 mOsm/kg H$_2$Oに等しい管腔内浸透圧で600 mOsmを割る）。

● 臨床との関連

CDNにおける管腔内負の電位の生成に大きな障害がある患者でさえ，通常のK$^+$摂取があってもCDN終末部の流量が減少していなければ，著明な高K血症は起こさないことが，定量解析によって示されている（第13章参照）。CDN終末部に到達する浸透圧物質の大半は尿素であるので，タンパク質摂取を制限すると尿素リサイクリング量が減少し，CDN終末部の流量が減少する。ANG Ⅱはバソプレシンの存在下で内髄質集合管での尿素輸送を刺激する。したがって，タンパク質摂取を制限している患者が，アンジオテンシン変換酵素（ACE）阻害薬や

アンジオテンシンⅡ受容体拮抗薬（ARB）を服用すると，尿素リサイクリングが減少し，CDN 終末部の流量が減るため，高 K 血症が起こりやすくなる。

利尿薬は NaCl の到達量と CDN 終末部の流量を増やし，K^+ 排泄量を増やすので，慢性高 K 血症患者で使われる。しかし，EABV が減少すると，近位曲尿細管（PCT）での NaCl の再吸収が増加し，CDN 終末部での管腔内 Na^+ と Cl^- の浸透圧物質量が減少し，CDN を流出する管腔液量が減少し，K^+ 排泄量が減少する。

CDN 流量減少はトリアムテレンや amiloride などの薬物の管腔内液濃度を増加させ，ENaC 阻害薬としての効果が強くなる。

Part B
高 K 血症患者の臨床アプローチのステップ

高 K 血症患者の臨床アプローチの最初のステップは緊急症が存在するかどうかを見極めることである。緊急症の対処は，高 K 血症の原因の診断よりも優先させるべきである。

Step 1：緊急症に対処する

高 K 血症は主に心臓に作用するため，緊急症となる。高 K 血症による ECG 変化が軽微でも，重篤な不整脈を急激に発症することがあるので，治療をただちにおこなうべきである（**フローチャート 15-1**）。

高 K 血症の心に与える影響は急激な再分極によるものとゆっくりとした脱分極によるものとに分けられる。心筋細胞に与える影響を理解するために，活動電位の 4 相，安静時相（拡張に関連した相）の話から始める。活動電位の 4 相では，細胞膜は K^+ の透過性が最も高く，他のイオンは比較的不透過であるので，静止膜電位（RMP）は細胞膜をはさんだ K^+ の平衡電位によって決まる。高 K 血症の際には，細胞内

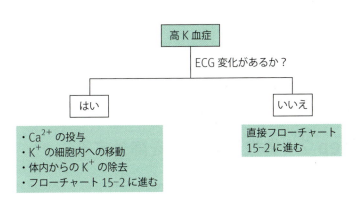

フローチャート 15-1 高 K 血症患者の最初の治療　高 K 血症に関連した ECG 変化があれば，経静脈的に Ca^{2+} を投与し，K^+ を細胞内に移動させる治療と K^+ を体外に排泄させる治療をおこなうべきである。

K^+濃度（K_{in}）の細胞外K^+濃度（K_{out}）に対する比が低下するので，RMPの負の電位が減少する。

活動電位の0相は急激な脱分極相である。この相では速いNa^+チャネルが開くことにより，Na^+の急速な細胞内流入が起こる。Na^+の内向き流入の程度が電位の上昇速度（V_{max}と呼ぶ）を決めており，刺激伝導の速度を決定づけている。0相で急速なNa^+チャネルが開くかどうかは脱分極開始時の膜電位が関係している。RMPの負の電位が減少していると，脱分極時に活性化するNa^+チャネルは少なく，内向きNa^+電流と活動電位のV_{max}は減少する。V_{max}の減少によって心筋伝導が低下し，P波とPR間隔の延長，幅広のQRSを招く。

急速な遅延整流性K^+チャネル（I_{Kr}）は，3相の急速な再分極相に起こるK^+の流出を担う主たるチャネルである。I_{Kr}電流は細胞外K^+濃度に影響を受ける。理由はよく理解されていないが，細胞外K^+濃度が上昇するにつれ，これらのチャネルを介したK^+コンダクタンスが増加するので，一定時間に心筋の外に移動するK^+が増える。これにより再分極時間が短くなることが，軽症の高K血症でみられる心電図変化のいくつか（例：STセグメントの低下，尖ったT波，QT時間の短縮など）の原因とされている。

高K血症で最初にみられる心電図変化は，幅の狭く，尖ったテント状で，左右対称のT波である。このT波は比較的幅が狭いので，心筋梗塞や脳内出血患者で典型的にみられる幅広のT波と見分けがつきやすい。尖ったT波は通常$P_K > 5.5$ mmol/Lでのみみられる。

P_Kが6.5 mmol/Lを超えるようになると，伝導遅延の所見が明らかになる。幅広く，平坦なP波（洞房伝導の遅延），PR間隔の延長（房室伝導の遅延），幅の広いQRS（心室内伝導の遅延）。QRSは右脚ブロックまたは左脚ブロックの所見となる。

P_Kが8～9 mmol/Lに達すると，P波は消失し，心房停止となる。QRS幅の拡大は続き，最終的にはT波と結合し，古典的なサインカーブを示す。高K血症が悪化し，P_K 10 mmol/Lに達すると，洞室伝導はもはや起こらず，心室細動または心停止にいたる。

このようなP_Kの絶対値とECG変化の関係は，大部分はK^+を急速に投与した動物実験の結果に基づいている。P_Kの絶対値がどのようなECG変化や心毒性を示すかは患者によって大きなばらつきがある。どのくらい急速に高K血症が起こったのか，心臓の基礎疾患，低Ca血症，アシデミア，低Na血症（これらはすべて高K血症の心毒性を強める）などによって影響を受ける。したがって，著者らは，心電図変化がなくとも重度の高K血症患者（$P_K > 7.0$ mmol/L）であったり，低Ca血症，アシデミア，低Na血症があるときはたとえP_Kが低くても（例：> 6.5 mmol/L），緊急症として扱い，K^+を細胞内に移動させる治療を開始する。

Step 2：偽性高K血症を除外する

高K血症に関連したECG変化が存在すれば，P_K高値の主な原因と

して偽性高 K 血症は除外できる。偽性高 K 血症は採血中またはその後の K⁺ 放出による (*1)。採血前に拳を握ったり開いたり繰り返すと，収縮した筋肉からの K⁺ 放出が増えて P_K 測定値が上昇する。偽性高 K 血症は悪液質患者にも存在する。これは，骨格筋の T 管構造が破壊されているからである。採血時の赤血球の機械的外傷も，採血管内での溶血と K⁺ 放出を起こす。K⁺ は通常，血液凝固の際に血小板から放出されるので，血小板増多症（特に巨核球増多症）患者では，高 K 血症がみられる。採血時に白血球が破壊されるので，偽性高 K 血症は，白血球増多症（特に脆弱白血球による）患者でもみられる。血漿分離の前に血液を冷却することも偽性高 K 血症の原因となる。偽性高 K 血症には，赤血球の受動的な K⁺ 透過性が亢進することによって起こるいくつかの遺伝性疾患がある。室温に長時間放置すると，これらの患者の血液検体からの K⁺ の漏出が増える。

*1
偽性高 K 血症が存在することの手がかり
- 高 K 血症は PCT 細胞のアルカローシスに関連していて，アンモニア産生を抑制する。
- 高 K 血症は通常，高 Cl 性代謝性アシドーシスを伴う。

Step 3：高 K 血症の原因が急速な K⁺ の細胞外への移動であるかを見極める

高 K 血症が短時間で発症したり，K⁺ 摂取が少ない期間に発症した場合には，高 K 血症の原因は急速な K⁺ の細胞外への移動である可能性が高い（**フローチャート 15-2**）。細胞が破壊されたり（例：挫滅外傷，横紋筋融解症，腫瘍崩壊症候群），細胞内の負の電位が減少するような状況などでは，K⁺ が細胞外へ移動する。細胞内の負の電位の減少は低酸素血症による $Na^+-K^+-ATPase$ に必要な ATP の欠乏（例：低酸素症

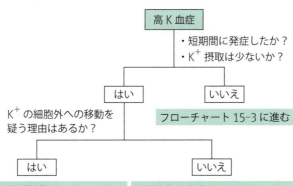

- 組織外傷か挫滅外傷
- $Na^+-K^+-ATPase$ の問題
  - 低酸素血症
  - 刺激の欠如——例：インスリン欠乏 (例：DKA)，$β_2$ 遮断薬使用
  - 阻害物質の存在——例：ジギタリス中毒
- 高浸透圧
- α アドレナリン放出
- 非モノカルボン酸による代謝性アシドーシス
- K⁺ の細胞からの流出——例：脱分極を起こす薬物の投与 (例：スキサメトニウム)，フッ化物中毒

- 偽性高 K 血症
  - 繰り返し拳を開いたり閉じたりすること，特に悪液質患者
  - 採血管内での血球からの K⁺ の放出——例：溶血，血小板増多症，白血球増多症
  - 体外での赤血球からの K⁺ の漏出

フローチャート 15-2 高 K 血症の原因が K⁺ の細胞外への移動であるかを見極める 高 K 血症が短期間で発症したか K⁺ の摂取が少ないときには，K⁺ の細胞外移動か偽性高 K 血症の可能性が高い。DKA：糖尿病性ケトアシドーシス。

性L-乳酸アシドーシス，疲弊するような運動，けいれん後，てんかん重積状態），Na^+-K^+-ATPase の刺激の欠如（例：DKA 患者におけるインスリン欠乏，たとえば EABV の著明な低下で生じる α アドレナリン急上昇によるインスリン放出の抑制，$β_2$ アドレナリン阻害），Na^+-K^+-ATPase 阻害薬の存在（例：過量のジゴキシン）などによって起こる。bufadienolide はジゴキシンと同様の構造をもつ配糖体であり，オオヒキガエルの皮膚や毒腺に高濃度で存在する。ヒキガエルや抽出物の摂取で致死的な高 K 血症の原因となる。ある大量のヒキガエル毒を含む植物性の媚薬の摂取後に高 K 血症を起こしたという報告がいくつかある。キバナキョウチクトウの茎，葉，花，根には高濃度の強心配糖体が含まれていて，南アジアでは自殺目的でキバナキョウチクトウを摂取する頻度が増えている。

K^+ の細胞外への移動は非モノカルボン酸〔酸がモノカルボン酸輸送体で輸送されない（例：下痢による $NaHCO_3$ 喪失による HCl の獲得やクエン酸の摂取）〕による代謝性アシドーシスでも起こる。脳浮腫の治療や予防のためのマンニトール投与の副作用として，重度の高 K 血症が報告されている。スキサメトニウム（サクシニルコリン）が骨格筋を脱分極させ，アセチルコリン受容体の発現を亢進するような状況（例：熱傷患者，神経筋疾患患者，廃用萎縮，長期の不動）では，アセチルコリン受容体を介して，K^+ の流出が起こる。フッ化物は Ca 感受性 K^+ チャネルを開口するので，フッ化物中毒では，致死的な高 K 血症となる。急性高 K 血症の家族歴がある場合，遺伝的な素因による急性 K^+ の細胞外への移動が示唆される（例：高 K 血症性周期性四肢麻痺）。

Step 4：慢性高 K 血症患者の K^+ の腎排泄は十分か？

慢性高 K 血症患者では，まず，偽性高 K 血症を除外すべきである。

健常人は，K^+ を負荷されても，わずかな P_K の上昇で，尿中への K^+ 排泄量を 200 mmol/日以上まで増やすことができる。したがって，慢性高 K 血症患者では腎臓における K^+ 排泄の障害がある。これらの患者は，定常状態では，摂取した K^+ 量（便中に排泄される K^+ 量を除いた）を尿中に排泄できるが，P_K が高くなる。したがって，K^+ 排泄量を調べることで，K^+ 摂取が高 K 血症の程度にどれくらい関与しているのかを評価できる。この目的のためには，K^+ 排泄には日内変動があるので，スポット尿における $U_K/U_{Creatinine}$ ではなく 24 時間蓄尿が必要である。

Step 5：K^+ 腎排泄障害の原因を同定する
（フローチャート 15-3）

慢性高 K 血症の原因は次の質問に答えることで明らかになるかもしれない。しかし，1 人の患者に複数の理由が存在している可能性もある

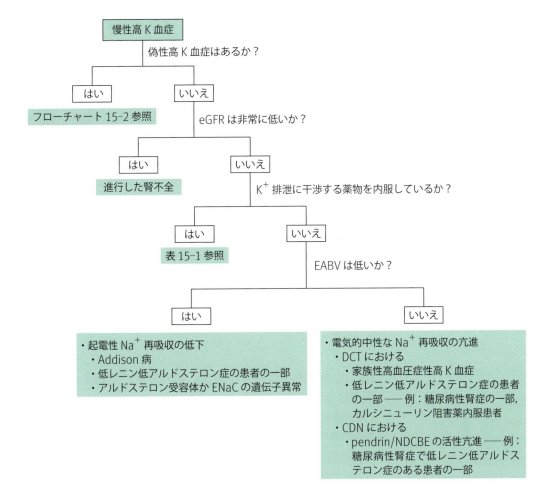

フローチャート 15-3　慢性高K血症の原因診断のステップ　くわしくは本文参照。1人の患者に複数の高K血症の原因が存在していることがある。CDN：皮質遠位ネフロン，DCT：遠位曲尿細管，EABV：有効動脈血液容量，eGFR：推定糸球体濾過量，ENaC：上皮型Na^+チャネル，NDCBE：Na^+依存性Cl^-/HCO_3^-陰イオン交換体。

（例：高度の腎機能障害患者がレニン・アンジオテンシン・アルドステロン系阻害薬を服用している）。

進行した慢性腎不全があるか？

進行した慢性腎不全患者では，K^+排泄能が低下するため，しばしば高K血症を認める。

K^+の腎排泄に干渉する薬物を服用しているか？

レニンの放出を阻害する薬物〔例：非ステロイド系抗炎症薬（NSAID）〕，直接的レニン阻害薬，レニン・アンジオテンシン・アルドステロン系に干渉する薬物〔例：ACE阻害薬，アンジオテンシンⅡ受容体拮抗薬（ARB）〕，アルドステロン合成を阻害する薬物（例：ヘパリン，ケトコナゾール），アルドステロン受容体拮抗薬（例：スピロノラクトン），CDNのENaCを阻害する薬物（例：amiloride，トリアムテレン）などが含まれる。他には，DCT前半部のNCCを介して電気的中性なNa^+とCl^-の再吸収を増加させる薬物（例：カルシニューリン阻害薬）がある。

CDNにおけるENaCを介したNa$^+$再吸収を低下させるような疾患はないか？

　ENaCを介した起電性のNa$^+$再吸収が低下することで十分な管腔内負の電位が生成できずK$^+$の排泄が低下する疾患群がたくさんある。1つ目の疾患群は，EABVの著明な低下によりCDNに到達するNa$^+$がきわめて低くなる患者である。2つ目の疾患群はCDN主細胞管腔膜の開口ENaCの発現数が低下するような障害をもつ患者である。これには，アルドステロン作用が低下している患者（例：副腎不全），アルドステロン受容体やENaCの遺伝子異常がある患者が含まれる。この疾患群の患者はEABVが少なく，EABVが低いわりにはNa$^+$とCl$^-$の排泄が増えており，高P$_{Renin}$である。P$_{Aldosterone}$はCDNのENaCを介したNa$^+$再吸収が減少している理由を特定するのに役立つ。

　EABV，P$_{Aldosterone}$，P$_{Renin}$すべてが低い疾患群がある。この患者では傍糸球体装置が破壊されているか生合成に問題があり，P$_{Renin}$が低く，その結果，P$_{Aldosterone}$が低くなる。この疾患群の低レニン低アルドステロン症の患者（後述）はミネラルコルチコイド投与によってK$^+$の排泄が著明に増加することが予想される。

DCTにおける電気的中性なNa$^+$の再吸収が増加するような疾患はないか？

　この疾患群では，病変はDCT前半部にあり，WNK4のNCC活性型の増加かL-WNK1の増加によって，NCCを介した電気的中性なNa$^+$とCl$^-$の再吸収が増加している。EABVの増加によるアルドステロン放出の抑制はCDN主細胞管腔膜の開口ENaCの数を減少させる。これらのキナーゼはCDN主細胞管腔膜からROMKをエンドサイトーシスで除去する。この患者ではEABV増加と高血圧があり，P$_{Renin}$とP$_{Aldosterone}$が低下（低レニン低アルドステロン症）していることが多い。サイアザイド利尿薬投与によって，高血圧と高K血症が効果的に治療できることが期待できる。

　家族性高血圧症性高K血症（偽性低アルドステロン血症II型，Gordon症候群として知られる）の患者はサイアザイド感受性NCCの機能亢進症状がある。家族性高血圧症性高K血症患者と同様の臨床所見は他の患者でもみられ，最も多いのが糖尿病性腎症である。この病態は，カルシニューリン阻害薬で治療を受けている患者の高K血症でもみられる。

CDNでの電気的中性なNa$^+$の再吸収の増加を起こす疾患はないか？

　この患者の病態は，pendrinとNDBCEの共役輸送活性の増加である。この病態は以前"chloride shunt disorder"と考えられていた。EABVが増加し，P$_{Renin}$とP$_{Aldosterone}$が低下（低レニン低アルドステロン症）する。炭酸脱水酵素阻害薬，アセタゾラミドの投与によってCDNへのHCO$_3^-$の到達量が増えると，K$^+$排泄が増加することが予想される。この疾患群には糖尿病性腎症と低レニン低アルドステロン症を有する患者の一部も含まれる。

CDN 終末部の流量低下が高 K 血症に関与しているか？

腎臓内尿素リサイクリングにより，CDN 終末部に到達する浸透圧物質の大部分は尿素である．タンパク質摂取低下は尿素リサイクルの量を減少させ，CDN 終末部の流量低下につながる．典型的な西洋食をとっている健常人の通常の尿素排泄量は約 400 mmol/日である．尿素排泄量がそれより明らかに少ない場合，CDN 終末部の流量低下が高 K 血症に関与している．CDN 終末部の流量低下は，EABV 低下，利尿薬使用，NaCl の腎外喪失（例：下痢による）が原因で生じる NaCl の到達量の減少によっても起こる．

Part C
高 K 血症の原因疾患

病態に基づく高 K 血症の原因リストを**表 15-1** にまとめた．

慢性腎不全

進行した慢性腎臓病患者に高 K 血症は頻繁に起こる．少なくとも一部の患者の K^+ 分泌の減少の病態は "chloride shunt disorder" に似ている．慢性腎不全時の K^+ 分泌の減少は DCT または CDN での電気的中性な NaCl 再吸収の増加による．それに加え，CDN 終末部の流量の低下も K^+ 分泌の低下の原因となっている．バソプレシンが作用しているとき，CDN 終末部の流量は CDN 終末部の管腔内有効浸透圧物質で決まる．主な有効浸透圧物質は尿素と Na^+ と Cl^- である．食塩摂取制限や利尿薬による EABV 低下によって CDN 終末部の $Na^+ + Cl^-$ の有効浸透圧物質量は減少する．タンパク質摂取制限や内髄質集合管が障害される髄質間質疾患によって腎内尿素リサイクリングが減少し，CDN 終末部の尿素分子数は減少する．それに加えて，一部の患者では，K^+ 排泄能を障害する薬物を服用している．多いのは，アルドステロン分泌を抑制する薬物（例：ACE 阻害薬，ARB）とアルドステロン受容体拮抗薬（例：スピロノラクトン）である．たとえば，KCl を含む食塩代用物の摂取や大量のフルーツジュースの摂取などにより K^+ 摂取が非常に多いと，高 K 血症は重篤になる．

Addison 病

この疾患の原因として以前最も多かったのは，結核による両側性の副腎破壊であったが，現在では自己免疫疾患が最大の原因であり，副腎のみに起こる場合も，多内分泌腺症候群の一部として起こることもある．

表 15-1　高 K 血症の原因

K^+ の摂取増加
・K^+ 排泄の低下を招く病気があるときのみ
K^+ の細胞外への移動
・組織崩壊（例：挫滅外傷，横紋筋融解症，腫瘍崩壊症候群），激しい運動，けいれん後，てんかん重積状態
・Na^+-K^+-ATPase の問題
・組織低酸素症
・刺激の欠如——例：インスリン欠乏（例：DKA 患者），α アドレナリンの急上昇によるインスリン放出の抑制，非選択的 β 遮断薬
・Na^+-K^+-ATPase の阻害——例：ジゴキシンなどの薬物による
・α アドレナリンの急上昇（インスリン放出の抑制と，K^+ を細胞外へ直接排出する作用）
・高浸透圧（例：マンニトールの投与）
・モノカルボン酸輸送体を介して輸送されない酸（例：HCl，クエン酸）による代謝性アシドーシス
・細胞からの K^+ 流出の増加（スキサメトニウムの投与，フッ化物中毒）
・遺伝性疾患（例：高 K 血症性周期性四肢麻痺）
尿中への K^+ 喪失の低下
・進行した慢性腎不全
・K^+ の腎排泄に干渉する薬物
・急性腎障害や急性間質性腎炎を起こす薬物
・レニン・アンジオテンシン・アルドステロン系に干渉する薬物——例：非ステロイド系抗炎症薬，直接的レニン阻害薬，ACE 阻害薬，アンジオテンシン II 受容体拮抗薬
・アルドステロン合成を阻害する薬物——例：ヘパリン，ケトコナゾール
・アルドステロン受容体拮抗薬——例：スピロノラクトン，エプレレノン
・CDN の ENaC を阻害する薬物——例：amiloride, トリメトプリム
・タンパク質切断によって ENaC の活性化に干渉する薬物——例：ナファモスタットメシル酸塩
・CDN での起電性の Na^+ 再吸収の減少
・CDN への Na^+ 到達量の大きな低下
・低レニン低アルドステロン症の患者の一部
・アルドステロンレベルの低下——例：Addison 病
・アルドステロン受容体または ENaC の関わる遺伝性疾患（偽性低アルドステロン症 I 型）
・DCT または CDN での電気的中性な Na^+ 再吸収の増加
・DCT での Na^+ と Cl^- 再吸収の増加——例：家族性高血圧症性高 K 血症（WNK4 または WNK1 変異），薬物（例：カルシニューリン阻害薬），糖尿病性腎症と低レニン低アルドステロン症の患者の一部
・pendrin と NDCBE の共役輸送による CDN での電気的中性な Na^+ と Cl^- 再吸収の増加（例：低レニン低アルドステロン症の一部）

ACE：アンジオテンシン変換酵素，CDN：皮質遠位ネフロン，DCT：遠位曲尿細管，DKA：糖尿病性ケトアシドーシス，ENaC：上皮型 Na^+ チャネル，NDCBE：Na^+ 依存性 Cl^-/HCO_3^- 陰イオン交換体。

ヒト免疫不全ウイルス（HIV）は現在，副腎不全の感染症による原因で最も重要であるが，頻度が最も多いのはサイトメガロウイルス感染である。Addison 病の他の原因には，アミロイドーシスの副腎浸潤，転移性がん，リンパ腫，副腎出血，副腎梗塞（抗リン脂質抗体症候群の患者に起こる），アルドステロン生合成を障害する薬物（例：ヘパリン，

ケトコナゾール，おそらくフルコナゾール）がある。

慢性の原発性副腎不全患者は慢性の倦怠感，疲労感，食思不振，全身脱力感，体重減少などの症状を呈する。一部の患者では，食塩渇望が特徴的な所見である。色素沈着はほぼ全員の患者でみられる。ほとんどの患者で，血圧は低く，めまいや失神という体位に伴う症状がよくみられる。P_K は通常 5.5 mmol/L 前後だが，CDN の流量を減少させるような血管内容量の減少があれば，より重篤な高 K 血症となる。しかし，高 K 血症は約 1/3 の症例では認めない。このように多くの患者で高 K 血症が認められないのは，おそらく，K^+ の摂取が少ないことによると考えられる。他に認められる検査異常には，低 Na 血症，高 Cl 性代謝性アシドーシス，低血糖，好酸球増多がある。一部の患者では副腎クリーゼやショックを認める。

診断は，$P_{Aldosterone}$ と血漿コルチゾール（$P_{Cortisol}$）の低値，P_{Renin} 低値と ACTH の投与に対するコルチゾールの反応がないことでつけられる。

副腎クリーゼは緊急症であり，食塩液の輸液による血管内容量の回復とコルチゾール欠乏に対するデキサメタゾンかコルチゾールの投与がただちに必要である。低 Na 血症が存在する場合には，異化状態にある患者では浸透圧性脱髄症候群のリスクが高いので，P_{Na} をあまり急速に上昇させないように注意する。コルチゾールの投与は循環血漿中のバソプレシン濃度を低下させる可能性がある（第 10 章参照）。著者らは，突然の過剰な P_{Na} の上昇につながる大量の水利尿が起こらないように，治療開始時にデスモプレシン（dDAVP）を投与する。

慢性副腎不全患者はグルココルチコイドの補充療法が必要で，多くの患者ではミネラルコルチコイドの補充も必要である。グルココルチコイド補充療法では，コルチゾールのような短時間型のグルココルチコイドを 15〜25 mg/日を 1 日 2〜3 回に分けて通常投与する。ミネラルコルチコイド補充療法では，通常 50〜200 µg のフルドロコルチゾンを 1 日 1 回投与する。患者の症状，EABV の状態，血圧，P_K に基づいて量の調整をおこなう。

アルドステロン合成に関わる遺伝性疾患による高 K 血症

アルドステロン合成に関わる酵素の遺伝的な欠損症には，21-水酸化酵素，3-水酸化ステロイドデヒドロゲナーゼ，コレステロール側鎖切断酵素，アルドステロンシンターゼなどの酵素が含まれる。アルドステロンシンターゼ欠損症を除く 3 つの疾患（先天性副腎過形成とも呼ばれる）では，コルチゾール合成も障害されているので，グルココルチコイド欠損も合併する。これらの疾患のうち，21-水酸化酵素欠損症が最も多く，胎児の副腎アンドロゲン分泌過剰による女児における外性器男性化によって，出生時に容易に認識される。塩類喪失，低 Na 血症，高 K 血症，低血圧が主な所見である。

偽性低アルドステロン症 I 型

偽性低アルドステロン症 I 型（PHA-I）の病態は CDN 主細胞管腔膜の ENaC が "閉じていること" に似ている。この疾患には 2 つの遺伝様式があり，2 つの異なる病型に分けられる。

常染色体優性の PHA-I

この疾患はミネラルコルチコイド受容体の遺伝子変異による機能喪失が原因で起こる。臨床像は通常，軽症で，しばしば時間とともに軽快する。この疾患の患者には著明に高い $P_{Aldosterone}$ と P_{Renin} が観察され，ミネラルコルチコイドの投与に反応しない。治療は，NaCl の補充と消化管からの K^+ の除去である。生命の危険がある高 K 血症の治療には血液透析が必要になることもある。

常染色体劣性の PHA-I

この疾患は ENaC の 3 つのサブユニットのうちの 1 つのさまざまな遺伝子変異で起こる。常染色体優性の PHA-I とは異なり，疾患は永続的で，成人になっても軽快しない。新生児期には通常，腎性塩類喪失，高 K 血症，代謝性アシドーシス，成長障害，体重減少を認める。肺の ENaC 活性も障害され，気管支分泌物の増加と繰り返す下部気道感染を認める。

低レニン低アルドステロン症

この症候群の患者すべてに共通した所見として，低レニン血症と低アルドステロン血症がみられるが，病態としてはさまざまな疾患の集合体である。

1. **レニン産生能が低下しているグループ**：この患者群の病態は傍糸球体装置の破壊または，生合成の障害で，P_{Renin} が低値となり，それにより $P_{Aldosterone}$ 低値となる。したがって，ENaC 活性の低下による CDN の管腔内負の電位が減少し，CDN の起電性 Na^+ 再吸収が減少する。この患者群は腎性塩類喪失とともに EABV が低下していることが多く，ミネラルコルチコイドの投与により，K^+ 排泄が著明に増加することが期待される。

2. **レニン産生刺激が減少しているグループ**：この患者群は "家族性高血圧症性高 K 血症"〔偽性低アルドステロン症 II 型（PHA-II）や Gordon 症候群としても知られている〕である。この疾患の患者はサイアザイド感受性 NCC の機能亢進がみられ，DCT における Na^+ と Cl^- の再吸収の亢進がある（この疾患の分子異常については後で述べる）。DCT での Na^+ と Cl^- の再吸収の亢進は CDN への Na^+ と Cl^- の到達量を減少させ，起電性の Na^+ 再吸収を減少させ，CDN の管腔内負の電位を減少させる。この疾患における WNK キナーゼの変異は CDN 主細胞管腔膜の ROMK の発現量を減少させ

る。しかし，サイアザイド利尿薬がこの患者の高K血症の治療に有効なので，ROMK減少がK^+排泄の律速段階ではないと考えられる。EABVの増加はこの病態の特徴で，P_{Renin}の低下が起こり，高K血症の存在から予想される$P_{Aldosterone}$より低い。したがって，これらの患者ではミネラルコルチコイド投与によるK^+排泄の著明な増加は期待できない。しかし，高K血症はサイアザイド利尿薬の投与によって改善する。サイアザイドがNCCを阻害して，CDNへのNa^+とCl^-の到達量を増やす。それによりCDNでの起電性のNa^+再吸収を増やし，CDN主細胞管腔膜の開口ENaC数が存在すれば，管腔内負の電位が増加する。サイアザイド利尿薬の効果がNa利尿を起こし，EABVの増加が軽快するにつれP_{Renin}と$P_{Aldosterone}$が増加するのでCDN主細胞管腔膜にENaCが発現する。サイアザイド利尿薬の効果は，pendrinとNDCBEの共役輸送による電気的中性なNaCl輸送を阻害する。メカニズムについては不明だが，サイアザイド利尿薬はこのプロセスを阻害することがわかっている。

前述したのと同様の臨床所見は他の患者でもみられ，最もよくみられるのが糖尿病性腎症患者である。少なくとも一部の糖尿病性腎症，高K血症，低レニン低アルドステロン症の患者におけるレニン放出の抑制がEABVの増加によるという仮説は，心房性ナトリウム利尿ペプチドが高く，NaClの摂取制限やフロセミドの投与によってP_{Renin}が増加するという所見によって支持される。同様の病態（レニン放出の抑制はEABV増加による）は慢性腎不全患者や高K血症と低レニン低アルドステロン症をもつループス腎炎患者で指摘されてきた。疾患の原因は不明である。しかし，"家族性高血圧症性高K血症"と同様にDCTにおけるNa^+とCl^-の再吸収は増えている。

これらの患者でのEABV増加と高K血症は，pendrinとNDCBEの共役輸送によるCDNでの電気的中性なNaCl再吸収の増加を反映している可能性もある。CDNでの電気的中性なNa^+再吸収が亢進している病態の患者では，CDNへのHCO_3^-の到達量の増加によってK^+の排泄量の増加が期待される（例：アセタゾラミドの投与）。

低レニン低アルドステロン症のこれらの2つの患者群を鑑別することが治療に役立つ。ミネラルコルチコイド（9α-フルドロコルチゾン）の使用は，K利尿とNa^+の貯留によるEABVの再増加につながるので，最初の患者群には有効である。より重度のEABVの低下につながるため，利尿薬治療はこれらの患者群では危険である。一方，ミネラルコルチコイドは，DCTにおけるNa^+とCl^-の再吸収が過剰な患者では高血圧の程度を高める。この患者群ではNCCを阻害するサイアザイド利尿薬の投与が，高血圧と高K血症両方の治療に有効である。CDNへのHCO_3^-の到達を増やす（例：アセタゾラミドの投与）と，pendrin/NDCBEを介したCDNの電気的中性なNa^+再吸収を減少させ，起電性再吸収の割合を高める。CDNでのNa^+とCl^-の電気的中性な再吸収が増加している患者に利尿薬を投与すると，CDNの流量が増加し，K^+の排泄が増える。CDNへのHCO_3^-到達量の増加

（例：アセタゾラミドの投与）によって，K^+ 分泌も増加する。代謝性アシドーシス発症を避けるために HCO_3^- の喪失を補充する必要がある。

家族性高血圧症性高 K 血症

偽性低アルドステロン症II型（PHA-II）という病名は，この症候群の患者では塩分貯留，高血圧がみられ，アルドステロン作用が低下しているというよりは亢進しているので，病態を考えると誤解を与える名称である。

家族性高血圧症性高 K 血症（PHA-II または Gordon 症候群としても知られる）の患者ではサイアザイド感受性 NCC の機能亢進に似た症状がみられる。この患者の DCT における Na^+ と Cl^- の再吸収増加の原因が明らかとなり，*WNK1* 遺伝子の大きな欠損と *WNK4* 遺伝子のミスセンス変異が見つかっている。ANG II によって活性化されると，WNK4 は SPAK/OSR1 をリン酸化し，さらに SPAK/OSR1 を介して NCC をリン酸化し活性化する。この症候群の患者の WNK4 の変異は WNK4 を持続的に活性化し，ANG II によるさらなる活性亢進なしに，SPAK/OSR1 を介した NCC のリン酸化による活性化を起こす。

WNK1 の分子異常はイントロン1の欠失であり，機能亢進を起こす。L-WNK1 は WNK4 の阻害型に拮抗する作用をもち，SPAK/OSR1-NCC シグナル経路も活性化するので，この分子異常は DCT における NCC を活性化する。

これらの患者ではサイアザイド利尿薬は降圧と，P_K 改善に著明に有効である。

高 K 血症性周期性四肢麻痺

この症候群は常染色体優性遺伝であり，骨格筋のテトロドトキシン感受性 Na^+ チャネルの α サブユニットをコードする遺伝子の変異によって起こる。筋肉収縮の刺激があると，Na^+ 流入が骨格筋細胞を脱分極させる。静止膜電位が $-50\,mV$ に近づくと，正常の Na^+ チャネルは閉じるが，高 K 血症性周期性四肢麻痺患者の障害のある Na^+ チャネルは閉じることができない。持続した Na^+ の流入はさらに脱分極を進め，K^+ の ECF への流出を起こし，高 K 血症となる。筋肉の症状はミオトニアから麻痺までさまざまであり，障害の重篤度とそれによる筋細胞の電位の変化による。運動後の安静や K^+ を多く含んだ食物の摂取，低温環境，感情ストレス，空腹などのさまざまな要因により発作が誘発される。

高 K 血症性周期性四肢麻痺の急性発作は $β_2$ 作動薬の投与により K^+ を細胞内に移動させることによって治療する。この患者は体内 K^+ 量が過剰ではないので，K^+ の大量喪失を誘導することは避けなければならない。メカニズムは不明であるが，アセタゾラミドには発作の再発を予防する効果があるようだ。

高K血症の原因となる薬物

　高K血症の原因となる薬物は，K^+の細胞内への移動に影響を与える薬物と，K^+の腎排泄を障害する薬物とに分けられる。

細胞内外の K^+ 分布に影響を与える薬物

　非選択的β遮断薬は$β_2$アドレナリン作用によるK^+の細胞内への移動を減少させる。一般的には，P_Kの上昇はわずかである。しかし，激しい運動やK^+の腎排泄を障害する薬物を服用しているような場合には，高K血症の程度は重度となる。

　ジギタリス過量投与はNa^+-K^+-ATPaseポンプを抑制し，高K血症を起こす。

　麻酔の際のスキサメトニウムのような脱分極薬の使用は，K^+の細胞外への移動と高K血症の原因となる。スキサメトニウムのこうした作用は神経筋疾患（上位または下位の運動神経），不動，筋肉の炎症，筋肉の外傷，熱傷などの骨格筋のアセチルコリン受容体が活性化するような状況の患者では顕著である。

　アルギニン塩酸（肝性昏睡と重度の代謝性アルカローシスの治療で使われる）と，ε-アミノカプロン酸（合成アミノ酸でアルギニンと構造が似ていて，重度の出血の治療に使われる）は細胞からのK^+流出の原因となり，特に腎機能障害患者では，生命に関わる高K血症の原因となる。

　ソマトスタチンアゴニストのオクトレオチドはインスリン分泌を阻害することで高K血症をきたす。

K^+の腎排泄に干渉する薬物

● レニン放出を抑制する薬物：非ステロイド系抗炎症薬（NSAID）とCOX-2阻害薬

　糸球体の輸入細動脈の細胞とDCT前半部のマクラデンサ細胞によってレニンが分泌されるが，シクロオキシゲナーゼ-2（COX-2）経路によるアラキドン酸から局所的に産生されるプロスタグランジンが，レニン分泌の一部を媒介している。結果として，プロスタグランジンの合成阻害が，P_{Renin}と$P_{Aldosterone}$を低下させる。NSAIDは，少なくとも一部がプロスタグランジンに依存している高K血症に対する副腎反応も減弱させる。P_Kの上昇は健常人では通常小さいが，K^+の腎排泄を障害する疾患の存在（例：慢性腎不全，糖尿病性腎症）や薬物の服用（例：ACE阻害薬，ARB，スピロノラクトン）では，高K血症を発症する。

● レニン・アンジオテンシン・アルドステロン系に干渉する薬物：直接的レニン阻害薬，ACE阻害薬，ARB

　アルドステロン放出の主な2つの刺激はANG ⅡとP_Kの上昇である。高K血症と副腎皮質球状帯の局所で産生されるANG Ⅱはアルドステロン放出を相乗的に刺激する。したがって，レニン・アンジオテン

シン・アルドステロン系の阻害はアルドステロン分泌を低下させ，K^+の腎排泄を障害する．しかし，注意すべきことはアルドステロンの血中レベルは ACE 阻害薬で慢性的な治療を受けている患者でも十分には抑制されていないということである．レニン・アンジオテンシン・アルドステロン系（RAAS）を阻害する薬物を服用し，高 K 血症を発症している患者に，ミネラルコルチコイドを投与したときの K^+ の腎排泄について調べた報告もない．

しかし，たとえ CDN の管腔内負の電位が大幅に低下しても CDN 末端での流量が減少していなければ，重度の高 K 血症が起こる可能性は低い．ANG II はバソプレシン存在下で内髄質集合管の尿素輸送を刺激するので，ANG II 作用の欠如によって，腎臓内尿素リサイクリングは減少する．したがって，ACE 阻害薬や ARB を内服している一部の患者でみられる高 K 血症は，CDN での K^+ 分泌に対する電気的な駆動力の低下と尿素リサイクリングの低下（特にタンパク質摂取制限をしている患者）による CDN 終末部での流量低下との複合的な原因による．

高 K 血症のリスク因子のない高血圧患者において，RAAS 阻害薬単剤治療での高 K 血症の発症頻度は低い（＜2％）が，RAAS 阻害薬の 2 剤併用ではやや高くなる（5％）．高 K 血症の頻度はうっ血性心不全や慢性腎臓病でも高くなる（5～10％）．特記すべきことはこれらの推定が 1 つの研究における患者のデータに基づいたものであり，外来患者の高 K 血症の発症率を反映しているわけではないことである．比較的正常の腎機能の患者では P_K の上昇は 0.5 mmol/L 未満である．一方，より重度の高 K 血症がみられるのは，慢性腎臓病患者や，K^+ 保持性利尿薬や NSAID などの K^+ の腎排泄を障害する薬物を併用する患者や，高齢者患者である．

● アルドステロン合成を阻害する薬物：ヘパリン

ヘパリンで治療を受けている患者ではアルドステロン合成が選択的に低下している．これは，ヘパリンが副腎の ANG II 受容体の数と親和性を低下させるからと考えられている．ヘパリンの投与を受けている患者の約 7％の P_K が正常値を超えていると推定されている．未分画ヘパリンと低分子ヘパリンの両方が高 K 血症を起こす．未分画ヘパリンの予防的皮下投与（5,000 単位 1 日 2 回投与）による高 K 血症も報告されている．しかし，ヘパリン投与を受けている多くの患者では，$P_{Aldosterone}$ の低下は K^+ 腎排泄に影響を与えるほどではない．重度の高 K 血症は，K^+ 排泄を障害する他の病気（例：慢性腎不全）や ACE 阻害薬，ARB，NSAID，K 保持性利尿薬などを服用している患者でしか起こらない．

● アルドステロン受容体拮抗薬：スピロノラクトンとエプレレノン

高 K 血症は非選択的ミネラルコルチコイド受容体拮抗薬スピロノラクトンや選択的ミネラルコルチコイド受容体拮抗薬エプレレノンを内服している患者で特に問題となる．なぜなら，うっ血性心不全や心拍出量低下患者でのスピロノラクトンやエプレレノンと ACE 阻害薬や ARB

の併用療法の適応が広がっているからである．ミネラルコルチコイド受容体拮抗薬とACE阻害薬またはARBを併用している場合の高K血症の発症頻度は，大規模臨床試験で報告されているよりも実際の臨床現場の方が多い（約10％）．この原因の一部は推奨用量よりも高用量を使用していることによる．アルドステロン受容体拮抗薬の使用に関連した高K血症の頻度は用量依存性で，1日25 mgのスピロノラクトンで検出可能となる．より高用量では重度の高K血症のリスクが増加する．カナダのオンタリオでのコンピュータ上の処方履歴と入院記録を用いた地域住民対象研究では，"Randomized Aldactone Evaluation Study (RALES)" 発表後の心不全患者に対して，ACE阻害薬にスピロノラクトンを追加処方する率と高K血症や合併症との関係について調べられた．この研究によれば，心不全患者でACE阻害薬を服用している患者へのスピロノラクトンの処方率は，RALES試験結果の発表後，有意に増加していた．同時期に，高K血症による入院率は有意に増加し，そのなかで高K血症で院内死亡する患者数も増加した．しかし，英国での研究によると，RALES試験発表後にスピロノラクトンの使用率は増加したが，高K血症や高K血症による入院は増加していなかった．

● ENaCを阻害する薬物：amiloride，トリアムテレン，トリメトプリム，ペンタミジン

amilorideとトリアムテレンはENaCを阻害し，CDNの管腔内負の電位を減少させる．

抗菌薬トリメトプリムとペンタミジンの陽イオン型は構造的にamilorideと似ていて，ENaCを阻害して，高K血症，塩類喪失を起こす（図15-1）．HIV患者がニューモシスチス・イロヴェチによる肺炎を合併しトリメトプリムで治療を受けているときには高K血症がしばしばみられる．このような患者で使われるトリメトプリムが高用量であることによるが，腎不全患者，低レニン低アルドステロン症，ACE阻害薬やARBの併用患者では，トリメトプリムは通常量の使用でも，P_Kの上昇を起こす．

HIV患者でニューモシスチス・イロヴェチ肺炎を合併し，トリメトプリムで治療を受けている患者で高K血症が高頻度に認められるのは，

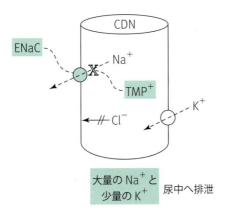

図15-1 トリメトプリム（TMP）で治療されている患者においてK⁺排泄が障害されるメカニズム　円筒は皮質遠位ネフロン（CDN）を表している．TMPはCDN管腔内で陽イオン（TMP⁺）として存在すると，上皮型Na⁺チャネル（ENaC）を阻害する（図内Xで示す）．結果として，腎性塩類喪失とCDNの管腔内負の電位の減少が起こり，尿中へのK⁺の排泄が減少する．

栄養摂取の低下によって，CDN 終末部の管腔内の浸透圧物質が減少するために，CDN での流量が減少することも関係しているかもしれない。K$^+$ の分泌が減少する作用に加え，CDN の流量低下は，同量の薬物を投与した場合でも，CDN 管腔内のトリメトプリム濃度を上昇させる作用もある（同量のトリメトプリムがより少量の管腔液内に存在する）。したがって，トリメトプリムの CDN 主細胞の ENaC を阻害する能力は増強される。

治療に関わる問題は症例 15-2 の解説で議論する。

● DCT における電気的中性な NaCl 再吸収を増加させる薬物：カルシニューリン阻害薬（シスプラチン，タクロリムス）

臓器移植後にカルシニューリン阻害薬のシクロスポリンやタクロリムスを服用している一部の患者に高 K 血症が発症する。これらの患者の高 K 血症や臨床所見は"家族性高血圧症性高 K 血症"の病態と似ている。タクロリムスを投与したマウスは塩分感受性高血圧を発症し，リン酸化された NCC と NCC 制御キナーゼ WNK3，WNK4 と SPAK の発現が増加している。K$^+$ 含有量の多い餌を食べさせても高 K 血症を発症した。

● タンパク質分解によって ENaC 活性化に干渉する薬物：ナファモスタットメシル酸塩

アルドステロンによる ENaC の活性化は，チャネル活性化プロテアーゼ CAP1 のようなセリンプロテアーゼによるチャネルのタンパク質分解を伴う。このプロテアーゼは細胞膜上のチャネル数を増やすのではなく，チャネルの開口確率を増加させることによって ENaC を活性化する。ナファモスタットメシル酸塩は強力なセリンプロテアーゼ阻害薬であり，急性膵炎，播種性血管内凝固症候群，血液透析患者の抗凝固薬として，日本では広く使われている。高 K 血症の主な原因は，ナファモスタットの代謝物がアルドステロンが誘導するチャネル活性化プロテアーゼを阻害することによる。

Part D
高 K 血症の治療

高 K 血症の緊急症

高 K 血症の最大の危険は致死的な不整脈である。軽度の ECG 変化であっても急激に危険な不整脈に進行することがあるので，高 K 血症に関連した ECG 異常のある患者はすべて緊急症として治療すべきである。

一部の患者では，最初の ECG では高 K 血症に関連した変化がなくても，不整脈や心停止さえ起こすので，著者らの考えでは重症の高 K 血症（$P_K > 7.0$ mmol/L）は緊急症として扱い，ECG 変化がなくても K^+ を細胞内へ移動させる治療をおこなう。より低い P_K（> 6.5 mmol/L）であっても低 Ca 血症やアシデミアや低 Na 血症を伴えば，同じように治療する。しかし，慢性血液透析の患者の一部は，より重度の高 K 血症でも悪影響が起こらないようである。

高 K 血症の心臓への影響に拮抗する

　最大脱分極速度（V_{max}）が Na^+ の内向き電流に依存している細胞においては，Ca イオンの投与は，脱分極開始時の V_{max} と静止膜電位の関係を変え，RMP の負の電位が少ないときの V_{max} が大きくなり，伝導速度が増加する。

　塩化 Ca とグルコン酸 Ca が使用される。10 mL の 10％塩化 Ca 液は 10 mL の 10％グルコン酸 Ca 液に比較して約 3 倍の Ca を含んでいるが，薬液投与の際に血管外へ漏れたときに組織壊死のリスクが少ないので，グルコン酸 Ca が好まれる。通常，グルコン酸 Ca 1,000 mg（10％溶液 10 mL）を 2～3 分かけて投与する。静脈内の Ca の効果は 1～3 分で現れるが，30～60 分しか持続しない。

　ECG 変化が続くか再度生じれば，5 分後に再度同量を投与する。高 Ca 血症はジギタリス中毒を悪化させるので，ジギタリスを服用している患者では注意が必要である。ジギタリス服用中の高 K 血症患者に Ca の投与が推奨されるのは，P 波が消失しているか QRS 幅が広くなっているときのみである。この場合，グルコン酸 Ca を D_5W 100 mL に希釈して 20～30 分かけて投与し，急性高 Ca 血症を避ける。ジゴキシン特異抗体（抗原結合性フラグメント）がこのような患者の治療では好まれる。

K^+ の ICF への移動を誘導する

● インスリン

　インスリンの投与は K^+ の細胞内への移動を誘導する最も信頼性の高い治療であり，多くの研究において P_K を低下させる効果があることが示されている。インスリンの P_K への作用は低血糖作用とは独立していて，末期腎不全患者で障害されている。しかし，高 K 緊急症の治療において，適切なインスリンの量と静脈への投与方法（ボーラスまたは持続投与）についてのコンセンサスはない。最近の 11 の研究におけるシステマチックレビューによれば，10 単位のレギュラーインスリンを静脈内ボーラスで投与した 6 つの研究（0.78 ± 0.25 mmol/L），10 単位のレギュラーインスリンを 15～30 分かけて投与した 2 つの研究（0.39 ± 0.09 mmol/L），約 20 単位のレギュラーインスリンを 60 分以上かけて投与した 3 つの研究（0.79 ± 0.25 mmol/L）において，P_K の低下に統計学的な有意差はみられなかった。しかし，これらの研究（多くは重大なバイアスまたはバイアスの高いリスクがあった）の注意深い解析によれば，20 単位のレギュラーインスリンを 60 分以上かけて投与

することが P_K の低下には最も信頼性が高かった．さらに，インスリンクランプ法を用いた研究に基づけば，K^+ の最大の移動に必要な血漿インスリンレベルは 20 単位のレギュラーインスリンを 60 分以上かけて投与することで達成されかつ維持される可能性が高い．重度の高 K 血症（$P_K > 6.5$ mmol/L）と高 K 血症に伴う ECG 変化（例：PR 間隔の延長，広い QRS 幅）のある患者には 20 単位のレギュラーインスリンを 60 分以上かけて投与するレジメンを勧める．低血糖は，大量のインスリンを投与する際の最大の副作用である．十分量のブドウ糖（20 単位のインスリンを投与する際には 60 g のブドウ糖，10 単位を投与するときは 50 g）を投与し，低血糖を予防する．血糖値は頻繁にモニターする．

非糖尿病の高 K 血症患者をインスリンなしでブドウ糖のボーラス投与のみで治療することもあるが，生命の危険がある緊急症を治療することを考えれば，このアプローチを著者らは好まない．インスリン投与なしで K^+ を適切に細胞内に移動させるには，高いインスリンレベルが必要である．さらに，貯蔵インスリンが足りない患者では高張性のブドウ糖は K^+ の細胞外への移動を起こすことがあり，結果的に P_K の上昇につながってしまう．

● $β_2$ アドレナリン作動薬

$β_2$ アドレナリン作動薬（例：サルブタモール 20 mg の吸入）が P_K を迅速に下げることに有効であることを示す研究がたくさんあるが，著者らは 2 つの理由から，この薬物を高 K 血症緊急症治療の第 1 選択としては用いていない．第 1 に，この薬物はかなりの割合の患者で有効ではない．多くの研究によれば，この治療薬を投与された 20〜40％の患者の P_K 減少は 0.5 mmol/L 未満である．$β_2$ 作動薬を投与しても P_K が下がらない一定の患者のいる理由は不明であり，どの患者に効くかを予想することは不可能である．2 つ目に，高 K 血症の治療に必要な薬物の量は急性の気管支喘息治療に使われる量の 4〜8 倍という高用量であり，安全性に懸念がある．高 K 血症患者にこの薬物を使用した研究では重篤な副作用は報告されていないが，これらの研究のほとんどは，安定した維持血液透析患者の透析直前の軽度の高 K 血症に対しておこなわれている．そのうえ多くの研究で，β 遮断薬を服用している患者は除外され，冠動脈疾患や不整脈の既往のない患者が選ばれている．したがって，心臓疾患を伴うことの多い末期腎不全患者の一般的な患者群とは異なる患者群で，薬物の安全性が評価されたことになる．20 単位のレギュラーインスリン投与に $β_2$ 作動薬を追加した場合，相加効果があるかは不明である．

● NaHCO$_3$

高張性または等張性 NaHCO$_3$ 液が急速に P_K を低下させることに否定的な論文が多い．NaHCO$_3$ が K^+ を細胞内に移動させるメカニズムを理解することで，なぜ NaHCO$_3$ に効果がなく，高 K 血症緊急症のどのような場面では有効なのかがわかるであろう．提唱されている

NaHCO₃のメカニズムの最初のステップは，ECFのH⁺濃度を低下させ，電気的中性にNHE-1を介して，H⁺が細胞外に出て，Na⁺が細胞内に入ることである．細胞内のNa⁺濃度の上昇によりNa⁺-K⁺-ATPaseが活性化され，Na⁺の流出が細胞内の負の電位を増加させ，K⁺が細胞内にとどまる．しかし，NHE-1が活性化状態にあるときのみNaHCO₃の投与がP_Kを低下させることができる．NHE-1を活性化する主なものがNHE-1近傍の高濃度の細胞内H⁺であり，H⁺はNHE-1の基質であるだけでなく，修飾部位に結合して活性化させる作用を備えている．

特記すべきことは，NaHCO₃のP_K低下作用を評価している多くの研究が，重度のアシデミアを伴わない安定した血液透析患者でおこなわれていることである．別の言い方をすれば，これらの研究はNHE-1がおそらく不活性状態のNaHCO₃の作用を検証していることになる．NHE-1が活性化されている，明らかなアシデミアのある患者で，NaHCO₃が効果があるかどうかという疑問がここで生じてくる．

著者らは，明らかなアシデミアのある患者にはNaHCO₃を使うが，単なる緊急症の治療としては用いていない．高Na血症，ECF量の増加，CO_2の蓄積，血漿イオン化Ca^{2+}濃度の低下（高K血症の心臓への作用を悪化させる）などのリスクがあるので，過量のNaHCO₃投与は避けるべきである．NaHCO₃とインスリンの併用療法について調べた研究では，一定した見解は出ていない．

体からのK⁺の除去

P_Kの5 mmol/Lから6 mmol/Lへの上昇は，6 mmol/Lから7 mmol/Lへの上昇に比べてかなり大量のK⁺の正のバランスが必要である．なぜなら，K⁺のほとんどは細胞内のNa⁺と交換することによって，ICF内に存在するからである．ICFのNa⁺量が低下するにつれ，投与したK⁺の多くがECFにとどまるようになる．したがって，比較的少量のK⁺の負荷でも重度の高K血症が発症する（図15-2）．重度の高K血症患者の治療では，少量のK⁺の喪失によってP_Kが大きく低下する．高K血症の原因がK⁺の細胞外への移動である患者では，K⁺の大量喪失は避けるべきである．なぜなら，体内に余分なK⁺がな

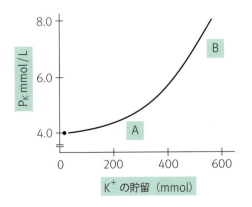

図15-2 K⁺付加の蓄積とP_Kの上昇　図内の数字は，説明のための例である．P_K 5.0 mmol/L近くでは，細胞内にはK⁺と交換可能な細胞内Na⁺が十分にあるので，負荷したK⁺のほとんどすべてがICFに存在することになり，K⁺の比較的大量の貯留でも，P_Kの上昇はわずかである（曲線のAの部分）．細胞内のNa⁺量がかなり減ると，K⁺のわずかの負荷でもP_Kが大きく上昇する（曲線のBの部分）．結果として，高K血症の治療においては，重度の高K血症の患者では少量のK⁺の喪失でもP_Kは大きく低下する．

いので，低K血症につながるからである．K^+喪失を誘導する方法やその限界については次項で述べる．

緊急症ではない高K血症

体からのK^+の除去
● 尿中へのK^+排泄の増加

尿中へのK^+排泄を増加させる方法は多くあるが，特に急性の状況での有効性を支持するデータはない．ループ利尿薬の投与は，CDN終末部の流量を増加させ，K利尿を起こす．また，CDN終末部の流量を低下させるという逆の作用につながるので，血管内容量を低下させることは避けなければならない．合成ミネラルコルチコイド（例：100〜300 μgの9α-フルドロコルチゾン）の投与はK利尿を増進する．炭酸脱水酵素阻害薬（例：アセタゾラミド）の投与は，PCTでの$NaHCO_3$の再吸収を阻害し，CDNへのHCO_3^-の到達量を増やすことによってK^+利尿を増進する．代謝性アシデミアを避けるために$NaHCO_3$を投与して，尿中に失われるHCO_3^-を補充することが必要かもしれない．

● 消化管でのK^+除去を増加させる

ポリスチレンスルホン酸Na（SPS，*2）は共有結合したポリマーであり，反応性のあるスルホン酸基が結合し，Na^+塩となっている．SPSを溶液に溶かすと，反応性のあるスルホン酸基に結合したNa^+が溶液中の陽イオンと交換を起こす．スルホン酸基に結合したNa^+は消化管管腔のK^+と交換し，便中からのK^+喪失を促すと考えられ，臨床医はSPSを高K血症の治療に長く用いてきた．

SPSは1gあたりNa^+ 4 mEqを含み，消化管管腔のK^+の交換に使用される．SPSのNa^+とK^+への親和性に基づいて，消化管管腔のさまざまな場所で測定されたNa^+とK^+の濃度を考慮すると，好ましい交換が起こる場所は直腸だけのようである（もしくは，大腸全体かもしれない）．しかし，Na^+の交換において，Ca^{2+}，Mg^{2+}のような他の陽イオンもK^+と競合する．大腸でNa^+とK^+の交換が起こったとしても，ごく少量のK^+しか大腸内で樹脂には結合しない．健常人で消化管から排泄されるK^+の量は約9 mmol/日である．末期腎臓病患者では大腸でのK^+の排泄が亢進しているとされる．バランスデータは一定せず，エビデンスの大部分は，末期腎臓病患者の便中のK^+排泄は健常人より数mmol多いだけであることを示している．

陽イオン交換樹脂を用いる理論上の利点は，K^+の結合によって便中のK^+濃度が下がれば，K^+を分泌する場所である直腸S状部でのK^+分泌量が増えることである．しかし，より多くのK^+が管腔内に分泌されても，便の量が少ないと，K^+喪失の総量は制限される（*3）．SPSの投与は急速なP_K低下を起こさないことが示されている．さらに，樹脂を追加しても，下剤のみの投与で得られる便中へのK^+喪失を上回る効果は得られない．

*2
SPS
● "SPS"はしばしば，ポリスチレンスルホン酸Naの略語として使われるが，実際には，SPS®はソルビトールに溶かされたポリスチレンスルホン酸Naの商標名である．

*3
消化管からのK^+喪失
● 大腸の管腔内の負の電位が$-90\ mV$でP_K 5 mmol/Lとすると，便中のK^+濃度は約100 mmol/Lとなる．
● 便の量が125 mLで75%が水だとすると，わずか10 mmolのK^+が便中から喪失されることになる．

ソルビトールに溶かしたSPSの使用に対する懸念としては，回腸と大腸で起こることの多い腸管壊死の発症があげられる．副作用の頻度は正確には知られておらず，SPSの使われている頻度を考えれば，むしろ低いと考えられるが，しばしば致死的である．米国食品医薬品局（FDA）は腸管壊死のリスクと消化管への他の影響のリスクへの懸念から，ソルビトールとケイキサレート® パウダーの併用療法に対して注意を喚起した．この警告は33％ソルビトールにポリスチレンスルホン酸Naが溶けている製剤には適用されなかった．しかし，33％ソルビトールにポリスチレンスルホン酸Naが溶けている製剤の使用でも腸管壊死が起こるといういくつかの最近の報告があり，懸念がある．

生命の危機がある高K血症患者では，樹脂の使用や消化管からのK^+排泄の誘導を試みることはしない．血液透析を開始せずに消化管へのK^+喪失を誘導すると判断した中等度の高K血症では，治療の目標を下痢を起こすことにおくべきである．SPSの投与は下痢の誘導のみに比べK^+喪失はわずかに増えるだけである．33％ソルビトールの使用には懸念があるので，他の下剤，特に分泌性下痢を誘導する薬物（例：ビサコジル）は試してみる価値がある．ジフェノール誘導体の下剤は大腸粘膜細胞のcAMPを増加させることによって，便の量を増やすだけでなく，big conductance K^+チャネルを介したK^+分泌を刺激する．分泌性下痢を起こす下剤にSPSを加えることによってK^+の排泄を増やすことができるが，下痢の誘発に比べると効果は軽度である．たとえば，RAAS阻害薬使用や，血液透析は必要ないが高K血症のコントロールが必要な慢性腎臓病患者などの軽度から中等症の慢性高K血症患者では，SPSを長期に使う場合の有効性や，安全性，忍容性について調べた研究はない．さらに，慢性の下痢を起こすことは不可能であるし，容認されない．

新しい2つの経口ポリマー，patiromerとsodium zirconium環状ケイ酸塩（ZS-9）が，糖尿病またはうっ血性心不全を合併しRAAS阻害薬を内服している慢性腎臓病患者のP_Kを低下させKを正常値に保つことに対して効果があり，すぐれた忍容性があることが示された．これらの薬は高K血症の治療薬としてFDAの認可はまだ得られていない．patiromerは球状の，非吸収性有機ポリマーで，反応基はα-フルオロアクリル酸で，Caが結合しており，大腸腸管内で，K^+とCa^{2+}が交換されると考えられる．ZS-9は非吸収性の無機化合物である．ポリマーではなく，選択的にK^+を捕捉する結晶であり，生体内のK^+チャネルの作用を模倣していると考えられ，K^+を捕捉するのは腸管内とされる．消化管でのK^+の再吸収総量を減少させるが，バランスデータがほとんどないので，P_Kを低下させるにはどのくらいのK^+の負のバランスを達成すればいいのかについては不明である．

● 透析

K^+を除去するためには血液透析は腹膜透析より有効である．透析液のK^+濃度が1～2 mmol/Lのとき，血液透析の最初の1時間で約35 mmolのK^+が除去できる．その後はP_Kが低くなるので，時間あ

たりのK⁺除去量は少なくなる。ブドウ糖誘発性インスリン放出と，それによるK⁺の細胞内への移動はK⁺の除去量を減らすため，ブドウ糖を含まない透析液が好まれる。しかし，高K血症の緊急症の治療でインスリンのボーラス投与を受けていると，低血糖を起こす危険がある。

Part E
症例の解説

症例15-1：この患者は偽性高K血症か？

集中治療室を出て，すぐに低K血症を発症したのはなぜか？

　短期間で発症した高K血症やK⁺摂取が少ないときの高K血症の原因はK⁺の細胞外への移動か偽性高K血症である。この患者ではK⁺が細胞外に移動したと考える明らかな理由がない。偽性高K血症については，血液検体で溶血がなく，白血球増多や血小板増多もない。高K血症が見つかったのは，患者が病棟に移動した直後なので，解析まで数時間放置されたことによって生じる採血管内での赤血球からのK⁺溶出による偽性高K血症や血液検体を冷却したことによる偽性高K血症が考えられた。しかし，高K血症は採血からすぐに分析した血液検体や冷却していない血液検体でも認められた。

　偽性高K血症の発症は筋細胞から局所的に静脈穿刺部の毛細血管へK⁺が移動したことによると考えられた。集中治療室では，手背の静脈の輸液ルートからTチューブコネクターを使って，採血していた。筋肉の収縮もなく，手背にはほとんど筋肉がない。一方，病室では，患児は激しく暴れ，上腕静脈から採血する際には拘束され，筋肉の多い部位から採血されていた。集中治療室のときと同様の方法で採血された検体でのP_Kは3.4 mmol/Lであった。したがって，P_Aldosterone低値は高K血症の原因というより，低K血症によるものである可能性が高い。

症例15-2：トリメトプリムで治療を受けている患者の高K血症

この患者の高K血症の原因は何か？

　悪液質の患者には偽性高K血症の要素もあるが，ECF変化が存在するということから真の高K血症が存在していると考えられる。

　U_K 14 mmol/Lで尿量0.8 L/日なので，高K血症があるにもかかわらず，K⁺排泄はきわめて少ない。したがって，高K血症の主な原因は腎臓でのK⁺排泄の障害を起こす疾患である。しかし，この重度の高K血症は比較的短期間で発症し，K⁺摂取はかなり低下していた。した

がって，高K血症の主な原因はK$^+$のバランスの大幅な増加ではなく，K$^+$の細胞外への移動である．K$^+$の細胞外への移動は，EABV低値に反応して放出されたカテコラミンのαアドレナリン作用によって，インスリンの放出が抑制されたことによるものである．しかし，腎臓のK$^+$排泄の大きな障害もある．EABVが低く，EABV低値にしてはU$_{Na}$とU$_{Cl}$が不適切に高いので，K$^+$分泌の低下はCDNの起電性Na$^+$再吸収の低下による可能性が高い．ヒト免疫不全症候群患者の感染による副腎不全も考えられたが，P$_{Cortisol}$は適切に高く，ミネラルコルチコイドの投与で，尿中へのK$^+$排泄量は増えなかった．K$^+$の尿中排泄障害の原因がアルドステロンの欠損であれば，ミネラルコルチコイドの投与に反応して尿中K$^+$排泄は著明に増加するはずである．CDNの起電性Na$^+$再吸収の減少はニューモシスチス・イロヴェチ肺炎の治療に用いられたトリメトプリムによるENaCの阻害であると考えられる．後に得られたP$_{Renin}$とP$_{Aldosterone}$も，この状況で予想されるとおり高かった．

解釈：トリメトプリムによるENaC阻害は腎性塩類喪失を起こし，EABVを低下させる．その結果，αアドレナリン作用によるインスリンの放出抑制のため，K$^+$は細胞外へ移動し，高K血症となる．

この患者は，尿中排泄量の低下（0.8 L/日×270 mOsm/kg H$_2$O＝224 mOsm/日）から示唆されるように，CDNの流量も大きく低下している．タンパク質の摂取の低下によってCDNへの尿素到達量が減少する．食塩摂取の低下と腎性塩類喪失によってEABVが低下し，PCTでの再吸収が増え，Na$^+$とCl$^-$のCDN到達量が減少する．CDNでの流量低下はK$^+$排泄量を低下させるだけでなく，投与したトリメトプリムのCDN管腔内濃度が高くなり，トリメトプリムのENaC阻害作用がより強くなる．

この患者の高K血症の治療はどうしたらよいか？

この患者の高K血症の主な原因はK$^+$の細胞外への移動であるので，体内K$^+$過剰がないと考えられるときに，K$^+$の大量喪失を誘導することは間違いである．適切な治療は，食塩液を輸液しEABVを回復させ，αアドレナリン作用を抑制することである．インスリンが放出されるにしたがって，K$^+$は再び細胞内に移動する．

トリメトプリムの使用を中断すべきかどうかについては疑問である．この薬物はニューモシスチス・イロヴェチ肺炎の治療に必要であるので，腎臓のENaC阻害効果を取り除く方法を考える（図15–3）．CDN流量が増えれば，CDN管腔内トリメトプリム濃度は低下する．そのためには，CDNに到達する浸透圧物質量を増やす．タンパク質摂取を増やし，尿素リサイクリングの量を増やすことによって，CDNへの尿素の到達量を増加させることができる．ループ利尿薬を投与することによってHenleの太い上行脚髄質部での再吸収を阻害することでも，Na$^+$とCl$^-$のCDNへの到達量を増やすことができる．後者の方法を用いる場合，EABVが低下しないように，十分なNaClを投与する．トリメトプリムの陽イオン型がENaCを阻害するので，CDN管腔内H$^+$濃度を下げ，ENaCを阻害する陽イオン型の濃度を下げるために，

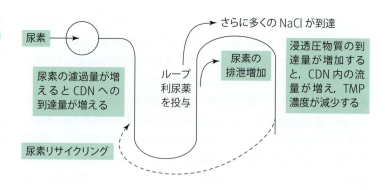

図15-3 皮質遠位ネフロン（CDN）におけるトリメトプリム（TMP）の濃度を減少させる方法　CDNへ到達する浸透圧物質量が増加するとCDN管腔内のTMP濃度が減少する。この目的のためには、尿素の排泄を増加させ（緑の網部分）、Henleループの太い上行脚におけるNa$^+$とCl$^-$の再吸収を阻害する。有効動脈血液容量のさらなる低下を避けるために、患者は尿中に喪失するより多くのNaClを摂取しなければならない。CDN：皮質遠位ネフロン。

CDNへのHCO$_3^-$の到達量の増加も考慮すべきである。

症例15-3：2型糖尿病患者における慢性高K血症

この患者の高K血症の原因は何か？

最初に偽性高K血症を除外する。高Cl性代謝性アシドーシスの存在は真の高K血症があることを示唆している。高K血症はPCT細胞のアルカリ化を起こし、アンモニア産生を抑制する。Hanleの太い上行脚のNa$^+$-K$^+$-2Cl$^-$共輸送体の輸送においてK$^+$とNH$_4^+$は競合するので、髄質間質濃度のNH$_3$濃度が低下する。これらの両方の作用はNH$_4^+$排泄の低下につながる（第1章参照）。

腎機能障害は進行しておらず、現在、腎臓でのK$^+$排泄を阻害する薬物は内服していない。高K血症が存在しているが、P$_{Renin}$は低値で、P$_{Aldosterone}$も抑制されている。したがって、低レニン低アルドステロン症で、通常、4型尿細管性アシドーシスと呼ばれる。従来、これは傍糸球体装置の破壊または生合成障害の結果、P$_{Renin}$が低下し、P$_{Aldosterone}$が低下すると考えられてきた。そうであれば、この患者はEABVが低下し、高血圧がなく、塩類喪失を認めると考えられるが、この疾患の多くの患者の臨床像と合わない。EABV増加の結果、レニン放出が抑制されるという別の仮説もある。この疾患の原因はまだわかっていない。"家族性高血圧症性高K血症"患者のように、DCTでのNa$^+$とCl$^-$の再吸収が増大している可能性もある。2型糖尿病では、高インスリン血症とメタボリック症候群があるという観点から興味深いのは、ラットにインスリンを持続的に注入するとDCTを含む異なるネフロンセグメントにおける再吸収が増加してNaClが貯留し、腎皮質でのWNK4発現が低下する。高インスリンdb/dbマウスにおいてphosphatidylinositol 3-kinase/Aktシグナル経路はWNK-OSR1/SPAK-NCCリン酸化カスケードを活性化することが示された。

低レニン低アルドステロン症の患者を2つのグループに分けることが治療上、重要である。体外のミネラルコルチコイド（9α-フルドロコルチゾン）の使用は、傍糸球体装置の破壊や生合成作用に障害がある患者では、Na$^+$貯留によるK$^+$利尿とEABV増加があるので、有効である。利尿薬治療は、より重度のEABV低下をもたらすので、これらの

患者に脅威をもたらす。一方，ミネラルコルチコイドはDCTでのNa^+とCl^-の過剰な再吸収を起こしている患者では高血圧を悪化させる。このグループの患者では，サイアザイド利尿薬を投与し，NCCを抑制することが，血圧を下げ，高K血症を補正するのに有用である。

Section 4

統合生理

SECTION 4

综合生理

Chapter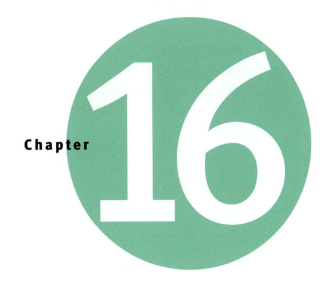

高血糖

	イントロダクション	476
	本章のポイント	476
Part A	**背景**	**476**
	症例16-1：水は飲んでもよいと思っていた！	476
	ブドウ糖代謝の概要	477
	ブドウ糖代謝の量的解析	478
Part B	**高血糖の腎臓に関する側面**	**483**
	ブドウ糖による浸透圧利尿	483
	高血糖の体液のコンパートメントに与える影響	483
	フルーツジュース摂取の影響	487
Part C	**臨床アプローチ**	**487**
	高血糖の分類	487
	高血糖と多尿をもつ患者	488
	高血糖と乏尿の患者	489
	高血糖患者の治療	489
Part D	**症例の解説**	**492**
	質問の解説	494

イントロダクション

糖尿病のコントロール不良による高血糖は多くの体液，電解質バランスの異常を伴い，頻度の高い疾患なので，これらのさまざまな問題に取り組むために，高血糖に関して別の章を設けることが読者のためになると考えた。

本章では，はじめに，糖代謝の量的問題について簡単に説明することにする。高血糖発症のためにはインスリンの相対的不足が必要だが，糸球体濾過量（GFR）の著明な低下やブドウ糖の大量摂取が高血糖を重篤にすることについて説明したい。次に，ブドウ糖の腎臓によるハンドリングと高血糖が体液の量と組成に与える影響について議論する。臨床に関するセクションでは，重度の高血糖患者への臨床アプローチとして，原因を同定し，細胞外液（ECF）と細胞内液（ICF）の量と組成を回復するための治療デザインについて議論する。特に小児の糖尿病性ケトアシドーシス（DKA）患者の治療中に起こりうる脳浮腫発症のリスクを最小限にとどめるためにはどうしたらよいかについても議論する。

本章のポイント
- 重度の高血糖を発症するためには，GFRの著明な低下か大量のブドウ糖の摂取が必要である。
- 高血糖の塩と水のバランスへの影響を調べ，特に，小児のDKAで起こりやすい脳浮腫のリスクを最小限にとどめながら，高血糖を管理する方法に関する臨床アプローチについて議論する。

Part A
背景

症例16-1：水は飲んでもよいと思っていた！

14歳の女子。体重50 kg。1型糖尿病の長い既往のなかで，インスリン注射が不定期でコントロール不良であった。この48時間，口渇感があり，大量のフルーツジュースを飲んだ。尿量が非常に多いことに気づいていた。救急外来では，フルーツジュースが手元になく，非常に喉が渇いていたので，大量の水道水を飲んだ。身体診察では，血圧105/66 mmHg，脈拍80/分，立位による血圧や脈拍の変化はなかった。救急外来では100分間で10 mL/分の尿量があり，次の100分間でも同程度の尿量があった。入院時，100分後，200分後に静脈から採取した血漿ブドウ糖濃度（$P_{Glucose}$），血漿Na^+濃度（P_{Na}），血漿浸透圧，ヘマトクリットを次の表に示す。入院時の動脈血pHは7.33であった。他の静脈血のデータでは，血漿重炭酸（HCO_3^-）濃度（P_{HCO_3}）28 mmol/L，血漿アニオンギャップ（$P_{Anion\ gap}$）16 mEq/L，血漿K^+濃度（P_K）4.8 mmol/L，血漿クレアチニン濃度（$P_{Creatinine}$）1.0 mg/dL（88 μmol）〔患者の通常の$P_{Creatinine}$は0.7 mg/dL（60 μmol/L）であった〕，血

液尿素窒素（BUN）22 mg/dL〔血漿尿素濃度（P_Urea 8 mmol/L）〕。

		入院時		100 分後		200 分後	
		血漿	尿	血漿	尿	血漿	尿
ブドウ糖	mg/dL	1,260	6,300	1,260	6,300	630	6,300
ブドウ糖	mmol/L	70	350	70	350	35	350
Na^+	mmol/L	125	500	125	500	123	500
浸透圧	mOsm/kg H_2O	320	500	320	500	281	500
ヘマトクリット		45%	—	45%	—	45%	—

Q 質問

この患者の多尿の原因は何か？

重度の高血糖は何の役に立っていたか？

治療中に有効動脈血液容量（EABV）と血漿有効浸透圧（$P_{Effective\ osm}$）を維持するにはどうしたらよいか？

尿中への大量のブドウ糖の喪失があるにもかかわらず，最初の 100 分間で $P_{Glucose}$ が低下しなかったのはなぜか？

なぜ，次の 100 分間で $P_{Glucose}$ と $P_{Effective\ osm}$ は低下したのか？

ブドウ糖代謝の概要

ブドウ糖代謝制御の原理についてのより広範囲な議論は第 5 章でおこなった。ブドウ糖の正常な代謝を次にまとめる。

1. **脳の燃料**：摂食時にはブドウ糖が脳の主な酸化の燃料である（**図 16-1**）。インスリンの欠乏，または，インスリン抵抗状態（*1）では，脂肪酸が脳での酸化に利用できるほぼ唯一の燃料である。しか

*1
相対的インスリン欠乏
- この用語は，インスリンレベルの低値とインスリンと反対の作用をもつホルモン（例：グルカゴン，コルチゾール，アドレナリン，下垂体ホルモンである ACTH と成長ホルモン）レベル高値の組み合わせを表している。

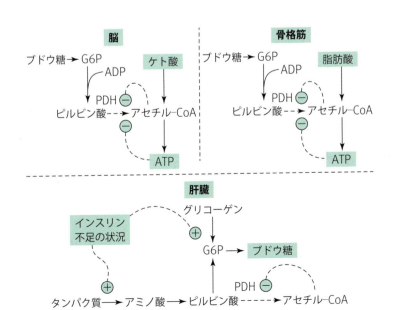

図 16-1 **ブドウ糖代謝の制限によって生じる高血糖** 燃料酸化の序列を決めている代謝の制御が図の上部に描かれている。脳はブドウ糖を節約するために，脂肪酸とケト酸が利用できるときは，優先して酸化する。ブドウ糖の酸化の最終段階を制御するピルビン酸デヒドロゲナーゼ（PDH）の活性は，脂肪酸やケト酸の酸化によって，ATP/ADP，NADH，H^+/NAD^+，アセチル-CoA/CoA の比率の 1 つ以上が増加したときに，減少する。相対的インスリン不足の状況で肝臓で起こるイベントについて図の下部で説明している。グルカゴンは肝臓でのグリコーゲン分解を活性化し，ブドウ糖を産生するとともにアミノ酸からブドウ糖への変換（糖新生）も活性化する。脂肪酸化の産物による PDH の抑制はブドウ糖合成の方向に向かわせる。ADP：アデノシン二リン酸，ATP：アデノシン三リン酸，G6P：グルコース-6-リン酸。

し，脂肪酸は血液脳関門を通過するのが遅いので，脳にとって重要な燃料とはなりえない。脳が脂肪由来の燃料を利用する際には，脂肪酸が肝臓で水溶性の化合物であるケト酸に変換される必要がある。

両者が利用可能なとき，たとえ，$P_{Glucose}$ が高くても，脳はブドウ糖よりケト酸を酸化する。この燃料酸化の序列の原因については，次に述べる。

2. **燃料酸化の序列**：脳はブドウ糖の消費を節約するために，脂肪酸やケト酸が利用可能なときは，これらを先に酸化する。

広くいえば，ブドウ糖酸化のスピードの絶対的な制御はニコチンアミド・アデニン・ジヌクレオチド（NAD^+）によっておこなわれる。燃料の酸化は NAD^+ をその還元型 $NADH, H^+$ に変換する。NAD^+ の濃度は細胞質でもミトコンドリアでもきわめて低いので，$NADH, H^+$ は NAD^+ に再度変換される必要がある。これは，アデノシン三リン酸（ATP）がアデノシン二リン酸（ADP）と無機リン酸（Pi）から再生される酸化的リン酸化と連動している。そして，生物学的仕事がおこなわれる際に，ATP の加水分解により ADP が産生される。したがって，生物学的仕事量は連動した酸化的リン酸化のスピードに制限を受ける（第 6 章参照）。脳でケト酸，骨格筋で脂肪酸が酸化されると，それらの酸化は NAD^+ と ADP をブドウ糖の酸化より優先して使うので，ブドウ糖の酸化は減少する。

燃料酸化の序列は，ブドウ糖代謝の 2 つの重要な酵素のレベルを制御することによっておこなわれている。すなわち，ピルビン酸デヒドロゲナーゼ（PDH）とホスホフルクトキナーゼ-1（PFK-1）である。PDH は，それを阻害するキナーゼと活性化するホスファターゼによって厳密に制御されている。PDH の阻害は，脂肪酸かケト酸の酸化の結果，次の比率の 1 つ以上が増加したときに起こる。すなわち，ATP/ADP, $NADH, H^+/NAD^+$, アセチル-CoA/CoA, である（図 16-1 参照）。

PFK-1 は骨格筋と脳細胞での解糖系に重要な酵素である。PFK-1 が触媒するのは解糖系の重要な不可逆的なステップであり，フルクトース-6-リン酸と ATP をフルクトース-1,6-二リン酸と ADP に変換する。脂肪由来の燃料の酸化の結果，ATP 濃度が増加〔より正確にはアデノシン一リン酸（AMP）濃度が低下〕すると PFK-1 活性が低下し，解糖系の流れが減少する（第 6 章参照）。

ブドウ糖代謝の量的解析

代謝物の濃度が異常である理由を理解するためには，そのインプットの速度とアウトプットの速度の解析が必要である。ブドウ糖の 1 日のインプットは通常のブドウ糖貯蔵量の約 20 倍を超える（**図 16-2**）。したがって，そのように小さなブドウ糖貯蔵プールを維持するには非常に正確な制御メカニズムが必要である。その制御メカニズムが適切におこなわれないと，高血糖を発症し，ときに急速に起こることもある。

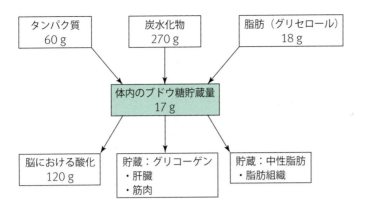

図 16-2 典型的な西洋食をとっているときの体内ブドウ糖貯蔵量と代謝

体内のブドウ糖貯蔵量は，毎日のブドウ糖のインプット（約 350 g，1,955 mmol）に比べて，非常に小さい（17 g，95 mmol）。摂食時に脳で酸化される主な燃料はブドウ糖である。脳は1日に約120 g（666 mmol）のブドウ糖を酸化する。ブドウ糖はグリコーゲンに変換され，肝臓と筋肉の貯蔵庫に蓄えられる。一部のブドウ糖は筋肉で酸化されるが筋肉で消費される主な燃料は脂肪酸である。過剰なブドウ糖は肝臓で脂肪（中性脂肪）に変換され，脂肪組織に貯蔵される。

体内のブドウ糖貯蔵量

体内のブドウ糖の大半は細胞外液（ECF）に存在する。ブドウ糖は細胞膜を通過するのにインスリンの効果を必要としない臓器の細胞内にも存在する。それには骨格筋を除く多くの臓器が含まれる。これらの臓器の ICF 量は約 5 L ある。70 kg の成人であれば，インスリン作用の相対的な欠乏状態におけるブドウ糖の分布体積は約 19 L（14 L の ECF ＋ 5 L の ICF）で，$P_{Glucose}$ は 5 mmol/L（90 mg/dL）であり，体内のブドウ糖貯蔵量は 95 mmol（17 g）である。

ブドウ糖のインプット

● 食事から

典型的な西洋食をとっている成人の1日に摂取する炭水化物は約 270 g（約 1,500 mmol）である（図 16-2 参照）。一部のブドウ糖は摂取したタンパク質の代謝によって合成される。すなわち，1日に摂取するタンパク質 100 g の 60％ がブドウ糖になる〔60 g（333 mmol）〕。また，食事中の中性脂肪中のグリセロールの代謝によってもブドウ糖は合成される〔約 18 g（100 mmol）〕。すべてを合計すると，ブドウ糖の1日のインプットは（270 g ＋ 60 g ＋ 18 g ＝ 348 g/日）で，体内のブドウ糖貯蔵量の 20 倍となる。

● グリコーゲン貯蔵から

グリコーゲンは主に肝臓と骨格筋に貯蔵されている。

肝臓のグリコーゲン

肝臓のグリコーゲン貯蔵量はわずか約 100 g（560 mmol）である。肝臓のグリコーゲンの主な機能は $P_{Glucose}$ が低下したときにブドウ糖を脳に供給することである（例：食事の間）。肝臓のグリコーゲンの分解は低インスリン/高グルカゴンによって刺激される。

骨格筋のグリコーゲン

大量のブドウ糖がグリコーゲンとして骨格筋に貯蔵されている〔約 450 g（約 2,500 mmol）〕。骨格筋のグリコーゲンの主な機能は激しい運動の際にできるだけ早いスピードで ATP を再生させることである。この貯蔵された燃料は，我々人類の飢えた祖先が生存のために走り回

り，食料を獲得することを可能にするために"蓄えられて"いる。運動筋でのグリコーゲン分解の主な刺激は高いアドレナリン放出である。グリコーゲン分解の最初のステップはグリコーゲン・ホスホリラーゼによって触媒され，グルコース-1-リン酸が産生される。筋肉にはグルコース-6-P ホスファターゼはないので，グリコーゲンの分解によって，ブドウ糖が循環血へ放出されることはない。グリコーゲン分解が速い（例：全力疾走の間）と，L-乳酸が放出され，乳酸イオンは主に肝臓において，少量が腎臓においてブドウ糖に変換される。

● タンパク質のブドウ糖への変換

肝臓は，タンパク質を構成するアミノ酸 20 すべての代謝に必要なすべての酵素を備えているため，この経路が起こるのは肝臓だけである。摂食時には，食事中のタンパク質はまず肝臓で代謝される。肝臓でのタンパク質 100 g の酸化は 400 kcal（4 kcal/g）を生み出すが，肝臓の生物学的仕事は 300 kcal/日しか必要としない。したがって，タンパク質をブドウ糖に変換するのは摂食時には必須の経路であるが，通常ブドウ糖ではなくグリコーゲンが最終炭素産物である。

タンパク質が急速にブドウ糖に変換されていることは，異化状態か消化管での出血を示唆するので，それを認識することが重要である。タンパク質の重量として約 60％だけがブドウ糖に変換される。なぜなら一部のアミノ酸はこの経路では代謝されず（ロイシンやリシンのようなケト産生アミノ酸），他のアミノ酸は糖新生前駆物質ピルビン酸に変換されるためにクエン酸回路で部分的に酸化される必要がある（例：タンパク質の中で最も多いアミノ酸であるグルタミンの 5 炭素骨格ははじめに，3 炭素化合物のピルビン酸に変換される）からである。アミノ酸の炭素骨格がピルビン酸に変換されるプロセスは必ず，窒素の尿素への変換と共役している（**図 16-3**）。したがって，尿素出現率はタンパク質から体内でブドウ糖に変換されるスピードの手がかりを与える。100 g のタンパク質がブドウ糖と尿素へと変換する際には，60 g（333 mmol）のブドウ糖と 16 g（約 600 mmol）の尿素中の窒素を生み出す（第 12 章参照）。

ブドウ糖の除去

ブドウ糖の代謝による除去は酸化か貯蔵化合物への変換によっておこなわれる。インスリン欠乏状態では，ブドウ糖の代謝による除去は阻害

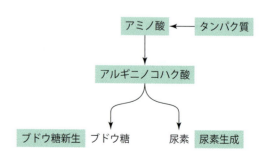

図 16-3 アミノ酸酸化におけるブドウ糖と尿素の合成の連携　ブドウ糖新生と尿素生成の 2 つの代謝経路は独立した代謝経路ではなく，タンパク質酸化プロセスで連携している。2 つの経路は共通した中間体アルギニノコハク酸を共有している。

される。したがって，ブドウ糖除去の唯一かつ主な経路は腎臓からの排泄である。

● 代謝によるブドウ糖の除去

ブドウ糖を除去する代謝経路は主に2つある。脳での酸化によるATPの再生とエネルギーの貯蔵形への変換である。ブドウ糖はグリコーゲンに変換され，肝臓と筋肉の貯蔵を補給する。一部のブドウ糖は筋肉で酸化されるが，筋肉で消費される主な燃料は脂肪酸である。過剰なブドウ糖は肝臓において脂肪（中性脂肪）に変換され，脂肪組織に貯蔵される。

ブドウ糖の酸化

ブドウ糖は摂食時に脳で酸化される主要な燃料である。脳は，1日に約120 g（666 mmol）のブドウ糖を酸化する。脳でのブドウ糖の酸化はケト酸が存在するときには著明に減少する（*2）。

貯蔵燃料への変換

ブドウ糖からグリコーゲンへの変換の経路には持続的なインスリン作用の亢進が必要であり，それにより，肝臓でのブドウ糖からグリコーゲンへの変換に必要な酵素の誘導や合成がおこなわれる。加えてグルコキナーゼによるブドウ糖から肝臓でのグリコーゲン合成の基質であるグルコース-6-リン酸（G6P）への変換を駆動する $P_{Glucose}$ 高値が必要である。逆に，インスリン作用が少ないとブドウ糖からグリコーゲンへの変換はまったく起こらない。別の言い方をすれば，$P_{Glucose}$ が高いことはグリコーゲン合成を駆動する刺激としては十分ではない。同様にブドウ糖から脂肪酸への変換は，このようなホルモン環境では非常に遅い。なぜなら，肝臓の循環血中のインスリンが低かったり $β_2$ アドレナリンが高いと，アセチル-CoA からマロニル-CoA への変換（脂肪酸合成の最初の不可逆性のステップ）を触媒する重要な酵素アセチル-CoA カルボキシラーゼ（ACC）が，阻害されているからである（第5章，図5-4参照）。

したがって，代謝によるブドウ糖の除去は，高血糖患者にインスリンを投与した初期においては少ない。$P_{Glucose}$ の低下は食塩液の静脈投与によって ECF が増加することが主な原因である。$P_{Glucose}$ は希釈によって低下し，GFR が増加すると腎臓からの排泄によっても低下する。

尿中へのブドウ糖の排泄

体内にはわずかな量のブドウ糖しか貯蔵されておらず，尿中へのブドウ糖の排泄は脳の貴重な燃料を喪失することになるので避けるべきである。ブドウ糖の必要性に応じて脳へ供給するために，内因性タンパク質からブドウ糖の産生が亢進すると，除脂肪体重の喪失という代償を負うことになる（*3）。さらに，ブドウ糖が尿中に排泄されると，貴重な電解質（例：Na^+ と K^+）と水を引きつけ，浸透圧利尿で排泄される。したがって，濾過量が尿細管の最大再吸収能力を超えないとブドウ糖は尿中に排泄されない。

近位曲尿細管（PCT）でのブドウ糖の再吸収能力は，正常のブドウ糖の濾過量よりも高く，このネフロンセグメントの重要な性質である

*2
高浸透圧高血糖状態
- 通常，高浸透圧高血糖状態の患者は明らかなケトアシドーシスがないために非ケトン状態として表現される。しかし，通常，脳のアデノシン三リン酸（ATP）再生に十分なケト酸が循環血漿中には存在しており，ブドウ糖の必要性を著明に減じさせて，より重篤な高血糖の発症につながる。

*3
タンパク質異化によるブドウ糖の産生
- 成人では除脂肪体重1 kgの異化によって脳が必要とするブドウ糖を24時間以内に供給できる。
- 脳は1日120 gのブドウ糖を酸化する。
- タンパク質の重量の60％だけがブドウ糖に変換されるので，この量のブドウ糖を提供するには200 gのタンパク質の異化が必要である。筋肉の重量の80％は水であるので，1 kgの筋肉に含まれるタンパク質量は約180 gである。

（図16-4）。ブドウ糖の最大再吸収量は通常1LのGFRあたりブドウ糖10 mmol（1.8 g）〔70 kgの成人の通常のGFRが180 L/日のとき，1,800 mmol（325 g）/日〕である。

Na^+-グルコース共輸送体遺伝子ファミリーには6つのメンバーがあり，SLGT1からSLGT6の名前がついている。SLGT1は低容量で高親和性のNa^+-グルコース共輸送体で，主に小腸に発現している。SLGT2は高容量で低親和性のNa^+-グルコース共輸送体で，PCT細胞の管腔膜にほぼ選択的に発現している。SGLT1はNa^+とブドウ糖を2：1の比率で共輸送し，SLGT2はNa^+とブドウ糖を1：1の比率で共輸送する。SLGT2阻害薬は最近，PCTにおけるブドウ糖の再吸収を阻害する目的で使われ，2型糖尿病患者の$P_{Glucose}$を低下させる。

基底側膜のグルコース輸送体（GLUT2）を介してPCT細胞から出るブドウ糖は，Na^+輸送とは独立している。

相対的インスリン欠乏状態では，ブドウ糖の代謝による除去は阻害されている。したがって，腎排泄がブドウ糖除去のためのほぼ唯一の経路となる。ブドウ糖の濾過量がPCTでの再吸収能力を超えると，尿糖が出現する。GFRが低下すると，尿中のブドウ糖の排泄は減少する。ブドウ糖による浸透圧性Na^+利尿と利尿作用のためEABVは著明に低下し，GFRは低下する。食塩液の静脈投与でECFが増大すると希釈によって$P_{Glucose}$が低下し，EABVが回復するにつれてGFRが上昇し，尿中へのブドウ糖の排泄が増加する。

GFRの著明な減少なしに重度の高血糖が続くためには，大量のブドウ糖の摂取が必要である（例：フルーツジュース，甘みのあるソフトドリンクの大量摂取）。高血糖患者では胃内容の排出には時間がかかることが多い。ブドウ糖の分布体積は相対的インスリン欠乏状態では比較的小さいので，突然，胃内容排出が亢進し，小腸でブドウ糖が吸収されると，$P_{Glucose}$が急激に増加する。

図16-4 近位曲尿細管におけるブドウ糖の再吸収 左図に示すように近位曲尿細管（PCT）ではブドウ糖の再吸収が起こる。ブドウ糖の最大再吸収は通常，糸球体濾過量（GFR）1Lあたり10 mmol（1.8 g）である。大量のブドウ糖が濾過されたとき（＞10 mmol/L GFR），過剰なブドウ糖は遠位部に運ばれ，そこでは再吸収できず，浸透圧利尿が起こる。右図に示すように，管腔液でのブドウ糖再吸収の大半をになっているNa^+-グルコース共輸送体（SLGT），SLGT2はPCTの前半部に発現している。SGLT2は1つのNa^+と1つのブドウ糖を輸送する。再吸収されたNa^+はNa^+-K^+-ATPaseによって，細胞の外に排出され，PCT細胞内のNa^+濃度を低下させている。これが，管腔液からのNa^+とブドウ糖を再吸収する駆動力となっている。PCT細胞からのブドウ糖を排出するのは基底側膜のグルコース輸送体-2（GLUT2）で，Na^+輸送と独立している。

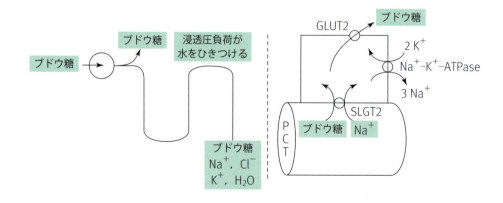

Part B
高血糖の腎臓に関する側面

ブドウ糖による浸透圧利尿

浸透圧利尿の際に尿量を決めるのは次の2つの因子である。尿中に含まれる有効浸透圧物質の排泄量と腎髄質間質の有効浸透圧である。高血糖患者の内髄質集合管管腔の有効浸透圧物質の主なものはブドウ糖である（約300～350 mmol/L）。尿中には他にも多くの有効浸透圧物質（Na^+，K^+，NH_4^+ と随伴する陰イオン）があるが（表16-1），それらの量は比較的少ない。抗利尿時より浸透圧利尿時の方が内髄質集合管管腔（MCD）の水再吸収が多く，髄質の洗い出しが起こるので，浸透圧利尿の際には，腎髄質間質の有効浸透圧が低下する（第12章参照）。

内髄質集合管管腔膜を容易に透過する浸透圧物質は有効尿中浸透圧物質ではないので，水の排泄を起こさない。尿素は，バソプレシンが内髄質集合管管腔膜に尿素輸送体を挿入するので，通常，有効浸透圧物質ではなく，管腔内と髄質間質の尿素濃度はほぼ同じである。したがって，MCDへの尿素の到達量がそれほど多くなく，尿素輸送体の輸送能力を超えず，管腔内の尿素濃度が髄質間質の尿素濃度より高くないのであれば，尿素は浸透圧利尿を起こさない。

高血糖の体液のコンパートメントに与える影響

高血糖がECF量とICF量に与える主な影響は2つある。1つ目は，ブドウ糖がECFに高浸透圧液として加えられたときに，高血糖はICFからECFへと水を移動させる。2つ目に，高血糖は浸透圧利尿を起こすので，水と電解質が尿中に失われる。

高血糖と細胞膜をはさんだ水の移動
細胞膜をはさんだ水の移動という点では，2種類の粒子について考える必要がある。
1. 水の移動を起こさない粒子：細胞膜を通過し，ECFとICFの濃度がほぼ等しい粒子は血漿浸透圧（P_{Osm}）の上昇を起こすが水の移動を起こさない。例としては尿素やエタノールなど。
2. 水の移動を起こす粒子：一方のコンパートメントにほぼ限局する粒

表16-1 ブドウ糖による浸透圧利尿1Lの組成

ブドウ糖 (mmol/L)	尿素 (mmol/L)	Na^+ (mmol/L)	K^+ (mmol/L)	$U_{Effective\ osm}$ (mOsm/kg H_2O)
300～350	100～200	50	20	約450

値は概算値である。

子（例：ECF の Na^+，ICF の K^+）は，コンパートメント内の濃度が減少すれば，水が出ていくし，増加すれば，水が入ってくる（*4）。

ブドウ糖に関しては，一部の細胞では有効浸透圧物質であるが，他ではそうではない。ブドウ糖の細胞内への輸送にインスリン作用が必要かどうかで決まる。

3. **骨格筋細胞**：ブドウ糖の輸送にはインスリンが必要なので，ブドウ糖の濃度は常に骨格筋細胞の外側のほうが高くなっている。したがって，骨格筋細胞においてブドウ糖は有効浸透圧物質である。高血糖が血漿有効浸透圧（$P_{Effective\ osm}$）の上昇を起こしているとき（**式1**を参照），水は骨格筋細胞から外に出る。

$$P_{Effective\ osm} = 2 \times P_{Na} + P_{Glucose} \quad (式1)$$

4. **肝細胞**：肝細胞ではブドウ糖の輸送にインスリン作用は不要なので，ブドウ糖は肝細胞では有効浸透圧物質ではない。結果として，肝臓では ECF と ICF の濃度が等しくなる。高血糖それ自体は，肝細胞からの水の移動を起こさない。しかし，低血糖があると，水が ECF から肝細胞内に移動し，膨張する。

5. **脳細胞**：脳細胞にはさまざまな細胞があるので，高血糖と高浸透圧が存在するときに脳全体の体積が減少するのかそうでないのかを正確に述べることは難しい。ブドウ糖が有効浸透圧物質であるのはごく一部の脳細胞なので，高血糖による脳の体積は予想されるほど減少しない。実験動物では，慢性の高血糖でも脳の体積全体が正常近くに保たれるような体積の制御機構があることが報告されている。ヒトの状況も同じだとすると，これは $P_{Effective\ osm}$ の急激な低下によって脳細胞体積の危険な増加と脳浮腫につながることを意味する。

$P_{Glucose}$ 上昇と P_{Na} 低下の量的関係

簡潔にいうと，高血糖患者における $P_{Glucose}$ 上昇と P_{Na} 低下には信頼できる量的関係は存在しない。この量的関係は，ECF のブドウ糖濃度が上昇したときに ICF から ECF への移動する水の量と，それによって Na^+ が希釈され P_{Na} が低下することによる理論的な計算に基づいている。インスリン作用がないときの ECF 量とブドウ糖の分布容積に関する仮定に基づきさまざまな補正因子が提案されている。しかし，水の移動はブドウ糖が高張液の一部として投与されたときだけ起こる。ブドウ糖が等張液や低張液の一部として投与されたときには，水は細胞外には移動しない。次の例は，同じ量のブドウ糖を等張液として ECF に加えるか，高張液として ECF に加えるかの違いを説明している。

例：50 kg の体重，ECF 量 10 L，ICF 量 20 L。高血糖を発症する前に，ECF は 1,400 mmol の Na^+（P_{Na} 140 mmol/L × 10 L）と 50 mmol のブドウ糖（$P_{Glucose}$ 5 mmol/L × 10 L）を含んでいた。$P_{Effective\ osm}$ は 285 mOsm/kg H_2O で，ECF の有効浸透圧物質数は 2,850 mOsm（285 mOsm/L × 10 L），体内の有効浸透圧物質数は 8,550 mOsm（285 mOsm/L × 30 L）。定常状態で 2 つの異なる方法で $P_{Glucose}$ を上昇させた。簡単にするために，それぞれの例で骨格筋の ICF のみ（15 L）を考慮することにする。

*4
細胞内液（ICF）から K^+ が喪失することによる ICF 量への影響
- K^+ が細胞外へ出て H^+ が細胞内に入ると，H^+ は細胞内タンパク質に結合するか HCO_3^- を除去するので，細胞内の有効浸透圧物質を失い，細胞の体積は減少する。
- 1：1 の割合で，K^+ が細胞外へ出て Na^+ が細胞内に入ると，細胞内の有効浸透圧物質数には変化がないので，細胞の体積は変化がない。
- コントロール不良の糖尿病患者などの異化状態では，ICF から K^+ と有機リン酸陰イオンが失われるので，ICF 体積は減少する。

1. **ブドウ糖を等張液で加える**：ECF の有効浸透圧に変化はないので，骨格筋細胞膜をはさんだ水の移動はない。したがって，Na^+ フリーの水が ECF に貯留するので，$P_{Glucose}$ が上昇し P_{Na} が低下する。

    量的解析：285 mmol/L のブドウ糖（合計 570 mmol のブドウ糖）を含む 2 L の溶液を投与する。この溶液は ECF と同じ有効浸透圧をもつので，すべての水は ECF にとどまり，新しい ECF 量は 12 L となる。すべてのブドウ糖も ECF にとどまるので，新しい $P_{Glucose}$ は 51.7 mmol/L（570 + 50/12）となる。したがって，$P_{Glucose}$ 上昇は 46.7 mmol/L（51.7 mmol/L − 5 mmol/L）となる。新しい P_{Na} は 117 mmol/L（1,400 mmol/12 L）である。したがって，P_{Na} は 23 mmol/L 低下し，$P_{Glucose}$ は 46.7 mmol/L 増加する。したがって，P_{Na} 低下の $P_{Glucose}$ 上昇に対する比率は約 0.5 である。

2. **ブドウ糖を高張液で加える**：上記と同量のブドウ糖 570 mmol が ECF に加えられるが，水は伴わない。ECF の有効浸透圧が上昇するので，水は筋細胞から ECF へと移動する。

    量的解析：筋肉の ICF から ECF に移動する水の量は，有効浸透圧の上昇によって決まり，加えたブドウ糖のすべては ECF にとどまる。

    新しい有効浸透圧の計算：ブドウ糖追加前の有効浸透圧物質は 25 L の中に 7,125 mOsm〔(10 L ECF 量 + 15 L 筋肉の ICF 量) × 285 mOsm/kg H_2O〕である。570 mmol のブドウ糖を加えたため，合計浸透圧数は 7,695 mOsm。水は追加されていないため，新しい有効浸透圧は 308 mOsm/kg H_2O である。

    新しい骨格筋 ICF 量の計算：加えたブドウ糖のすべては ECF にとどまるので，骨格筋の ICF の浸透圧物質数は変化はないが（15 L × 285 mOsm/kg H_2O = 4,275 mOsm），新しい有効浸透圧は 308 mOsm/kg H_2O であるので，新しい骨格筋の ICF 量は 13.9 L（4,275 mOsm/308 mOsm/kg H_2O）となる。したがって，1.1 L の水が骨格筋の ICF から ECF に移動した。

    新しい $P_{Glucose}$ と P_{Na} の計算：1.1 L の水が ECF に移動するので，新しい ECF 量は 11.1 L である。加えられたすべてのブドウ糖は ECF にとどまるので，$P_{Glucose}$ の上昇は 51.4 mmol/L（570 mmol/11.1 L）である。ECF の Na^+ 量に変化はないので，P_{Na} は 126 mmol/L（1,400 mmol/11.1 L）まで低下する。したがって，P_{Na} の低下（14 mmol/L）と $P_{Glucose}$ の上昇（51.4）は 0.27 であり，これは，同量のブドウ糖を等張液として投与した場合の約 1/2 である。

    結論：高血糖患者ではブドウ糖による浸透圧利尿と Na 利尿によって，水の摂取量はさまざまで，尿中への水や Na^+ の喪失もさまざまであるので $P_{Glucose}$ の上昇と P_{Na} の低下の間に一定の関係を推定することはできない。重要なのは，$P_{Glucose}$ の低下に対する P_{Na} の増加を推定することはできないことと，高 Na 血症を避けるために低張食塩液を投与することは脳浮腫発症のリスクを増加させるので間違いであること，である。

浸透圧利尿が体液組成に与える影響

ブドウ糖による浸透圧利尿によって主に失われるのは，Na^+，K^+，Cl^-と水である。Na^+，K^+と水の喪失量の総計は，インスリン治療されていない糖尿病患者のバランススタディとDKA患者の治療で貯留したNa^+，K^+，水の平均値を用いた後ろ向き研究によって推定されてきた。しかし，これらの推定は正確ではない。たとえば，これらの推定では実際のNa^+の欠乏よりも多くのNa^+が投与されることが通常で，一部の患者には浮腫がみられた。これらの見積もりは個々の患者の欠乏量を決定するには実際に有用ではなかった。

Na^+

治療前に重症の高血糖患者それぞれにおいてNa^+の欠乏量がどのくらいなのかを推定する方法について記述する。P_{Na}に加えて，Na^+欠乏を計算するためにECF量の推定が必要である。ECF量は，ヘマトクリットを用いて推定することができる（貧血や赤血球増多症がない場合）（くわしくは第2章参照）。

例：70 kgの患者がDKAのために病院を受診した。$P_{Glucose}$ 900 mg/dL（50 mmol/L），P_{Na} 120 mmol/L，ヘマトクリット50％であった。病気になる前の患者のP_{Na} 140 mmol/L，ECF量14 Lで，ECF量には1,960 mmolのNa^+が含まれていた。

通常の成人の血液量は約70 mL/kg体重で，小児ではいくぶん多い。したがって，70 kgの成人の血液量は約5 Lである。ヘマトクリット40％のとき，赤血球量は2 Lで血漿量は3 Lである。ヘマトクリット50％のとき，赤血球が2 Lであれば，全血液量4 L（0.50＝赤血球量2 L/血液量4 Lなので）であり，血漿量はわずか2 Lとなる（正常の2/3）。したがって，ECF量は正常値の2/3となる（約9.3 L）。ECF量とP_{Na}（120 mmol/L）をかけると，現在のECF中のNa^+量は約1,116 mmolとなる。したがって，この患者のNa^+欠乏は約844 mmolである。これはECF中のNa^+の負のバランスの推定である。しかし，この計算は体からのNa^+喪失を過大評価している。なぜなら，ECFのNa^+喪失の一部はK^+の細胞からのリン酸陰イオンを伴わない喪失を補充するために，Na^+が細胞内へ流入したことによるからである。ECFでのNa^+喪失のこの要素はKClの投与によって補正される。

K^+

高血糖とDKAを呈する患者のK^+喪失の合計は約5 mmol/kg体重といわれている。一部の患者はK^+を多く含む（約50 mmol/L）大量のフルーツジュースを飲んで口渇感を和らげているため，K^+喪失の程度は患者によって異なる。尿中へのK^+の喪失の大部分は，組織異化の結果であるリン酸陰イオンの喪失を伴っている。ICFからのK^+喪失の一部はECFのNa^+との交換で起こっており，尿中へのK^+とCl^-の喪失につながる。

フルーツジュース摂取の影響

フルーツジュース1Lには通常，約750 mmolの糖，約50 mEqのK^+と約50 mEqの有機陰イオンを含んでいるが，Na^+とCl^-は少ない。

Na^+とCl^-

大量の浸透圧利尿は，尿中へ大量のNa^+の喪失を起こす（*5）。Na^+の食事からの摂取は通常少ないので，Na^+欠乏が起こり，EABVの低下が起こる。EABV低下はアンジオテンシンIIの放出を起こし，口渇を刺激する。フルーツジュースか糖分の入った飲み物を飲むことで口渇感を和らげる場合，より重症の高血糖が生じ，さらに浸透圧利尿とNa利尿が起こり，悪循環となる。

水

口渇感を和らげるためにフルーツジュースを飲むと，実際には大量の水を喪失する。1Lのオレンジジュースは1Lの水を供給する。しかし，これによるブドウ糖負荷を尿中に排泄すると，2L以上の尿を排泄することになる（750 mmolのブドウ糖が350 mmol/Lの濃度で排泄される）。

K^+

1Lのフルーツジュースは通常約50 mmolのK^+を含む。大量のフルーツジュースを飲むと，P_K高値になることが予想される。

有機酸陰イオン

フルーツジュースでK^+に随伴する陰イオンの主なものは有機酸陰イオン（例：オレンジジュース中のクエン酸イオン）で，肝臓で代謝されてHCO_3^-を生じる。したがって，フルーツジュースを大量に飲むDKA患者のアシデミアの程度は比較的軽度である。

*5
1Lのフルーツジュースを飲み，糖が尿中に排泄されるときのNa^+喪失
- 1Lのフルーツジュースは約750 mmolの糖を含み，Na^+は含まない。
- 飲んだフルーツジュース中の糖が，ブドウ糖濃度350 mmol/Lで尿中に排泄されると，尿量は約2Lとなる。
- ブドウ糖による浸透圧利尿の際，尿中のNa^+濃度は約50 mmol/Lである。したがって，約100 mmolのNa^+が喪失するが，これはECFの2/3Lに含まれるNa^+と等しい。

Part C
臨床アプローチ

高血糖の分類

高血糖はインスリン作用が低い状態で発症する。それに加えて著明なGFRの低下かブドウ糖の大量摂取があるときに重度の高血糖が生じる。

ブドウ糖の体内プールは比較的小さいので，$P_{Glucose}$ の大きな変化は急速に起こる。高血糖状態の自然経過では，はじめに多尿期がある。この時期の高血糖の主な原因は代謝によるブドウ糖の除去速度が非常に遅いにもかかわらず，ブドウ糖を大量摂取することである。ECF 量と GFR はまだ著明には低下していないので，尿中に大量のブドウ糖が排泄される。ブドウ糖による浸透圧利尿と Na 利尿のため，EABV が低下し，GFR が低下する。この時期では尿量が低下し，排泄スピードを超えるブドウ糖摂取が続くと，より重度の高血糖が生じる。多尿期を高血糖の"drinker"期とよび，乏尿期を高血糖の"prune"期と呼ぶ。高血糖の原因を決定するための臨床アプローチについて**フローチャート 16-1** にまとめた。

高血糖と多尿をもつ患者

ブドウ糖摂取過大（drinker）：大量のブドウ糖の摂取は，腎臓がブドウ糖を排泄する能力を超え，重度の高血糖をきたす。ブドウ糖の排泄能力が非常に大きいので，重度の高血糖が持続するには GFR の低下も必要である。ブドウ糖の由来としてよくあるのは，喉の渇きを癒やすために，大量のフルーツジュースや甘みのあるソフトドリンクを飲むことである。

高血糖患者では，胃に溜まっていたブドウ糖が急速に吸収されて $P_{Glucose}$ が突然上昇する。EABV 量が回復すると，ECF 量の増加によって希釈が起こると同時に，GFR の増加によってブドウ糖の尿中への喪失が起こるが，予想されるよりも $P_{Glucose}$ の低下が少ないときには上記のことを疑う（症例 16-1 の解説参照）。

タンパク質異化の亢進：タンパク質の異化亢進単独では重度で持続する高血糖の原因とはならない。100 g のタンパク質の分解ではブドウ糖のわずか約 333 mmol（浸透圧利尿の 1 L に含まれるブドウ糖）の合成に必要な炭素骨格が提供されるのみである（表 16-1 参照）。しかし，ブドウ糖の体内合成の増加は，一時的な大量のタンパク質の分解によって起こる（例：大量の消化管出血からのタンパク質吸収の増加）。これが疑われるのは治療中の $P_{Glucose}$ の低下が予想よりも少ないときと

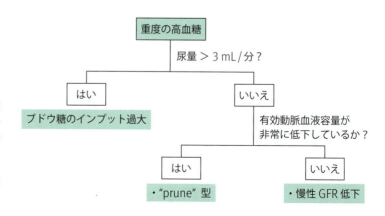

フローチャート 16-1　重度の高血糖患者への診断アプローチ　診断のステップをフローチャートにまとめた。最終診断は最下段の四角の中に黒丸をつけて示している。尿量として 3 mL/分を用いたが，恣意的な値である。GFR：糸球体濾過量。

P_{Urea} が $P_{Creatinine}$ の上昇に比べて高いときである（タンパク質 100 g の分解により約 600 mmol の尿素の合成に必要な 16 g の窒素が生成される）。

高血糖と乏尿の患者

腎前性腎不全：**表 16-2** に示すように，GFR が低下すると尿中へのブドウ糖の排泄が低下する。ブドウ糖による浸透圧利尿と Na^+ 利尿のため EABV が低下すると GFR が低下する。ブドウ糖の摂取が腎排泄を超えると高血糖はより重度になる。

慢性腎不全：ブドウ糖の排泄は進行した慢性腎臓病患者で低下する。体内のブドウ糖プールは比較的小さいので，それほど大量のブドウ糖の摂取がなくても，インスリン欠乏状態では重症の高血糖が発症する。慢性腎不全患者は浸透圧利尿を生じないので，$P_{Effective\,osm}$ が高くなると，主に体内の水のおよそ半分を含んでいる骨格筋細胞から ECF へ水が移動することによって ECF 量は増加する。また，浸透圧性 Na 利尿がないので，Na^+ の負のバランスは生じない。

高血糖患者の治療

輸液療法

脳浮腫は小児の DKA の合併症と死亡における最大の原因である。重度の高血糖患者でも，成人の多くではリスクとはならない。しかし，脳容積増大のリスク因子であるので，脳容積増大のリスクを最小限にとどめるために，すべての重度の慢性高血糖患者に注意を喚起したい。治療へのアプローチの詳細は第 5 章で議論した。したがって，ここでは簡潔なサマリーのみを述べる。

● **循環動態の緊急症が存在すれば，治療する**

循環動態の安定を図るため，十分な Na^+ を最初に投与する。脳浮腫発症のリスク因子となりうるので，循環動態の緊急症が存在する場合にかぎって，大量の食塩液のボーラス投与をおこなう。代謝性アシデミア患者では，上腕静脈の P_{CO_2} が動脈 P_{CO_2} を 6 mmHg 以上上回らないように，食塩液を投与するが，ゆっくりと投与する。これにより，筋肉の

表 16-2　ブドウ糖排泄量に与える高血糖と糸球体濾過量（GFR）の影響

$P_{Glucose}$ (mg/dL)	GFR（L/日）				
	180	100	**50**	25	
	ブドウ糖排泄量（g/日）				
250	125	70	35	0	
500	575	320	**160**	0	
1,000	1,475	820	410	205	

ブドウ糖の排泄量（g/日）は糸球体での濾過量（g/日）から近位曲尿細管（PCT）での再吸収量（g/日）を差し引いたものである。糸球体での濾過量（g/日）は $P_{Glucose}$ (g/L) に GFR（L/日）をかけたものに等しい。PCT におけるブドウ糖最大再吸収量は 10 mmol（1.8 g）/ L GFR であるので，PCT でのブドウ糖の再吸収量（g/日）は GFR（L/日）に 1.8 g をかけたものに等しい。ブドウ糖の日常的な摂取量（270 g）から脳で酸化される量（約 100 g/日）を差し引くと，インスリンの相対的欠乏患者では 1 日 170 g のインプットとなる。したがって，ブドウ糖の通常の摂取で $P_{Glucose}$ 500 mg/dL の高血糖が持続するためには GFR が 50 L/日未満になる必要がある（太字で示す）。GFR がより高い値で同程度の高血糖が持続するためにはブドウ糖の大量摂取が必要である。しかし，ブドウ糖による浸透圧利尿と Na 利尿によって有効動脈血液容量（EABV）が低下するので，GFR が低下する。

重炭酸緩衝系による H^+ の緩衝作用を確実にし，重要な臓器（例：脳や心臓，第1章参照）の細胞内タンパク質に結合する H^+ を減らす．

● $P_{Effective\ osm}$ の大幅な低下を避ける

脳の体積で最も多いのは ICF であるので，脳浮腫を起こす主な原因は脳細胞の体積の増加である．水は急速に細胞膜を通過するので，ICF と ECF の有効浸透圧物質濃度が等しくなる．ICF 量が増加する主な要因は2つある．ICF の有効浸透圧物質量の増加と ECF の有効浸透圧物質濃度の低下（$P_{Effective\ osm}$ の低下），である（式1を参照．尿素は有効浸透圧物質ではないので，この式には含まれていない）

したがって，治療の重要な目的は，小児の DKA で多くの脳浮腫が起こる時間である最初の15時間における $P_{Effective\ osm}$ の大幅な減少を防ぐことである．

$P_{Effective\ osm}$ の大きな低下の最も多い原因は，$P_{Glucose}$ の大幅な低下である．これは EABV の再増加と GFR の上昇によって起こる．したがって，治療計画では P_{Na} の増加は $P_{Glucose}$ の低下の半分になるようにする（Na^+ と随伴陰イオンが $P_{Effective\ osm}$ に関与しているから）．たとえば，$P_{Glucose}$ が 30 mmol/L 低下するなら，治療目標は P_{Na} を 15 mmol/L 増加させるようにする．$P_{Effective\ osm}$ の低下を避けるために，輸液の有効浸透圧は多尿期の尿の有効浸透圧と同じか高くするようにする．K^+ の輸液投与が必要なとき，KCl を 30〜40 mmol/L で 0.9% 食塩液に加えることで，この目的は達成できる．この溶液は，ブドウ糖による浸透圧利尿の際の尿の有効浸透圧に理論的に近い有効浸透圧となる（表16-1参照）．高浸透圧を治療するために低張液に変更したくなるが，変更すると脳浮腫を発症するリスクが増大する．前述したように高血糖の程度で P_{Na} を調整する必要はない．

水の欠乏は高度の高血糖の成人で約2〜3Lといわれている．これは，発症後に摂取した水の量によって，かなり異なる．しかし，治療方針決定の際には，$P_{Effective\ osm}$ の維持を最優先すべきである．

高血糖患者はしばしば，口渇を癒やすために大量の液体を飲む．高血糖は胃の運動を抑えるので，飲んだ液体は一時的に胃にとどまる．しかし，水を飲んだときや，フルーツジュースか糖分を含んだソフトドリンクを飲んで，ブドウ糖が代謝された後には，吸収されると水の負荷になる．大量の水を急速に吸収すると，脳が直接接している動脈の $P_{Effective\ osm}$ はかなり低下する．この動脈血の $P_{Effective\ osm}$ の大きな低下は初期では上腕静脈の採血では検出できない．臨床医はどんな液体を摂取したか詳細に聞かなければならない．大量の水を飲んでいる場合には，動脈血 $P_{Effective\ osm}$ をモニターすべきである．動脈血の $P_{Effective\ osm}$ の大きな低下，特に頭痛，嘔気，意識低下などの頭蓋内圧亢進を示唆する症状がみられるときには，高張食塩液の投与が必要である．

● Na^+ の欠乏に対し，補充する

投与する輸液の安全なスピードと張度が決定できれば，次に投与する食塩液の総量を決定する必要がある．初期には循環動態安定のために十

分な Na^+ を投与すべきで，代謝性アシデミアがある患者では，上腕静脈 P_{CO_2} を動脈 P_{CO_2} の 6 mmHg 以内になるように投与すべきである。Na^+ 欠乏のすべてを急速に是正せずに，数時間かけておこない，脳浮腫のリスクを最小化する。

　受診時の Na^+ 欠乏は P_{Na} とヘマトクリットを用いた ECF 量の推定から推測可能である。これにより過剰な食塩液の投与と ECF の過剰な増加を避けることができる。ECF から失われた Na^+ のすべてが尿中排泄されているわけではなく，リン酸陰イオンを伴わない K^+ の細胞外への移動に伴い，一部の Na^+ が細胞内に移動している。

　進行中の尿中への Na^+ の喪失は補正すべきである。$P_{Glucose}$ が非常に高いとき ECF のブドウ糖は ECF 量を維持するのに役立っているので，尿中に喪失するときには，ECF に他の有効浸透圧物質，NaCl を投与することで補う必要がある（症例 16-1 の解説参照）。

● K^+ による治療

　組織異化によって大量の K^+ がリン酸陰イオンとともに，尿中に喪失する。他の ICF からの K^+ の喪失には，ECF の Na^+ との交換によって K^+ と Cl^- が尿中に喪失するというパターンもある。後者の K^+ 喪失は治療初期に KCl 投与によって補充する。リン酸 K 喪失の補充は数日かけて食事からリン酸を摂取する必要があり，同化シグナル（例：インスリン作用）の存在が必要である。

　大量のリン酸イオンの欠乏があり，インスリン投与によって著明に血漿リン酸レベルが低下している場合でも，リン酸投与が回復過程に影響するという説得力のあるデータはない。血漿中のイオン化 Ca^{2+} はリン酸陰イオンと沈殿を生み出すため，低 Ca 血症の危険を避けるためにリン酸イオンを投与するなら，最大投与スピードは約 6 mmol/時とする。

● インスリン

　治療中の $P_{Glucose}$ 低下の原因の大きなものは，食塩液の静脈投与による ECF の回復にある。希釈によって $P_{Glucose}$ が低下し，さらに，GFR 上昇によりブドウ糖が尿中に排泄される。脂肪酸とケト酸の循環レベルが十分に下がるまではブドウ糖の酸化は十分な速度で起こらないので，高血糖患者にインスリンを投与しても，代謝によるブドウ糖の除去スピードは遅い。ブドウ糖の貯蔵燃料（グリコーゲンや脂肪）への変換は，持続するインスリン作用が必要な，時間のかかるプロセスである。静脈へのインスリンのボーラス投与は必要なく，おこなうべきでない。投与すると，脳細胞細胞膜にある Na^+/H^+ 交換体 1 が活性化され，脳細胞内の有効浸透圧物質数が増加して脳浮腫発症のリスクが高まる（第 5 章参照）。

> **質問**
>
> 16-1 50 kg の患者における体液量は 30 L（ECF 量 = 10 L, ICF 量 = 20 L）である。著しい高血糖（$P_{Glucose}$ 900 mg/dL, 50 mmol/L）となり、ブドウ糖による浸透圧利尿と Na 利尿のため、ECF 量が 7 L まで低下した。治療によって何 L の浸透圧利尿が生じるか（ブドウ糖は ECF のみに存在し、ブドウ糖の酸化やグリコーゲンの合成はないものとする）？
>
> 16-2 50 kg の体重の患者で Na^+ 600 mmol の欠乏があるとすると、浸透圧利尿はいくらか？
>
> 16-3 消化管出血がみられ、1 L の血液中のすべてのタンパク質が消化され吸収されたとすると、何 mmol のブドウ糖と尿素が産生されるか？

Part D
症例の解説

症例 16-1：水は飲んでもよいと思っていた！

● この患者の多尿の原因は何か？

U_{Osm} 450 mOsm/kg H_2O なので、浸透圧利尿である。$P_{Glucose}$ 1,260 mg/dL（70 mmol/L）であり、ブドウ糖による浸透圧利尿である。これは尿中ブドウ糖濃度を測定することで確認でき、320 mmol/L であった。

● 重度の高血糖は何の役に立っていたか？

このポイントを理解するには、ECF 量の量的評価が必要である。ヘマトクリットは 45% であり、ECF 量は正常の 10 L から 7.5 L まで減少し、約 25% 減少している(*6)。7.5 L の ECF 量内に、過剰なブドウ糖が約 488 mmol ある〔(70 − 5 mmol/L) × 7.5 L〕。$P_{Effective\ osm}$ は 320 mOsm/kg H_2O であり、高血糖によって ECF 7.5 L の内の約 1.5 L が維持されている（488 mOsm/320 mOsm/kg H_2O）。この量のブドウ糖を尿中に喪失すると、ECF 量が減少することに注意が必要である。循環動態を維持するためには、尿中に喪失したブドウ糖が他の有効な ECF 浸透圧物質（例：NaCl）を含む液に取って代わらなければならない。

*6
細胞外液（ECF）量の推定
- この患者の正常時の血液量は約 3.5 L である（70 mL/kg 体重 × 50 kg）。
- ヘマトクリット 40% のとき、赤血球量は約 1.5 L で血漿量は約 2 L である。
- ヘマトクリット 45% のとき、赤血球量が変化しなければ、血漿量は 25% 減って 1.5 L となる。
- 同じように、ECF 量は 10 L から 7.5 L へと 25% 減少する。

● 治療中に有効動脈血液容量（EABV）と
　血漿有効浸透圧（$P_{Effective\ osm}$）を維持するにはどうしたらよいか？
EABV
　P_{Na} とヘマトクリットを用いた ECF 量の推定から判断すると，この患者には ECF の Na^+ 欠乏がある。正常 ECF 量が 10 L で P_{Na} 140 mmol/L だと，ECF 中の Na^+ 量は 1,400 mmol となる。患者の ECF 量は 7.5 L で P_{Na} 120 mmol/L なので，ECF の Na^+ 量は 900 mmol まで低下している。したがって，ECF の Na^+ 欠乏は 500 mmol となる。しかし，リン酸陰イオンを伴わずに失われた K^+ を補充するために，Na^+ は ICF に移動しているので，Na^+ 欠乏のすべてを補充する必要はない。このような K^+ は尿中へ Cl^- とともに失われる。したがって，KCl の投与は ECF の Na^+ 欠乏のこの要素を回復させる。

　循環動態が不安定にならないように，進行中の尿中への Na^+ の喪失は補充しなければならない。前述したように，ECF の過剰ブドウ糖の喪失は ECF 量の喪失を起こす。したがって，ブドウ糖の喪失は同量の NaCl で補充しなければならない。

$P_{Effective\ osm}$
　脳細胞浮腫発症を防ぐために，最初の 15 時間の $P_{Effective\ osm}$ 低下を防ぐことを目標にする。そのために，輸液の有効浸透圧濃度を多尿時の尿の有効浸透圧濃度と等しくする。消化管から大量の低張液が吸収されると $P_{Effective\ osm}$ の低下が起こることに注意する。

● 尿中への大量のブドウ糖の喪失があるにもかかわらず，最初の 100 分間で $P_{Glucose}$ が低下しなかったのはなぜか？
　この質問に答えるためには，ブドウ糖のアウトプットとインプットを考慮する必要がある。
アウトプット
　高血糖で GFR が保たれているきに，ブドウ糖が主に失われるのは尿中である。ブドウ糖がグリコーゲンや CO_2 に変換されるスピードは，この状況では非常に遅い。この間の尿量は 1 L であり，尿中ブドウ糖濃度が 350 mmol/L であるため，ブドウ糖の喪失は 350 mmol であり，このブドウ糖の喪失は ECF 5 L に含まれるブドウ糖の量に等しい。しかし，$P_{Glucose}$ は低下しなかったので，ブドウ糖の大量のインプットがあったはずである。
インプット
　ブドウ糖のインプットは体内由来である可能性もあるが，糖新生が低下しており（尿素出現率が低いことから予想される），肝臓に残っているグリコーゲンは少量であると予想されるので，その可能性は否定できる。骨格筋には大量のグリコーゲンがあるが（70 kg 成人で約 450 g），骨格筋にはグルコース-6-ホスファターゼ酵素がないので，骨格筋はブドウ糖を放出できない。2 つ目のブドウ糖の由来は胃の中に溜まったブドウ糖であり，その量は大量となりうる。したがって，この患者の胃内容が排出され，突然，尿中に失われたのと同量のブドウ糖が消化管から

吸収されたというのが著者らの推測である。P_{Na} の変化はなかったので，尿として排泄された 1 L の水と同量の水がこのブドウ糖と一緒に吸収されたのであろう。

● なぜ，次の 100 分間で $P_{Glucose}$ と $P_{Effective\ osm}$ は低下したのか？

最初のステップは水バランスを検討することである。150 mmol NaCl と 1 L の水（等張食塩液）が投与され，1 L の尿を排出した。したがって，水のバランスはとれている。$P_{Glucose}$ の低下は尿中に排泄されたブドウ糖量と一致し，100〜200 分の間に消化管からはほとんどブドウ糖が吸収されていないことを示唆している。しかし，Na^+ は 100 mmol の正のバランス（150 mmol のインプットから尿中への 50 mmol のアウトプットを差し引いた）で，水はゼロバランスであるので，P_{Na} は上昇するはずである。実際には P_{Na} は 2 mmol/L 低下しているので，P_{Na} の上昇を防ぐような水の負荷があったはずである。この患者は，救急外来で飲み物をフルーツジュースから水道水に変更していたことを思い出してほしい。

脳浮腫発症のリスクへの影響

ICF の有効浸透圧物質数が大きく変わっていないで，$P_{Effective\ osm}$ が低下すると，ICF 量は増加するはずである。飲み物が有効浸透圧物質であるブドウ糖を含むフルーツジュースから水へと変更され，尿中へのブドウ糖排泄が続いているので，100〜200 分で計算した $P_{Effective\ osm}$ は 320 mOsm/kg H_2O から 281 mOsm/kg H_2O（$2 \times P_{Na}$ 123 mmol/L + $P_{Glucose}$ 35 mmol/L）へと低下している。したがって現在，脳浮腫の危険が迫っている。$P_{Glucose}$ は低下を続けており，胃に溜まった量不明の水の再吸収もあるため，$P_{Effective\ osm}$ はさらに低下する懸念がある。十分な高張 3％食塩液を投与し，ECF の有効浸透圧を回復させ，以前の $P_{Effective\ osm}$ 320 mOsm/kg H_2O の状態を目指す。ECF 量は 7.5 L と推定され，高張 3％食塩液の浸透圧は約 1,000 mOsm/kg H_2O なので，2〜3 時間かけて高張 3％食塩液 300 mL を投与する。頭蓋内圧亢進を示唆する徴候（例：意識状態の変化，頭痛，嘔気，嘔吐）があれば，より速いスピードで投与する。

質問の解説

16-1 50 kg の患者における体液量は 30 L（ECF 量＝10 L，ICF 量＝20 L）である。著しい高血糖（$P_{Glucose}$ 900 mg/dL, 50 mmol/L）となり，ブドウ糖による浸透圧利尿と Na 利尿のため，ECF 量が 7 L まで低下した。治療によって何 L の浸透圧利尿が生じるか（ブドウ糖は ECF のみに存在し，ブドウ糖の酸化やグリコーゲンの合成はないものとする）？

ブドウ糖による浸透圧利尿中のブドウ糖濃度は 300〜350 mmol/L である（表 16-1 参照）。$P_{Glucose}$ 50 mmol/L のとき，7 L の ECF 量のブドウ糖量は 350 mmol（7 L × 50 mmol/L）である。したがって，このブドウ糖のすべては 1 L

の尿に排泄される。

16-2 50 kgの体重の患者でNa$^+$ 600 mmolの欠乏があるとすると，浸透圧利尿はいくらか？

　　浸透圧利尿の際の尿中のNa$^+$濃度は約50 mmol/Lである（表16-1参照）。したがって，Na$^+$の摂取がなく，汗への少量のNa$^+$の喪失もなければ，尿量は12 L（600 mmol/50 mmol/L）となる。さらに，ブドウ糖の排泄（12 L × 300 mmol/L = 36,000 mmol）が非常に多いので，ブドウ糖は主に体外由来である（フルーツジュースを6 L飲むとブドウ糖は約42,000 mmolとなる）。

16-3 消化管出血がみられ，1 Lの血液中のすべてのタンパク質が消化され吸収されたとすると，何mmolのブドウ糖と尿素が産生されるか？

　　1 Lの血液は赤血球にヘモグロビン140 gと血漿中のタンパク質約40 gを含む（ヘマトクリット40％のとき，1 Lの血液の血漿量600 mL，総タンパク質濃度70 g/L）。したがって，1 Lの血液には180 gのタンパク質を含む。タンパク質重量の約60％がブドウ糖に変換されるので，180 gのタンパク質から，120 gのブドウ糖に変換される。ブドウ糖の分子量は180なので，666 mmolのブドウ糖が生成される。これにより，約2 Lのブドウ糖による浸透圧利尿が起こる。

　　タンパク質の重量の1/6は窒素なので，180 gのタンパク質は30 gの窒素を含む。1 mmolの尿素は28 mgの窒素をもつので，約1,070 mmolの尿素が産生される。

索　引

数字・ギリシア文字，欧文，和文の順に掲載．fは図，tは表，mは欄外注（margin note）を表す．

【数字・ギリシア文字索引】

1-デアミノ 8-D-アルギニンバソプレシン（dDAVP）　61, 135, 399, デスモプレシンもみよ
1 型糖尿病　115, 116, 120
1/2 等張食塩液　299, 307
1.5％グリシン液　282t
2 型糖尿病　315, 440
3,4-メチレンジオキシ-メタンフェタミン　274, 283
3％高張食塩液　198, 278, 279
5-オキソプロリナーゼ　168, 169
5％デキストロース液（D_5W）　62, 124, 225, 264, 280m, 327
9α-フルドロコルチゾン　457, 466, 470
11β-hydroxy steroid dehydrogenase（11β-HSD）　377, 402, 427
20-ヒドロキシエイコサテトラエン酸　237

αアドレナリン作用　133, 469

$β-HB^-$（D-βヒドロキシ酪酸陰イオン）　113, 120t, 138
$β_2$（アドレナリン）作動薬　179, 371f, 372, 400, 406, 442, 458, 464
$β_2$ アドレナリン作用　133, 140, 406, 433, 459
β遮断薬　372
　　非選択的――　406, 413, 433, 459

Δアニオンギャップ/$ΔHCO_3^-$　42, 49, 120

ε-アミノカプロン酸　459

γ-アミノ酪酸（GABA）　157
γ-グルタミルシステイン　168
γ-グルタミルリン酸　168
γ-グルタミン酸　168

【欧文索引】

A
Addison 病　453
amiloride　242, 352, 417, 423, 426, 428, 429, 432, 451, 461

B
Bartter 症候群　189t, 190f, 238, 378, 408, 417, 419
　感音性難聴の合併　238
　偽性――　420
　出生前――　420, 435f
　診断　423
　治療　423
　分子病態　419
barttin　238, 420
big conductance K^+ チャネル（BK チャネル）　379, 380
bufadienolide　450

C
$C_{16}H_{32}O_2$　106, 137
Ca^{2+}
　アウトプット　196
　恒常性　195
　消化管からのインプット　195
Ca 感受性受容体（Ca-SR）　192, 193, 197, 237, 331, 420
　――に結合する陽イオン性薬物　424
Ca 含有腎結石　392
$CaCO_3$　27, 94m, 195, 196
$CaHPO_4$　25f, 201
　――結石　89, 92
$Ca(OH)_2$　179, 195
CH_3OH　164, 166
chloride shunt disorder　446, 452
chlorthalidone　241
Cl^-　150
　Bartter 症候群　420
　再吸収　239, 247
　大腸からの喪失　76f
　バランスデータ　198
Cl^- 欠乏性アルカローシス　180
ClC-Kb　420, 422
Cl^-/HCO_3^- 陰イオン交換体（AE）　75, 172, 182, 208, 319, 373, 377, 387, 416
　AE-1　88
CO_2　205
　近位曲尿細管への流入　16m
　恒常性　205
　"酸塩基"――　207
　産生　206, 207t
　除去　207
　輸送　208
CO_3^{2-}　95, 257

CoA-SH（機能的 SH 基をもつコエンザイム A）　107, 111, 131
conivaptan　302
contraction alkalosis　134
Cushing 症候群　427

D
D-βヒドロキシ酪酸（β-HB）デヒドロゲナーゼ　111
D-乳酸　162, 167
D-乳酸アシドーシス　162, 163f, 172
D-ラクトアルデヒド　167
desalination　125, 247, 281f, 295, 309, 323, 346
dichlorphenamide　80
diffusion trapping　22, 23m
downregulated in adenoma　75

E
ethacrynic acid　237, 239
extracellular signal regulated kinases 1 and 2（ERK1/2）　371f, 372

F
Fanconi 症候群　40, 80t, 82, 233
FE_{HCO_3}（HCO_3^- の分画排泄率）　40, 47, 82
flucloxacillin　169
FXYD1　371, 385, 400, 442, phospholemman もみよ

G
Gibbs-Donnan 平衡　224
Gitelman 症候群　189t, 190f, 241, 378, 408, 417, 421〜424
glycogen synthase kinase-3（GSK-3）　331m
Gordon 症候群　446, 452

H
H^+　4
　硫黄含有アミノ酸代謝　9f
　遠位での分泌低下　87
　緩衝　11, 14f, 149
　産生と除去　7, 9t
　全力疾走時　27
　大腸からの喪失　76f
　――と ATP の再生　5, 6f
　濃度　6, 17, 36, 37
　バランス　7, 10f
　分泌　24

H^+-ATPase　24, 88
　　先天異常　87
HCl
　　胃での分泌　182f
　　欠乏　198, 200
HCO_3^-　4, 150
　　遠位での分泌　88
　　下部小腸と大腸からの分泌　75
　　再吸収　15
　　糸球体で濾過された——　15
　　増加　182, 185
　　尿中への喪失　184m
　　濃度　17, 180
　　骨からのアルカリ塩の溶解による
　　　　新規産生　94
H_2CO_3　16, 182, 204
Hendersonの式　48m, 52m, 204
Henleループ
　　K^+再吸収　376
　　Na^+再吸収　234
　　$NaHCO_3$再吸収　19
　　NH_4^+輸送　22, 23f
Henleループの太い上行脚髄質部
　　（mTAL）228f, 233, 234, 346,
　　419
　　Cl^-輸送　236f
　　Na^+とCl^-再吸収　252
　　Na^+輸送　236f
Henleループの太い上行脚皮質部
　　（cTAL）228f, 238, 346
Henleループの細い下行脚（DtL）
　　228f, 233, 256
Henleループの細い上行脚（AtL）
　　228f, 233
H^+-K^+-ATPase　24, 392
H^+-K^+-ATPase阻害薬　195
HMG-CoA経路　110, 111
HPO_4^{2-}　10f, 24, 90, 95, 108, 196,
　　257, 262, 322
$H_2PO_4^-$　10f, 24, 90, 93

K

K^+　364
　　アルコール性ケトアシドーシス
　　　　135
　　運動時の筋細胞からの放出　372
　　欠乏　119, 430
　　高Cl性代謝性アシドーシス
　　　　411t
　　高血糖時　486
　　恒常性　364, 384, 441
　　再吸収　389, 391
　　細胞外移動　374, 444, 449
　　細胞内移動　373, 385, 401m,
　　　　405, 411t
　　細胞内分布の制御　400, 441
　　細胞膜を介した移動　366～368,
　　　　374
　　食事中の摂取　384
　　腎臓からの排泄　375, 385, 404,
　　　　450
　　髄質でのリサイクリング　389
　　生理　366, 399
　　摂取制限　391
　　代謝性アシドーシス　411t, 443
　　体内からの除去　465
　　大量摂取　369
　　低Na血症　310
　　糖尿病性ケトアシドーシス　486
　　投与経路　431
　　尿中排泄　403, 466
　　バランスデータ　198
　　フルーツジュース摂取の影響
　　　　487
K^+製剤　431
K代謝異常症　21m
K^+チャネル　367, 379
K保持性利尿薬　242, 417, 423, 431
K_{ATP}チャネル　367, 393, 394
KCl
　　欠乏　185, 186f, 199, 200
　　静脈投与　365
　　低K血症性周期性四肢麻痺　413
　　分泌性下痢　415
Krebs回路　153
KS-WNK1　380, 382, 387, 445
Kussmaul呼吸　116m

L

L-乳酸　41, 158, 167, 170, 322, 370,
　　373, 443
　　過剰産生　157
　　酸化　156
　　産生　154f, 161, 306
L-乳酸アシドーシス　30, 62, 134,
　　151, 173, 212
　　イソニアジドによる——　157f
　　エタノール中毒　158
　　低酸素症による——　149t, 174
　　——に伴う高K血症　443
　　分類　156
　　リボフラビン欠乏による——
　　　　160f
L-ラクトアルデヒド　167
Liddle症候群　408, 428, 429
L-WNK1　380, 382, 387, 388, 445

M

maxi-K^+チャネル（BKチャネル）
　　379, 380
MDMA　269, 283, 284, 306
Mg^{2+}　50, 92m, 95, 193, 236f, 259
　　低K血症を伴う欠乏　409

N

N-アセチル-p-ベンゾキノンイミン
　　（NAPQ1）168
N-アセチルシステイン　169
Na^+　150, 486
　　欠乏　183m
　　高Na血症　320t, 322
　　高血糖時　486
　　恒常性　226
　　再吸収　228t, 239
　　細胞内流入　368
　　正のバランス　316, 338
　　生理　226
　　糖尿病性ケトアシドーシス
　　　　117t, 118
　　濃度　230, 368
　　排泄制御　227
　　バランスデータ　198
　　負のバランスの誘導　326
　　フルーツジュース摂取時　487
　　補充　127, 141, 490
　　輸送　236f, 240f
Na^+依存性Cl^-/HCO_3^-陰イオン交
　　換体（NDCBE）201, 243, 377,
　　402, 445
Na^+-グルコース共輸送体（SLGT）
　　369
　　SLGT1　77, 78f, 96, 385, 482
　　SLGT2　482
Na^+非依存性Cl^-/HCO_3^-陰イオン
　　交換体　201, 243, 377, 402, 445,
　　pendrinもみよ
NaCl
　　近位曲尿細管での輸送　232f
　　欠乏　187, 198, 200, 201
　　大腸での吸収　75
　　大量排泄　399
　　負のバランス　284
　　保持　385, 388
Na^+-Cl^-共輸送体（NCC）378,
　　422, 445
　　WNK1の作用　241f
　　WNK4の作用　240f
　　——の異常による疾患　241
　　不活性化　387m
Na^+/H^+交換体（NHE）60, 75,
　　76f
　　NHE-1　77, 123, 369, 373,
　　　　385, 400, 442, 443
　　NHE-3　81, 82, 181, 230
$NaHCO_3$
　　L-乳酸アシドーシス治療　174
　　アシデミア治療　170
　　遠位ネフロンでの再吸収　19
　　間接的喪失　73t
　　近位曲尿細管での再吸収　16,
　　　　18f, 181

欠乏 72f, 74
下痢液への喪失 67
──喪失による代謝性アシドーシス 72
直接喪失 74
──貯留による代謝性アルカローシス 187, 194
糖尿病性ケトアシドーシス治療 128
──による K^+ の細胞内への移動 401m, 464
脳浮腫のリスク 129m
Na^+-K^+-$2Cl^-$ 共輸送体-1（NKCC-1） 98, 319
Na^+-K^+-$2Cl^-$ 共輸送体-2（NKCC-2） 86, 236, 388, 419, 420
Na^+-K^+-ATPase 222, 231f, 366, 368, 400, 441, 442, 449
　活性化 370
Nedd4-2 428, 445
NH_3 23
　──チャネル 24f
　低下 85
NH_4^+ 19, 20f, 204, 283
　産生 20
　排泄 39, 40, 93
　排泄低下 46, 78, 79, 85, 99
　排泄量評価 44, 66m, 84
　輸送 22

● O
osmotic drag 374, 444
oxidative stress response kinase type 1（OSR1） 240, 381, 445

● P
$P_{Albumin}$（血漿アルブミン濃度） 40, 42, 64, 120, 134, 150, アルブミンもみよ
$P_{Aldosterone}$（血漿アルドステロン濃度） 408, 452, アルドステロンもみよ
$P_{Aldosterone}$/P_{Renin} 425
$P_{Anion\ gap}$（血漿アニオンギャップ） 40, 64, 120, 134, 150
　計算 48
　使用時のピットフォール 42
　正常値 41m
　代謝性アシドーシス 41f
patiromer 467
P_{CO_2} 13
　アルカリ尿の── 46
　筋細胞内 36, 60, 77
　混合静脈血 13t
　静脈血 206
　上腕静脈血 13t, 36
　動脈血 13, 120, 149, 205

尿細管周囲 17
肺胞気 205
慢性変化 209
毛細血管 13, 149, 205
$P_{Creatinine}$（血漿クレアチニン濃度） 47m, 121, 291, クレアチニンもみよ
$P_{Effective\ osm}$（血漿有効浸透圧） 116, 327, 484
　低下 123, 126, 490
　動脈血 141
pendrin 201, 243, 377, 378, 387, 402, 445
$P_{Glucose}$（血漿ブドウ糖濃度） 133, 142, 328, 344, ブドウ糖もみよ
　急激な低下 123
　上昇 484
P_{HCO_3}（血漿 HCO_3^- 濃度） 35, 119, 120t, 134, HCO_3^- もみよ
　低下 65
　理想的な── 27
phenformin 160
phospholemman 371, 400, 442
P_K（血漿 K^+ 濃度） 128, 133, 364, 370, 397, 439, 459, K^+ もみよ
$P_{L-lactate}$（血漿 L-乳酸陰イオン濃度） 96, 369, L-乳酸もみよ
P_{Na}（血漿 Na^+ 濃度） 61, 118, 268, 314, 315, 316, 344, 348t, Na^+ もみよ
　けいれん後の上昇 220, 262
　細胞内液量を反映する── 271
　上昇 65, 324f, 337
　低下 327, 484
　糖尿病性ケトアシドーシス 118
P_{Osm}（血漿浸透圧） 283, 295, 325, 331, 483
$P_{Osmolal\ gap}$（血漿浸透圧ギャップ） 39, 43, 59
P_{Renin}（血漿レニン量または活性） 408, 452
protein tyrosine kinase（PTK） 402
P_{Urea}（血漿尿素濃度） 291, 344

● Q
QT 延長 398

● R
Randall プラーク 392
Randomized Aldactone Evaluation Study（RALES） 461
renal outer medullary K^+ チャネル（ROMK） 197, 236, 379, 401, 402, 419, 420, 432, 445
　エンドサイトーシス 387, 391
reset osmostat 296
Rhbg 23

Rhcg 23

● S
SA^-（サリチル酸陰イオン） 212
Safety and sodium Assessment of the Long-term Tolvaptan（SALTWATER）試験 303
serum and glucocorticoid-regulated kinase-1（SGK-1） 119, 242, 376, 379, 387, 401, 402, 444
Shiga 毒 98
sick cell syndrome 296
Sjögren 症候群 87
SO_4^{2-}（硫酸陰イオン） 184
sodium zirconium 環状ケイ酸塩（ZS-9） 467
ST 低下 410
Starling 力 39m, 285
STE20-related proline-alanine-rich-kinase（SPAK） 240, 381, 445
Stewart 法 50
Study of Ascending Levels of Tolvaptan in Hyponatremia 1 and 2（SALT 1, SALT 2） 303

● T
T 波の平坦化 410
(TF/P)$_{inulin}$（イヌリン濃度と血漿イヌリン濃度の比率） 229, 256, 346
tolvaptan 302, 305
transient receptor potential vanilloid（TRPV） 244, 274
transtubular K$^+$ concentration gradient（TTKG） 403
TRPV4 遺伝子多型 274

● U
U 波 397, 398, 410
$U_{Anion\ gap}$（尿アニオンギャップ） 39m, 64
U_{Cl}（尿中 Cl^- 濃度） 189t, 290
$U_{Creatinine}$（尿中クレアチニン濃度） 39, 403
U_K（尿中 K^+ 濃度） 315, 439
U_K/$U_{Creatinine}$ 403, 405, 407, 434
U_{Na}（尿中 Na^+ 濃度） 290, 315, 399
U_{NH_4}（尿中 NH_4^+ 濃度） 39, 64
U_{NH_4}/$U_{Creatinine}$ 64
U_{Osm}（尿浸透圧） 315, 325, 344, 348t, 349
　計算 52m, 99m
　浸透圧利尿時 352, 354
　中枢性尿崩症 358
　水利尿時 275m
　ループ利尿薬による低下 333m

$U_{Osmolal\ gap}$（尿浸透圧ギャップ）　39, 64
　　計算式　45
U_{Osm}/P_{Osm}　403
UT–A1　246, 254, 318
UT–A3　246, 254, 318

● V

van't Hoff 係数　225

vaptan　302, 304
von Willebrand 因子　302

● W

Wernicke 脳症　134, 136
Wernicke–Korsakoff 症候群　62, 159
WNK（with–no–lysine kinase）キナーゼ　379, 381, 385, 402, 445

WNK1　240, 379, 381, 445, 458
　　KS–WNK1　380
　　L–WNK1　380
WNK4　240, 379, 381, 387, 445, 458

● Z

Zollinger–Ellison 症候群　191m

【和文索引】

●あ

アクアポリン（AQP）水チャネル 221
 AQP1 375f, 444
 AQP2 244, 251, 274, 302, 318, 330, 331, 345, 346, 446
悪液質 442, 449, 468
アシデミア 93, 115, 122, 140
 細胞内サリチル酸濃度への影響 212t
 重度 60, 147
 代謝性── 116
 定義 4m, 35m, 71
 補正 91
 慢性アルコール症 173
アシドーシス
 βヒドロキシ酪酸による── 133
 D-乳酸── 162, 172
 L-乳酸── 30, 62, 134, 151, 173, 212
 遠位型尿細管性── 83
 急性── 25f
 近位型尿細管性── 79, 80
 高Cl性代謝性── 83
 呼吸性── 37, 48t, 51, 52, 204, 210
 代謝性── 34, 36, 48t, 51, 52, 56, 57f, 64, 93, 98, 148
 定義 4m, 35m
 ピログルタミン酸── 62, 149t, 168
 不完全尿細管性── 91
 慢性高Cl性代謝性── 39
アスピリン過量摂取 213
汗 178, 320
 イオンバランス 199m
アセタゾラミド 80, 82, 194, 413, 458, 466
 サリチル酸中毒治療 214
アセチル-CoA 106, 109, 110, 131, 153, 156, 171
 肝臓での形成 107
アセチル-CoA/CoA 478
アセチル-CoAカルボキシラーゼ（ACC） 110, 140, 481
アセチルサリチル酸（ASA） 160, 214
アセトアセチル-CoAチオラーゼ 110
アセトアミノフェン中毒 168
アセトアルデヒド 131
アセト酢酸 113, 121
アセト酢酸陰イオン（AcAc） 138, 140
アセトン 113, 132
アセトン臭 103, 115
圧痕性浮腫 440
圧調節器 297
アデニル酸キナーゼ 151
アデニル酸シクラーゼ 246, 274, 318
アデノシン一リン酸（AMP） 108, 131
アデノシン三リン酸（ATP） 28, 31, 104, 112, 131, 151, 160, 174, 206, 335, 385, 443, 478
 再生 5, 6f, 153
 ──によるK_{ATP}チャネルの制御 393
アデノシン三リン酸（ATP）/アデノシン二リン酸（ADP）代謝回転 6m
アデノシン二リン酸（ADP） 28, 31, 85, 112, 132, 151, 160, 478
アドレナリン 115, 365
 急上昇 132, 140, 406, 411t, 413, 433
アパタイト 94m, 392
アミトリプチリン 160
アミノグリコシド系抗菌薬 193, 332
アミノ酸 168, 480f
アムホテリシンB 46, 88
 ──による低K血症 429
アムロジピン 440
アラキドン酸代謝物 237
アリストロキア酸 80, 82
アルカリ
 食事からの摂取 91, 92m, 93
 喪失 24
 代謝性アルカローシス 200
 由来 188
アルカリ・タイド 18, 181, 201
アルカレミア 191
アルカローシス
 Cl^-欠乏性── 180
 呼吸性── 37, 48t, 135, 211
 代謝性── 37, 48t, 178
アルギニン塩酸 459
アルコール性ケトアシドーシス（AKA） 114t, 130
 K^+欠乏 135
 ケト酸の除去 132
 診断 132
 生化学 130
 チアミン欠乏を伴う── 149t
 治療 135
アルコール摂取
 毒性のある── 173
 ──による代謝性アシドーシス 39
アルコールデヒドロゲナーゼ 59, 131, 164, 165, 167, 173
アルデヒドデヒドロゲナーゼ 164, 165, 167
アルドステロン 240, 242, 387, 426, 444
 合成を阻害する薬物 460
 作用メカニズム 242f, 376, 377f, 401
アルドステロン受容体 402
アルドステロン受容体拮抗薬 188, 194, 242, 428, 446, 451, 453, 460
アルドステロン症 408, 426
アルドステロンシンターゼ遺伝子 426
アルドステロン・パラドクス 382
アルブミン 42m, 225
アンジオテンシンⅡ（ANG Ⅱ） 17, 181, 193, 333, 379, 387, 388, 402, 445, 446, 459
 AT_1受容体 240, 385, 445
 シグナリング 385
 放出 116
アンジオテンシンⅡ受容体拮抗薬（ARB） 391, 447, 451, 453, 459
アンジオテンシン変換酵素（ACE）阻害薬 391, 440, 446, 451, 453, 459
安息香酸 66
アンフェタミン 401, 406, 413
アンモニア 17, 20f, 23m, NH_3もみよ
アンモニウム→NH_4^+をみよ

●い

胃液吸引, 電解質バランスデータ 183
硫黄含有アミノ酸 184
イオン化Ca^{2+} 172
 消化管からのインプット 195
 ──に関連したシグナル 253m
 濃度 247f, 259
 濃度上昇 95
イオン化Mg^{2+}濃度 259
イオン輸送
 Henleループの太い上行脚皮質部 238
 遠位曲尿細管 239
 近位曲尿細管 230
 髄質集合管 243
息切れ 147
意識レベルの低下 116, 326, 327
イソニアジド 62, 157
イソニコチン酸ヒドラジド 157
一次性酸塩基平衡異常 47
一酸化炭素中毒 157
遺伝性中枢性尿崩症 330m

イヌリン　229, 346
イホスファミド　80
イミプラミン　160
インジナビル　161
インスリン　163, 370f, 385, 400, 442
　　D-乳酸アシドーシス治療　163f
　　高K血症緊急症治療　443
　　高血糖治療　491
　　相対的欠乏　105m, 115t
　　——による肝臓へのK$^+$移動　371f
　　——によるケト酸産生抑制　127
　　放出　393
インダパミド　241
インドメタシン　399, 423, 435

● う

うっ血性心不全　333
運動誘発性低Na血症　284

● え

栄養障害　134
栄養不良　292
エクスタシー（MDMA）　269, 274, 283
エタノール　106
　　肝臓での代謝　133f
　　ケト酸産生　131
　　——中毒　158
　　——とU_{Osm}　349m
エチレングリコール中毒　165, 166
エプレレノン　242, 423, 426, 432, 460
遠位型尿細管性アシドーシス　83, 95, 413, 414
　　遠位でのH$^+$分泌低下による——　91
　　自己免疫疾患による——　88m
遠位曲尿細管（DCT）　228f, 274, 444
　　Na$^+$とCl$^-$輸送　240f
　　イオン輸送　239
塩化Ca　463
塩化K → KClをみよ
塩化Na → NaClをみよ
塩基, 定義　4m
塩基バランス　10, 11f
塩素 → Cl$^-$をみよ
塩誘発性利尿　332
塩類喪失
　　腎性——　456, 469
　　中枢性——　294

● お

嘔吐　191, 418
　　HCl欠乏　182
　　NaCl欠乏　201

乳児　202
横紋筋融解症　333
オキサロ酢酸　110, 153
オクトレオチド　459

● か

外髄質, 尿濃縮プロセス　252
外髄質内帯　259
解糖系　151, 306
家族性高血圧症性高K血症　446, 452, 458, 470
家族性周期性四肢麻痺　407, 412
カテコラミン　211t, 442
　　急上昇　372, 406
カフェイン
　　アドレナリン急上昇との関係　433f
　　飲料や食料に含まれる——　433m
　　大量摂取　406, 413, 433
　　——とカテコラミン放出　140m
下腹部痛, けいれん性　103
鎌状赤血球貧血　264, 332, 340
カリウム → K$^+$をみよ
カルシウム → Ca^{2+}をみよ
カルシニューリン阻害薬　446, 451, 462
カルニチン　107
カルニチン/アシルカルニチントランスロカーゼ（CAT）　108
カルニチンパルミトイルトランスフェラーゼ1（CPT1）　107, 108
カルニチンパルミトイルトランスフェラーゼ2（CPT2）　108
カルノシン　28m
カルバマゼピン　274, 293
カルベニシリンナトリウム　193
感音性難聴　87, 238
肝硬変　298, 358
　　——に伴う低Na血症　304
肝細胞, ブドウ糖輸送　484
緩衝系　12f

● き

飢餓を含む低血糖性ケトアシドーシス　114t
気管支拡張薬　365
ギ酸　164
ギ酸/塩素交換体　164
希釈尿　336
　　大量排泄　246
偽性高K血症　442, 468
　　——の除外　449
偽性低Na血症　118, 289
偽性低アルドステロン症
　　Ⅰ型（PHA-Ⅰ）　456
　　Ⅱ型（PHA-Ⅱ）　458

偽性ミネラルコルチコイド過剰症候群（AME）　408, 427, 428
起電性Na$^+$-重炭酸共輸送体-1（NBCe1）　16, 81
急性アシドーシス　25f
急性気道閉塞　157
急性高K血症　370
急性高Na血症　326
急性低K血症　401
　　アドレナリン作用　392
　　繰り返す——　365, 392
急性低Na血症　197, 277, 306
　　院外発症　283
　　院内発症　280
　　過剰な水バランス　279m
　　高張食塩液投与　263
　　診断　280
　　低張洗浄液の残留による——　281
強心薬　157
強直間代発作, 全身性——　220
虚血肢　174
虚血性腎症　270
近位型尿細管性アシドーシス（pRTA）　79, 82, 83, 233
　　後天性選択的——　80
　　サブタイプ　80
近位曲尿細管（PCT）　228f, 229, 256
　　H$^+$分泌障害　40
　　Na$^+$に共役した輸送　231f
　　NaCl輸送　232f
　　NaHCO$_3$再吸収　16
　　NH$_4^+$輸送　22
　　再吸収される糸球体濾過量　346
　　——の異常による疾患　233
　　ブドウ糖再吸収　481, 482f
緊急症
　　高K血症　447, 462
　　高Na血症　326
　　循環動態　58, 126, 489
　　代謝性アシドーシス　58
　　低K血症　404, 432
　　低Na血症　287

● く

グアノシン三リン酸（GTP）　153
グアノシン二リン酸（GDP）　153
クエン酸　29, 92, 110, 153, 170, 172
　　回路　152
　　排泄量　47
グリコアルデヒド　165
グリコーゲン　479, 480
グリコール酸　165
グリシン　165, 168, 281, 282
グリチルリチン酸大量摂取　434
グルコース-6-リン酸（G6P）　481

グルコース輸送体　372, 482
グルココルチコイド　115, 297, 426
　　――補充療法　455
グルココルチコイド奏効性アルドステロン症　426
グルコン酸 Ca　146, 172, 463
グルタチオン　168
グルタミン　20, 480
グルタミン酸　20, 168
グルタミン酸デヒドロゲナーゼ　20
クレアチニン
　　排泄量　45m, 403m
クレアチン　28, 31, 262, 322
クレアチンリン酸　28m, 31
　　エネルギーシャトル　32f
クレンブテロール　406
クローディン　197m, 236
"クロライドシフト"　208

● け
ケイキサレート®　467
経口補液療法（ORT）　78f
経尿道的前立腺摘除術（TURP）　280
経鼻胃液吸引　201
けいれん　158, 277, 306, 327, 333
　　――後の P_{Na} 上昇　220, 262
血液透析　467
血液尿素窒素（BUN）　291
血小板増多症　449
血族婚　399
ケトアシドーシス　103, 136
　　アルコール性――　114t, 130
　　飢餓を含む低血糖性――　114t
　　高 K 血症　443
　　代謝プロセス　104, 105f
　　統合生理　136
　　糖尿病性――　114t, 115
ケトコナゾール　451, 455
ケト酸　103m
　　アセチル-CoA からの変換　110
　　エタノールからの産生　131
　　肝臓での産生　106, 136
　　除去　112, 132
　　ニトロプルシド検査　121
　　脳での酸化　113
下痢
　　大腸での Na^+ と Cl^- 再吸収減少　416
　　――に伴う代謝性アシドーシス　77, 147, 172
　　――による低 Na 血症　284
　　分泌性――　415
　　下痢液
　　　組成　75m
　　　――への $NaHCO_3$ 喪失　67
減塩　344, 358

原子価，定義　4m
ゲンタマイシン　192, 238, 408, 420, 424
原発性アルドステロン症　189t, 378, 408, 425
原発性高レニン性高アルドステロン症　189t, 378, 408
原発性多飲症　293, 337, 348t, 356
原発性副腎不全　294, 307, 455
減量プログラム　358

● こ
高 Ca 血症　179, 193
　　腎性尿崩症の原因　331
　　多尿　332
高 Cl 性代謝性アシドーシス（HC-MA）　39, 72, 83, 407, 470
　　K^+ 喪失　411t
　　NH_4^+ 排泄量　44f
高 CO_2 血症　210
　　――後に起こる代謝性アルカローシス　193
高 K 血症　86, 119, 378, 439
　　アルドステロン合成に関わる遺伝性疾患による――　455
　　家族性高血圧症性――　458
　　偽性――　449, 468
　　緊急症　462
　　緊急症ではない――　466
　　原因　172, 453, 454t
　　心電図変化　448
　　組織異化患者　444
　　トリメトプリム治療中　440, 468
　　非糖尿病の――　464
　　慢性――　470
　　リバウンド――　413
　　臨床アプローチ　447
高 K 血症性周期性四肢麻痺　369, 442, 450, 458
高 Na 血症　314
　　院内発症　322
　　緊急症　325
　　原因　320t, 329
　　口渇　317
　　高齢者　333
　　細胞容量　317f
　　自由水バランス　323
　　腎臓の反応　328
　　生理　316
　　多尿を伴う――　328f
　　張度バランス　324
　　治療　334
　　治療デザインの決定　328
　　統合生理　335
　　脳細胞容量の制御　319f
　　病態　319
　　慢性――　334

水制御システム　317f
水の移動による――　333
臨床アプローチ　322
高アルドステロン症　189t, 378, 408
口渇（感）　115, 116, 118, 245, 315, 337, 476
高 Na 血症　317
腎臓の反応　328
高ガンマグロブリン血症性疾患　87
高血圧　270, 440
　　K^+ 欠乏　392
　　代謝性アルカローシス　189t
　　本態性――　417
高血糖　476
　　K^+ による治療　491
　　$P_{Effective\,osm}$ 維持　493
　　アシデミア　115, 140
　　インスリン治療　491
　　重度　488, 492
　　体液のコンパートメントに与える影響　483
　　多尿　488
　　低 Na 血症　289
　　糖尿病のコントロール不良による――　476
　　ブドウ糖大量摂取　488
　　フルーツジュース摂取時　487
　　乏尿　489
　　有効動脈血液容量の維持　493
　　輸液療法　489
　　臨床アプローチ　487
甲状腺機能亢進症　373
甲状腺機能低下症　298
甲状腺中毒性周期性四肢麻痺（TPP）　406, 412
甲状腺ホルモン　373
高浸透圧高血糖状態　481
高張食塩液　263, 293, 295, 305, 315
　　頭蓋内圧低下　310
　　脳ヘルニアリスク減少　225, 263
後天性選択的近位型尿細管性アシドーシス　80
後天性免疫不全症候群（AIDS）　440
抗利尿ホルモン不適切分泌症候群（SIADH）　277, 290, 295
　　亜型　296
　　低 Na 血症　300
抗レトロウイルス薬　161
コエンザイム A，機能的 SH 基をもつ（CoA-SH）　107, 111, 131
コエンザイム Q　153
呼吸筋麻痺　430, 432
呼吸商（RQ）　26m, 206
呼吸性アシドーシス　37, 48t, 52, 210
　　P_{HCO_3}　49, 209
　　生理　204

呼吸性アルカローシス　37, 48t, 135, 211
　　P_{HCO_3}　49, 209
　　酸塩基変化　213
呼吸性酸塩基平衡異常　36, 204, 206f, 210
　　予想される反応　209t
骨格筋細胞，ブドウ糖輸送　484
骨髄移植　344
骨折　286
骨粗鬆症　286
孤発性周期性四肢麻痺　407
コペプチン　297, 325
コルチコトロピン放出ホルモン（CRH）　297
コルチゾール　297, 307, 401, 408, 426
コルチゾン　402
コレラ患者　67, 75, 415
コレラ毒　98
混合静脈血 P_{CO_2}　13t
混合性酸塩基平衡異常　47
昏睡　277

● さ

サイアザイド利尿薬　241, 270, 291, 352m, 416, 417, 457, 458
サイクリックアデノシン一リン酸（cAMP）　98, 237, 246, 274, 318, 400
サイクリックグアノシン一リン酸（cGMP）　244
最大脱分極速度（V_{max}）　463
サイトメガロウイルス感染　454
細胞外液（ECF）　222, 316, 479
　　HCO_3^-　39, 48, 180, 185
　　イオン濃度　221t
　　高 Na 血症　335
　　推定量　39m, 492m
　　正常量　226
　　低 Na 血症　299, 301
　　糖尿病性ケトアシドーシス　123
　　脳　125
　　ブドウ糖量　127m
　　水の分布　224
細胞外液量減少性ショック　157
細胞内液（ICF）　222
　　イオン濃度　221t
　　高 Na 血症　334
　　低 Na 血症　299, 301
　　糖尿病性ケトアシドーシス　123
酢酸　106, 131
酢酸チオキナーゼ　131
サードスペース　224m
挫滅外傷　444
サリチル酸　211t, 213f
サリチル酸中毒　212〜215

サルブタモール　401, 406, 464
酸　4m, 39
酸塩基，血漿の正常値　35m
"酸塩基" CO_2　207
酸塩基平衡　4
　　腎臓の役割　15
　　診断　38
　　全力疾走時　27
酸塩基平衡異常　35, 134
　　一次性——　47
　　呼吸性——　36, 204, 206f, 210
　　混合性——　47
　　代謝性——　36
酸化的リン酸化
　　共役型　137
　　脱共役型　6, 137, 161f
三環系抗うつ薬　160, 276t
酸摂取による代謝性アシドーシス　170
酸増加型代謝性アシドーシス　146, 148
残存水透過性（RWP）　248, 275, 346
酸バランス　8, 20f

● し

弛緩麻痺，対称性　398
色素斑，茶色の——　270
ジギタリス中毒　463
糸球体濾過量（GFR）　270
　　近位曲尿細管での再吸収　256
　　糖尿病性ケトアシドーシス　121
　　ブドウ糖排泄量に与える影響　489t
シクロオキシゲナーゼ（COX）
　　COX-2　331, 459
　　COX-2 阻害薬　459
自己免疫疾患　80, 87, 453
　　——による遠位型尿細管性アシドーシス　88m
自己誘発性嘔吐　191
四肢脱力発作　365
シスチン症　80
システイン　168
シスプラチン　192, 193, 238, 408, 420, 424, 462
ジダノシン　161
ジドブジン　161
脂肪酸　206
　　β酸化　107f
　　周期性四肢麻痺
　　　家族性——　412
　　　高 K 血症性——　458
　　　甲状腺中毒性——　412
　　　孤発性——　407
　　　低 K 血症性——　372, 412
シュウ酸　165

シュウ酸 Ca　165, 166, 255t
周術期低 Na 血症　280, 281
重症 Cushing 症候群　427
重症筋無力症　270
自由水（EFW）　124, 309
　　高 Na 血症　323
重炭酸イオン→HCO_3^- をみよ
重炭酸緩衝系（BBS）　12, 39, 116, 204, 206f
　　H^+ 緩衝作用　36
　　効果の評価　62
　　障害　14
重炭酸ナトリウム→$NaHCO_3$ をみよ
出生前 Bartter 症候群　420, 435f
腫瘍崩壊症候群　444
循環動態
　　緊急症　58, 489
　　不安定な——　198
循環バソプレシン分解酵素　329
消化管出血　495
小児
　　Bartter 症候群　420
　　下痢による低 Na 血症　284
小児糖尿病性ケトアシドーシス（DKA）　327
　　$P_{Effective\ osm}$ の大幅な低下予防　490
　　脳浮腫の合併　61, 122, 489
上皮型 Na^+ チャネル（ENaC）　192, 241, 331, 352, 367, 378, 408, 428, 440
　　ENaC 阻害薬　188, 194, 417, 428, 429, 432, 446, 461
　　——が関わる疾患　242
　　トリメトプリムによる阻害　469
　　——を介した N^+ 再吸収低下　452
静脈血 P_{CO_2}　206
静脈血 P_{O_2}　30, 31
上腕静脈血 P_{CO_2}　13t, 36
食塩液　59
　　1/2 等張——　307
　　3% 高張——　278, 279
　　高張——　225, 263, 293, 295, 305, 310, 315
　　大量投与　61
　　低張——　124
　　等張——　225, 264, 281f, 309, 315, 340
　　糖尿病性ケトアシドーシス　126m
食塩液反応性代謝性アルカローシス　194
ショック　171
視力障害　147
腎盂収縮　275
神経液性効果　232f

神経性食思不振症　269, 306
腎結石　25, 26, 256, 257, 392
心原性ショック　30, 157
心室細動　213
腎髄質
　　統合生理　256
　　濃縮過程　247f
腎髄質疾患，鎌状赤血球貧血による
　　──　340
腎性塩類喪失　354f, 456, 469
新生児
　　Bartter 症候群　238
　　腎性尿崩症　335
　　低 K 血症　399, 434
腎性尿崩症　330, 340, 348t, 435
　　先天性──　330
　　定義　351m
　　分類　321m
　　リチウムによる──　330, 352
腎石灰沈着症　89, 95, 256, 257
腎前性腎不全　489
腎臓
　　HCO_3^- 再吸収　18
　　ケト酸の除去　113
　　酸塩基平衡　15
　　尿濃縮の機序　251
心停止　213
浸透圧受容体　245f
浸透圧性脱髄症候群　61, 194, 286, 287, 405
浸透圧によるひきずり現象（osmotic drag）　374, 444
浸透圧物質排泄量　325, 349, 352, 354
浸透圧利尿　346, 348t, 492, 495
　　体液組成に与える影響　486
　　治療　355
　　尿量を決める因子　347f
　　評価　352
　　ブドウ糖による──　483
　　臨床アプローチ　354
腎内尿素リサイクリング　254f, 383, 446
シンナー中毒　56, 414, 415
腎濃縮力障害　321, 332, 348, 351m, 358
心不全　298, 303
腎不全　166, 489

●す
水酸化 Ca → Ca(OH)$_2$ をみよ
髄質集合管（MCD）　228f
　　K$^+$ 再吸収　383, 384f, 402
　　イオン輸送の機序　243
　　水の再吸収量　235t
水素→H$^+$ をみよ
膵臓，HCO$_3^-$ 分泌　74

水様性下痢　34
スキサメトニウム（サクシニルコリン）　450, 459
スクシニル-CoA　171
スタブジン　161
頭痛　269
ストロング・イオン・ギャップ（SIG）　50
ストロング・イオン・ディファレンス（SID）　49
スピロノラクトン　188, 242, 423, 426, 432, 451, 453, 460
スルファメトキサゾール　440

●せ
セクレチン　74
絶食　358
摂食障害　191
セリンプロテアーゼ　242
セリンプロテアーゼ阻害薬　462
セロトニン再取り込み阻害薬　274, 293
全身倦怠感　179
全身性強直間代発作　220, 269
喘息　179, 365
全体液（TBW）　279
選択的 HCl 欠乏アルカローシス　184t
選択的近位型尿細管性アシドーシス　80t
先天性腎性尿崩症　330
先天性副腎過形成　455
前頭葉腫瘍除去手術　439
喘鳴　179
全力疾走　27

●そ
総酸排泄　24
総弱酸濃度　49
組織低酸素症　134, 157
ソフトドリンク大量摂取　139
ソルビトール　467

●た
体液コンパートメント　220, 222f
体液量　221
代謝回転
　　ATP/ADP　6m
　　H$^+$　8f
代謝水　321f
代謝性アシドーシス　25f, 34, 36, 48t, 51, 52, 56, 64, 72, 269
　　H$^+$ 緩衝　149
　　K$^+$ の細胞外への移動　374
　　K$^+$ の細胞内移動　373
　　K$^+$ の細胞内分布に与える影響　443

　　NaHCO$_3$ 喪失による──　72, 77
　　P$_{Anion\ gap}$　41f, 74f
　　P$_{Anion\ gap}$ 増加型──　142, 165
　　P$_K$ 高値を伴う──　149t
　　P$_K$ 低値を伴う──　149t
　　アルコール摂取による──　39
　　脅威　148
　　緊急症　58
　　クエン酸摂取による──　64
　　下痢に伴う──　77, 147, 172
　　原因　63, 98
　　高 Cl 性──　72, 407
　　コレラによる──　67
　　酸塩基変化　213
　　酸摂取による──　170
　　酸増加型──　146
　　腎臓の反応　64
　　腎不全患者　93
　　代謝性アルカローシスの合併　134
　　動脈血 PCO_2　49
　　毒性のあるアルコールによる──　164
　　毒物による──　59, 149t
　　トルエン代謝による──　67f
　　非モノカルボン酸による──　374
　　評価　57f
　　慢性高 Cl 性──　39
　　臨床アプローチ　38t
代謝性アルカローシス　37, 48t, 178, 179
　　Cl$^-$ 塩の欠乏による──　182
　　NaHCO$_3$ 貯留による──　187, 194
　　原因　189t
　　高 CO$_2$ 血症後に起こる──　193
　　再吸収できない陰イオンの摂取に関連した──　193
　　食塩液反応性──　194
　　低 Mg 血症に関連した──　193
　　統合生理　195
　　動脈血 PCO_2　49
　　ミルク・アルカリ症候群に関連した──　192
　　臨床アプローチ　189, 190f
代謝性酸塩基平衡異常　36, 49
多飲（症）　116, 292, 293
タクロリムス　462
脱共役呼吸　112m
脱共役タンパク質（UCP）　138
脱水　284m
脱分極　448
脱力感　35, 397
脱力発作，一過性の──　412

多尿　344, 356, 358, 477
　　鑑別診断　348t
　　高Ca血症　332
　　高Na血症　328f
　　高血糖　488
　　高齢者　333
　　生理　345
　　定義　347
炭酸Ca → CaCO₃をみよ
炭酸飲料　140
　　大量摂取　397, 433
炭酸脱水酵素　81, 182
炭酸脱水酵素阻害薬　194, 466
タンパク質
　　異化亢進　488
　　ブドウ糖への変換　480
タンパク質サプリメント　333

● ち
チアミン（ビタミンB_1）　136
　　――欠乏　62, 158, 173
遅延整流性K^+チャネル（I_{Kr}）　448
チトクロームC　153
チトクロームP450　66, 433
中枢神経系症状，アスピリン過量摂取
　　による　213
中枢神経潜在病変　306
中枢性塩類喪失　294, 354f
中枢性尿崩症　329, 336, 348t, 358
　　遺伝性――　330m
　　経蝶形骨洞手術後　330m
　　原因　351
　　部分型――　315, 337, 338f
長期飢餓　131, 136, 255
　　ケト酸産生の制御　138
長鎖脂肪酸　106, 109, 137
張度バランス
　　高Na血症　323t, 324, 336f
　　低Na血症　281f
直接的レニン阻害薬　451, 459

● て
低Ca血症　166, 238
低Ca尿症　421
低K血症　62, 89, 192, 198, 331,
　　372, 378, 397, 430
　　EABV低下時　409t
　　Mg^{2+}欠乏　409
　　アムホテリシンBによる――
　　　　429
　　急性――　365
　　緊急症　404, 430
　　原因疾患　410
　　重度　65
　　新生児　399, 434
　　強い脱力　398
　　不整脈　90, 140
　　麻痺のある――　397, 432
　　利尿薬誘発――　417
　　臨床アプローチ　403
低K血症性周期性四肢麻痺　372,
　　412, 413
低Mg血症　193, 421f, 422
　　低K血症を伴う――　417
　　――に関連した代謝性アルカロー
　　　　シス　193
低Na血症　65, 268
　　EABV減少によって起こる――
　　　　298
　　K^+不足　310
　　MDMA摂取による――　284
　　"tea and toast"――　293
　　院外発症　283
　　院内発症　280
　　運動誘発性――　284
　　肝硬変に伴う――　304
　　偽性――　118, 289
　　急性――　197, 275, 277, 283
　　下痢による――　284
　　原因　275
　　高血糖による――　289
　　抗利尿ホルモン不適切分泌症候群
　　　　（SIADH）による――　300
　　サイアザイド利尿薬服用患者
　　　　270, 308
　　残留した低張洗浄液による――
　　　　281
　　周術期　280, 281
　　心不全患者　303
　　生理　271
　　大量の水摂取　276t
　　茶色の色素斑のある――　270,
　　　　307
　　低K血症の併発　298
　　糖尿病性ケトアシドーシスによる
　　　　――　118
　　――に続発する甲状腺機能低下症
　　　　298
　　乳児　284
　　脳細胞容量の変化　273f
　　マラソンランナー　284
　　慢性――　277, 285
　　水制限　301
　　利尿薬による――　291
低P血症　129
低アルドステロン症　439
低血糖　135, 141
低血糖性ケトアシドーシス　114t
低酸素症　158, 161, 211t
低酸素症性L-乳酸アシドーシス　64
低体温　116
低張食塩液　124
低張洗浄液残留に伴う急性低Na血症
　　279

低レニン低アルドステロン症　446,
　　452, 456, 470
デオキシヘモグロビン（$H^+ \cdot Hgb$）
　　208
テオフィリン　179, 211t
デキサメタゾン　426, 455
滴定酸　24
デスモプレシン（dDAVP）　268,
　　308, 315, 325, 329, 334, 348t, 349,
　　399, 455
　　腎臓の反応　350
テタニー　166, 410
テトロドトキシン　458
テノホビル　80
てんかん重積状態　442
電子伝達系　153

● と
頭蓋咽頭腫切除術　315
頭蓋底骨折　315
頭蓋内圧亢進　277, 305
頭蓋内出血　339
統合失調症　283
糖新生　156
洞性頻脈　397
等張食塩液　225, 264, 281f, 309,
　　315, 340
　　1/2 ――　307
　　代謝性アシドーシス　66
　　大量投与　399
東南アジア楕円赤血球症　46, 84, 88
糖尿病　115m
　　1型　115, 116, 120, 476
　　2型　315, 440, 470
糖尿病性ケトアシドーシス（DKA）
　　43t, 114t, 115, 139
　　K^+欠乏　128
　　Na^+欠乏量　486
　　検査所見　117
　　糸球体濾過量（GFR）　121
　　自然経過　122
　　循環動態の緊急症　126
　　小児　61, 125, 149t, 327
　　体液組成の変化　117
　　治療　125
　　脳浮腫　122
糖尿病性腎症　446, 457
糖尿病性網膜症　315
頭部外傷　315
糖分大量摂取　365
動脈血P_{CO_2}　13, 13t, 26, 36, 49,
　　120, 149, 205, 206, 207
毒物による代謝性アシドーシス　59
トピラマート　80
トブラマイシン　424
トリアムテレン　242, 428, 429, 432,
　　451, 461

トリカルボン酸回路 153
トリグリセリド 105m, 106
トリメトプリム 242, 440, 461
トルエン 66, 414
トルエン代謝による代謝性アシドーシス 67f

● な
内髄質
　尿濃縮プロセス 253
　水の再吸収量 235t
　水の輸送 248
内髄質集合管（MCD） 228f, 318, 346, 347, 483
　NH_4^+ 輸送 24m
　尿素再吸収 254
　水輸送経路 275
ナトリウム→Na^+をみよ
ナファモスタットメシル酸塩 462

● に
ニコチンアミド・アデニン・ジヌクレオチド（NAD^+） 108, 131, 151, 478
　NADH, H^+/NAD^+ 比 111, 158, 164
　還元型（NADH, H^+） 131, 152, 478
ニコチンアミド・アデニン・ジヌクレオチドリン酸（$NADP^+$） 169
　還元型（NADPH, H^+） 169
二酸化炭素→CO_2をみよ
乳酸デヒドロゲナーゼ（LDH） 133, 152, 165
乳頭壊死 264
乳頭浮腫 164
ニューモシスチス・イロヴェチ（Pneumocystis jirovecii） 440, 461, 469
尿
　遠位到達量 274
　組成 355
　流量 255t
尿 pH 25, 26, 46
尿細管性アシドーシス
　1 型 84t
　2 型 84t
　4 型 83, 84t, 86, 98, 470
　遠位型── 83, 91, 95, 413
　近位型── 79, 80
　後天性選択的近位型── 80
　定常状態での酸塩基平衡 94
　不完全── 91
尿酸結石 25
尿酸濃度 291
尿酸分画排泄率 291
尿浸透圧物質 353

尿素 302
　再吸収 254
　排泄の亢進 333m
　由来 353, 357
尿素輸送体 246, 254, 302, 318
尿素リサイクリング, 腎内── 254f, 383
尿中総電荷数 45
尿毒症, 溶血性── 98
尿濃縮
　基質駆動型制御 252
　抑制型制御 253
尿崩症 321, 329
　腎性── 330, 335, 340, 348t, 435
　中枢性── 329, 336, 348t, 358

● の
脳
　ケト酸の酸化 113
　細胞外液（ECF）量増加 125
脳細胞容量
　制御 223f, 318
　低 Na 血症における変化 273f
濃縮尿, 排泄 250
脳浮腫 141, 334, 444
　小児糖尿病性ケトアシドーシス 122, 489
　発症リスク 494
脳ヘルニア 197, 277
囊胞性線維症 199

● は
肺炎, Pneumocystis jirovecii による── 440
敗血症に関連したピログルタミン酸アシドーシス 169
肺疾患 179
肺小細胞がん 427
肺水腫 67, 157
肺胞換気 205
肺胞気 P_{CO_2} 205, 207
バソプレシン 245, 318, 325, 346
　2 型受容体（V2R） 246, 274, 318, 330
　自律的放出 296
　腎臓の反応 350
　放出 274, 291, 317
バソプレシン作用 246f, 251, 276t, 286t, 389
バソプレシン受容体拮抗薬 302
バソプレシン分解酵素 245f, 329, 348t
白血球増多症 116, 449
バナナ 431m
パニック発作 103, 140
馬尿酸 66, 414

パラプロテイン血症 80
パルミチン酸→$C_{16}H_{32}O_2$ をみよ
パルミトイル-CoA 107, 108
パルミトイル-カルニチン 108
バレエダンサー 191
バンコマイシン 163

● ひ
ビガバトリン 169
ビグアナイド系抗糖尿病薬 160
皮質遠位ネフロン（CDN） 192, 444
　HCO_3^- 到達量 385
　K^+ 管腔内濃度（K_{CDN}） 390, 403
　K^+ 排泄 375
　K^+ 分泌 375, 444
　K^+ 流量 382
　Na^+ 再吸収 241, 242
　Na^+ 到達量 388
　管腔内電位 390t
　終末部の流量 446, 453
皮質集合管（CCD） 228f
　K^+ 分泌 401
　Na^+ 再吸収 377f
　水の再吸収量 235t, 252m
非ステロイド系抗炎症薬（NSAID） 352, 451, 459
非選択的 β 遮断薬 406, 413, 433, 459
ビタミン B_1 →チアミンをみよ
ビタミン B_2 →リボフラビンをみよ
ビタミン B_6 →ピリドキシンをみよ
非定型的プロテインキナーゼ C（aPKC） 371f, 400
ヒト免疫不全ウイルス（HIV） 161, 454
　高 K 血症の合併 461
ヒドロクロロチアジド 241, 417
ヒドロコルチゾン 455
肥満 315, 358
非モノカルボン酸 443, 450
　──による K^+ の細胞外への移動 374
ピリドキシン（ビタミン B_6） 62, 157, 165
ビール多飲症 292
ピルビン酸 151, 171, 480
ピルビン酸カルボキシラーゼ（PC） 155
ピルビン酸デヒドロゲナーゼ（PDH） 112, 152, 156, 158, 478
ピログルタミン酸（PGA） 169f
ピログルタミン酸アシドーシス 62, 149t, 168
ピロリン酸 108, 131
ビンロウの実 179

● ふ

ファッションモデル　191
フェノチアジン系薬　293
不完全尿細管性アシドーシス　91, 92
副甲状腺ホルモン　17
副腎クリーゼ　455
副腎腺腫　426
副腎皮質刺激ホルモン（ACTH）産生腫瘍　427
副腎不全　294, 307, 455
腹痛　116, 147
不整脈　59, 194, 430, 432
　　致死的な――　462
　　低 K 血症でみられる――　90, 410
ブドウ糖
　　アウトプット　493
　　インプット　479, 493
　　計算　127m
　　高張液　485
　　酸化　151, 481
　　代謝　477
　　体内の貯蔵量　479
　　大量摂取　488
　　尿中への排泄　481
　　――による浸透圧利尿　483
　　排泄量　489t
　　由来　353
部分型中枢性尿崩症　315, 337, 338f
ブメタニド　237, 239
フラビン・アデニン・ジヌクレオチド（FAD）　160, 169
　　ヒドロキノン型（FADH$_2$）　108, 153
フラビンモノヌクレオチド（FMN）　153, 160, 169
プリン作動系　381m
フルクトース大量摂取　139
フルコナゾール　455
フルーツジュース摂取　487
プレドニゾロン　426
プロゲステロン　211t
プロスタグランジン　331, 459
プロスタグランジン合成阻害薬　399
フロセミド　237, 281, 301
プロテインキナーゼ A（PKA）　98, 246, 274, 318, 400, 415, 442
プロテインキナーゼ C，非定型的（aPKC）　371f, 400
プロトンポンプ阻害薬　193
プロパン 1, 2-ジオール（プロピレングリコール）　167
プロピオニル-CoA　171
プロピオン酸　171
プロプラノロール　406, 413, 433
分泌性下痢　415

● へ

閉塞後利尿　355
ヘキソキナーゼ　151
ヘパリン　451, 454, 460
ヘマトクリット，ECF 量の評価　39m, 127m, 492m
ヘモグロビン濃度　207m
片側副腎摘出　425
ペンタミジン　461
便秘　179

● ほ

傍髄質ネフロン　228f
乏尿　344, 356, 489
歩行障害　286
ホスホイノシトール 3 キナーゼ　371f
ホスホエノールピルビン酸カルボキシラーゼ（PEPCK）　155
ホスホクレアチン　262, 322
ホスホフルクトキナーゼ-1（PFK-1）　151, 478
母乳からの水負荷　336m
ホメピゾール（4-メチルピラゾール）　166, 167, 173
ポリスチレンスルホン酸 Na（SPS）　466
ホルムアルデヒド　164
ホルモン，役割　237
本態性高血圧　417

● ま

マグネシウム→Mg^{2+}をみよ
末梢神経障害　315
麻痺　397, 432
マラソンランナー　284
マロニル-CoA　108
慢性アルコール症　62, 130, 132, 147, 193, 292
　　栄養障害　134
　　重度のアシデミア　173
慢性肝疾患　158
慢性高 K 血症　440, 470
慢性高 Na 血症　326
　　院外発症　329
　　治療　334
慢性呼吸性アシドーシス　210t
慢性呼吸性アルカローシス　212
慢性腎不全　451, 453, 489
慢性代謝性アシドーシス　25f
慢性代謝性アルカローシス　191, 192
慢性低 K 血症　407, 410
慢性低 Na 血症　285, 308, 405
　　急速補正　61
　　治療　298
　　分類　289
　　臨床アプローチ　287

慢性肺疾患　179
慢性副腎不全　455
マンニトール　353m, 444

● み

水
　　ICF から ECF への移動　118
　　移動　322, 333, 339
　　危険ではない負荷　249
　　再吸収量　252m
　　自由水（EFW）　124
　　制御システム　245f
　　正のバランスの誘導　327
　　生理　244, 273
　　摂取量減少　320, 333
　　喪失　249m, 320
　　大量摂取　269, 284, 344
　　排泄率の低下　276t, 284, 287
　　負のバランス　316, 324, 338
　　フルーツジュース摂取時　487
　　分布　221, 224
　　母乳からの負荷　336m
水制限試験　325
水利尿　328f, 345, 348t, 356
　　治療　351
　　尿浸透圧　275m
　　尿量を決める因子　345f
　　評価に使うツール　349
　　臨床アプローチ　350
ミトコンドリアマトリックス　112f, 160
ミトコンドリアミオパチー　161
ミネラルコルチコイド　308, 439, 456, 457, 466, 470
　　――高活性　187, 192
　　――作用　408, 427
　　――補充療法　455
ミネラルコルチコイド過剰症候群，偽性――　427
ミネラルコルチコイド受容体拮抗薬　426, 432
ミルク・アルカリ症候群　179, 200
　　――に関連した代謝性アルカローシス　192

● む

無機リン酸（Pi）　6f, 10, 21, 108, 153, 322, 478

● め

メタノール→CH_3OHをみよ
メチルプレドニゾロン　344
メトホルミン　160
メルカプタン　163

● も

毛細血管 P_{CO_2}　13, 149, 205

モノカルボン酸　373, 443
モノカルボン酸輸送体（MCT）　96, 123, 156, 370, 373, 443

● ゆ

有機酸（陰イオン）
　　腎臓でのハンドリング　11m
　　大腸での産生　171
　　フルーツジュース摂取の影響　487
有効動脈血液容量（EABV）　189t, 270, 274, 290, 440, 452
　　低下　65, 132, 135

● よ

陽イオン性薬物　424
溶血性尿毒症　98
葉酸　164
羊水過多　399

● ら

酪酸　171
ラミブジン　161

● り

リシン毒　98
リソソーム　445
リチウム　330, 352
利尿薬　192, 291, 416, 447, 470
　　ENaC 阻害——　417
　　K 保持性——　242, 417
　　サイアザイド——　241, 270, 291, 352m, 416, 417, 457, 458
　　——による低 Na 血症　291
　　ループ——　193, 237, 281, 326, 340, 417
リバウンド高 K 血症　413
リボフラビン（ビタミン B_2）　136, 160
　　——欠乏　62, 160
リボフラビンキナーゼ　169
硫酸　9
リンゴ酸　110
リン酸
　　アルコール性ケトアシドーシス治療　136
　　食事中の——　9
　　糖尿病性ケトアシドーシス治療　129
リン酸 Ca → $CaHPO_4$ をみよ

● る

ループ利尿薬　193, 237, 281, 326, 340, 417
　　うっ血性心不全治療　333
　　——と塩分摂取の増加　301

● れ

レチノールデヒドロゲナーゼ　164
レニン・アンジオテンシン・アルドステロン系　459
レニン・アンジオテンシン・アルドステロン系阻害薬　446
レニン阻害薬, 直接的——　451, 459

● ろ

労作時息切れ　179
ロラゼパム　167

| ハルペリン 病態から考える電解質異常 | 定価：本体7,800円＋税 |

2018年6月1日発行　第1版第1刷©

著　者　カメル S. カメル
　　　　ミッチェル L. ハルペリン

訳　者　門川　俊明
　　　　もんかわ　としあき

発行所　エルゼビア・ジャパン株式会社

編集・販売元　株式会社メディカル・サイエンス・インターナショナル
東京都文京区本郷 1-28-36
郵便番号 113-0033　電話(03)5804-6050

組版・印刷：株式会社アイワード／装丁：GRiD

ISBN 978-4-8157-0119-2　C3047

©Elsevier Japan KK / Medical Sciences International, Ltd. Printed in Japan
本書の複製権・翻案権・上映権・譲渡権・貸与権・公衆送信権(送信可能化権を含む)・口述権は，エルゼビア・ジャパン株式会社および株式会社メディカル・サイエンス・インターナショナルが保有します。
本書のコピー，スキャン，デジタル化等の無断複製は著作権法上の例外を除き禁じられています。違法ダウンロードはもとより，代行業者等の第三者によるスキャンやデジタル化はたとえ個人や家庭内での利用でも一切認められていません。著作権者の許諾を得ないで無断で複製した場合や違法ダウンロードした場合は，著作権侵害として刑事告発，損害賠償請求などの法的措置をとることがあります。＜発行所：エルゼビア・ジャパン株式会社＞

JCOPY　〈(社)出版者著作権管理機構　委託出版物〉
本書の無断複写は著作権法上での例外を除き禁じられています。複写される場合は，そのつど事前に，(社)出版者著作権管理機構(電話 03-3513-6969，FAX 03-3513-6979，info@jcopy.or.jp)の許諾を得てください。